Klaus-Dieter Budras / Anita Wünsche

Atlas der Anatomie des Rindes

Lehrbuch für Tierärzte und Studierende

Atlas der Anatomie des Rindes

Lehrbuch für Tierärzte und Studierende

PROF. DR. KLAUS-DIETER BUDRAS

DR. ANITA WÜNSCHE

GISELA JAHRMÄRKER
Wissenschaftliche Grafikerin

RENATE RICHTER
Wissenschaftliche Grafikerin

DIEMUT STARKE
Wissenschaftliche Grafikerin

unter Mitarbeit von

DR. SILKE BUDA
PROF. DR. ROBERT E. HABEL, Cornell University – USA

schlütersche

MITARBEIT AM ATLAS DER ANATOMIE DES RINDES

1. Auflage:

Titelbild:
Diemut Starke

Mitarbeiter am Gesamtprojekt:
Angela Baumeier
Daniela Bedenice
Christina Braun
Anne-Kathrin Frohnes
Constanze Güttinger
Susann Hopf
Claudia Nöller
Susanne Poersch
Eva Radtke
Monika Sachtleben
Thilo Voges

Herausgeber:
Prof. Dr. Klaus-Dieter Budras, Institut für Veterinär-Anatomie, Freie Universität Berlin

Beiträge von:
PD Dr. Hermann Bragulla, Institut für Veterinär-Anatomie, Freie Universität Berlin
Dr. Silke Buda, Institut für Veterinär-Anatomie, Freie Universität Berlin
Prof. Dr. Reinhard Fries, Dr. Tina Eggers, Institut für Fleischhygiene, Freie Universität Berlin
Prof. Dr. Robert E. Habel, Ithaca, U.S.A.
Prof. Dr. Götz Hildebrandt, Katrin Rauscher, Institut für Lebensmittelhygiene, Freie Universität Berlin
Prof. Dr. Horst E. König, Institut für Anatomie, Veterinärmedizinische Universität Wien
Prof. Dr. Hans-Georg Liebich, Institut für Tieranatomie, Ludwig-Maximilians-Universität München
Dr. Christoph Mülling, Institut für Veterinär-Anatomie, Freie Universität Berlin
Prof. Dr. Paul Simoens, Fakulteit Diergeneeskunde, Universiteit Gent

Beiträge ohne weitere Namensnennung: Prof. Dr. Klaus-Dieter Budras und Dr. Anita Wünsche, Institut für Veterinär-Anatomie, Freie Universität Berlin

Quellennachweis für Abbildungen:
Die Abbildungen S. 23 wurden von Herrn Wolfgang Fricke gezeichnet und von Dr. Anita Wünsche (1965) veröffentlicht.
Die Abbildungen S. 79 (unten) und S. 87 (unten) wurden von Herrn Wolfgang Fricke gezeichnet und von Dr. Wolfgang Traeder (1968) veröffentlicht.
Die Abbildung S. 80 entstand in Anlehnung an Traeder (1968).

Die Deutsche Bibliothek – CIP-Einheitsaufnahme

Atlas der Anatomie des Rindes : Lehrbuch für Tierärzte und Studierende / Klaus-Dieter Budras . . .
– Hannover : Schlütersche, 2002
ISBN 3-87706-673-9

Gesamtherstellung: Schlütersche GmbH & Co. KG, Verlag und Druckerei, Hans-Böckler-Allee 7, 30173 Hannover
Satz: Die Feder GmbH, Wetzlar
Litho: Composing & Print GmbH, Hannover
Druck: Schlütersche DRUCK GmbH & Co. KG, Langenhagen
Bindung: Großbuchbinderei Albert Rödiger, Langenhagen

INHALTSVERZEICHNIS

Seite

TOPOGRAPHISCHE ANATOMIE

1. KAPITEL: SCHULTERGLIEDMASSE

1. DAS SKELETT DER SCHULTERGLIEDMASSE

Die **Schulter- und die Beckenextremitäten** des Rindes als Pflanzenfresser mit erheblichem Körpergewicht sind in ihrem allgemeinen Grundaufbau dem Pferd weitgehend ähnlich.

a) Am **SCHULTERBLATT (SCAPULA)** ist ein großer, halbmondförmiger **Schulterblattknorpel (Cartilago scapulae —14)** ausgebildet. Die kraniale **Fossa supraspinata** (6) ist auffallend schmal. An der **Spina scapulae** (5) wird das **Tuber spinae scapulae** (5') nur durch eine Rauhigkeit markiert, während ihr Distalende ein scharfkantig vorspringendes **Acromion** (8) aufweist, das auch beim Hund vorkommt.

b) Am gedrungenen **OBERARMKNOCHEN (HUMERUS)** sind am Proximalende das laterale **Tuberculum majus** (25) und das mediale **Tuberculum minus** (29) wie beim Pferd zweigeteilt. Distal des Tuberculum majus (Pars caudalis) liegt die prominente runde **Facies m. infraspinati** (26'). Im **Sulcus intertubercularis** (28) liegt das nur angedeutete Tuberculum intermedium, das beim Pferd deutlicher ist. Das **Corpus humeri** (31) weist medial die erhabene **Tuberositas teres major** (32') auf, lateral ragen die hakenförmige **Tuberositas teres minor** (27') und die leistenartige **Tuberositas deltoidea** (32) vor. Am Distalende des Humerus weist der **Condylus humeri** (35) kaudolateral den schwächeren **Epicondylus lateralis** (38) und kaudomedial den stärker vorspringenden **Epicondylus medialis** (39) auf. Die kaudal gelegene **Fossa olecrani** (40) und die kranial gelegene **Fossa radialis** (41) sind wie beim Pferd ausgebildet.

c) Die beiden **UNTERARMKNOCHEN (OSSA ANTEBRACHII)** sind, anders als beim Pferd, völlig erhalten geblieben und bis auf ein **proximales** (62') und **distales** (62") **Spatium interosseum antebrachii**, beim jugendlichen Tier syndesmotisch und im Alter synostotisch miteinander verbunden.

An der **Elle (Ulna)** ragt proximal das **Tuber olecrani** (52) als zweihöckeriger Kamm über den Radius hinaus. Das distale Ende der Ulna, der dornförmige **Processus styloideus lateralis** (61), überragt den Radius distal und ist mit ihm knöchern, sowie mit dem Os carpi ulnare gelenkig verbunden. Die **Speiche (Radius)** ist stark kraniokaudal abgeplattet und verhältnismäßig kurz. Die schwache **Tuberositas radii** (46) liegt weiter distal als bei Hund und Pferd. Am Distalende trägt die Speiche die **Trochlea radii** (48) mit flachen proximodorsalen Sehnenrinnen und medial den **Processus styloideus medialis** (50).

d) Die **HANDWURZELKNOCHEN (OSSA CARPI)** der proximalen Reihe bestehen aus den **Ossa carpi radiale** (63), **—intermedium** (63'), **—ulnare** (64) und dem beulig verdickten **Os carpi accessorium** (65). Von den vier Karpalknochen (C I – C IV) der distalen Reihe fehlt C I immer, C II und C III sind miteinander verschmolzen und nur C IV ist als verhältnismäßig großer Karpalknochen isoliert vorhanden.

e) Von den **MITTELHANDKNOCHEN (OSSA METACARPALIA)** sind Mc V stark zurückgebildet sowie Mc I und Mc II nicht ausgebildet. Die körpertragenden Hauptmittelhandknochen (Mc III und Mc IV) sind unvollständig miteinander verbunden. Das ist kenntlich an einer inneren unvollständigen Scheidewand zwischen zwei Markhöhlen. Äußerlich ist die Trennung kenntlich an den **Sulci longitudinales dorsalis** und **palmaris** mit durchbohrenden **Canales metacarpi proximalis** (oft fehlend) und **distalis** (s. Textabb.).

Am Proximalende ist die ebene Facies articularis nur unvollständig durch einen palmaren Einschnitt in einen größeren medialen und einen kleineren lateralen Abschnitt unterteilt. Am Distalende sind durch eine **Incisura intercapitalis** (69') zwei vollständig getrennte Gelenkwalzen erhalten geblieben.

Logischerweise sollten für die beiden verschmolzenen Hauptmittelhandknochen die Termini Basis, Corpus und Caput nicht in Einzahl verwendet werden.

Das stiftförmige Mc V ist lateropalmar mit Mc IV gelenkig oder bindegewebig verbunden.

f) Die **FINGERKNOCHEN (OSSA DIGITORUM MANUS)** bilden zwei Haupt- und zwei After- oder Nebenfinger (-zehen). Entsprechend Mc III et IV sind nur am dritten und vierten Finger die fast dreikantigen, gegeneinander abgeplatteten **Phalanges proximalis (Os compedale —70), media (Os coronale —71)** und **distalis (Os ungulare —76)** vollständig vorhanden. Die Phalanges proximalis und media besitzen je eine **Basis** (72), ein **Corpus** (73) und ein **Caput** (74). Die den Boden nicht erreichenden Afterfinger (-zehen) besitzen keine tragende Funktion. Bei Fehlen einer Phalanx proximalis, gelegentlich auch einer Phalanx media, erfolgt ihre Anheftung an die Hauptfinger (-zehen) nur durch bandartige Faszienverstärkungen.

Bei den kleinen Wiederkäuern fehlt den Afterfingern (-zehen) meist jede knöcherne Grundlage. Sie sind reine Hautgebilde.

Einzelne Oberflächenstrukturen der Phalangen der tragenden Finger unterscheiden sich nur unwesentlich von solchen beim Pferd.

g) Die **SESAMBEINE (OSSA SESAMOIDEA)** sind am dritten und vierten Finger die palmar am Fesselgelenk vorkommenden **Gleichbeine (Ossa sesamoidea proximalia s. Sesama bina —83)** und das palmar am Klauengelenk gelegene Klauensesambein (**Os sesamoideum distale —84**, Strahlbein des Pferdes), den Afterfingern (-zehen) fehlen sie.

Ossa digitorum manus

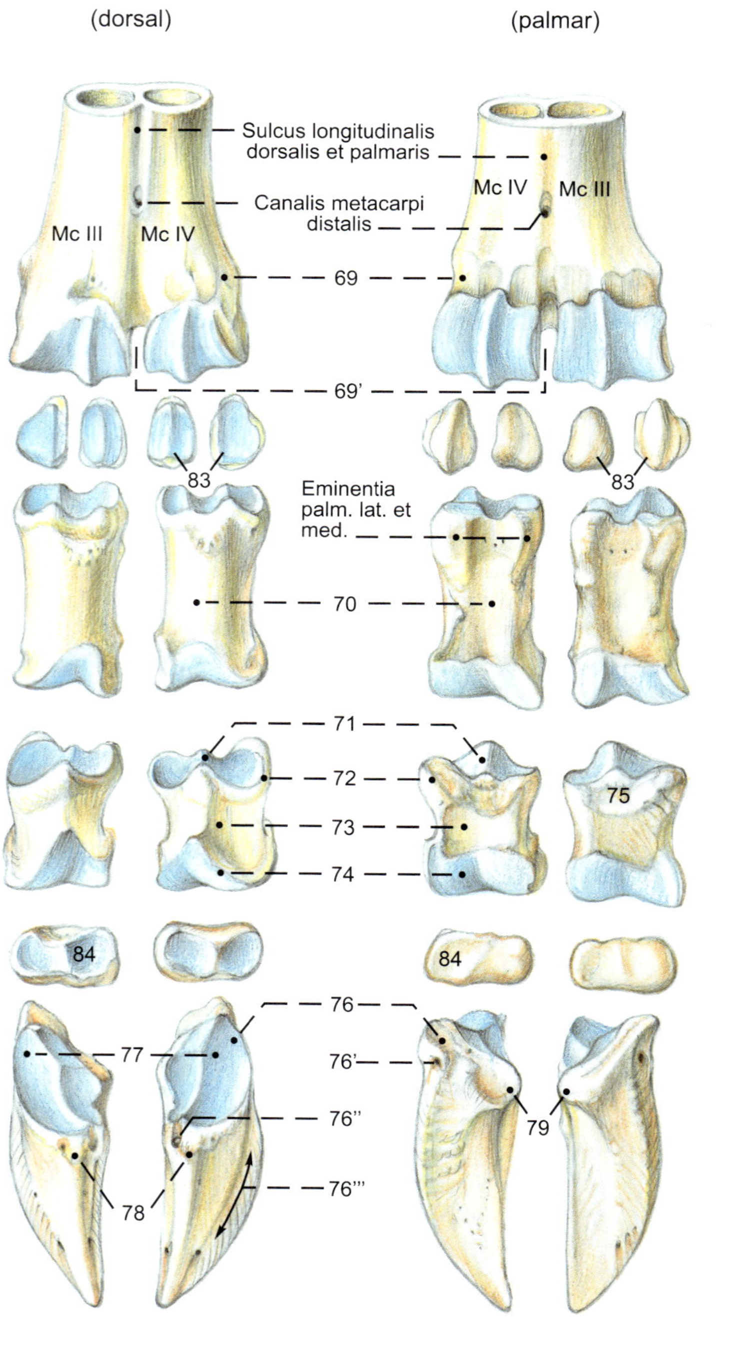

Ossa membri thoracici

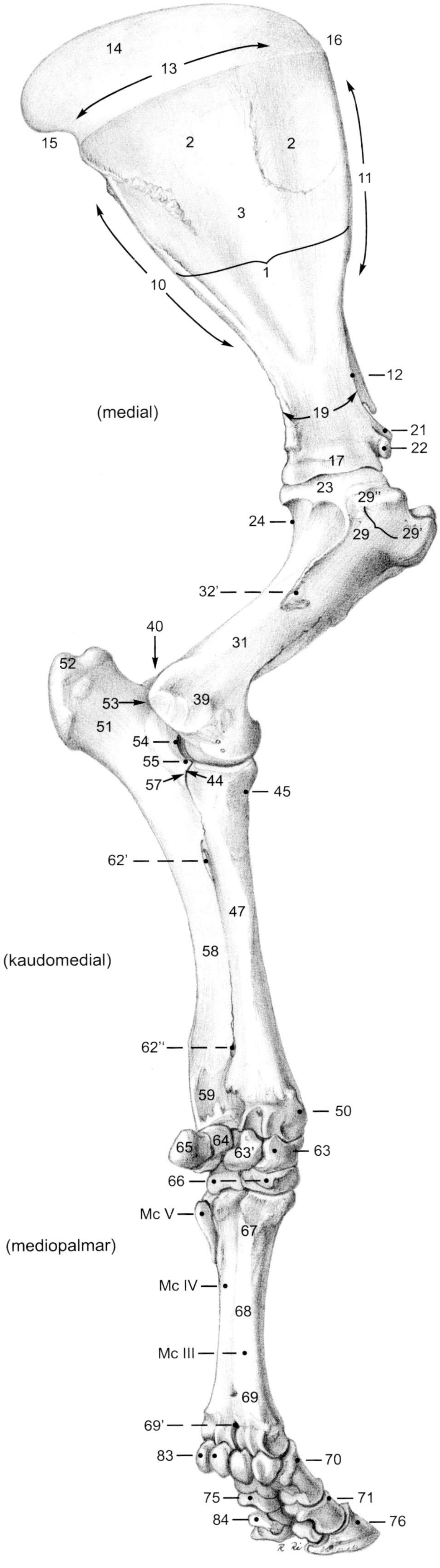

Scapula

Facies costalis (1)
  Facies serrata (2)
  Fossa subscapularis (3)
Facies lateralis (4)
  Spina scapulae (5)
  Tuber spinae scapulae (5') + -
  Fossa supraspinata (6)
  Fossa infraspinata (7)
Acromion (8)
  Processus hamatus (9) -
Margo caudalis (10)
Margo cranialis (11)
  Incisura scapulae (12)
Margo dorsalis (13)
Cartilago scapulae (14)
Angulus caudalis (15)
Angulus cranialis (16)
Angulus ventralis [articularis] (17)
  Cavitas glenoidalis (18)
Collum scapulae (19)
Tuberculum infraglenoidale (20) -
Tuberculum supraglenoidale (21) + -
Processus coracoideus (22)

Humerus

Caput humeri (23)
Collum humeri (24)
Tuberculum majus (25)
  Pars cranialis (25')
  Pars caudalis (25'')
  Crista tuberculi majoris (26) + -
  Facies m. infraspinati (26')
  Linea m. tricipitis (27)
  Tuberositas teres minor (27')
Sulcus intertubercularis (28)
Tuberculum intermedium (28') + -
Tuberculum minus (29)
  Pars cranialis (29')
  Pars caudalis (29'')
  Crista tuberculi minoris (30) -
Corpus humeri (31)
  Tuberositas deltoidea (32)
  Tuberositas teres major (32')
  Crista humeri (33)
  Sulcus m. brachialis (34)
Condylus humeri (35)
  Trochlea humeri (36) -
  Capitulum humeri (37) -
  Epicondylus lateralis (38)
  Crista supracondylaris lat. (38')
  Epicondylus medialis (39)
  Fossa olecrani (40)
  Fossa radialis (41)
  Foramen supratrochleare (42) -

Radius

Caput radii (43)
  Circumferentia articularis (44)
Collum radii (45)
  Tuberositas radii (46)
Corpus radii (47)
Trochlea radii (48)
  Incisura ulnaris (49) -
  Processus styloideus medialis (50)

Ulna

Olecranon (51)
  Tuber olecrani (52)
  Processus anconaeus (53)
Incisura trochlearis [semilunaris] (54)
Processus coronoideus medialis (55)
Processus coronoideus lateralis (56)
Incisura radialis (57)
Corpus ulnae (58)
Caput ulnae (59)
Circumferentia articularis (60) -
Processus styloideus lateralis (61)
Spatium interosseum antebrachii (62) -
  Spatium interosseum antebrachii prox. (62')
  Spatium interosseum antebrachii dist. (62'')

Ossa carpi

Os carpi radiale (63)
Os carpi intermedium (63')
Os carpi ulnare (64)
Os carpi acessorium (65)
Os carpale II et III, IV (66)

Ossa metacarpalia III et IV, V

Basis (67)
  Tuberositas ossis metacarpalis III (67')
Corpus (68)
Caput (69)
  Incisura intercapitalis (69')

Ossa digitorum

Phalanx proximalis [Os compedale] (70)
Phalanx media [Os coronale] (71)
  Basis (72)
  Corpus (73)
  Caput (74)
  Tuberositas flexoria (75)
Phalanx distalis [Os ungulare] (76)
  Foramen abaxiale (76')
  Foramen axiale (76'')
  Sulcus parietalis (76''')
  Facies articularis (77)
  Processus extensorius (78)
  Tuberculum flexorium (79)
  Crista unguicularis (80) -
  Sulcus unguicularis (81) -
  Processus unguicularis (82) -
Ossa sesamoidea proximalia (83)
(Sesama bina)
Os sesamoideum distale (84)

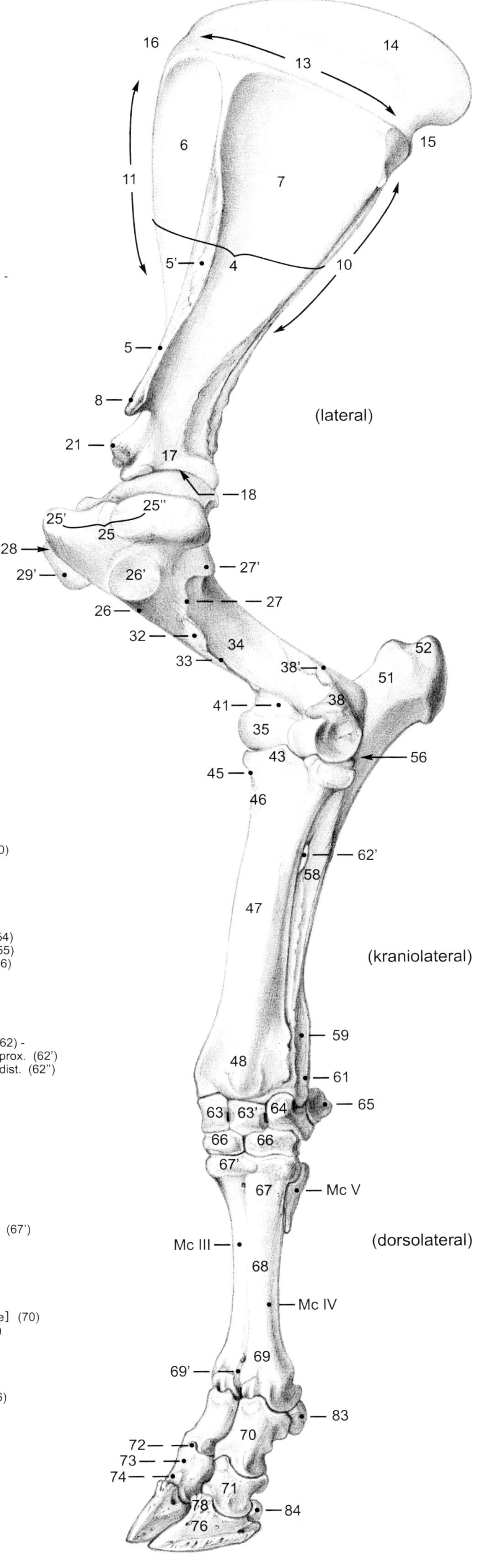

2. MUSKELN UND NERVEN VON SCHULTER UND ARM

Das Enthäuten der Schultergliedmaße bis zu den Klauen wird möglichst vorsichtig vorgenommen, um Hautnerven und oberflächliche Gefäße nicht zu zerstören. Am Karpalgelenk ist die inkonstante **Bursa subcutanea praecarpalis** zu beachten. Die Afterzehen werden durch vorsichtiges Umschneiden der Haut an der Gliedmaße belassen. Bei der anschließenden Nerven- und Muskelpräparation werden die Mm. pectorales unter Beachtung ihrer Nn. pectorales craniales und —caudales entfernt und die Blutgefäße für ihre nachfolgende Darstellung geschont. Die **Pars scapularis** des M. deltoideus wird unter Schonung des Hautastes des N. axillaris bis auf einen kurzen Stumpf an der Scapula entfernt. Unter der zu durchschneidenden Ursprungssehne des M. biceps brachii wird die **Bursa intertubercularis** dargestellt. Der M. tensor fasciae antebrachii wird am Übergang in die Faszie durchschnitten, das **Caput laterale** des M. triceps brachii über dem Hautast des N. radialis durchtrennt und distal geklappt.

a) Die **SCHULTER- UND OBERARMMUSKELN** werden von den Nerven des Plexus brachialis innerviert. Die **Radices plexus** (5) entstammen den Ventralästen des 6. Hals- bis 2. Brustnerven. *Die Anzahl der abgehenden Plexusnerven ist bei allen Haussäugetieren die gleiche.*

Der **N. suprascapularis** (nC6 – nC7; motorisch —8) tritt zwischen Kranialrand des M. subscapularis und **M. supraspinatus** (1) lateral und versorgt diesen sowie den stark sehnigen **M. infraspinatus** (11). Die 1 – 4 **Nn. subscapulares** (nC7 – nC8; motorisch —4) sind die Hauptnerven des *dreiteiligen* **M. subscapularis** (4). Kleine Teile seiner Kaudalportion werden vom **N. axillaris** (nC7 – nC8; mot., sens. —13) innerviert, der am Kranialrand der Endsehne des **M. teres major** (2), lateral zum **M. deltoideus** (mit **Partes scapularis —6, acromialis —7** und **clavicularis —23** s. M. cleidobrachialis) sowie zum **M. teres minor** (12) zieht. Über den M. extensor carpi radialis distal laufend, endet er als **N. cutaneus antebrachii cranialis** (30) kraniolateral in der Unterarmmitte. Der **N. thoracodorsalis** (nC7 – nC8; motorisch —3) endet im **M. latisssimus dorsi** (3), von dem der Distalstumpf erhalten geblieben ist. Die Nn. medianus und musculocutaneus bilden wie beim Pferd eine Ansa axillaris um die gleichnamige Arterie. *Der N. medianus ist im Oberarmbereich zusätzlich bindegewebig mit dem N. ulnaris verbunden* und verläuft zunächst ungeteilt kraniomedial bis zum Ellenbogengelenk. Der **N. musculocutaneus** (nC6 – nC7; mot., sens. —9) gibt zuerst einen R. muscularis proximalis an den zweibäuchigen **M. coracobrachialis** (16) und den **M. biceps brachii** (26) ab. Vor Erreichen des Ellenbogengelenks gibt er einen R. muscularis distalis ab, der den **M. brachialis** (21) innerviert und der als **N. cutaneus antebrachii medialis** (31) am *schwachen* Lacertus fibrosus unter die Haut tritt. Der **N. radialis** (nC7 – nT1; mot., sens. —15) teilt sich in *vier* Äste für das **Caput mediale** (19) und **Caput longum** (18) des **M. triceps brachii**, zwischen welchen er hindurchtritt, und für das **Caput laterale** (17) sowie die **Mm. tensor fasciae antebrachii** (22) und **anconaeus** (25). Ein unvollkommen zu isolierendes Caput accessorium ist angedeutet. Zuweilen versorgt der Nerv wie beim Pferd auch den distalen Abschnitt des M. brachialis. Noch unter dem lateralen Trizepskopf teilt sich der Nerv in einen R. profundus und einen R. superficialis.

Am Karpalgelenk sind die Sehnenscheiden der Zehenstrecker, des M. abductor pollicis longus und des radialen Karpalgelenksbeugers zu beachten. Die Nn. cutaneus antebrachii medialis und —lateralis sind zu schonen. Zur Darstellung der Leitungsstrukturen ist der M. pronator teres zu durchschneiden. Die Mm. flexor carpi ulnaris und —radialis werden in Unterarmmitte durchtrennt.

b) Die **KRANIOLATERALEN UNTERARMMUSKELN** werden vom **R. profundus** (20) des N. radialis versorgt. Sein **R. superficialis** (32) gibt den **N. cutaneus antebrachii lateralis** (33) ab, der mehrere Äste für die Lateralfläche von Unterarm und Handwurzel entläßt. Medial begleitet von der V. cephalica und vom N. cutaneus antebrachii medialis zieht er weiter zur Mittelhand, wo er sich in die dorsalen Zehennerven aufteilt.

Die Ursprünge der Zehen- und Karpalgelenksstrecker liegen überwiegend am Epicondylus lateralis humeri.

Der **M. extensor digitalis communis** (40) besteht aus *einem schwachen lateralen und einem starken medialen Bauch.* Der mediale Bauch (*M. extensor digiti III*) geht mit einer flachen Sehne zur *Phalanx media und — distalis des dritten Fingers (Zehe)* und nimmt eine axiale und eine abaxiale Unterstützungssehne vom M. interosseus III auf. Der laterale Bauch (*M. extensor digiti III et IV*) besitzt ein *oberfächliches Caput humerale und ein tiefes Caput ulnare, welches dem M. extensor indicis (— digiti II) entspricht.* Beide vereinigen sich in Unterarmmitte zu einer gemeinsamen Sehne, die von einer Sehnenscheide umhüllt, sich in Fesselgelenkshöhe *in zwei runde Endsehnen* zu den Streckfortsätzen *der Phalanx distalis des dritten und vierten Fingers (Zehe)* teilt.

Der **M. extensor digitalis lateralis** (41) endet in gleicher Weise wie der mediale Bauch des vorigen Muskels, jedoch am vierten Finger (Zehe), nachdem er zuvor die axiale und abaxiale Unterstützungssehne vom M. interosseus IV aufgenommen hat. *Die Sehnen beider Muskeln sind in Fesselgelenkshöhe von je einem Schleimbeutel unterlagert.*

Der kräftige **M. extensor carpi radialis** (35) wird im Karpusbereich von einem Schleimbeutel fast vollständig umhüllt oder von einer Sehnenscheide umgeben und endet proximal an der Tuberositas ossis metacarpalis III. *Er kann in seinem Verlauf von einem zarten M. extensor pollicis longus begleitet sein, der medial von ihm inseriert.*

Der **M. extensor carpi ulnaris** (38) liegt laterokaudal am Unterarm. Er endet mit einer *genetisch älteren Nebensehne* am stark reduzierten Mc V und mit einer *genetisch jüngeren Hauptsehne* am Os carpi accessorium, *wodurch er zum Beuger des Karpalgelenks wird.*

Der **M. abductor pollicis longus** (39) verläuft, umhüllt von einer Sehnenscheide, schräg über die Sehne des M. extensor carpi radialis, *endet am Mc III und fungiert damit als Strecker des Karpalgelenkes. Die Mm. supinatores fehlen.*

c) Die **KAUDOMEDIALEN UNTERARMMUSKELN** werden vom N. ulnaris und **N. medianus** (nC8 – nT1; mot., sens. —14) versorgt. Letzterer zieht in Begleitung der A. und V. brachialis unter Abgabe von Rr. musculares unter und an die **Mm. pronator teres** (27) und **flexor carpi radialis** (28) sowie zum **Caput humerale** und **Caput radiale** des **M. flexor digitalis profundus** (34). Der M. pronator quadratus fehlt wie beim Pferd. Am Unterarm wird der fortlaufende Nerv, bedeckt vom M. flexor carpi radialis, von der A. und V. mediana begleitet. Er versorgt die Haut medial von Karpus und proximalem Mittelhanddrittel und tritt – *ohne sich in einen N. palmaris medialis und —lateralis aufzuteilen* – ungespalten am Medialrand des tiefen Bauches des oberflächlichen Zehenbeugers durch den Karpalkanal. Der **N. ulnaris** (nC8, nT1 [nT2]; mot., sens. —10) gibt noch am Oberarm einen *zweigeteilten* **N. cutaneus antebrachii caudalis** (24) zur kaudomedialen und kaudolateralen Fläche von Unterarm und Karpus ab. Von der A. und V. collateralis ulnaris begleitet, zieht er zur Streckseite des Ellenbogengelenkes. Er entläßt Rr. musculares für die **Mm. flexor carpi ulnaris** (29), **— digitalis superficialis** sowie zum **Caput ulnare** und **Caput humerale** des **M. flexor digitalis profundus** (34). Zwischen den Mm. flexor carpi ulnaris und extensor carpi ulnaris verlaufend, teilt er sich in einen **R. dorsalis** (43) zur Dorsolateralfläche des vierten Fingers (Zehe) und in einen **R. palmaris** (42). Dieser zieht lateral von den Sehnen des M. flexor digitalis superficialis über den Karpus und teilt sich in einen R. profundus für die Mm. interossei III et IV und einen R. superficialis, der zwischen M. flexor digitalis profundus und M. interosseus IV distal verläuft.

Der zweibäuchige **M. flexor digitalis superficialis** zieht mit einer oberflächlichen Sehne (**Pars superficialis —36**) außerhalb, mit einer tiefen Sehne (**Pars profunda —37**) – begleitet von tiefer Beugesehne und Leitungsstrukturen – innerhalb des Karpalkanals über den Karpus, um sich in Metakarpusmitte zur oberflächlichen Beugesehne zu vereinigen. Muskulöse Verbindungsstränge zwischen der tiefliegenden Sehne und der tiefen Beugesehne werden als **Mm. interflexorii** definiert.

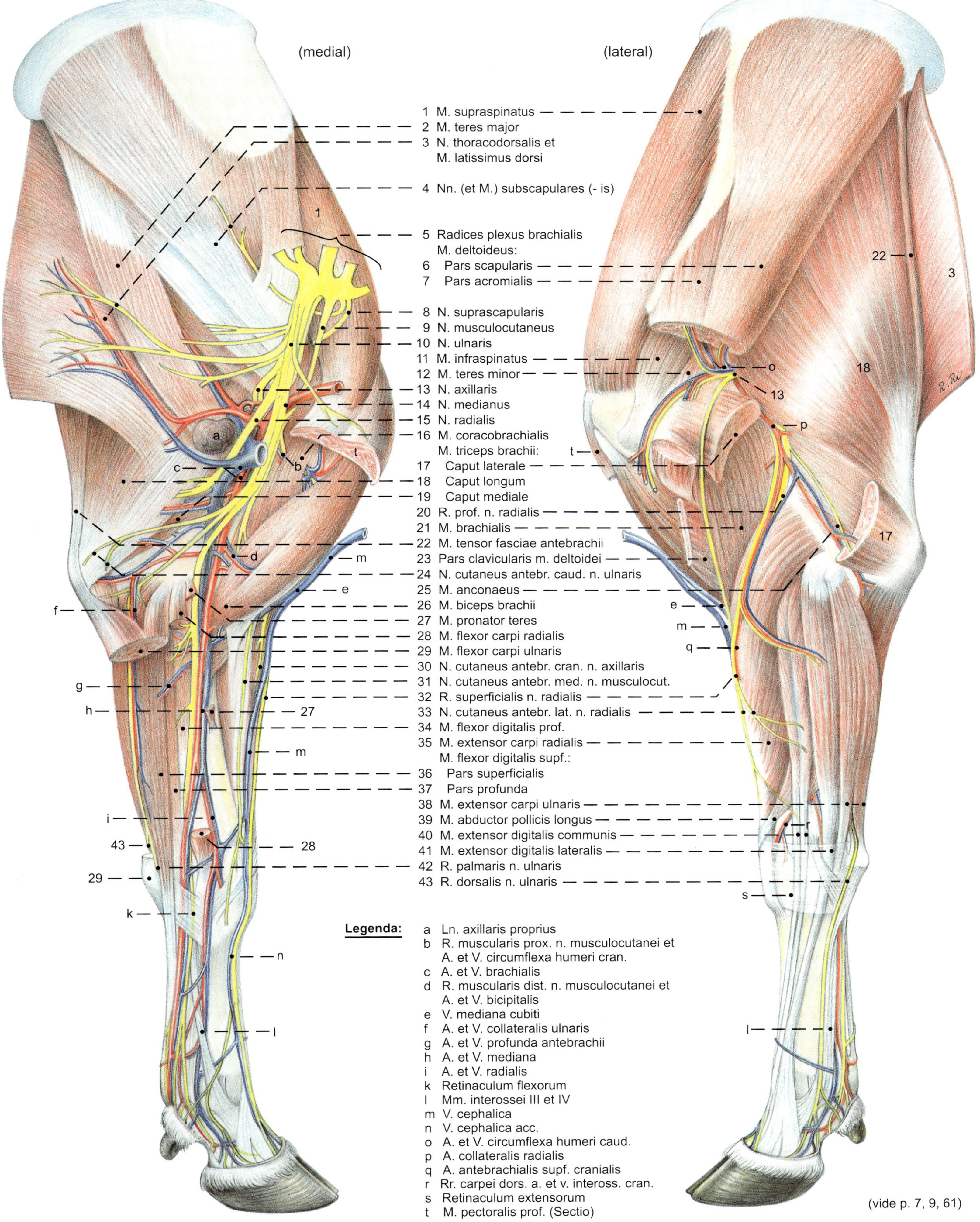

1 M. supraspinatus
2 M. teres major
3 N. thoracodorsalis et M. latissimus dorsi
4 Nn. (et M.) subscapulares (- is)
5 Radices plexus brachialis
M. deltoideus:
6 Pars scapularis
7 Pars acromialis
8 N. suprascapularis
9 N. musculocutaneus
10 N. ulnaris
11 M. infraspinatus
12 M. teres minor
13 N. axillaris
14 N. medianus
15 N. radialis
16 M. coracobrachialis
M. triceps brachii:
17 Caput laterale
18 Caput longum
19 Caput mediale
20 R. prof. n. radialis
21 M. brachialis
22 M. tensor fasciae antebrachii
23 Pars clavicularis m. deltoidei
24 N. cutaneus antebr. caud. n. ulnaris
25 M. anconaeus
26 M. biceps brachii
27 M. pronator teres
28 M. flexor carpi radialis
29 M. flexor carpi ulnaris
30 N. cutaneus antebr. cran. n. axillaris
31 N. cutaneus antebr. med. n. musculocut.
32 R. superficialis n. radialis
33 N. cutaneus antebr. lat. n. radialis
34 M. flexor digitalis prof.
35 M. extensor carpi radialis
M. flexor digitalis supf.:
36 Pars superficialis
37 Pars profunda
38 M. extensor carpi ulnaris
39 M. abductor pollicis longus
40 M. extensor digitalis communis
41 M. extensor digitalis lateralis
42 R. palmaris n. ulnaris
43 R. dorsalis n. ulnaris

Legenda:

a Ln. axillaris proprius
b R. muscularis prox. n. musculocutanei et A. et V. circumflexa humeri cran.
c A. et V. brachialis
d R. muscularis dist. n. musculocutanei et A. et V. bicipitalis
e V. mediana cubiti
f A. et V. collateralis ulnaris
g A. et V. profunda antebrachii
h A. et V. mediana
i A. et V. radialis
k Retinaculum flexorum
l Mm. interossei III et IV
m V. cephalica
n V. cephalica acc.
o A. et V. circumflexa humeri caud.
p A. collateralis radialis
q A. antebrachialis supf. cranialis
r Rr. carpei dors. a. et v. inteross. cran.
s Retinaculum extensorum
t M. pectoralis prof. (Sectio)

(vide p. 7, 9, 61)

3. HAUTINNERVATION, BLUTGEFÄSSE UND LYMPHKNOTEN DER SCHULTERGLIEDMASSE

a) Die **HAUTINNERVATION** der Schultergliedmaße erfolgt am Schulterblatt dorsolateral durch Rami dorsales des 8. Hals- und der ersten 5 Brustnerven.

An Schulterblatt und Oberarm versorgen kraniolateral die **Nn. supraclaviculares** und kaudolateral der **N. intercostobrachialis** die Haut bis zur Höhe des Olecranon (s. Textabb.).

An Ober- und Unterarm erfolgt die Versorgung durch den bis zur Unterarmmitte verlaufenden schwachen **N. cutaneus antebrachii cranialis n. axillaris** (25), lateral am Unterarm durch den starken **N. cutaneus antebrachii lateralis n. radialis** (27) (vom R. supf. n. radialis) und medial vom **N. cutaneus antebrachii medialis n. musculocutanei** (30), der lateral von der V. cephalica und vom R. superficialis n. radialis begleitet wird. Kaudal ist es der lateral am Os carpi accessorium endende **N. cutaneus antebrachii caudalis n. ulnaris** (7).

Die Hand wird proximal der Fesselgelenke dorsal durch die **Nn. digitalis dorsalis communis II** (34) und **—III** (35) des fortlaufenden R. superficialis n. radialis innerviert – der sich zuvor proximal des Karpus mit dem N. cutaneus antebrachii medialis verbindet – sowie durch den **N. digitalis dorsalis communis IV** vom R. dorsalis n. ulnaris (N. dorsalis manus) versorgt.

Palmar versorgen die Haut die **Nn. digitalis palmaris communis II** (18) und **—III** (17) als Fortsetzung des N. medianus und der **N. digitalis palmaris communis IV** (s. S. 8) vom R. palmaris n. ulnaris, der im distalen Drittel der Mittelhand den R. communicans (f) vom N. medianus aufnimmt.

Distal der Fesselgelenke innervieren die dorsalen und palmaren Zeheneigennerven als Fortsetzungen der entsprechenden gemeinsamen Zehennerven die Haut (s. S. 8).

Nervi membri thoracici

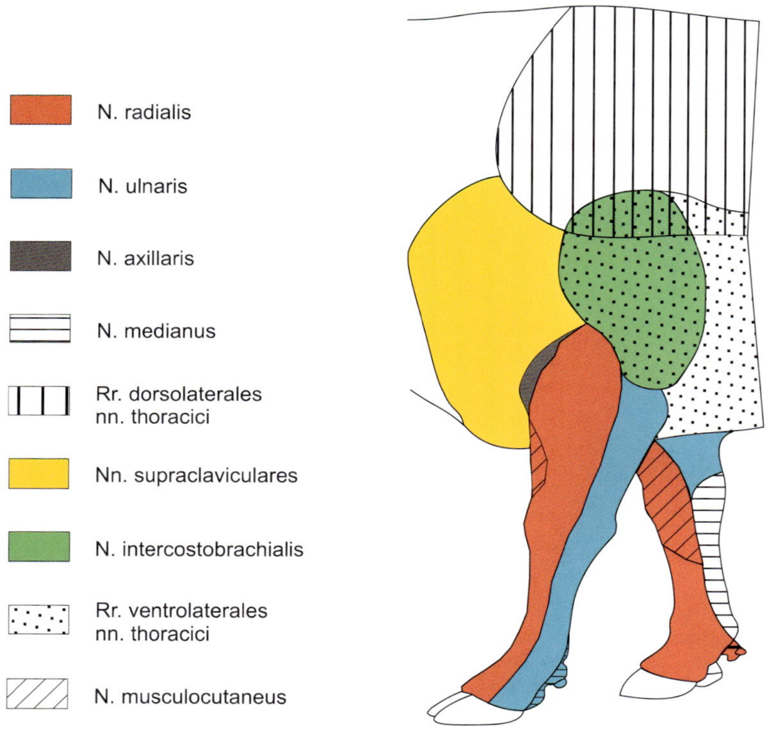

b) Die **BLUTGEFÄSSE** der Schultergliedmaße entstammen der A. und V. subclavia und der V. jugularis externa. Aus letzterer entspringt die **V. cephalica** (23), die wie beim Pferd keine Anastomose zur **V. circumflexa humeri caudalis** (3) aufweist. Nach dem Übergang der A. und V. subclavia am Kranialrand der 1. Rippe in die **A.** und **V. axillaris** (20) entlassen diese neben der **A.** und **V. thoracica externa** (21) sowie der **A.** und **V. suprascapularis** (19) für die lateralen Schultergelenksmuskeln und das Schultergelenk die starken **A.** und **V. subscapularis** (1), die am Kaudalrand des Schulterblattes die Muskeln an der Scapula versorgen. Die Arterie entläßt die **A. circumflexa humeri caudalis** (3), die die **A. collateralis radialis** (4) und über die fortlaufende A. antebrachialis superficialis cranialis die *schwachen* Aa. digitalis dorsalis communis II und —III abgibt (s. S. 8). Die gleichnamige Vene endet im Schultergelenksbereich. Nach Abgabe der **A. circumflexa humeri cranialis** (22) – *die Vene entstammt der V. subscapularis* – werden die A. und V. axillaris zur **A.** und **V. brachialis** (5). Diese entlassen zunächst kaudal die **A.** und **V. profunda brachii** (6) in die kaudalen Ellenbogengelenksmuskeln. Von den anschließend kaudodistal abgehenden **A.** und **V. collateralis ulnaris** (8) setzt sich die Arterie indirekt dorsal auf die Hand als *schwache* A. digitalis dorsalis communis IV fort, während die Vene am Ellenbogengelenk meist in den kaudomedialen Unterarmmuskeln endet. *Die* **A.** *und* **V. bicipitalis** (24) *werden distal von den vorgenannten* zum M. biceps brachii entlassen. *Beide können auch der* **A.** und **V. transversa cubiti** (26) *entstammen*, die nach der A.und V. bicipitalis aus der A. und V. brachialis abgehen. Als letzte Gefäße gehen distal des Ellenbogengelenkes die **A.** und **V. interossea communis** (9) ab, die sich in die starken **A.** und **V. interossea cranialis** (10) und die schwachen, die Hand meist nicht erreichenden, **A.** und **V. interossea caudalis** (11) aufteilen. Die A. und V. ulnaris fehlen wie beim Pferd.

Die **V. brachialis** (5) nimmt in der Ellenbogenbeuge die **V. mediana cubiti** (28) aus der oberflächlichen **V. cephalica** auf. Letztere entläßt am Unterarm, medial am M. extensor carpi radialis verlaufend, im distalen Unterarmdrittel die kranial ziehende **V. cephalica accessoria** (32), die in der distalen Hälfte der Mittelhand in die **V. digitalis dorsalis communis III** (35) übergeht. *Die abzweigenden (inkonstanten)* **Vv. digitalis dorsalis communis II** (34) und **—IV** (33) *enden im venösen Arcus palmaris prof. distalis.*

Die A. und V. brachialis werden medial am Unterarm von der **A.** und **V. mediana** (29) fortgesetzt. In ihrem Verlauf geben sie mehrere Äste der **A.** und **V. profunda antebrachii** (12) an die kaudomedialen Unterarmmuskeln und etwa in Unterarmmitte die **A.** und **V. radialis** (31) ab. Die zuweilen doppelte Vene nimmt proximal der Handwurzel die V. cephalica auf. Am Karpus fließen **A.** und **V. radialis** dorsal über die Rr. carpei dorsales ihrem jeweiligen **Rete carpi dorsale** zu, das zusätzlich die A. und V. interossea cranialis und den R. carpeus dors. a. collateralis ulnaris (ohne die entsprechende Vene, s.d.) aufnimmt. Aus dem arteriellen Rete carpi dorsale werden die zu vernachlässigende tiefe A. metacarpea dorsalis IV und als Hauptgefäß die **A. metacarpea dorsalis III** entlassen. Sie wird im Sulcus longitudinalis dorsalis von der **V. metacarpea dorsalis III** begleitet, die dem venösen Rete carpi dorsale entstammt. Palmar sind die A. und V. radialis über den jeweiligen **Arcus palmaris profundus** (15), dem der R. interosseus a. et v. interosseae cranialis zufließt, an der Bildung der tiefen **Aa.** und **Vv. metacarpea palmaris II—IV** beteiligt, wobei die **V. metacarpea palmaris II** die V. radialis fortsetzt.

Die fortlaufenden A. und V. mediana ziehen in Begleitung der tiefen Beugesehnen und der Sehne des tiefen Bauches des oberflächlichen Zehenbeugers palmomedial über den Karpus distal zur Mittelhand. Hier bildet die Arterie mit dem R. superficialis a. interosseae cranialis und dem R. superficialis a. radialis den Arcus palmaris superficialis, aus dem die **Aa. digitalis palmaris communis II** (18) und **— IV** und zusätzlich mit dem R. superficialis v. radialis die **A.** und **V. digitalis palmaris communis III** (17) entspringen, die die Richtung der A. und V. mediana zum Zwischenzehenspalt fortsetzen. Unter Abgabe der **A.** und **V. interdigitalis** anastomosieren hier die palmaren mit den dorsalen Zehengefäßen. *Die Vv. digitalis palmaris com. II und —IV entstammen dem venösen Arcus palmaris profundus distalis* (s. a. S. 8 – 11).

c) Die **LYMPHKNOTEN** der Schultergliedmaße gehören dem **Lc. axillare** an. Der große **Ln. axillaris proprius** (s. S. 5) liegt kaudal des Schultergelenkes in Höhe des 2. Interkostalraumes zwischen Brustwand und Medialfläche des M. teres major. Es kommen einige kleine **Lnn. axillares primae costae** hinzu, die – vom M. pectoralis profundus verdeckt – in Höhe der 1. Rippe zu finden sind. *Beide Gruppen von Lymphknoten sind in besonderen Fällen in der Fleischuntersuchung anzuschneiden.*

Gelegentlich können ein **Ln. axillaris accessorius** in Höhe der 4. Rippe und ein **Ln. infraspinatus** am Kaudalrand des gleichnamigen Muskels – bedeckt vom M. latissimus dorsi – ausgebildet sein. Ihre Zuflüsse erhalten sie von den Knochen, Gelenken und Muskeln der Schulter – einschließlich einiger Schultergürtelmuskeln – sowie von Ober- und Unterarm. Der Abfluß erfolgt über die Lnn. axillares primae costae, axillaris proprius sowie cervicales profundi caudales linkerseits zum Ductus thoracicus und rechts zum Truncus trachealis dexter. Die Lymphe der Hand gelangt zum Ln. cervicalis superficialis.

Arteriae, Venae et Nervi membri thoracici

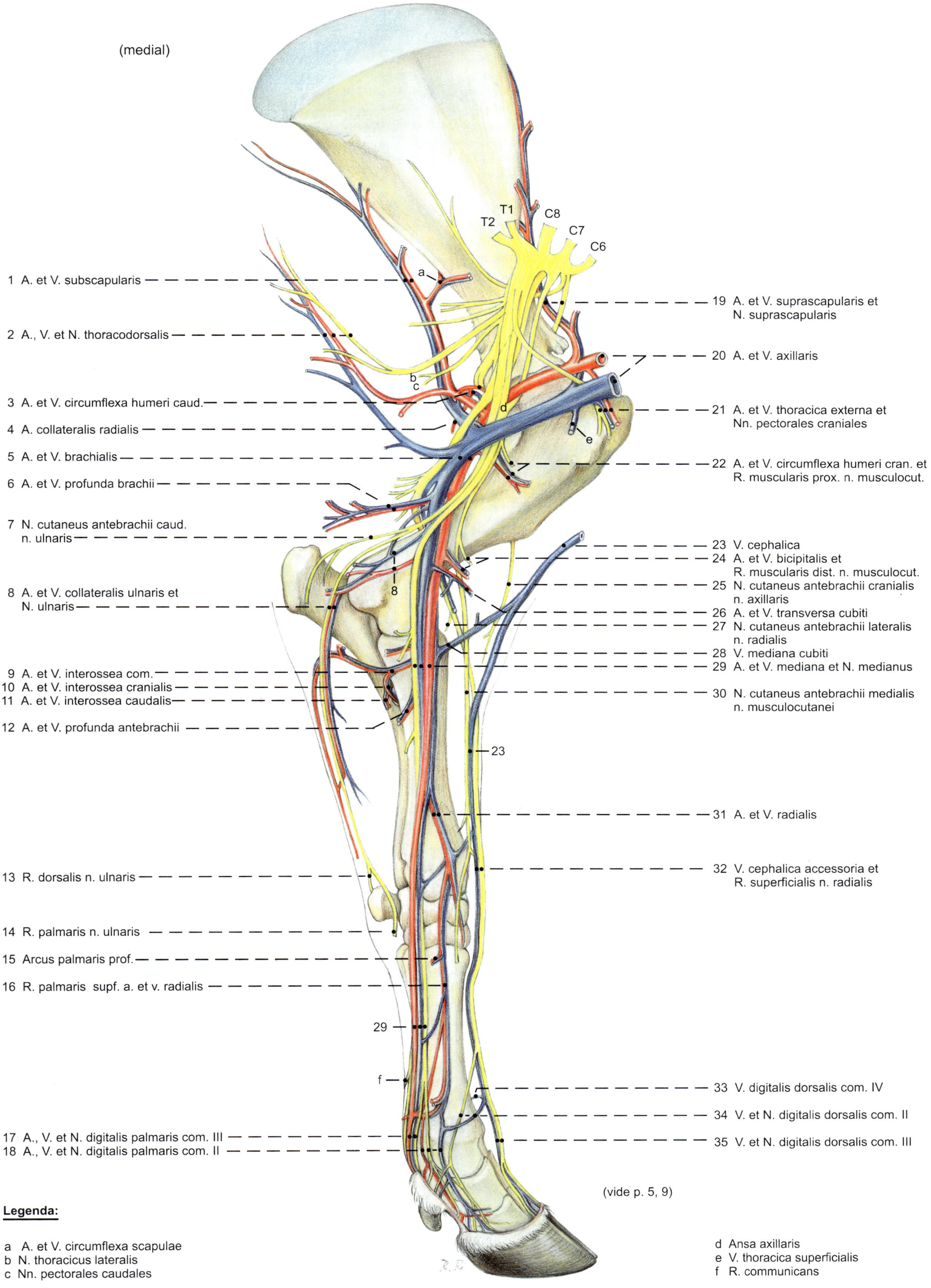

(vide p. 5, 9)

Legenda:

a A. et V. circumflexa scapulae
b N. thoracicus lateralis
c Nn. pectorales caudales
d Ansa axillaris
e V. thoracica superficialis
f R. communicans

4. LEITUNGSSTRUKTUREN AN DER HAND

Die Präparation erfolgt an den bereitgestellten fixierten Gliedmaßen und am Frischpräparat unter vorsichtiger Entfernung der Haut bis zu den Klauen.

a) Die **PALMAREN NERVEN** der Hand entstammen überwiegend dem N. medianus und zusätzlich dem R. palmaris des N. ulnaris (Gefäße s. S. 6)

Der **N. medianus** (4) zieht in Begleitung der **A.** und **V. mediana** (4) medial der Beugesehnen unter dem Retinaculum flexorum hindurch mediopalmar zur Mittelhand. Hier liegt er zwischen den *schwachen* **Rr. superficiales a. et v. radialis** (6) einerseits sowie der *starken* A. mediana und der *meist doppelten* V. mediana andererseits. In Mittelhandmitte teilt sich der Nerv unter dem proximalen Afterzehenhalteband in einen lateralen und medialen Ast, die die Nn. digitalis palmaris communis III und —II entlassen. Der **N. digitalis palmaris communis II** (13) tangiert den M. interosseus III und die Beugesehnen medial, wird vom distalen Drittel des Metakarpus an von der **A.** und **V. digitalis palmaris communis II** (13) begleitet und teilt sich proximal des Fesselgelenkes in die schwachen **A., V.** und **N. digitalis palmaris propr. II axialis** (18) zur 2. (After-) Zehe und in die fortlaufenden **A., V.** und **N. digitalis palmaris propr. III abaxialis** (19) für den medialen Ballen- und Klauenbereich der 3. Zehe bis zur Zehenspitze. Der **N. digitalis palmaris communis III** (15) *ist meist doppelt vorhanden. Beide Äste tangieren jederseits die ebenfalls meist doppelte* **V. digitalis palmaris communis III** (15) *und die dazwischen liegende* **A. digitalis palmaris communis III** (15) in Richtung Zwischenzehenspalt. Am Beginn des Zwischenzehenspaltes vereinigen sich beide Nervenäste meistens auf kurzer Strecke zu einem gemeinsamen Stamm, der sich mit den Gefäßen in die **Nn. digitalis palmaris propr. III axialis** und **—IV axialis** (20) aufteilt.

Der **N. ulnaris** teilt sich etwa in Unterarmmitte in den R. dorsalis und den R. palmaris. Der **R. palmaris n. ulnaris** unterkreuzt die Sehne des M. flexor carpi ulnaris, legt sich lateral dem tiefen Bauch des oberflächlichen Zehenbeugers an und gelangt medial vom Os carpi accessorium zum Karpus. Unmittelbar distal davon spaltet er sich in den **R. profundus** für die Mm. interossei III et IV und den fortlaufenden **R. superficialis**, der sich als **N. digitalis palmaris communis IV** (8) zum Lateralrand der Beugesehnen begibt und, lateral begleitet vom **R. superficialis a. interosseae cranialis** (8), zum distalen Drittel der Mittelhand zieht. Hier nimmt er den schräg proximodistal verlaufenden **R. communicans** (10) des N. medianus auf und wird danach von der **A.** und **V. digitalis palmaris communis IV** (14) begleitet. Proximal des Fesselgelenkes der 4. Zehe teilen sich diese in die **Aa., Vv.,** und **Nn. digitalis palmaris propr. V axialis** (22) und **—IV abaxialis** (24), die sich wie die entsprechenden palmaren Leitungsstrukturen der 2. und 3. Zehe verhalten.

Tiefe palmare Metakarpalnerven, wie bei Hund und Pferd ausgebildet, existieren nicht. Tiefe palmare Gefäße ziehen als Aa. und Vv. metacarpea palmaris II — IV vom Arcus palmaris profundus entlang dem Mc III et IV distal, um proximal der Fesselgelenke mit den oberflächlichen palmaren Gefäßen zu anastomosieren (s. S. 6).

b) Die **DORSALEN NERVEN** der Hand entstammen überwiegend dem R. superficialis des N. radialis und zusätzlich dem R. dorsalis des N. ulnaris (Gefäße s. S. 6).

Der **R. dorsalis n. ulnaris** (5) tritt zwischen M. flexor — und extensor carpi ulnaris oder durch dessen beide Endsehnen an die Oberfläche, zieht lateral zum Karpus und wird hier zum **N. digitalis dorsalis communis IV** (7). Dieser zieht auf dem Mc IV, entlang dem lateralen Rand des M. interosseus IV, zur dorsolateralen Seite des Fesselgelenkes und teilt sich hier in den schwachen **N. digitalis dorsalis proprius V axialis** (23) zur 5. (After-) Zehe und den fortlaufenden **N. digitalis dorsalis proprius IV abaxialis** (25) für den dorsolateralen Kron- und Ballenbereich der 4. Zehe.

Der **R. superficialis n. radialis** (3) zieht, medial begleitet von der **V. cephalica accessoria** (2) und der oft doppelten **A. antebrachialis superficialis cranialis** (1), dorsomedial über den Karpus zur Mittelhand. Etwa im mittleren Drittel des Metakarpus teilt sich der Nerv in den stärkeren N. digitalis dorsalis communis III und den schwächeren **N. digitalis dorsalis communis II** (9). Letzterer unterkreuzt die **V. digitalis dorsalis communis II**, erreicht in mediodistalem Verlauf mit der schwachen **A. digitalis dorsalis communis II** die dorsomediale Seite des Fesselgelenkes und teilt sich hier in die **Nn. digitalis dorsalis proprius II axialis** (16) und **—III abaxialis** (17), die sich wie die entsprechenden dorsalen Zeheneigennerven der 5. und 4. Zehe verhalten.

Die fortlaufenden **A., V.** und **N. digitalis dorsalis communis III** (12) überkreuzen die mediale Endsehne des M. extensor digitalis communis in Richtung Zwischenzehenspalt. Hier teilen sie sich in die **Aa., Vv.** und **Nn. digitalis dorsalis proprius III axialis** und **—IV axialis** (21).

Tiefe dorsale Metakarpalnerven existieren genauso wenig wie bei Hund und Pferd. Tiefe dorsale Gefäße verlaufen als A. und V. metacarpea dorsalis III im Sulcus longitudinalis dorsalis des Mc III et IV zum Zwischenzehenspalt, um hier mit den oberflächlichen gemeinsamen dorsalen Gefäßen zu anastomosieren. *Die oberflächlichen dorsalen und palmaren abaxialen Zehennerven können in Höhe ihres Fesselbeines durch einen R. communicans verbunden sein.*

(mediopalmar) (dorsolateral)

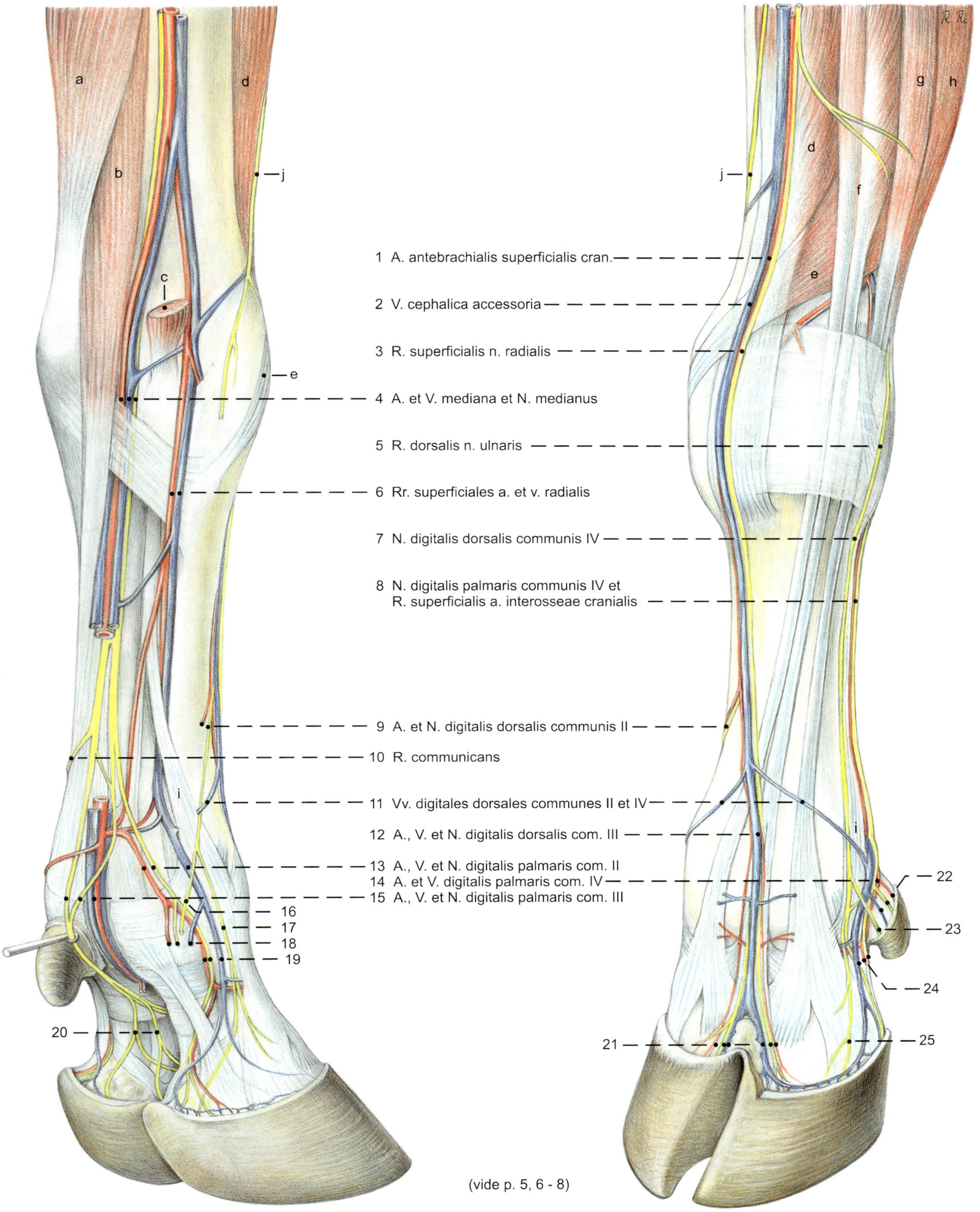

(vide p. 5, 6 - 8)

Legenda:

16 N. digitalis dors. propr. II axialis
17 N. digitalis dors. propr. III abaxialis
18 A., V. et N. digit. palm. propr. II axialis
19 A., V. et N. digit. palm. propr. III abaxialis
20 Nn. digitales palmm. proprr. III axialis et IV axialis
21 Aa., Vv. et Nn. digitales dorss. proprr. III axialis et IV axialis
22 A., V. et N. digitalis palm. propr. V axialis
23 N. digitalis dors. propr. V axialis
24 A., V. et N. digitalis palm. IV abaxialis
25 N. digitalis dors. propr. IV abaxialis

a M. flexor carpi ulnaris
b M. flexor digitalis superficialis
c M. flexor carpi radialis (Sectio)
d M. extensor carpi radialis
e M. abductor pollicis longus
f M. extensor digitalis communis
g M. extensor digitalis lateralis
h M. extensor carpi ulnaris
i Mm. interossei III et IV
j N. cutaneus antebrachii med. n. musculocutanei

5. INTERDIGITALE LEITUNGSSTRUKTUREN UND FASZIENVERHÄLTNISSE AN DER HAND

a) Die **INTERDIGITALEN LEITUNGSSTRUKTUREN** werden von den **A., V.** und **N. digitalis palmaris communis III** (5) entlassen, deren Äste im Zwischenzehenspalt mit den entsprechenden dorsalen Leitungsstrukturen kommunizieren.

Der **N. digitalis palmaris communis III** ist wie die gleichnamige Vene distal am Metakarpus meist doppelt* ausgebildet. In der Mehrzahl der Fälle vereinigen sich beide Äste am Beginn des Zwischenzehenspaltes zu einem kurzen gemeinsamen Stamm, der sich anschließend mit den begleitenden Gefäßen in die Aa., Vv. und Nn. digitalis palmaris propr. III axialis und —IV axialis teilt. Fehlt ein gemeinsamer Stamm, gehen beide Nervenäste in Höhe der Fesselgelenke kontinuierlich in die Zeheneigennerven der 3. und 4. Zehe über. Bei der selten vorkommenden einfachen Ausbildung des Nerven erfolgt seine Aufteilung in der zuerst angeführten Weise. Die **Aa., Vv.** und **Nn. digitalis palmaris propr. III axialis** (6) und **—IV axialis** (7) versorgen den interdigitalen Ballen- und Klauenbereich der 3. und 4. Zehe wie ihre entsprechenden abaxialen Leitungsstrukturen (s. S. 8). Zuvor *geben* – anders als an der Beckengliedmaße (s. S. 20) – *die Nerven jeweils in Höhe der Fesselgelenke* einen **R. communicans** (6') *an die* **Nn. digitalis dorsalis proprius III axialis** (3) und **—IV axialis** (2) *ab* und die **A.** und **V. digitalis palmaris communis III** anastomosieren im Bereich ihrer Endaufteilung über eine **A.** resp. **V. interdigitalis** (5') mit der *schwachen* **A. digitalis dorsalis communis III** (1) und der *starken* **V. digitalis dorsalis communis III** (1). Diese nehmen kurz davor dorsal am Beginn des Zwischenzehenspaltes die tiefe *starke* **A. metacarpea dorsalis III** (4) resp. *schwache* **V. metacarpea dorsalis III** (4) auf (s. S. 8). Unmittelbar danach teilen sich die Gefäße in die **Aa.** und **Vv. digitalis dorsalis propria III axialis** (3) und **—IV axialis** (2) und versorgen mit den gleichnamigen Nerven den dorsalen Kron- und Interdigitalbereich der 3. und 4. Zehe.

b) Die **FASCIA MANUS** ist dorsal und besonders palmar am Karpus zum **Retinaculum extensorum** und **flexorum** verstärkt.

Dorsal an der Mittelhand ist die Faszie dünn und palmar, in Fortsetzung des Retinaculum flexorum, dick. Palmar wird die Faszie zur Anheftung beider Afterzehen zu drei Haltebändern verstärkt. Das **proximale Halteband** jeder Zehe zieht vom Metakarpus zur Afterzehe, das **transversale Halteband** verläuft in Höhe der Fesselgelenke zwischen den Afterzehen und das **distale Halteband** zieht als deutlicher sehnenartiger Verstärkungszug – auch „Sehne der Afterklauen“ genannt – von der jederseitigen Afterzehe distal, um am gleichseitigen Klauen- und Strahlbein zu enden. Es strahlt abaxial auch in das distale Zwischenzehenband ein (s. u.).

Am Fesselgelenk verstärkt die Faszie im Bereich der Zehenbeugesehnenscheiden das **Fesselringband (Lig. anulare palmare —12)**, das proximal mit der Faszienplatte von den Mm. interossei III et IV sowie in Höhe der Fesselgelenke mit den Sesambeinbändern verschmilzt.

In der Fesselbeuge verstärkt die Faszie das **proximale** und das **distale Ringband** (**Ligg. anulare digiti proximale —13** und **—distale —15**) und verbindet die Hauptzehen durch das proximale und distale Zwischenzehenband (Ligg. interdigitale proximale und —distale). Das **Lig. interdigitale proximale** (**14**) besteht aus sich spitzwinkelig kreuzenden Fasern, die die Fesselbeine und die axialen Sesambeine beider Hauptzehen miteinander verbinden. Das **Lig. interdigitale distale** (**16**) besteht gleichfalls aus sich kreuzenden Fasern, die überwiegend vom abaxialen Bandhöcker und der axialen Bandgrube des Kronbeins sowie teilweise vom Fesselbein jeder Hauptzehe entspringen und überwiegend am Strahlbein sowie axial am Klauenbein der Gegenseite enden. Durch dieses Band wird ein übermäßiges Auseinanderweichen der Hauptzehen verhindert. Zusätzlich werden durch seine abaxialen und axialen Anheftungen die Beugesehnen im Klauengelenksbereich breitflächig in ihrer Lage gehalten.

6 Blindsäcke für jede Hauptzehe werden von den gemeinsamen distalen Zehenbeugesehnenscheiden proximal und seitlich der Ringbänder sowie distal des distalen Zwischenzehenbandes ausgebildet.

Drei proximale Blindsäcke (I – III) liegen jederseits zwischen den Mm. interossei III et IV und der Faszienplatte zur oberflächlichen Beugesehne (I), entlang der Faszienplatte unter teilweiser Umhüllung der tiefen Beugesehne (II) sowie palmar der oberflächlichen Beugesehne (III). Ein seitlicher (abaxialer —IV) und ein interdigitaler (axialer —V) Blindsack sind zwischen Lig. anulare palmare sowie Lig. anulare digiti proximale und ein letzter (VI) Blindsack ist laterodistal des Lig. interdigitale distale ausgebildet.

Die Sehnenscheiden beider Zehen können, dort wo sie sich berühren, miteinander kommunizieren.

* Nach den NAV (1994) werden die beiden Äste Nn. digitalis palmaris III axialis und —IV axialis genannt.

Arteriae, Venae et Nervi digitales

Digitus manus III (sinister) / Digitus pedis III (dexter)*

Legenda:

1 A., V. et N. digitalis dorsalis communis III

2 A., V. et N. digitalis dors. propr. IV axialis

3 A., V. et N. digitalis dors. propr. III axialis

4 A. et V. metacarpea dorsalis III

5 A., V. et N. digitalis palmaris (-plantaris) com. III

5' A. et V. interdigitalis

6 A., V. et N. digitalis palmaris (-plantaris) propr. III axialis

6' R. communicans

7 A., V. et N. digitalis palmaris (-plantaris) propr. IV axialis

8 A., V. et N. digitalis dorsalis com. III

9 V. et N. digitalis dors. propr. IV ax.

10 V. et N. digitalis dors. propr. III ax.

11 A., V. et N. metatarsea (-us) dorsalis III

11' R. communicans

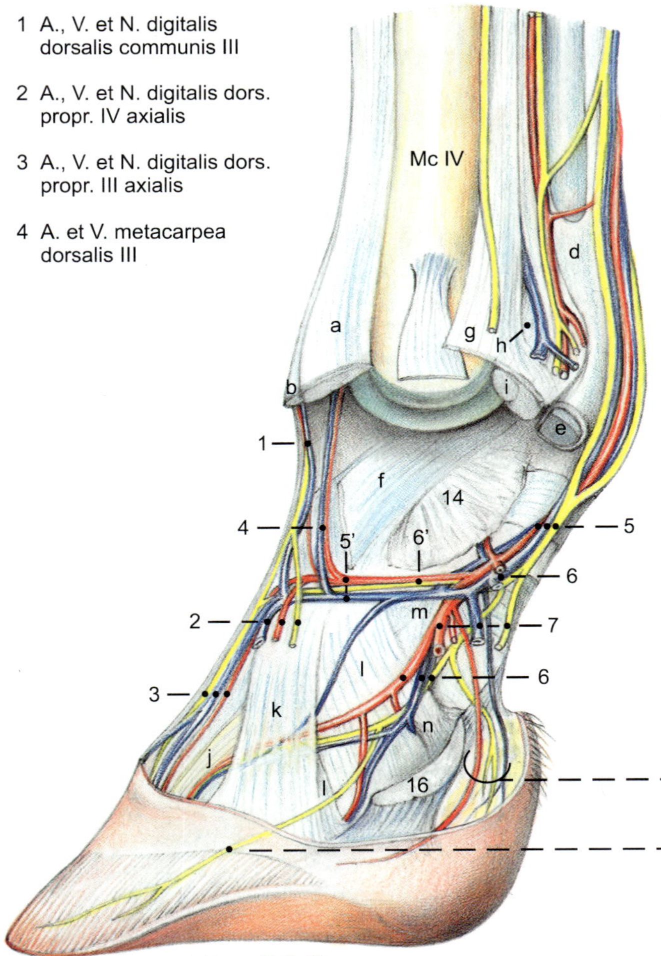

(vide p. 5, 7, 9)

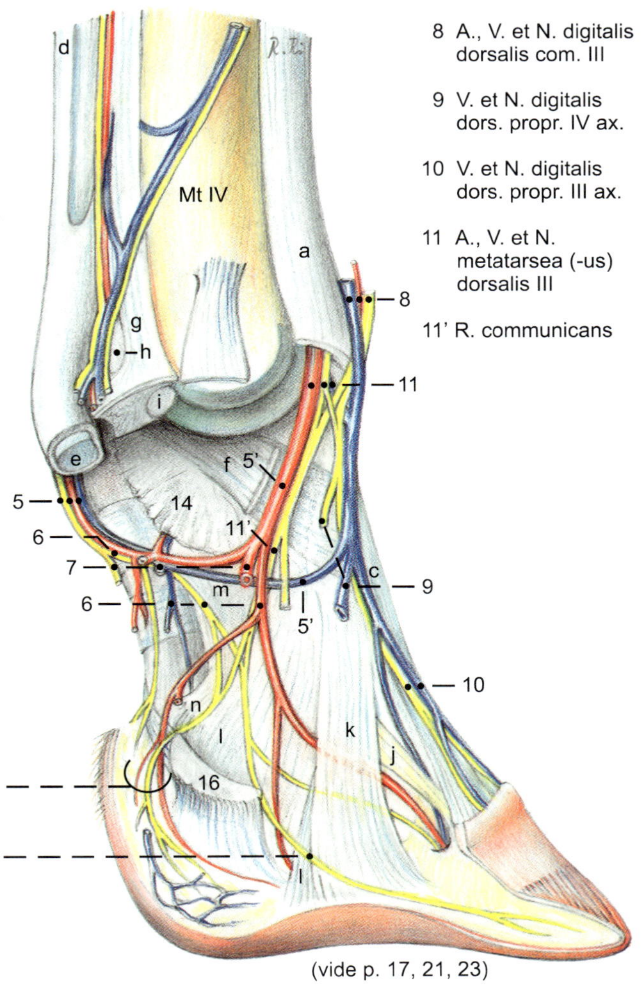

(vide p. 17, 21, 23)

Legenda:

Tendines:
a M. extensor dig. lat.
b M. extensor dig. com.
c M. extensor dig. longus
d M. flexor dig. supf.
e Mm. flexx. digg. proff.
Mm. interossei III et IV:
f Tendo dors. ax.
g Tendo dors. abax.
h Tendo palm. (plant.) abax.
i Os sesamoideum prox.
j Lig. dorsale
k Lig. collaterale com. ax.
l Ligg. collateralia axx.
m Lig. palm. (plant.) ax.
n Lig. sesamoideum coll. ax.

Fascia digiti, Vaginae fibrosae et synoviales digitorum manus et pedis

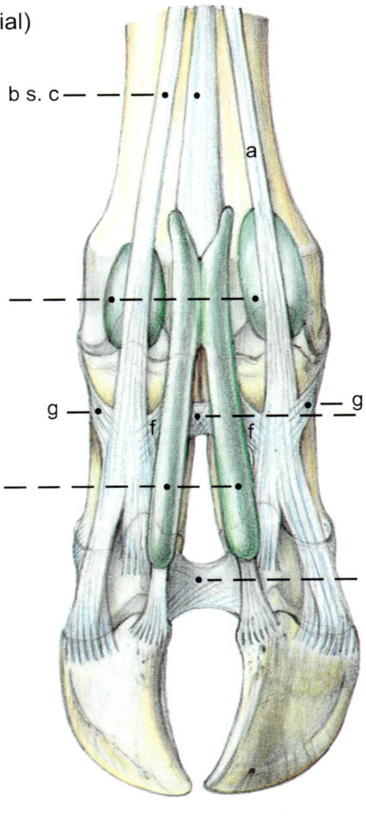

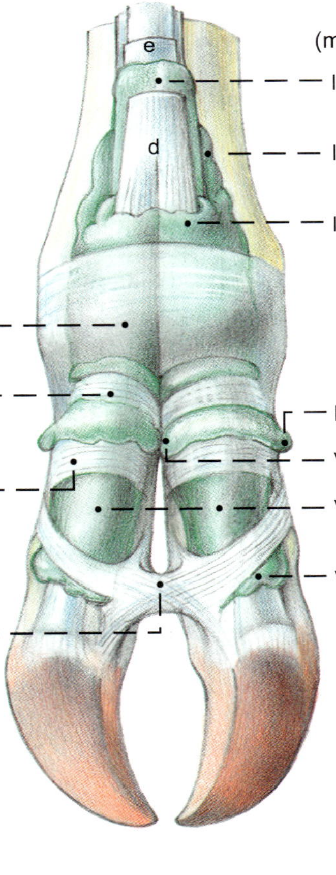

12 Lig. anulare palmare (-plantare)

13 Lig. anulare dig. proximale

14 Lig. interdigitale proximale

15 Lig. anulare dig. distale

16 Lig. interdigitale distale (Pars superficialis)

* Die Leitungsstrukturen der Abb. oben rechts werden auf Seite 22 beschrieben.

6. SYNOVIALE EINRICHTUNGEN DER SCHULTERGLIEDMASSE

a) GELENKE DER SCHULTERGLIEDMASSE

NAME		beteiligte KNOCHEN	FORM/ZUSAMMENSETZUNG	FUNKTION	ANMERKUNGEN
I.	**Art. humeri** (Schulter - resp. Buggelenk)	Cavitas glenoidalis scapulae und Caput humeri	Art. sphaeroidea Art. simplex	Wechselgelenk	Als kontraktile Spannbänder fungieren die Mm. infraspinatus und subscapularis
II.	**Art. cubiti** (Ellenbogengelenk)		Art. composita		
a)	Art. humeroulnaris	Condylus humeri und Ulna	Ginglymus Art. simplex	a – b) Schnappendes Wechselgelenk	Das Ellenbogengelenk ist im wesentlichen wie beim Pferd gebaut, der M. pronator teres ist schwach muskulös
b)	Art. humeroradialis	Condylus humeri und Caput radii	Ginglymus Art. simplex		
c)	Art. radioulnaris prox.	Circumferentia art. radii und Incisura rad. ulnae	Art. trochoidea Art. simplex	c) Keine Beweglichkeit	Amphiarthrosis
III.	**Art. radioulnaris dist.**	fehlt			Synostosis
ARTT. MANUS					
IV.	**Art. carpi**		Art. composita		
a)	Art. antebrachiocarpea	Trochlea radii, Proc. styloideus ulnae und Ossa carpi	Art. cochlearis Art. composita	Wechselgelenk bis 95°	Das Lig. collaterale carpi med. besteht aus je einem kurzen tiefen prox., mittleren und distalen Schenkel und wird durch einen langen oberflächl. Schenkel verstärkt. Das Stratum fibrosum umschließt einheitlich das Karpalgelenk. Das Stratum synoviale ist für die Einzelgelenke unterteilt.
b)	Art. mediocarpea	Prox. und dist. Reihe der Karpalknochen	Art. condylaris Art. composita	Wechselgelenk bis 45°	
c)	Art. carpometacarpea	Ossa carpalia II et III – IV und Ossa metacarpalia III et IV (V)	Art.plana Art. composita	Straffes Gelenk wenig beweglich	
d)	Artt. intercarpeae	Senkrechte Spalten zwischen Ossa carpi und Ossa carpalia	Art. plana Art. composita	Straffe Gelenke wenig beweglich	
V.	**Art. metacarpophalangea** (Fesselgelenk)	Ossa metacarpalia III et IV und Phalanges prox. III – IV, Sesama bina	Ginglymus Art. composita	Wechselgelenk einachsig	Das Rind besitzt 2 Fesselgelenke, deren Gelenkshöhlen miteinander kommunizieren. In ihrer Dorsalwand befinden sich fibrokartilaginöse Sesamkörper.
VI.	**Art. interphalangea prox. manus** (Krongelenk)	Phalanges proximalis und media	Art. sellaris Art. simplex	Wechselgelenk Zweiachsig	Keine Kommunikation der Krongelenksspalten, ihre dorsalen Aussackungen reichen distal bis an die dors. Klauengelenksaussackungen
VII.	**Art. interphalangea dist. manus** (Klauengelenk)	Phalanges media und dist. mit Os sesamoideum distale	Art. sellaris Art. composita	Wechselgelenk Zweiachsig	

b) SCHLEIMBEUTEL (BURSAE SYNOVIALES)

Die große **Bursa subtendinea m. infraspinati** liegt unter dem oberflächlichen platten Endschenkel des Muskels, der lateral am Tuberculum majus ansetzt. Die umfangreiche **Bursa intertubercularis** befindet sich an der Vorderfläche des Humerus unter und seitlich der Ursprungssehne des M. biceps brachii. Die **Bursa subtendinea m. tricipitis brachii** liegt unter der Endsehne des Muskels am Olecranon. Die inkonstante **Bursa subcutanea olecrani** befindet sich unter der Haut über dem Processus olecrani. Die **Bursa subcutanea praecarpalis** unter der Haut dorsal im Bereich zwischen den Sehnen der Mm. extensor carpi radialis und —digitalis com. ist ebenfalls inkonstant. Die **Bursae subtendinea m. extensoris carpi ulnaris** und **—radialis** sowie die **Bursae subtendinea m. flexoris digitalis supf.** und **—prof.** liegen unter der Sehne des entsprechenden Muskels dorsal resp. palmar am Karpalgelenk, die **Bursae subtendinea m. extensoris dig. com.** und **—lat.** dorsal unter der Sehne des entsprechenden Muskels am Fesselgelenk. Die **Bursae podotrochleares manus** liegen palmar zwischen den Endschenkeln der tiefen Beugesehne und den distalen Sesambeinen. Die Endschenkel der tiefen Beugesehne und das distale Sesambein bilden gemeinsam mit der dazwischenliegenden Bursa podotrochlearis die Podotrochlea (Klauenrolle). Klauenrollen-Entzündungen können alle Anteile, das distale Seambein, den Endschenkel der tiefen Beugesehne und die Bursa podotrochlearis betreffen.

c) SEHNENSCHEIDEN (VAGINAE SYNOVIALES)

An der **Streckseite des Karpalgelenkes** besitzen die Strecksehnen der Zehen(Finger)muskeln und die Sehne des M. abductor pollicis longus Sehnenscheiden, sie fehlen jedoch den Sehnen beider Karpalgelenksstrecker. An der **Beugeseite** besitzt nur die Sehne des M. flexor carpi radialis eine Sehnenscheide.

An der **Streckseite der Phalangealgegend** kommen Sehnenscheiden an den Lateralsehnen des M. extensor dig. com. vor, und an der **Beugeseite** kommt eine gemeinsame Sehnenscheide für die Sehnen der Mm. flexor dig. supf. und —prof. vor. Sie werden an Fesselgelenk und Fesselbein durch Ringbänder und im Ballenbereich durch ein Zwischenzehenband in der Lage gehalten.

(kraniolat.)

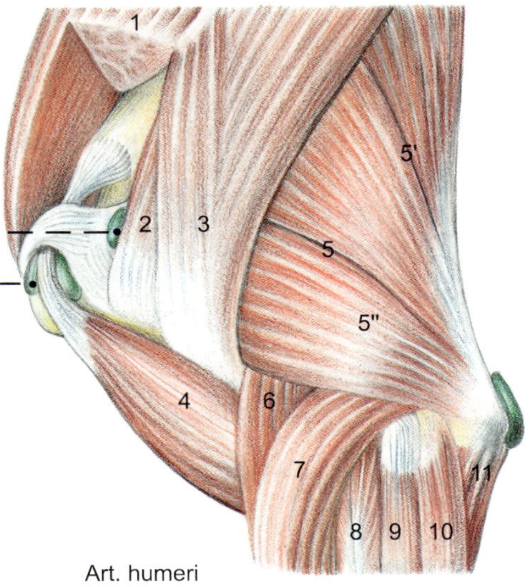

Art. humeri

(kraniolat.) (med.)

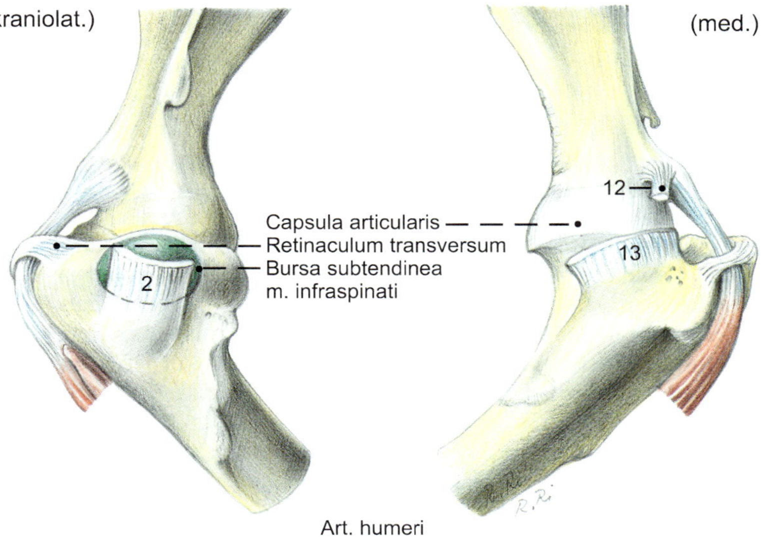

Art. humeri

Legenda:

1 M. supraspinatus
2 M. infraspinatus
3 M. deltoideus
4 M. biceps

5 M. triceps brachii
5' Caput longum
5'' Caput laterale
5''' Caput mediale

6 M. brachialis
7 M. extensor carpi radialis
8 M. extensor digitalis com.
9 M. extensor digitalis lat.

10 M. extensor carpi ulnaris
11 M. flexor digitalis prof.
12 M. coracobrachialis
13 M. subscapularis

(lat.)

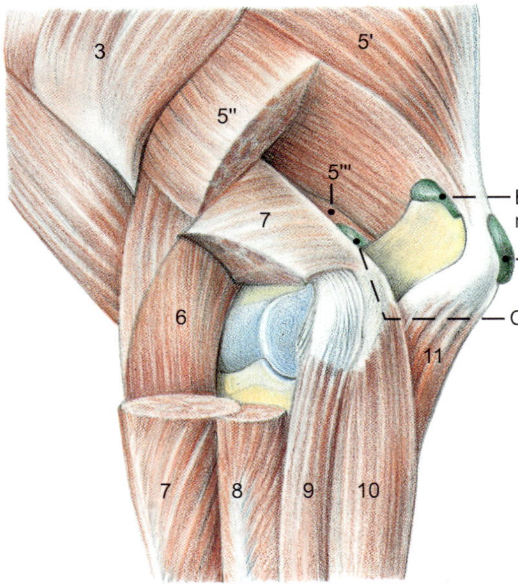

Art. cubiti

(lat.) (med.)

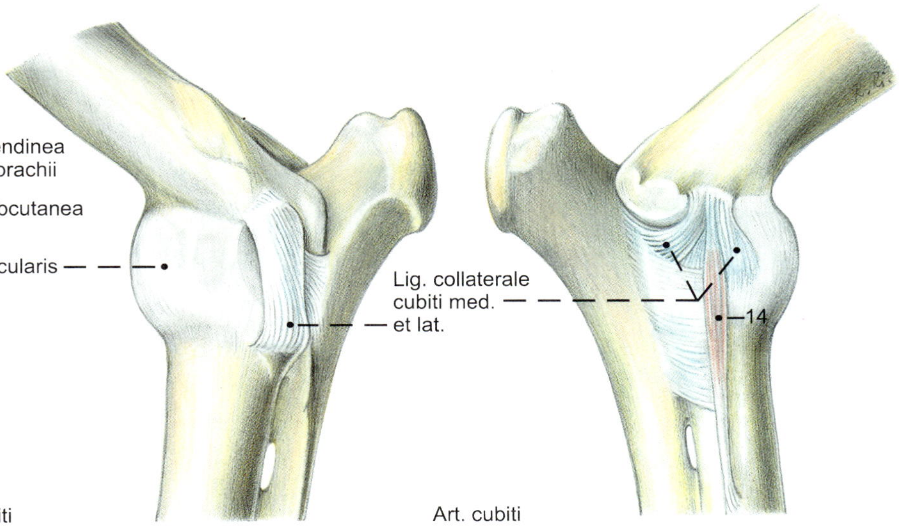

Art. cubiti

Legenda:

14 M. pronator teres
15 M. abductor pollicis longus

16 M. flexor carpi ulnaris
17 M. flexor carpi radialis

18 M. flexor digitalis supf.
18' Pars superficialis

18'' Pars profunda
19 M. interosseus IV

(lat.) (med.)

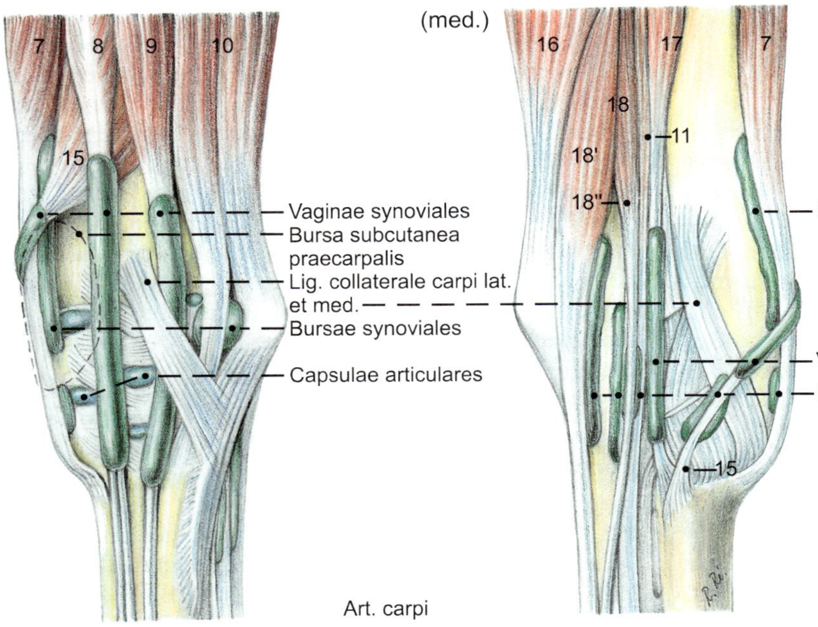

Art. carpi

(lat.)

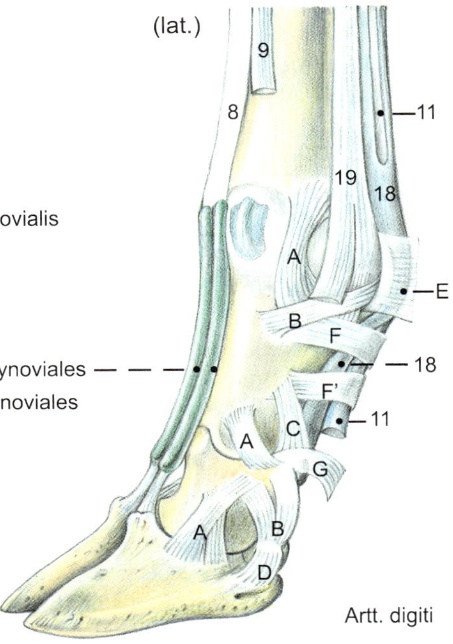

Artt. digiti

Legenda:

A Ligg. collateralia abaxx.
B Ligg. sesamoidea collateralia abaxx.

C Lig. palmare abaxiale
D Lig. sesamoideum dist. abaxiale

E Lig. anulare palmare
F Lig. anulare dig. prox.

F' Lig. anulare dig. dist.
G Lig. interdigitale dist.

2. LATERALE OBERSCHENKEL- UND KRANIALE UNTERSCHENKELMUSKELN MIT IHREN NERVEN

Die Haut der Beckengliedmaße wird unter Beachtung der inkonstanten Bursa calcanea subcutanea bis zur Mitte von Mt III et IV entfernt. Dabei werden sämtliche oberflächlichen Leitungsstrukturen unter Beachtung der Hautnerven geschont. Dorsolateral an der Beckengliedmaße wird die Hinterbacken- und Lange Sitzbeinmuskulatur dargestellt und die Mm. tensor faciae latae, glutaeus medius und biceps femoris (glutaeobiceps) an ihrem Ursprung und Ansatz durchschnitten und entfernt. Die darunterliegenden Leitungsstrukturen, der M. iliacus, der deutliche, mit starker Sehne endende M. glutaeus accessorius, der M. glutaeus profundus und das Lig. sacrotuberale latum sind zu schonen.

a) **LATERAL AM OBERSCHENKEL** und der Glutäalgegend versorgt der **N. glutaeus cranialis** (2) den *besonders kräftigen und fleischigen* **M. tensor fasciae latae** (5) (er enthält kraniale Anteile des M. glutaeus supf.), *den schwachen, die typische Abflachung der Glutäalgegend bewirkenden,* **M. glutaeus medius** (1), den **M. glutaeus accessorius** (3) (s. oben, der dem vorigen zugerechnet wird) und den *muskelstarken* **M. glutaeus profundus** (4). Die Endsehnen der Mm. glutaeus profundus, —medius und — accessorius werden am Trochanter major von je einem Schleimbeutel unterlagert.

Der **N. glutaeus caudalis** (16) versorgt den *Wirbelkopf* des **M. biceps femoris [glutaeobiceps —7]**, dem ebenfalls ein Teil des M. glutaeus superficialis zuzurechnen ist. Der *Beckenkopf* wird vom N. tibialis versorgt. *Beim Pferd vorkommende Wirbelköpfe der Mm. semitendinosus und semimembranosus fehlen dem Rind.*

Der *breite* **N. ischiadicus** (17) zieht über den M. glutaeus profundus und entläßt kaudal am Hüftgelenk die **Rr. musculares n. ischiadici (N. rotatorius)** für die „kleine Beckengesellschaft" (Mm. gemelli, M. quadratus femoris, *ein M. obturatorius internus fehlt dem Rind).* Hier teilt der N. ischiadicus sich auch in den kranialen N. fibularis (peronaeus) communis und den kaudalen N. tibialis.

Der **N. tibialis** (19) entläßt wie beim Pferd Rr. musculares proximales an den Beckenkopf des M. biceps femoris und die Mm. semitendinosus und semimembranosus. Die beiden letzten entspringen wie beim Hund nur am Sitzbeinhöcker.

Der Nerv entläßt bei seinem Verlauf in Richtung M. gastrocnemius in Oberschenkelmitte den **N. cutaneus surae caudalis** (19‘), der mit der V. saphena lateralis bis zur lateroplantaren Mittelfußmitte zieht.

Der **M. biceps femoris [glutaeobiceps —7]** besitzt am Trochanter major, über den er hinwegzieht, einen umfangreichen Schleimbeutel (Bursa trochanterica m. bicipitis femoris), der klinisch bedeutsam ist (Lahmheitsursache!). Distal davon ist der Muskel wie beim Hund in zwei – beim Pferd in drei – Teile unterteilt. Er endet mit der Fascia cruris an Patella, Lig. patellae laterale sowie am Margo cranialis tibiae und besitzt unter seiner Sehne in Höhe des lateralen Condylus des Femur einen weiteren Schleimbeutel (Bursa subtendinea m. bicipitis femoris dist., s. S. 29). Mit dem Tractus calcaneus lateralis (34) endet er außerdem am Tuber calcanei.

Der **M. semitendinosus** (20) zieht über den medialen Gastrocnemiuskopf hinweg und endet, von einem Schleimbeutel unterlagert, am Margo cranialis tibiae sowie mit dem Tractus calcaneus medialis (s. S. 19) am Tuber calcanei. *Typisch für den Muskel ist eine quere Zwischensehne, die am Übergang zu seinem mittleren Drittel vorkommt.*

Der vor seinem Ende undeutlich zweigeteilte **M. semimembranosus** (18) setzt mit seinem umfangreicheren Teil am medialen Condylus des Femur sowie mit seinem schwächeren am medialen Condylus der Tibia an.

b) **AM UNTERSCHENKEL** entläßt der **N. fibularis [peronaeus] communis** (6) zuweilen in Unterschenkelmitte den **N. cutaneus surae lateralis** (21) in Richtung Sprunggelenk. Der Nerv zieht weiter über den lateralen Gastrocnemiuskopf, tritt unter den M. fibularis longus und zieht zwischen diesem und dem M. extensor digitalis lateralis, um sich in Tibiamitte in die **Nn. fibularis superficialis** (14) und **—profundus** (9) sichtbar zu teilen. Sie versorgen die Sprunggelenksbeuger und Zehenstrecker.

Der *muskulöse* **M. fibularis tertius** (10), der dem Hund fehlt und beim Pferd rein sehnig ist, entspringt gemeinsam mit dem M. extensor digitalis longus in der Fossa extensoria des Femur, den er größtenteils proximomedial bedeckt. Seine Sehne wird von der Endsehne des M. tibialis cranialis durchbohrt, und der Muskel endet am Mt III et IV sowie unter dem medialen Seitenband an T II et III.

Der **M. tibialis cranialis** (8) *ist schwächer als beim Pferd* und wird von den vorigen Muskeln bedeckt. *Er ist mit dem M. extensor digiti I longus verschmolzen.* Die zuweilen trennbaren Sehnen enden an T I sowie medial an Mt III et IV.

Der **M. fibularis longus** (11), der auch beim Hund vorkommt aber dem Pferd fehlt, ist schlank, geht in Unterschenkelmitte in seine Sehne über, kreuzt die Sehne des M. extensor digitalis lateralis und tritt unter das laterale Seitenband des Tarsus. Danach zieht er über die plantare Fläche des Sprunggelenkes und *endet an T I.*

Der **M. extensor digitalis longus** (13) (s. auch M. tibialis cranialis) besitzt *einen oberflächlichen lateralen Bauch (M. extensor digiti III et IV) und einen tiefen medialen Bauch (M. extensor digiti III).*

Beide Sehnen ziehen mit den Sehnen der Mm. tibialis cranialis und fibularis tertius unter dem proximalen Retinaculum extensorum crurale hindurch, während sie das distale Retinaculum extensorum metatarsale in Richtung Fuß allein unterqueren. Die Sehnen beider Bäuche verhalten sich am Fuß wie die entsprechenden Sehnen des M. extensor digitalis communis an der Hand (s. S. 4).

Der **M. extensor digitalis lateralis (M. extensor digiti IV—12)** entspringt am lateralen Seitenband des Kniegelenkes und am lateralen Condylus der Tibia als *verhältnismäßig kräftiger Muskel,* der unter der Endsehne des M. fibularis longus lateral über den Tarsus zur vierten Zehe verläuft. Seine Sehne verhält sich hier wie die des gleichnamigen Muskels an der Hand. Der **M. extensor digitalis brevis** (15) *ist schwach ausgebildet;* ein M. fibularis brevis fehlt wie beim Pferd.

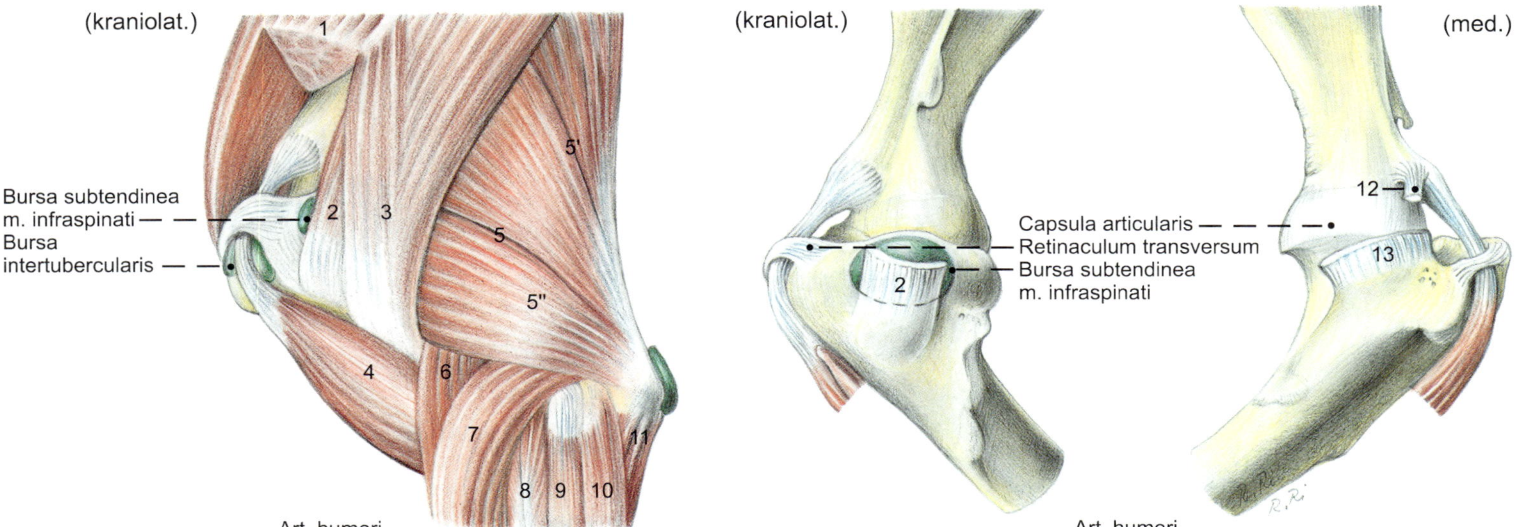

Art. humeri

Art. humeri

Legenda:

1 M. supraspinatus
2 M. infraspinatus
3 M. deltoideus
4 M. biceps

5 M. triceps brachii
5' Caput longum
5'' Caput laterale
5''' Caput mediale

6 M. brachialis
7 M. extensor carpi radialis
8 M. extensor digitalis com.
9 M. extensor digitalis lat.

10 M. extensor carpi ulnaris
11 M. flexor digitalis prof.
12 M. coracobrachialis
13 M. subscapularis

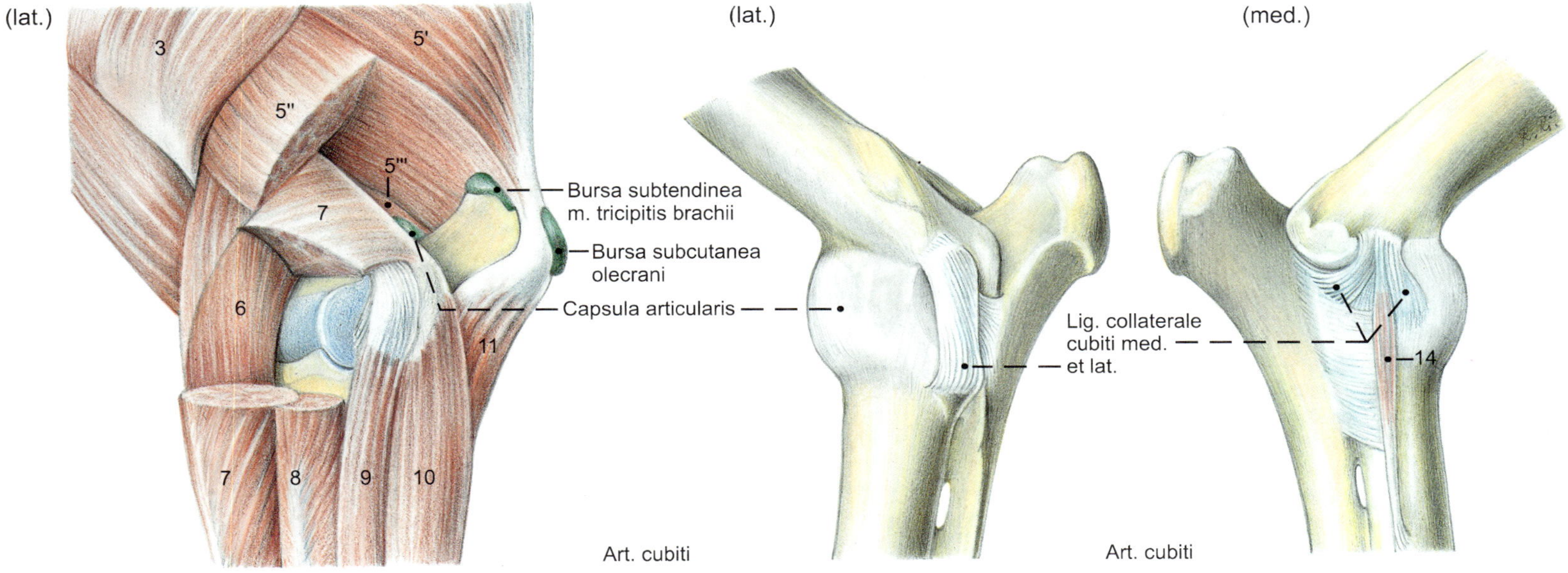

Art. cubiti

Art. cubiti

Legenda:

14 M. pronator teres
15 M. abductor pollicis longus

16 M. flexor carpi ulnaris
17 M. flexor carpi radialis

18 M. flexor digitalis supf.
18' Pars superficialis

18'' Pars profunda
19 M. interosseus IV

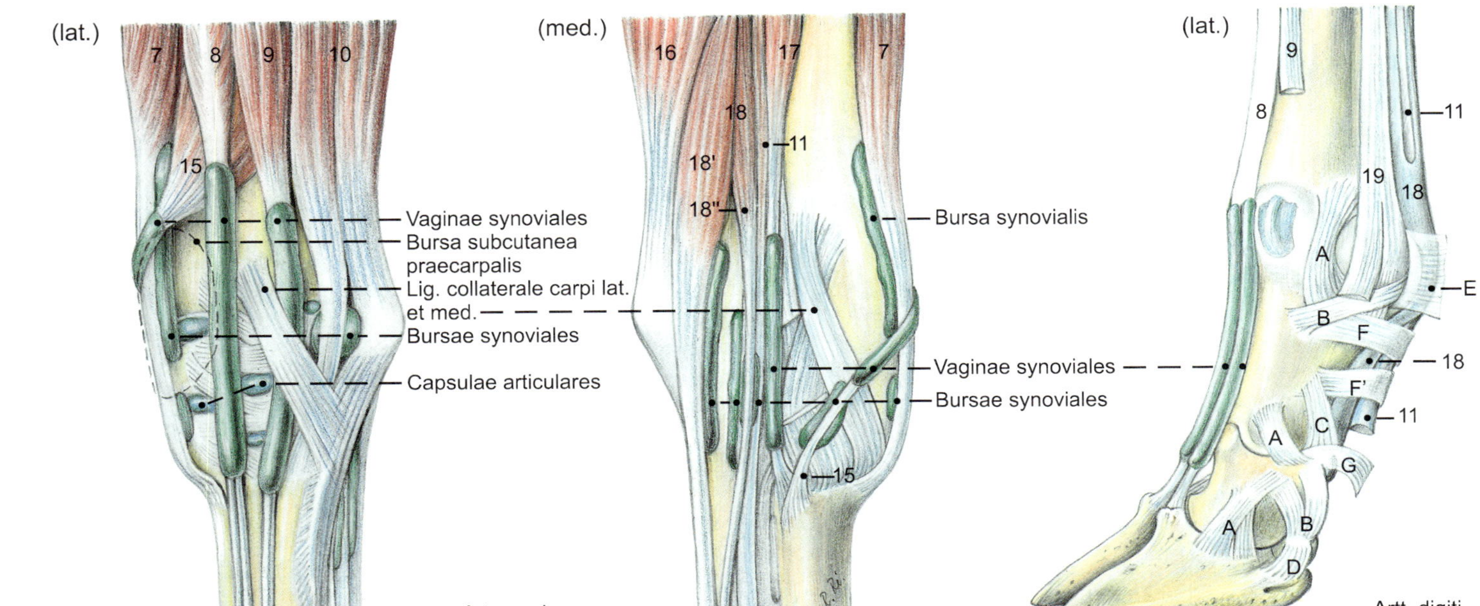

Art. carpi

Artt. digiti

Legenda:

A Ligg. collateralia abaxx.
B Ligg. sesamoidea collateralia abaxx.

C Lig. palmare abaxiale
D Lig. sesamoideum dist. abaxiale

E Lig. anulare palmare
F Lig. anulare dig. prox.

F' Lig. anulare dig. dist.
G Lig. interdigitale dist.

2. KAPITEL: BECKENGLIEDMASSE

1. DAS SKELETT DER BECKENGLIEDMASSE

Das **Skelett der Beckengliedmaße** schließt auch den Beckengürtel mit ein, der jedoch wie beim Pferd zusammen mit den Beckenorganen beschrieben wird.

a) Das **OBERSCHENKELBEIN (OS FEMORIS)** besitzt proximal ein *deutlich abgesetztes walzenförmig nach lateral ausgezogenes* **Caput ossis femoris** (1) mit nur *kleiner flacher, fast zentral gelegener* **Fovea capitis** (2). Der **Trochanter major** (4) ist, im Gegensatz zum Pferd, ungeteilt, *kammartig ausgezogen* und weist medial eine *tiefe* **Fossa trochanterica** (5) auf. Der *rundliche kaudomedial gerichtete* **Trochanter minor** (6) *ist mit dem Trochanter major durch eine deutliche* **Crista intertrochanterica** (4') verbunden. Einen *ansonsten fehlenden oder nur angedeuteten* **Trochanter tertius** weisen nur muskelstarke und ältere Tiere auf. Der **Körper (Corpus ossis femoris —8)** ist *im Querschnitt rundlich* und gegenüber dem des Pferdes *relativ schlank und gerade*. Distolateral am Körper ist wie beim Pferd eine *allerdings flache* **Fossa supracondylaris lateralis** (13) ausgebildet. Am Distalende des Femur sind **Condylus medialis** (14) und **Condylus lateralis** (17) *fast parallel ausgerichtet* und durch eine tiefe **Fossa intercondylaris** (20) getrennt. Der Condylus medialis ist kräftiger, noch stärker als beim Pferd, und proximal beulenartig zum **Tuberculum trochleae ossis femoris** (21') verdickt.

Die **Patella** (69) als Sesambein in der Endsehne des M. quadriceps femoris ist an der breiten proximalen **Basis** (69') *stumpf und rauh berandet*, während der distale **Apex** (69") deutlich *spitzer ausgezogen* ist als beim Pferd.

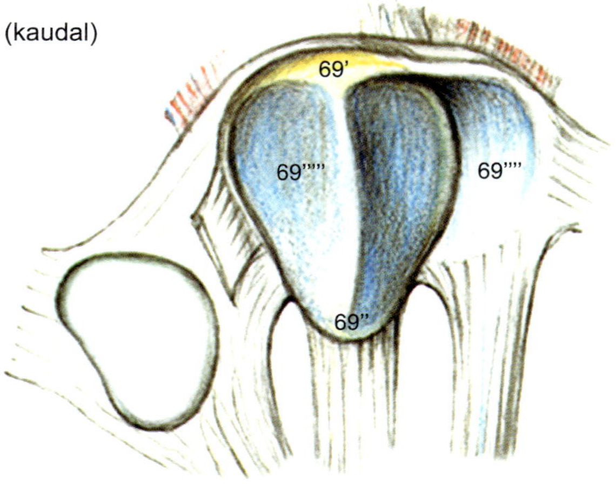

(vide p. 29)

b) Das Skelett des Unterschenkels wird von zwei **UNTERSCHENKELKNOCHEN (OSSA CRURIS)** gebildet, dem stets starken Schienbein (Tibia) und dem auf je ein proximales und distales Endstück reduzierten Wadenbein (Fibula).

I. Die **Tibia** mit ihrem **Condylus medialis** (23) und ihrem stark nach lateral ausladenden **Condylus lateralis** (25) weist *auf fast gleichem Niveau liegende proximale Gelenkflächen* auf, zwischen welchen sich die **Eminentia intercondylaris** (24) erhebt. Am **Corpus tibiae** (28) befindet sich proximokranial die *breite* **Tuberositas tibiae** (29), der lateral ein *schmaler und flacher* **Sulcus extensorius** (27) anliegt. An der distal gelegenen **Cochlea tibiae** (30) sind Gelenkkamm und beiderseitige Gelenkrinnen, anders als beim Pferd aber wie beim Hund, *fast* sagittal gestellt. *Die Lateralfläche der Cochlea weist zwei Gelenkflächen für das distale Endstück der Fibula (Os malleolare [laterale]) auf.* Der **Malleolus medialis** (31) besitzt einen charakteristischen distal orientierten Fortsatz.

II. Die **Fibula** ist, auch individuell, mehr oder weniger stark zurückgebildet. Das **Caput fibulae** (32) *verwächst als distal gerichteter Fortsatz mit dem Condylus lateralis tibiae.* Selten kommt, wie beim Pferd, ein isolierter Knochen vor. Ein *Corpus fibulae* kann ausnahmsweise vorhanden sein. *Sonst aber ist an seiner Stelle ein fibröser Bindegewebszug ausgebildet. Ein Spatium interosseum cruris fehlt.*

Das Distalende der Fibula ist als selbständiges **Knöchelbein (Os malleolare laterale —35)** *erhalten geblieben und artikuliert proximal mit der Tibia, medial mit dem Talus und distal mit dem Calcaneus.*

c) Die **FUSSWURZELKNOCHEN (OSSA TARSI)** umfassen in der proximalen, mittleren und distalen Reihe insgesamt nur 5 Knochen.

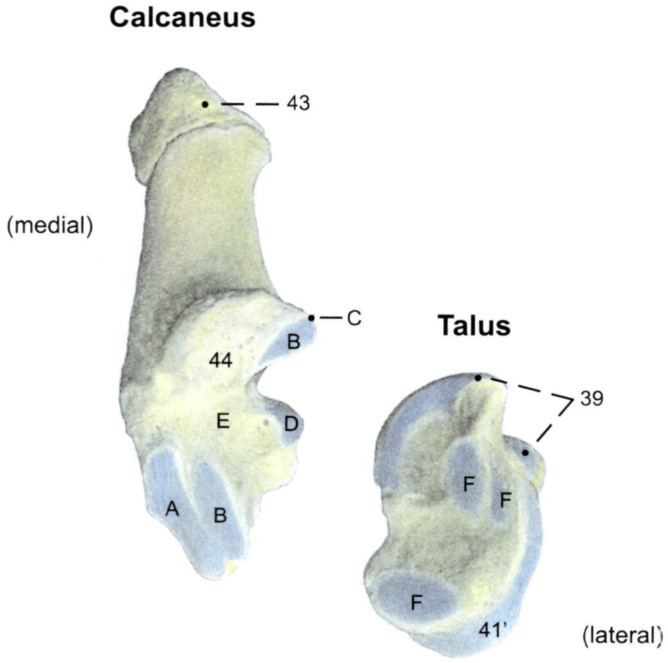

Legenda:

A Facies articularis centroquartalis
B Facies articulares talares
C Proc. coracoideus
D Facies articularis maleolaris
E Sinus tarsi
F Facies articulares calcaneae

Das **Rollbein (Talus — 37)** der proximalen Reihe ist *länger und schlanker* als beim Pferd. Die, anders als beim Pferd, sagittal gestellten Rollkämme der **Trochlea tali (proximalis —39)** artikulieren medial mit der Cochlea tibiae und lateral mit dem Os malleolare. *Die Trochlea tali ist durch das aufgerauhte* **Collum tali** (40) *von einer* **distalen Gelenkrolle (Trochlea tali distalis — 41')** *– zur Artikulation mit dem Os centroquartale – getrennt.* Das **Fersenbein (Calcaneus — 42)** ist ebenfalls *erheblich schlanker und länger* als beim Pferd. Sein proximales **Tuber calcanei** (43) ist *dorsokranial aufgerauht und, durch einen transversalen Kamm getrennt, plantar rinnenförmig ausgehöhlt.* Das *gedrungene* **Sustentaculum tali** (44) wird plantar zu einer Sehnenrinne vertieft. *Distal artikuliert das Fersenbein mit dem Os centroquartale,* denn der einzige Knochen der mittleren Reihe, das Os tarsi centrale, ist mit dem Os tarsale quartum der distalen Reihe *zu einem, die gesamte Breite des Tarsus einnehmenden, nach proximomedial abgeknickten* **Os centroquartale** (45') verschmolzen. Die übrigen **Ossa tarsalia** der distalen Reihe nehmen den übriggebliebenen distomedialen Raum des Tarsus ein, dabei liegt das rundliche T I mehr medioplantar. *T II und T III sind stets zu einem flachen Knochen (Os tarsale II et III) verschmolzen.*

d) Die **MITTELFUSSKNOCHEN (OSSA METATARSALIA), ZEHENKNOCHEN (OSSA DIGITORUM PEDIS)** und **SESAMBEINE (OSSA SESAMOIDEA)** des Fußes weisen gegenüber den Verhältnissen an der Schultergliedmaße nur geringe Unterschiede auf. Das Os metatarsale III et IV ist länger und schlanker und im Querschnitt quadratisch, das Os metacarpale III et IV ist queroval. Dem Mt III liegt proximoplantar ein kleines scheibenförmiges **metatarsales Sesambein (Os sesamoideum metatarsale —70)** an.

Ossa membri pelvini

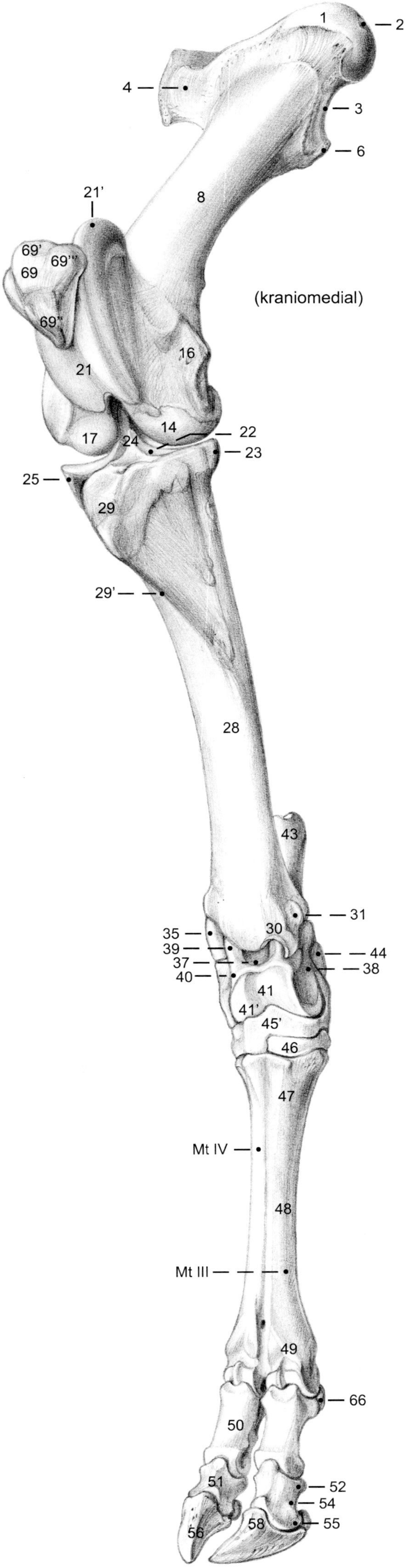

Os femoris

Caput ossis femoris (1)
  Fovea capitis (2)
Collum ossis femoris (3)
Trochanter major (4)
Crista intertrochanterica (4')
Fossa trochanterica (5)
Trochanter minor (6)
Trochanter tertius (7)+ -
Corpus ossis femoris (8)
  Facies aspera (9)
  Labium laterale (10) + -
  Labium mediale (11) + -
  Facies poplitea (12)
  Tuberositas (Fossa) supracondylaris lateralis (13)
Condylus medialis (14)
  Facies articularis sesamoidea medialis (15) -
  Epicondylus medialis (16)
Condylus lateralis (17)
  Facies articularis sesamoidea lateralis (18) -
  Epicondylus lateralis (19)
Fossa intercondylaris (20)
Trochlea ossis femoris (patellaris) (21)
Tuberculum trochleae ossis femoris (21')

Tibia

Facies articularis proximalis (22)
Condylus medialis (23)
Eminentia intercondylaris (24)
Condylus lateralis (25)
  Facies articularis fibularis (26) -
Sulcus extensorius (27)
Corpus tibiae (28)
  Linea m. poplitei (28')
  Tuberositas tibiae (29)
  Margo cranialis (29')
Cochlea tibiae (30)
  Malleolus medialis (31)

Fibula

Caput fibulae (32)
  Facies articularis capitis fibulae (33) -
Corpus fibulae (34) + -
Os malleolare laterale (35)
Spatium interosseum cruris (36) -

Ossa tarsi

Talus (37)
  Corpus tali (38)
    Trochlea tali [proximalis] (39)
  Collum (40)
  Caput (41)
    Trochlea tali distalis (41')
Calcaneus (42)
  Tuber calcanei (43)
  Sustentaculum tali (44)
Os tarsi centroquartale (45')
Os tarsale I, II et III (46)

Ossa metatarsalia III et IV

Basis (47)
Corpus (48)
Caput (49)

Ossa digitorum

Phalanx proximalis [Os compedale] (50)
Phalanx media [Os coronale] (51)
  Basis (52)
  Tuberositas flexoria (53)
  Corpus (54)
  Caput (55)
Phalanx distalis [Os ungulare] (56)
  Facies articularis (57)
  Processus extensorius (58)
  Sulcus parietalis (59)
  Crista unguicularis (60) -
  Sulcus unguicularis (61) -
  Processus unguicularis (62) -
Paraunguicula (63) -

Sesamoides

Ossa sesamoidea m. gastrocnemii (64) -
Os sesamoideum m. poplitei (65) -
Ossa sesamoidea proximalia (66)
(Sesama bina)
Os semsamoideum distale (67)
Patella (69)
  Basis (69')
  Apex (69'')
Proc. cartilagineus (69''')
  Fibrocartilago parapatellaris medialis (69'''')
Facies articularis (69''''')
Os sesamoideum metatarsale (70)

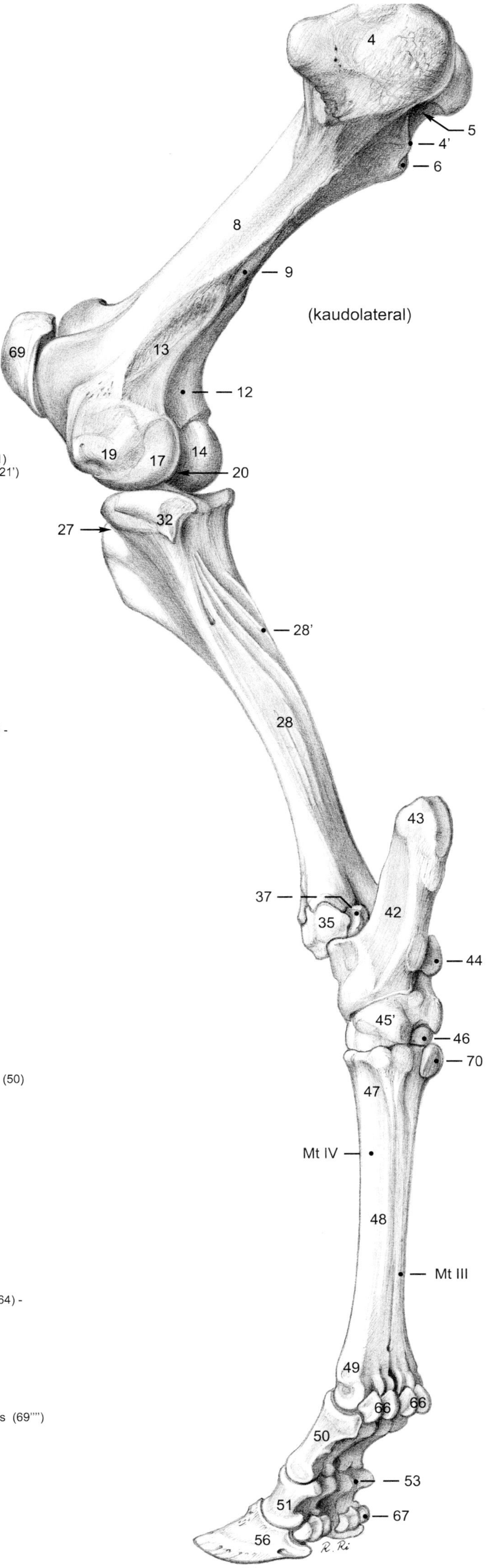

2. LATERALE OBERSCHENKEL- UND KRANIALE UNTERSCHENKELMUSKELN MIT IHREN NERVEN

Die Haut der Beckengliedmaße wird unter Beachtung der inkonstanten Bursa calcanea subcutanea bis zur Mitte von Mt III et IV entfernt. Dabei werden sämtliche oberflächlichen Leitungsstrukturen unter Beachtung der Hautnerven geschont. Dorsolateral an der Beckengliedmaße wird die Hinterbacken- und Lange Sitzbeinmuskulatur dargestellt und die Mm. tensor faciae latae, glutaeus medius und biceps femoris (glutaeobiceps) an ihrem Ursprung und Ansatz durchschnitten und entfernt. Die darunterliegenden Leitungsstrukturen, der M. iliacus, der deutliche, mit starker Sehne endende M. glutaeus accessorius, der M. glutaeus profundus und das Lig. sacrotuberale latum sind zu schonen.

a) **LATERAL AM OBERSCHENKEL** und der Glutäalgegend versorgt der **N. glutaeus cranialis** (**2**) den *besonders kräftigen und fleischigen* **M. tensor fasciae latae** (**5**) (er enthält kraniale Anteile des M. glutaeus supf.), *den schwachen, die typische Abflachung der Glutäalgegend bewirkenden,* **M. glutaeus medius** (**1**), den **M. glutaeus accessorius** (**3**) (s. oben, der dem vorigen zugerechnet wird) und den *muskelstarken* **M. glutaeus profundus** (**4**). Die Endsehnen der Mm. glutaeus profundus, —medius und — accessorius werden am Trochanter major von je einem Schleimbeutel unterlagert.

Der **N. glutaeus caudalis** (**16**) versorgt den *Wirbelkopf* des **M. biceps femoris [glutaeobiceps —7]**, dem ebenfalls ein Teil des M. glutaeus superficialis zuzurechnen ist. Der *Beckenkopf* wird vom N. tibialis versorgt. *Beim Pferd vorkommende Wirbelköpfe der Mm. semitendinosus und semimembranosus fehlen dem Rind.*

Der *breite* **N. ischiadicus** (**17**) zieht über den M. glutaeus profundus und entläßt kaudal am Hüftgelenk die **Rr. musculares n. ischiadici** (**N. rotatorius**) für die „kleine Beckengesellschaft" (Mm. gemelli, M. quadratus femoris, *ein M. obturatorius internus fehlt dem Rind).* Hier teilt der N. ischiadicus sich auch in den kranialen N. fibularis (peronaeus) communis und den kaudalen N. tibialis.

Der **N. tibialis** (**19**) entläßt wie beim Pferd Rr. musculares proximales an den Beckenkopf des M. biceps femoris und die Mm. semitendinosus und semimembranosus. Die beiden letzten entspringen wie beim Hund nur am Sitzbeinhöcker.

Der Nerv entläßt bei seinem Verlauf in Richtung M. gastrocnemius in Oberschenkelmitte den **N. cutaneus surae caudalis** (**19'**), der mit der V. saphena lateralis bis zur lateroplantaren Mittelfußmitte zieht.

Der **M. biceps femoris [glutaeobiceps —7]** besitzt am Trochanter major, über den er hinwegzieht, einen umfangreichen Schleimbeutel (Bursa trochanterica m. bicipitis femoris), der klinisch bedeutsam ist (Lahmheitsursache!). Distal davon ist der Muskel wie beim Hund in zwei – beim Pferd in drei – Teile unterteilt. Er endet mit der Fascia cruris an Patella, Lig. patellae laterale sowie am Margo cranialis tibiae und besitzt unter seiner Sehne in Höhe des lateralen Condylus des Femur einen weiteren Schleimbeutel (Bursa subtendinea m. bicipitis femoris dist., s. S. 29). Mit dem Tractus calcaneus lateralis (34) endet er außerdem am Tuber calcanei.

Der **M. semitendinosus** (**20**) zieht über den medialen Gastrocnemiuskopf hinweg und endet, von einem Schleimbeutel unterlagert, am Margo cranialis tibiae sowie mit dem Tractus calcaneus medialis (s. S. 19) am Tuber calcanei. *Typisch für den Muskel ist eine quere Zwischensehne, die am Übergang zu seinem mittleren Drittel vorkommt.*

Der vor seinem Ende undeutlich zweigeteilte **M. semimembranosus** (18) setzt mit seinem umfangreicheren Teil am medialen Condylus des Femur sowie mit seinem schwächeren am medialen Condylus der Tibia an.

b) **AM UNTERSCHENKEL** entläßt der **N. fibularis [peronaeus] communis** (**6**) zuweilen in Unterschenkelmitte den **N. cutaneus surae lateralis** (**21**) in Richtung Sprunggelenk. Der Nerv zieht weiter über den lateralen Gastrocnemiuskopf, tritt unter den M. fibularis longus und zieht zwischen diesem und dem M. extensor digitalis lateralis, um sich in Tibiamitte in die **Nn. fibularis superficialis** (**14**) und **—profundus** (**9**) sichtbar zu teilen. Sie versorgen die Sprunggelenksbeuger und Zehenstrecker.

Der *muskulöse* **M. fibularis tertius** (**10**), der dem Hund fehlt und beim Pferd rein sehnig ist, entspringt gemeinsam mit dem M. extensor digitalis longus in der Fossa extensoria des Femur, den er größtenteils proximomedial bedeckt. Seine Sehne wird von der Endsehne des M. tibialis cranialis durchbohrt, und der Muskel endet am Mt III et IV sowie unter dem medialen Seitenband an T II et III.

Der **M. tibialis cranialis** (**8**) *ist schwächer als beim Pferd* und wird von den vorigen Muskeln bedeckt. *Er ist mit dem M. extensor digiti I longus verschmolzen.* Die zuweilen trennbaren Sehnen enden an T I sowie medial an Mt III et IV.

Der **M. fibularis longus** (**11**), der auch beim Hund vorkommt aber dem Pferd fehlt, ist schlank, geht in Unterschenkelmitte in seine Sehne über, kreuzt die Sehne des M. extensor digitalis lateralis und tritt unter das laterale Seitenband des Tarsus. Danach zieht er über die plantare Fläche des Sprunggelenkes und *endet an T I.*

Der **M. extensor digitalis longus** (**13**) (s. auch M. tibialis cranialis) besitzt *einen oberflächlichen lateralen Bauch (M. extensor digiti III et IV) und einen tiefen medialen Bauch (M. extensor digiti III).*

Beide Sehnen ziehen mit den Sehnen der Mm. tibialis cranialis und fibularis tertius unter dem proximalen Retinaculum extensorum crurale hindurch, während sie das distale Retinaculum extensorum metatarsale in Richtung Fuß allein unterqueren. Die Sehnen beider Bäuche verhalten sich am Fuß wie die entsprechenden Sehnen des M. extensor digitalis communis an der Hand (s. S. 4).

Der **M. extensor digitalis lateralis** (**M. extensor digiti IV—12**) entspringt am lateralen Seitenband des Kniegelenkes und am lateralen Condylus der Tibia als *verhältnismäßig kräftiger Muskel,* der unter der Endsehne des M. fibularis longus lateral über den Tarsus zur vierten Zehe verläuft. Seine Sehne verhält sich hier wie die des gleichnamigen Muskels an der Hand. Der **M. extensor digitalis brevis** (**15**) *ist schwach ausgebildet;* ein M. fibularis brevis fehlt wie beim Pferd.

Membrum pelvinum

(lateral)

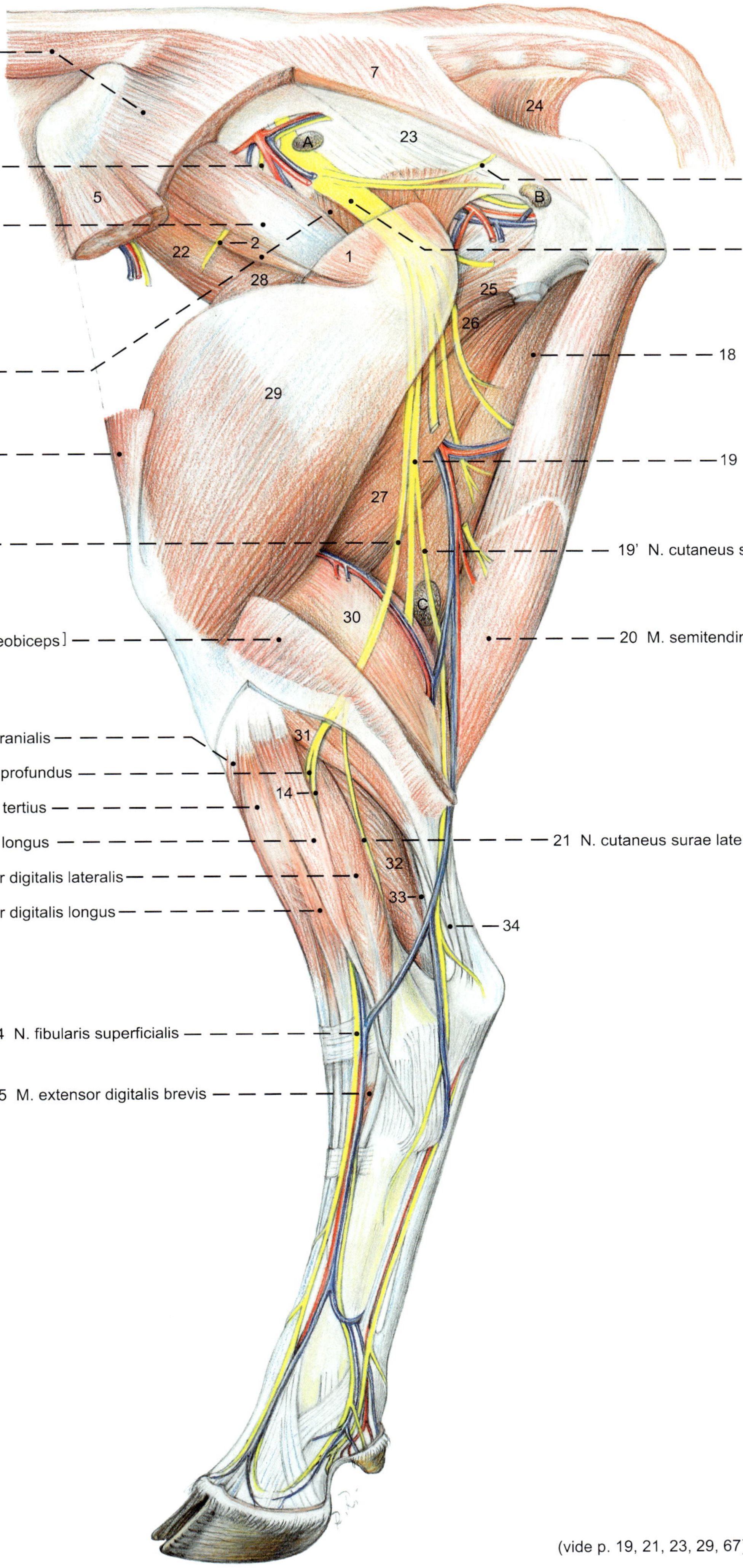

Legenda:

22 M. iliacus
23 Lig. sacrotuberale latum
24 M. coccygeus
25 Mm. gemelli
26 M. quadratus femoris
27 M. adductor magnus
M. quadriceps femoris:
28 M. rectus femoris
29 M. vastus lateralis
30 M. gastrocnemius
31 M. soleus
Mm. flexores digitales profundi:
32 M. flexor digitalis lateralis
33 M. tibialis caudalis
34 Tractus calcaneus lateralis

A Ln. glutaeus
B Ln. ischiadicus
C Ln. popliteus prof.

(Arteriae, Venae et Nervi vide p. 21)

(vide p. 19, 21, 23, 29, 67)

3. MEDIALE OBERSCHENKEL- UND KAUDALE UNTERSCHENKELMUSKELN MIT IHREN NERVEN

Medial am Oberschenkel wird der M. gracilis vom Tendo symphysialis (Lamina tendinea impar) gelöst und bis auf einen kurzen Distalstumpf entfernt. Am Tarsus sind die beiden Ringbänder, die Sehnenscheiden und Bursen zu beachten. Nach Präparation von Tractus calcaneus lateralis und —medialis wird der mediale Kopf des M. gastrocnemius distal seines Ursprunges durchschnitten, um den M. flexor digitalis superficialis darzustellen.

a) **MEDIAL AM OBERSCHENKEL** werden die Muskeln entweder allein vom N. obturatorius oder N. femoralis und N. saphenus oder gemeinsam von N. saphenus und N. obturatorius innerviert.

Der **N. obturatorius** (6) *verläuft mit der gleichnamigen Vene* medial am Darmbeinkörper, tritt durch das For. obturatum und versorgt die folgenden Muskeln.

Der **M. obturatorius externus** *besitzt beim Rind zusätzlich eine* **Pars intrapelvina** (7), *die innen um das For. obturatum herum entspringt, aber dem M. obturatorius internus anderer Haussäugetiere nicht homolog ist.*

Der **M. adductor magnus** (**et brevis** —9) entspringt ventral am Becken und am Tendo symphysialis wie beim Pferd, ist aber *stärker bindegewebig mit dem M. semimembranosus verbunden*, setzt kaudal am Femur an der Facies aspera an und *reicht nicht bis zum Condylus ossis femoris.*

Der **M. pectineus** (**et adductor longus** —8) ist *kräftiger* als beim Pferd. Sein Adductor-Anteil wird vom N. obturatorius, sein Pectineus-Anteil vom N. saphenus versorgt. Der Muskel entspringt an der Eminentia iliopubica. Seine Ursprungssehne kreuzt wie beim Pferd die Mediane und bildet mit der der Gegenseite den Hauptteil des Tendo praepubicus. Er endet, wie beim Pferd, mediodistal am Femur. Der **M. gracilis** (10), ebenfalls zusätzlich vom N. saphenus versorgt, entspringt an der Symphysis pelvina und am Tendo praepubicus. Seine Sehne bildet mit jener der Gegenseite den deutlichen Tendo symphysialis, *der bei der Kuh bohnenförmig, beim Bullen gleichseitig dreieckig ist.* Der **N. femoralis** gibt in Höhe des Schambeinkammes den **N. saphenus** (4) (Hautinnervation s. S. 20) ab, der nicht nur die beiden letztgenannten Muskeln, sondern allein auch den **M. sartorius** (3) versorgt. *Der Muskel entspringt mit zwei Köpfen; sein kranialer an der Endsehne des M. psoas minor und der Fascia iliaca und sein kaudaler an der Darmbeinsäule dorsokaudal des Tuberculum m. psoas minoris. Letzterer tritt durch die Lacuna vasorum (s. a. S. 78). Der kraniale Teil tritt mit dem M. iliopsoas durch die Lacuna musculorum*, durch die auch der N. femoralis hindurch zum Hilus des **M. quadriceps femoris** verläuft und dessen *vier deutlich voneinander getrennte Köpfe* innerviert. Der **M. rectus femoris** (1), die **Mm. vastus lateralis**, **—medialis** (2) und **—intermedius** stimmen in Ansatz und Ursprung mit den Verhältnissen beim Pferd überein (s. a. S. 17).

Die in den Schenkelkanal (s. S. 78) eintretenden *A. und V. femoralis und der N. saphenus werden vom doppelten Ursprung des M. sartorius umfaßt.* Letzterer bildet *die mediale Wand* und nicht die kraniale Begrenzung des **Schenkeldreiecks** (**Trigonum femorale**). Seine basale Begrenzung bildet die Beckensehne des M. obliquus externus abdominis, *die kaudale Begrenzung die Mm. gracilis und pectineus (et adductor longus).*

b) **AM UNTERSCHENKEL** gibt der fortlaufende **N. tibialis** (12) seine Rr. musculares distales an die Sprunggelenksstrecker und Zehenbeuger ab, zieht zwischen die Gastrocnemiusköpfe und gelangt auf die mediale Seite des Unterschenkels, an dessen distalem Ende er sich in die **Nn. plantares lateralis** (13) und **—medialis** (14) teilt.

Der **M. gastrocnemius** (11) verhält sich in Ursprung (mit zwei Köpfen jeweils proximal der Femur-Condylen) und Ansatz (mit der Achillessehne am Fersenbeinhöcker) wie beim Pferd. *Seine beiden Köpfe sind mehr oder weniger verschmolzen und stark sehnig durchsetzt. Die Endsehnen (Tendo calcaneus —24) sind bis kurz vor ihrem Ansatz am Tuber calcanei deutlich voneinander getrennt. Ein intermediäres Muskelbündel verbindet den Ursprung des lateralen Kopfes mit der Endsehne des medialen Kopfes, weshalb die Sehne zweigeteilt ist.* Der *kräftigere* **M. soleus** (s. S. 17), der dem Hund fehlt, verhält sich wie beim Pferd. Er *verschmilzt mit dem lateralen Gastrocnemiuskopf* und bildet mit beiden Köpfen den M. triceps surae. Der *proximal mit dem lateralen Gastrocnemiuskopf ebenfalls verschmolzene* **M. flexor digitalis superficialis** windet sich mit einer starken Sehne (Tendo plantaris —22) von medial über den Tendo calcaneus, um sich am Tuber calcanei zur Fersenbeinkappe zu verbreitern. Plantar verhält sich die oberflächliche Beugesehne wie an der Schultergliedmaße (s. S. 4).

Die **Mm. flexores digitales profundi** bestehen wie beim Pferd aus drei Muskeln, wobei die Sehnen des **M. tibialis caudalis** (s. S. 17) und des **M. flexor digitalis lateralis** (s. S. 17) gemeinsam über das Sustentaculum tali ziehen, während die Sehne des **M. flexor digitalis medialis** (5) sich wie beim Pferd erst proximal am Mittelfuß mit den beiden anderen zur tiefen Beugesehne vereinigt, die sich ebenfalls wie an der Schultergliedmaße verhält (s. S. 4).

c) Die **MM. INTEROSSEI III ET IV** haben für die Hauptzehen des Rindes eine vergleichbare Tragefunktion wie der M. interosseus medius (III) beim Pferd. Durch ihre dorsalen Endsehnen (Ligg. accessoria) wirken sie außerdem der Überstreckung und – als Antagonisten der tiefen Beugesehne – der zu starken Beugung der Zehengelenke entgegen und garantieren beim Fußen das Aufsetzen der Zehe mit der Sohlenfläche. Sie sind an der Schultergliedmaße und an der Beckengliedmaße in gleicher Weise ausgebildet.

Die Muskeln entspringen proximal an der Mittelhand (Mittelfuß) und am Lig. carpi palmare profundum der Schultergliedmaße resp. am Tarsus und Metatarsus. Sie sind bei jüngeren Tieren relativ muskulös und bei älteren überwiegend sehnig. Die vorerst einheitliche Sehnenplatte beider Muskeln separiert sich vom distalen Drittel des Metakarpus (Metatarsus) an in ihre Endsehnen.

Zunächst werden jederseits (abaxial) aus der Sehnenplatte eine **palmare (plantare) abaxiale Endsehne** zum abaxialen Sesambein der 3. resp. 4. Zehe und eine **dorsale abaxiale Endsehne** (Lig. accessorium) zum medialen Strecksehnenschenkel der 3. resp. zum lateralen der 4. Zehe entlassen.

Der übrige mittlere (axiale) Teil der Sehnenplatte beider Muskeln teilt sich proximal der Fesselgelenke entsprechend in eine **palmare (plantare) axiale Endsehne** zu den axialen Sesambeinen, und den Zwischenzehenspalt durchsetzend, in eine **dorsale axiale Endsehne** der 3. resp. der 4. Zehe, die sich wie die abaxialen Endsehnen verhalten.

Von den Mm. interossei III et IV strahlt zusätzlich distopalmar (—plantar) eine Faszienplatte (Lig. intertendineum) ab, die sich in Höhe der Fesselgelenke mit den Sehnen des oberflächlichen Zehenbeugers zur Bildung der Manica flexoria vereinigt und einen Tunnel für die Sehnen des tiefen Zehenbeugers bildet.

Membrum pelvinum

(medial)

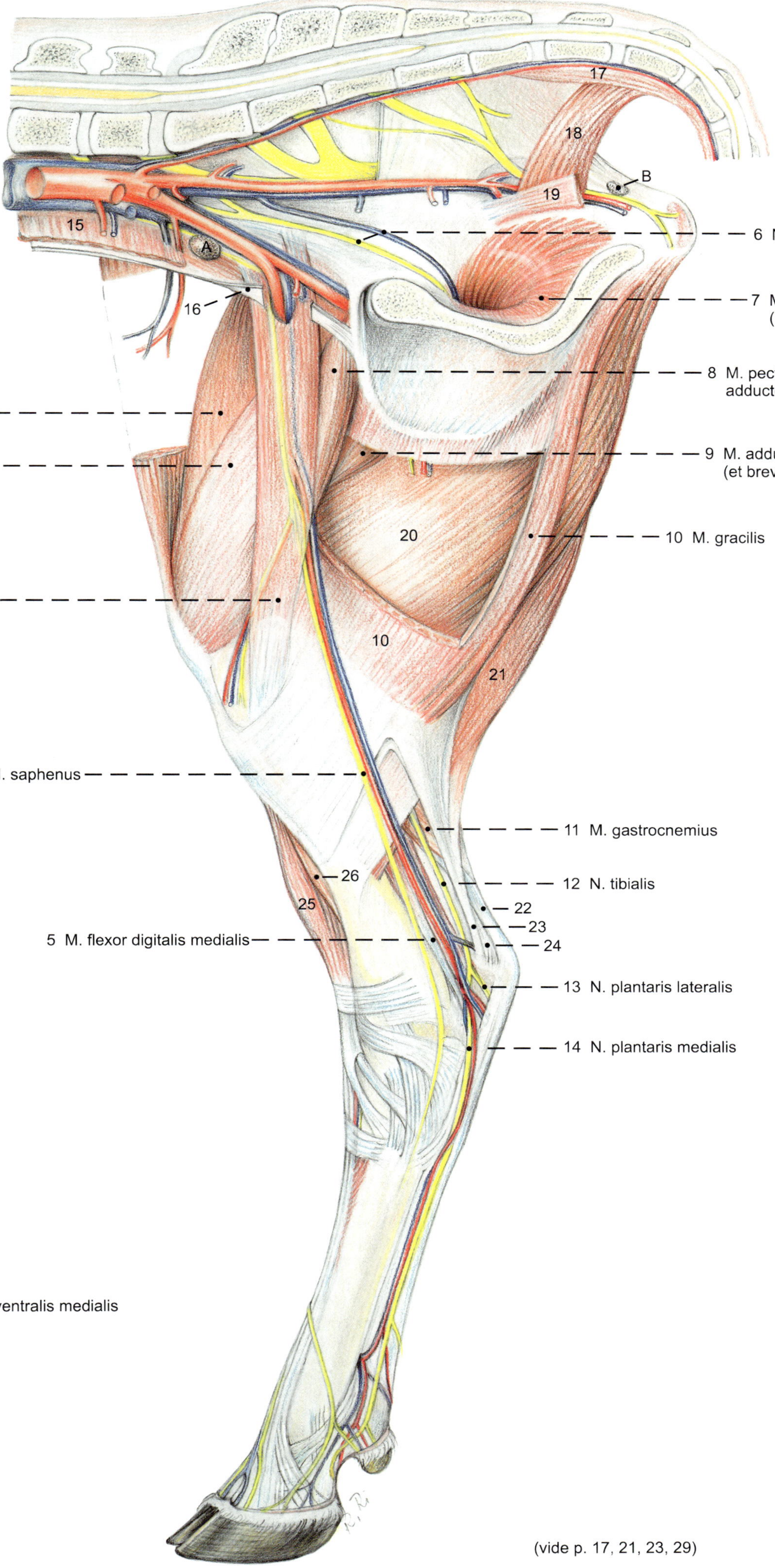

Legenda:

15 M. obliquus internus abdominis
16 M. obliquus externus abdominis
17 M. sacrococcygeus [-caudalis] ventralis medialis
18 M. coccygeus
19 M. levator ani
20 M. semimembranosus
21 M. semitendinosus
22 Tendo plantaris
23 Tractus calcaneus medialis
24 Tendo calcaneus
25 M. fibularis tertius
26 M. tibialis cranialis

A Ln. iliofemoralis [inguinalis prof.]
B Ln. tuberalis

(Arteriae, Venae et Nervi vide p. 21)

(vide p. 17, 21, 23, 29)

a) Die **HAUTINNERVATION** (s. Textabb.) erfolgt in der lateralen Glutäal- und Oberschenkelregion in kraniokaudaler Reihenfolge durch die Nn. clunium craniales (nL4dl – nL6dl) und —medii (nS1dl – nS3dl) sowie im Bereich von Sitzbeinhöcker und Trochanter major durch die Nn. clunium caudales (Rr. cutanei des N. pudendus (k) und N. cutaneus femoris caudalis (i), dessen eigentlicher Hautast fehlen kann. Hinzu kommen im Bereich der Bizepsfurche an die Haut tretende Äste der Nn. tibialis (p) und fibularis communis (o). Im kraniolateralen Oberschenkelbereich wird ein größeres Hautgebiet vom **N. cutaneus femoris lateralis** (3) versorgt. Medial am Oberschenkel sind es Äste der **Nn. iliohypogastricus** (1), **ilioinguinalis** (2) und **genitofemoralis** (4) (s. a. S. 91).

Die Innervation des Unterschenkels bis zum Sprunggelenk erfolgt vor allem medial sowie kraniolateral durch den **N. saphenus** (11), vorwiegend kaudolateral durch den **N. cutaneus surae caudalis** (24) des N. tibialis und lateral zusätzlich durch den **N. cutaneus surae lateralis** (25) des N. fibularis communis. Der Fuß (s. S. 23) wird dorsal von den Nn. digitales dorsales communes II – IV des N. fibularis superficialis sowie im Bereich des Klauenspaltes vom N. metatarseus dorsalis III (s. S. 11) des N. fibularis profundus innerviert. Plantar überwiegen die Nn. digitales plantares communes II – IV als Fortsetzungen der **Nn. plantaris medialis** (29) und **—lateralis** (28).

Nervi membri pelvini

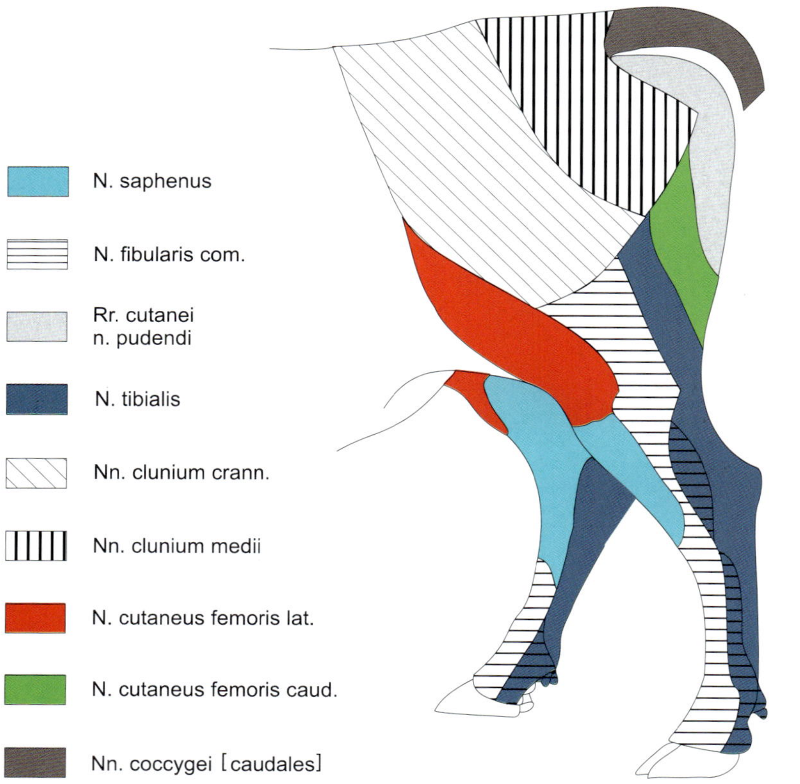

b) Die **BLUTGEFÄSSE** der Beckengliedmaße entstammen überwiegend der A. und V. iliaca externa und zum geringen Teil der A. und V. iliaca interna. Die **A.** und **V. iliaca interna** (14) entlassen wie beim Hund, aber anders als beim Pferd, kaudal der Darmbeinsäule die **A.** und **V. glutaea cranialis** (15) für die Glutäalmuskulatur und den *M. glutaeobiceps*. Sie endteilen sich im Bereich der Incisura ischiadica minor in die **A.** und **V. glutaea caudalis** (16) und die A. und V. pudenda interna. Die **V. obturatoria** (17) *geht unmittelbar nach der V. glutaea cranialis aus der V. iliaca interna hervor*, eine A. obturatoria fehlt wie beim Hund. Die **A.** und **V. iliaca externa** (13) verlassen die Bauchhöhle durch die Lacuna vasorum und werden hier zur A. und V. femoralis. Noch in der Bauchhöhle geben sie die **A.** und **V. profunda femoris** (18) mit abzweigendem arteriellem **Tr. pudendoepigastricus** (19) ab. Die **V. pudendoepigastrica** (19) kann wie beim Hund auch direkt aus der V. iliaca externa entspringen.

Distal des Hüftgelenks entspringen aus der A. und V. profunda femoris die **A.** und **V. circumflexa femoris medialis** (20) zu den langen Sitzbeinmuskeln. Die Vene ist das Stammgefäß für die **V. saphena lateralis** (21), die ohne Arterienbegleitung im Kniekehlbereich zwischen den Mm. glutaeobiceps und semitendinosus an die Oberfläche tritt und mit dem N. cutaneus surae caudalis lateral am Fersensehnenstrang entlangzieht, um sich im distalen Unterschenkeldrittel, anders als beim Pferd, in einen R. cranialis und einen **R. caudalis** (27) zu teilen, der noch vor Erreichen des Sprunggelenks einen R. anastomoticus zur V. saphena medialis schickt. Distal des Gelenkes verbindet sich der R. caudalis mit der schwachen V. plantaris lateralis zur Bildung des Arcus plantaris profundus. Der **R. cranialis** (26) zieht in Begleitung des N. fibularis superficialis dorsolateral über den Tarsus und geht in der distalen Mittelfußhälfte in die V. digitalis dorsalis communis III über. Die zu vernachlässigende V. digitalis dorsalis communis II sowie die gleichfalls abzweigende starke V. digitalis dorsalis communis IV enden im venösen Arcus plantaris profundus distalis (s. S. 23).

Die **A.** und **V. femoralis** (6) treten zwischen den beiden Ursprüngen des M. sartorius in den Schenkelspalt, überqueren den Femur medial in Richtung Kniekehle und entlassen dabei zunächst kranial zwischen M. vastus medialis und M. rectus femoris die **A.** und **V. circumflexa femoris lateralis** (5) für den M. quadriceps femoris. Unmittelbar danach werden die auf dem M. gracilis distal ziehenden **A. saphena** (11) und **V. saphena medialis** (11) abgegeben. Arterie und Vene setzen sich am Unterschenkel, *bei fehlenden Rr. craniales des Rindes*, anders als bei Hund und Pferd, *übergangslos in ihre entsprechenden Rr. caudales fort*. Diese ziehen schließlich, begleitet vom N. tibialis, kraniomedial am Fersensehnenstrang zum Sustentaculum tali. Dabei nimmt der Venenast die Anastomose vom Venenast der V. saphena lateralis (s. d.) auf, um sich in Höhe des Sprunggelenks in die **Aa. plantaris medialis** (29) und **—lateralis** (28) resp. **Vv. plantaris medialis** (29) und **—lateralis** (28) zu teilen.

Weiter werden distal des Schenkelspaltes aus der A. und V. femoralis kraniodistal die **A. und V. genus descendens** (7) zum Kniegelenk und kaudal die **A. und V. caudalis femoris** (22) am Übergang zur **A.** und **V. poplitea** (23) entlassen. Letztere treten zwischen die Köpfe des M. gastrocnemius und geben kranial des M. popliteus die schwache **A.** und **V. tibialis caudalis** (8) ab und werden distal des Muskels durch die starke **A.** und **V. tibialis cranialis** (10) fortgesetzt. Bevor diese kraniolateral die Tibia erreichen, *entspringen die*, bei Hund und Pferd fehlenden, **A.** *und* **V. interossea cruris** (9) *zum tiefen Zehenbeuger*. Dorsolateral am Tarsus gehen sie in die starke **A.** und schwache **V. dorsalis pedis** (12) über, die mit dem N. fibularis profundus, unter dem Retinaculum extensorum hindurch, zum Mittelfuß gelangen (s. S. 23).

c) Die **LYMPHKNOTEN** von Glutäalgegend und Beckengliedmaße gehören unterschiedlichen Lymphzentren an.

Der 3 – 4 cm lange **Ln. popliteus profundus** (s. S. 17), in der Kniekehle zwischen den Mm. glutaeobiceps und semitendinosus gelegen, sammelt die Lymphe des Fußes einschließlich größerer Abschnitte des Unterschenkels.

Der 2 – 3 cm große **Ln. ischiadicus** (s. S. 17), auf der Lateralfläche des breiten Beckenbandes in Höhe der Incisura ischiadica minor gelegen, nimmt die Lymphgefäße der kaudalen Oberschenkelmuskeln auf.

Der auffällige **Ln. iliofemoralis** (s. inguinalis prof., s. S. 19) drainiert Becken-, Ober- und Unterschenkelmuskeln sowie die dazugehörigen Knochen und Gelenke und der bis zu 10 cm lange **Ln. subiliacus** (s. S. 67) die Haut der Glutäal-, Oberschenkel-, Knie- und Unterschenkelregion. *Sie sind alle in besonderen Fällen in der Fleischuntersuchung zu beachten*. Hinzu kommen der medial vom M. tensor fasciae latae liegende **Ln. coxalis** (nicht abgebildet) und *der beim Rind*, aber nicht bei Hund und Pferd, *vorkommende* **Ln. glutaeus** (s. S. 17) *an der Incisura ischiadica major sowie der* **Ln. tuberalis** (s. S. 19) *medial am Tuber ischiadicum*. Der Lymphabfluß erfolgt über die Lnn. sacrales, Ln. ischiadicus, iliofemoralis, iliaci mediales sowie lateralis über die Trr. lumbales zur Cisterna chyli.

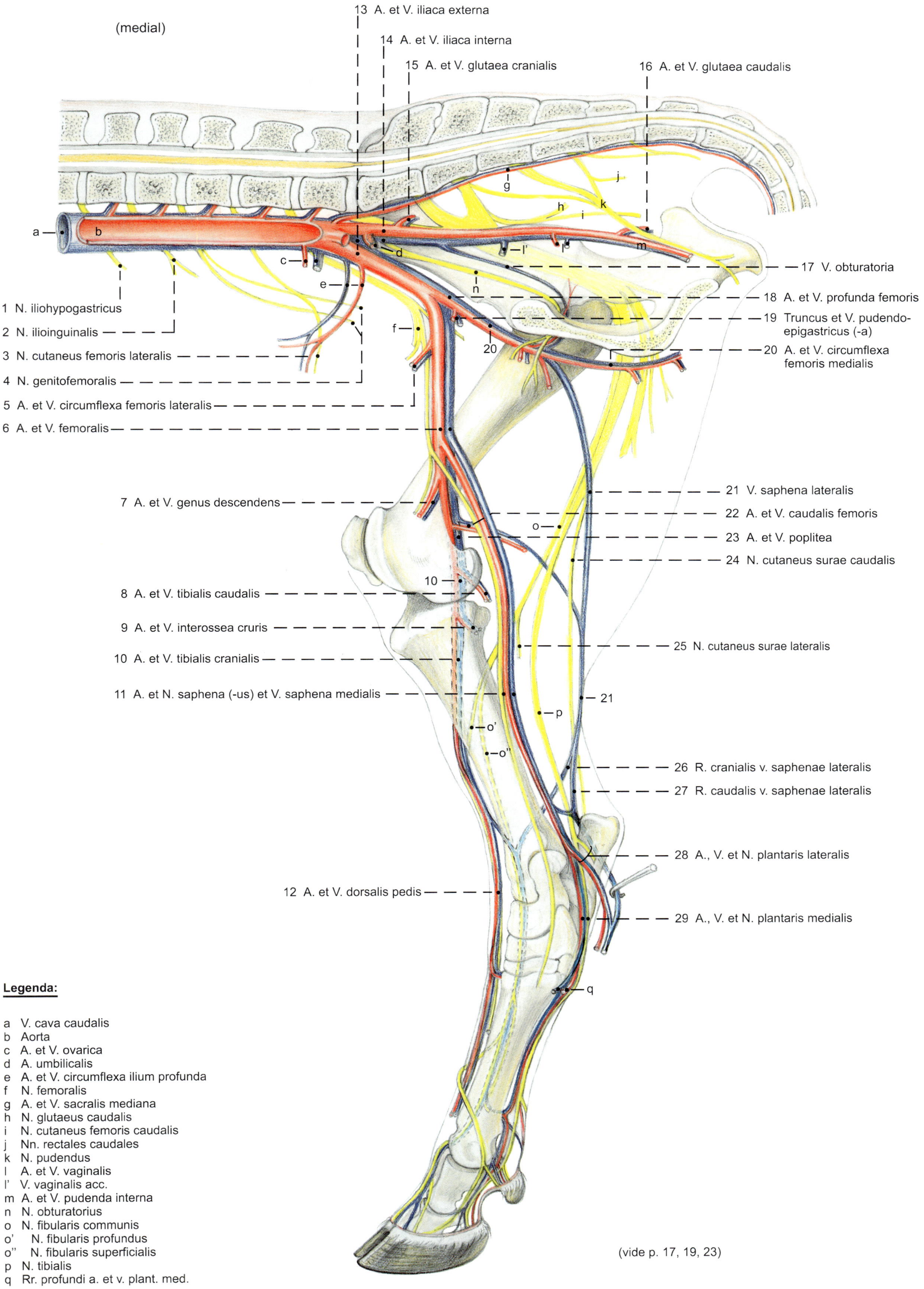

Legenda:

a V. cava caudalis
b Aorta
c A. et V. ovarica
d A. umbilicalis
e A. et V. circumflexa ilium profunda
f N. femoralis
g A. et V. sacralis mediana
h N. glutaeus caudalis
i N. cutaneus femoris caudalis
j Nn. rectales caudales
k N. pudendus
l A. et V. vaginalis
l' V. vaginalis acc.
m A. et V. pudenda interna
n N. obturatorius
o N. fibularis communis
o' N. fibularis profundus
o'' N. fibularis superficialis
p N. tibialis
q Rr. profundi a. et v. plant. med.

(vide p. 17, 19, 23)

Die Präparation erfolgt wie an der Schultergliedmaße am bereitgestellten Frischpräparat. Bei der sorgfältigen Entfernung der Haut bis zu den Klauen sind die oberflächlichen Leitungsstrukturen für die anschließende Präparation unbedingt zu schonen.

a) Die **PLANTAREN NERVEN** des Fußes entstammen allein (s. palmare Nerven der Hand) dem N. tibialis (Gefäße s. S. 20).

Der **N. tibialis** teilt sich am Distalende des Unterschenkels wie bei Hund und Pferd in die Nn. plantaris lateralis und —medialis. Der **N. plantaris medialis** (3) zieht bedeckt von der Faszie in Begleitung der **A.** und **V. plantaris medialis** über die mediale Seite des Sprunggelenkes zum Mittelfuß. Hier verläuft er mit den **Rr. superficiales a. et v. plantaris medialis** (3) am Medialrand der tiefen Beugesehne zum distalen Mittelfußdrittel, wo er sich mit den Gefäßen in die **Aa.**, **Vv.** und **Nn. digitalis plantaris communis III** (8) und **—II** (9) teilt.

Der **N. digitalis plantaris communis II** (9) entläßt mit den gleichnamigen Gefäßen proximal des Fesselgelenkes die schwachen **A.**, **V.**, und **N. digitalis plantaris propr. II axialis** (11) zur 2. (After-)Zehe und die fortlaufenden **A.**, **V. und N. digitalis plantaris propr. III abaxialis** (17). Der Nerv und die plantar gelegene Arterie unterkreuzen, die dorsal gelegene Vene überkreuzt, das distale Afterzehenhalteband zur Versorgung des medialen Ballen- und Klauenbereiches der 3. Zehe bis zur Zehenspitze.

Der starke **N. digitalis plantaris communis III** (8) wendet sich plantar über die oberflächliche Beugesehne hinweg distolateral, überkreuzt die gleichnamige Arterie und zieht zwischen dieser und der medial gelegenen Vene zum Zwischenzehenspalt. Der Nerv kann zuweilen doppelt ausgebildet sein oder sich auf kurzer Strecke unter Schlingenbildung verdoppeln. In Fesselbeinmitte teilt er sich wie die begleitenden Gefäße in die **Aa.**, **Vv.** und **Nn. digitalis plantaris propr. III axialis** (20) und **—IV axialis** (19). Diese versorgen den interdigitalen Ballen- und Klauenbereich der 3. und 4. Zehe bis zur Zehenspitze (s. a. S. 11, Abb. oben rechts).

Zuvor *nehmen die Nerven* – anders als an der Hand – *jeweils einen R. communicans aus der Verbindung des oberflächlichen und tiefen Dorsalnerven auf* und die **A.** und **V. digitalis plantaris communis III** (8) anastomosieren im Bereich ihrer Endaufteilung über eine **A.** resp. **V. interdigitalis** wie die vergleichbaren palmaren Gefäße an der Hand (s. S. 10)

Der **N. plantaris lateralis** unterkreuzt in Begleitung der **A.** und **V. plantaris lateralis** das Lig. tarsi plantare longum distolateral und erreicht den Mittelfuß (s. S. 21). Der Nerv entläßt proximal am Lateralrand der tiefen Beugesehne den **R. profundus** für die Mm. interossei III et IV und wird zum **N. digitalis plantaris communis IV** (5), der von der **A. digitalis plantaris communis IV** (5) begleitet, wie der N. digitalis plantaris communis II verläuft und sich mit den Gefäßen in die **Aa.**, **Vv.** und **Nn. digitalis plantaris propr. V axialis** (10) und **—IV abaxialis** (18) teilt, die sich wie die entsprechenden Leitungsstrukturen der 2. und 3. Zehe verhalten. Die **V. digitalis plantaris communis IV** entstammt dem Arcus plantaris profundus distalis und ist nur kurz.

Ein R. communicans zwischen lateralem und medialem Plantarnerven, wie beim Pferd ausgebildet, fehlt dem Rind. Tiefe plantare Metatarsalnerven, wie bei Hund und Pferd vorhanden, kommen wie an der Schultergliedmaße ebenfalls nicht vor. Die tiefen plantaren Gefäße verhalten sich als verschieden starke **Aa. und Vv. metatarseae plantares II – IV** ähnlich wie die tiefen palmaren Gefäße an der Hand.

b) Die **DORSALEN NERVEN** des Fußes entstammen dem **N. fibularis superficialis** sowie dem **N. fibularis profundus** (Gefäße s. S. 20).

Der **N. fibularis superficialis** (2) verhält sich wie beim Hund – aber anders als beim Pferd – indem er oberflächliche Zehennerven entläßt. Er gibt am Unterschenkel den **N. digitalis dorsalis communis IV** (6) ab. Dieser unterkreuzt den starken **R. cranialis v. saphenae lateralis** (2) und den zu vernachlässigenden äußerst schwachen R. superficialis a. dorsalis pedis distolateral. In der proximalen Mittelfußhälfte begleitet der N. fibularis superficialis lateral die Sehne des M. extensor digitalis lateralis, läuft in der distalen Mittelfußhälfte unter der **V. digitalis dorsalis communis IV** (6) hindurch, zieht dorsal neben der V. digitalis plantaris communis IV bis in Höhe des Fesselgelenkes und teilt sich hier in den schwachen **N. digitalis dorsalis proprius V axialis** (14) zur 5. (After-) Zehe und den fortlaufenden **N. digitalis dorsalis proprius IV abaxialis** (15) für den dorsolateralen Kron- und Ballenbereich der 4. Zehe.

Der verbliebene Stamm des N. fibularis superficialis tritt medial neben dem R. cranialis v. saphenae lateralis auf den Fußrücken. Er teilt sich, durch die Vene von dem parallelen N. digitalis dorsalis communis IV getrennt, am Ende des proximalen Mittelfußdrittels in den stärkeren N. digitalis dorsalis communis III und den schwächeren **N. digitalis dorsalis communis II** (4). Letzterer überkreuzt ohne Gefäßbegleitung in schräg mediodistalem Verlauf den Mt III, erreicht die dorsomediale Seite des Fesselgelenkes und teilt sich hier in die **Nn. digitalis dorsalis proprius II axialis** (12) und **— III abaxialis** (13), die sich wie die entsprechenden Zeheneigennerven der 5. und 4. Zehe verhalten. Der fortlaufende **N. digitalis dorsalis communis III** (7) zieht, lateral begleitet von der **V. digitalis dorsalis communis III** (7), auf der Sehne des lateralen Bauches des M. extensor digitalis longus zum Zwischenzehenspalt. Distal der Fesselgelenke teilt sich der Nerv in die **Nn. digitalis dorsalis proprius III axialis** (21) und **—IV axialis** (22). Kurz vor seiner Endaufteilung schickt er einen Verbindungsast zum N. metatarseus dorsalis III (s. u.).

Der **N. fibularis profundus** wird wie bei Hund und Pferd zum tiefen dorsalen Mittelfußnerven. Er gelangt in Begleitung der *starken* **A. dorsalis pedis** und der *schwachen* **V. dorsalis pedis** am lateralen Rand des langen Zehenstreckers unter dem Retinaculum extensorum crurale und —metatarsale hindurch über die Beugeseite des Tarsus zum Mittelfuß. Hier werden die Leitungsstrukturen zu den **A.** und **V. metatarsea dorsalis III** (1) sowie zum **N. metatarseus dorsalis III** (1). Entlang dem Sulcus longitudinalis dorsalis gelangen diese zum Zwischenzehenspalt.

Der **N. metatarseus dorsalis III** endet nach Aufnahme des genannten Verbindungsastes vom N. digitalis dorsalis communis III über einen kurzen gemeinsamen Stamm in je einem **R. communicans** zu den plantaren axialen Zeheneigennerven (s. S. 11, Abb. oben rechts).

Die dorsalen Gefäße verhalten sich wie die vergleichbaren Gefäße an der Hand (s. S. 10).

Die oberflächlichen dorsalen und plantaren abaxialen Zehennerven können wie an der Schultergliedmaße durch einen R. communicans verbunden sein.

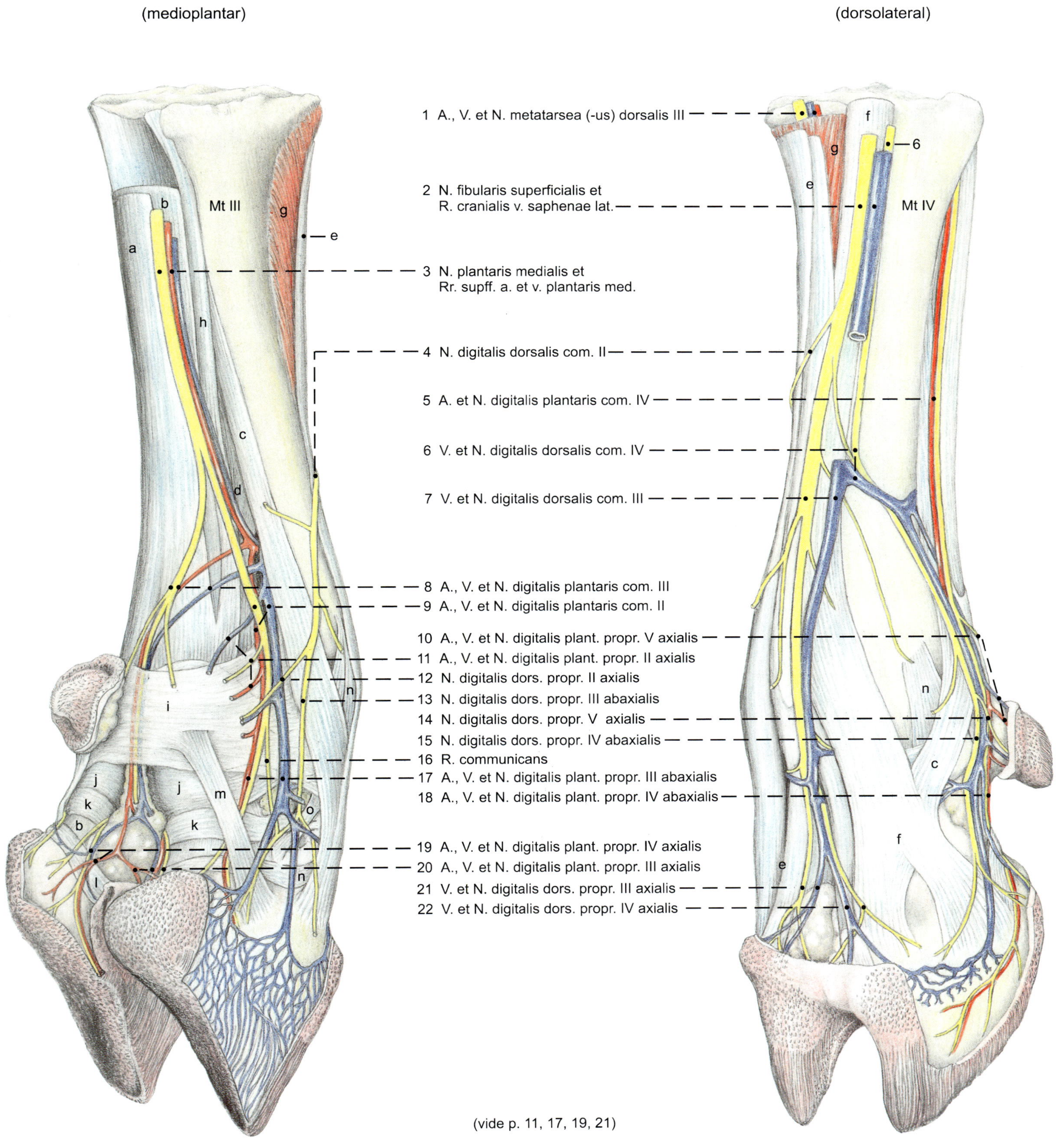

(vide p. 11, 17, 19, 21)

Legenda:

Tendines:
a M. flexor digitalis superficialis
b Mm. flexores digitales profundi
Mm. Interossei III et IV:
c Tendo dorsalis abaxialis (Lig. accessorium)
d Tendo plantaris abaxialis
Tendines:
e M. extensor digitalis longus
f M. extensor digitalis lateralis
g M. extensor digitalis brevis
h Lig. intertendineum
i Lig. anulare plantare
j Lig. anulare digitale proximale
k Lig. anulare digitale distale
l Lig. interdigitale distale
m Lig. distale paraungulae
n Lig. collaterale
o Lig. plantare abaxiale

6. ZEHENENDORGAN, KLAUE

a) **DIE KLAUE** ist das spezialisierte Zehenendorgan des Rindes. Sie besteht nach weitgefaßter, gebräuchlicher Definition aus dem modifizierten, stark verhornten Hautüberzug und den darin eingeschlossenen Strukturen einschließlich der zentral gelegenen Stützteile. Die Klaue im engeren Sinne ist die modifizierte lebende Epidermis und der von ihr gebildete verhornte Klauenschuh.

Beide Stützzehen (dritte und vierte Zehe) tragen Hauptklauen, die beide zusammengenommen dem Pferdehuf ähneln. Außer den allgemein gültigen Richtungsbezeichnungen der vergleichenden Veterinär-Anatomie wie dorsal und palmar resp. plantar sowie proximal und distal sind zur exakten Lokalisation an der Klaue weitere Bezeichnungen wie axial und abaxial im Bezug zur Zehenachse gebräuchlich, die sich zwischen den beiden Stützzehen im Zwischenklauenspalt befindet.

*Die **Afterklauen (Paraungulae)** sind reduzierte Klauen der zweiten und fünften Zehe, die durch Haltebänder der Faszie ohne Ausbildung einer Art. synovialis in Fesselgelenkshöhe befestigt sind (s.S. 10) und sich nicht an der Fußung beteiligen. Die spitz auslaufenden stumpfkegeligen Afterklauen sind Miniaturausgaben der Hauptklaue, da sie prinzipiell den gleichen Aufbau erkennen lassen. Von den zentralen Stützteilen existieren meistens nur zwei Phalangen, gelegentlich auch nur das Klauenbein.*

Der haarlose Hautüberzug der Gliedmaßenspitze ist in seinen drei Schichten Unterhaut (Tela subcutanea), Lederhaut (Dermis) und Oberhaut (Epidermis) gegenüber der behaarten äußeren Haut (allgemeine Decke – Integumentum commune) deutlich modifiziert. Anhand der Modifikation dieser drei Schichten in verschiedenen Abschnitten der Klaue werden fünf Segmente unterschieden: Saum-, Kron-, Wand-, Sohlen- und Ballensegment (s. a. S. 27).

Die Unterhaut (Tela subcutanea) fehlt in zwei Segmenten (Wand- und Sohlensegment) und bildet in den übrigen Segmenten unverschiebliche Polster mit vergleichsweise fester Konsistenz aus, die aus einem dreidimensionalen Netz quer-, längs- und schräg verlaufender kräftiger Bindegewebsfaserzüge mit eingeschlossenen Fettläppchen bestehen. Im Bereich des Ballensegmentes ist ein besonders kräftiges Polster ausgebildet, das eine stoßbrechende Funktion beim Fußen hat.

Die Lederhaut (Dermis s. Corium) besteht aus dem tiefgelegenen Stratum reticulare und einem oberflächlichen Stratum papillare. Das Stratum papillare ist mit Ausnahme des Wandsegmentes zu Lederhautzöttchen geformt, die entweder aus einer ebenen oder aus einer leistenförmig vorgewölbten Unterlage hervorgehen. Im Wandsegment kommen proximodistal und parallel zueinander ausgerichtete Lederhautblättchen vor, die stellenweise an ihrem freien Rand (First) linear angeordnete Kappenzöttchen tragen (proximal und distal im Wandsegment).

Nach dem Prinzip von Patrize (Lederhaut) und Matrize (Oberhaut) sind die Strukturen der **Oberhaut (Epidermis)** entsprechend der Form der Lederhautoberfläche ausgebildet (s. S. 25 mittlere u. untere Abb.). Die Epidermis, die die Lederhautpapillen bedeckt, bildet Röhrchenhorn. Die Epidermis des Wandsegmentes auf den Blättchen hingegen Blättchenhorn.

b) **DIE KLAUENSEGMENTE** können an der Lederhautoberfläche ausgeschuhter Klauen (nach Mazeration in warmem Wasser) deutlich voneinander unterschieden werden. Das Saumsegment schließt sich an die behaarte Haut an. Kron- und Wandsegment folgen distal. Das Horn, welches in diesen drei Segmenten gebildet wird und sich von proximal nach distal übereinanderschiebt, bildet die Klauenplatte. Diese biegt in der Zehenspitze von abaxial nach axial (zum Zwischen-Klauenspalt hin) um. Das Horn, das im Sohlen- und Ballensegment gebildet wird, bildet die Grundfläche der Klaue. Diese wird im klinischen Sprachgebrauch einheitlich als Sohle (Klauensohle) bezeichnet.

I. **Das Saumsegment (Limbus)** weist eine proximodistale Ausdehnung von ca. 10 mm auf. Dorsal und abaxial ist die Saumunterhaut als schwach vorgewölbtes **Saumpolster (Tela subcutanea limbi s. Pulvinus limbi)** ausgebildet, das sich palmar/plantar verbreitert und in das Ballensegment übergeht. Die **Saumlederhaut (Dermis s. Corium limbi —6)** *wird abaxial durch eine seichte Rinne zur behaarten Haut abgegrenzt* und bildet feine, distal gerichtete **Saumlederhautzöttchen (Papillae dermales limbi)**, die bei einer Länge von ca. zwei mm vergleichsweise spärlich vorkommen. *An der Grenze zum Kronsegment ist die Lederhaut zum Falz aufgefaltet.* Die **Saumoberhaut (Epidermis limbi —1)** bildet in der Umgebung der Lederhautzöttchen **Hornröhrchen (Tubuli epidermales limbi —12)** aus. Das weiche Saumhorn, das dem Kronhorn aufliegt, wird als **Glasurschicht** distal geschoben und erreicht wegen der Abschilferung und Abreibung nicht den Tragrand. Das Saumhorn ist im feuchten Zustand stark aufgequollen.

II. Das **Kronsegment (Corona)** schließt sich in einer proximodistalen Ausdehnung von fünfundzwanzig mm distal an das Saumsegment an. Die Unterhaut (Tela subcutanea) formt im Kronsegment das nur undeutlich vorgewölbte **Kronpolster (Tela subcutanea s. Pulvinus coronae)**. Seine Dicke und seine proximodistale Ausdehnung nehmen axial und abaxial in palmarer resp. plantarer Richtung ab. Die **Kronlederhaut (Dermis s. Corium coronae —7)** bildet konisch abgerundete feine **Lederhautzöttchen (Papillae dermales coronae)** aus, *die kommaförmig mit ihrer Basis horizontal ausgerichtet sind, während die Spitzenabschnitte distal in Wachstumsrichtung geneigt sind. Ein Eckstrebenteil des Kronsegments (Pars inflexa coronae), wie er am Huf ausgebildet wird, ist an der Klaue lediglich am abaxialen Ende der Wandlederhaut angedeutet.* Die **Kronoberhaut (Epidermis coronae —2)** bildet entsprechend ihrer papillären Lederhautunterlage **Hornröhrchen (Tubuli epidermales coronae —13)** aus. *Die dicksten, meist pigmentfreien Hornröhrchen liegen in der mittleren Schicht des Kronhorns, während dünnere Röhrchen in der äußeren Schicht und undeutliche oder distal fehlende „verdämmernde" Röhrchen für die innere Schicht des Kronhorns typisch sind.*

III. Das **Wandsegment (Paries)** schließt sich distal an das Kronsegment an und ist etwa genauso breit wie dieses. Ein *am Huf angelegter Eckstrebenteil des Wandsegments (Pars inflexa parietis) ist an der Klaue nur andeutungsweise vorhanden.* Im Wandsegment fehlt die Tela subcutanea. Die **Wandlederhaut (Dermis s. Corium parietis —8)** besitzt proximodistal ausgerichtete **Lederhautblättchen (Lamellae dermales parietis)**. Die Lederhautblättchen tragen im Gegensatz zum Huf *keine sekundären Lederhautblättchen.* Die **Wandoberhaut (Epidermis parietis —11)** trägt zwischen den Lederhautblättchen **Epidermisblättchen (Lamellae epidermales parietis —14)**, die zentral verhornt sind.

IV. Das **Sohlensegment (Solea)** liegt auf der Klauengrundfläche innen an der **Zona alba** (5, s. a. S. 27) und hat die *Form eines engen Halbmondes mit dorsal gelegenem **Corpus soleae** und davon abgehenden lang ausgezogenen **Sohlenschenkeln (Crus axiale und Crus abaxiale**, s. Textabb. S. 26).* Eine Unterhaut fehlt im Sohlensegment. Die **Sohlenlederhaut (Dermis s. Corium soleae —9)** weist niedrige Leisten auf, die mit Zöttchen besetzt sind. Daraus resultiert eine reihenförmige Anordnung der **Lederhautzöttchen (Papillae dermales soleae)**. Die **Sohlenoberhaut (Epidermis soleae —3)** enthält **Hornröhrchen (Tubuli epidermales soleae —15)**.

V. Das **Ballensegment (Torus ungulae)** schließt sich an das schmale Sohlensegment an und reicht palmar/plantar bis zur behaarten Haut (Lang-Ballen). *Aufgrund struktureller Unterschiede ist ein proximaler (palmarer/plantarer) und ein distaler (apikaler) Teil abzugrenzen. Diese sind durch eine gedachte Verbindungslinie zwischen abaxialem und axialem Ende der Zona alba voneinander getrennt (s. Textabb. S. 26).* Die Abgrenzung vom Sohlensegment ist durch die Ausbildung des subkutanen **Ballenpolsters (Tela subcutanea tori s. Pulvinus digitalis)** möglich, das im distalen Teil eine Dicke von fünf mm und im proximalen Teil bis zu 20 mm aufweist. Die **Ballenlederhaut (Dermis s. Corium tori ungulae —10)** trägt **Lederhautzöttchen (Papillae dermales tori ungulae)**, die teilweise von diskontinuierlichen wellenförmigen Leisten abstreben. Die **Ballenoberhaut (Epidermis tori ungulae —4)** enthält **Hornröhrchen (Tubuli epidermales tori ungulae —16)**. Das Horn ist im proximalen Teil des Ballensegmentes je nach Pflegezustand durch schuppenartig übereinanderliegende Schichten mehr oder weniger deutlich zerklüftet und von weich-elastischer, radiergummiähnlicher Beschaffenheit (Weich-Ballen). Das Horn des distalen Ballenteils weist, *abgesehen von einer axialen Hohlkehlung, eine plane Fußungsoberfläche auf* und ist von harter Konsistenz (Hart-Ballen). (Zu den Klauensegmenten s. a. S. 27.)

Ungula et Paraungula

Epidermis paraungulae

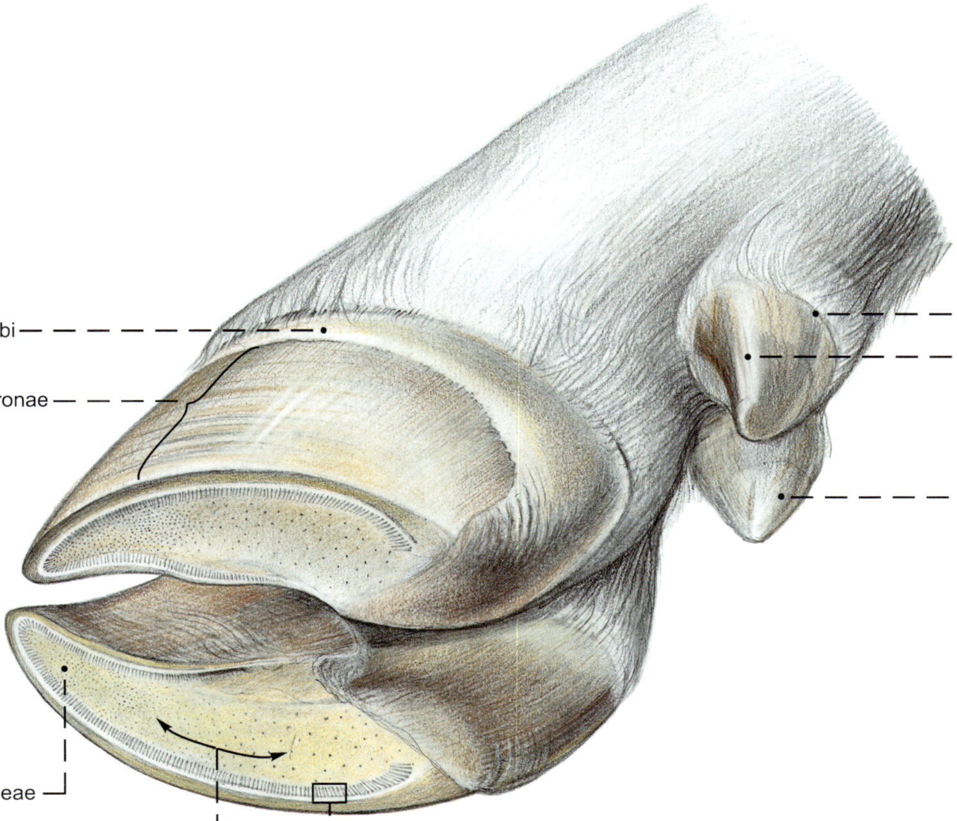

Dermis [Corium] paraungulae

Dermis [Corium] ungulae

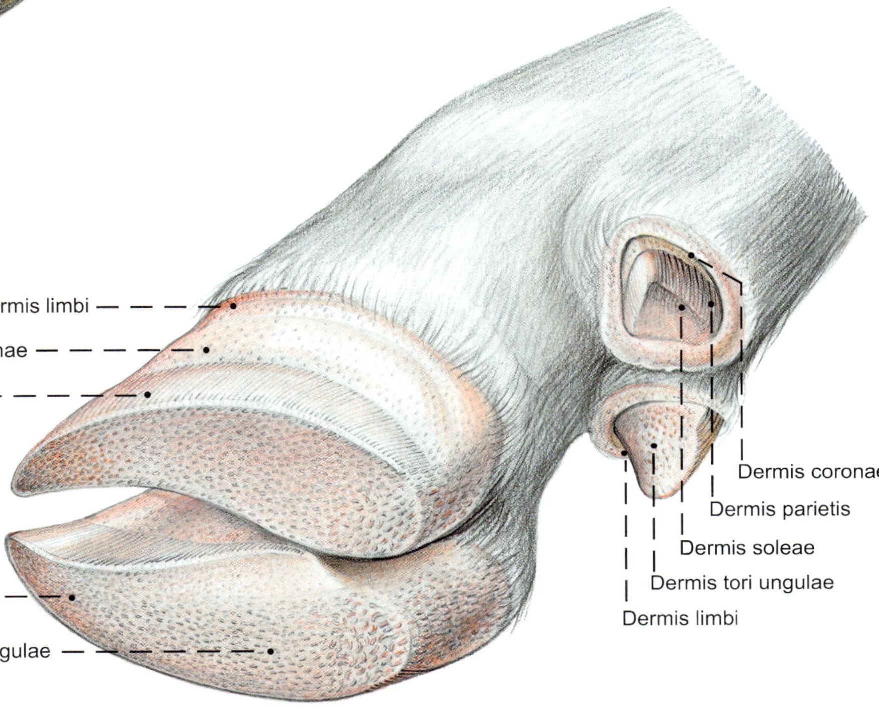

Epidermis [Capsula] ungulae

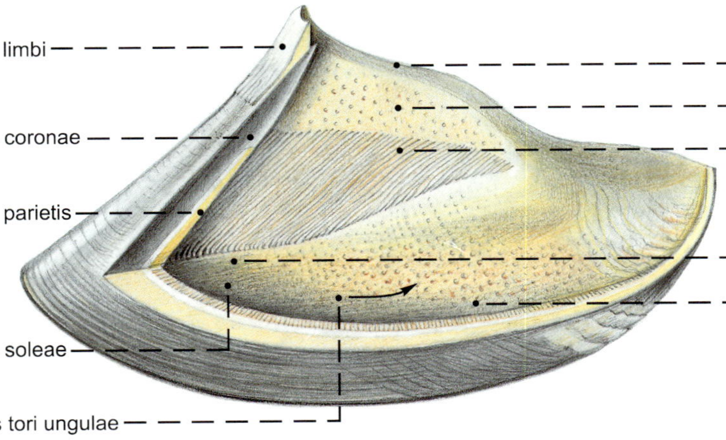

7. KLAUE (UNGULA)

Von der **KLAUENKAPSEL (CAPSULA UNGULAE)** umschlossen sind: das Distalende des **Kronbeins (Os coronale —C), das Klauengelenk (Art. interphalangea dist. —L)** und das **Klauenbein (Os ungulare —D)** mit der Insertion der **Strecksehne (Tendo musculi ext. dig. com. —H)** am Proc. extensorius und der **tiefen Beugesehne (Tendo musculi flex. dig. prof. —K)** am Tuberculum flexorium sowie die **Klauenrolle (Podotrochlea)**. Letztere besteht aus dem distalen Sesambein (entspricht dem Strahlbein des Pferdes – **Os sesamoideum distale —E)** und der tiefen Beugesehne mit dazwischen liegendem **Klauenrollenschleimbeutel (Bursa podotrochlearis —M)**.

Der **verhornte Klauenschuh** besteht aus der Klauenplatte (Paries corneus) mit einem abaxialen Dorsalteil (P. dorsalis parietis), Seitenteil (P. lateralis parietis), Trachtenteil (P. palmaris/plantaris parietis) und einem axial gelegenen Zwischenklauenteil (P. interdigitalis parietis) sowie aus der Hornsohle und dem Hornballen, die eine Horndicke zwischen ca. zehn mm im Dorsalteil und ca. fünf mm im Zwischenklauenteil aufweisen. Durch das Epidermiswachstum werden die Hornmassen ca. fünf mm pro Monat vorgeschoben. Die Erneuerung des gesamten Klauenschuhs würde nach einer Exungulation bis zu zwanzig Monate in Anspruch nehmen. Die Hornbildung ist bei Kälbern intensiver als bei Adulten und an der Beckenextremität reger als an der Schulterextremität. Im letzten Drittel der Gravidität und bei sehr hoher Milchleistung ist die Hornbildungsrate verringert. Das zeigt sich an der Klauenaußenfläche durch halbkreisförmige Rinnenbildungen.

Bei der Haltung auf weichem Boden und geringer oder fehlender Bewegungsmöglichkeit wird das Horn schneller vorgeschoben als es abgerieben wird, und deshalb müssen die Klauen regelmäßig gekürzt werden.

I. Die **Klauenplatte (Paries corneus)** besteht aus der äußeren, mittleren und inneren Hornschicht, die miteinander verbunden sind und im Saum- resp. Kron- resp. Wandsegment gebildet werden. Mit funktionsbezogenem Namen wird sie Glasurschicht resp. Schutzschicht resp. Verbindungshorn genannt.

II. Das Verbindungshorn ist Bestandteil des **Klauenbeinträgers**. Mit dieser Bezeichnung werden alle Gewebselemente zusammengefaßt, die das Klauenbein an der Innenseite des Hornschuhes befestigen. Der Klauenbeinträger besteht aus einem bindegewebigen und einem epidermalen Anteil. In der äußeren Zone des Klauenbeines befestigte Kollagenfaserbündel ziehen schräg proximodorsal im Stratum reticulare und danach in die Blättchen der Lederhaut. Die Kollagenfasersysteme setzen an der Basalmembran an. Die Zugkraft wird dann innerhalb der lebenden Epidermiszellschichten über Desmosomen und trajektoriell gebündelte Keratinfilamente zum Verbindungshorn (Blättchenhorn) übertragen. Über das Verbindungshorn erfolgt dann die Verankerung in der Klauenplatte. Die auf das Klauenbein einwirkende Druckkraft (Körperlast) wird im Klauenbeinträger stoßbrechend in eine Zugkraft umgewandelt. Die Zugkraft wird in der Klauenplatte in eine Druckkraft transformiert. Dieser Druck lastet am Tragrand, dem Distalrand der Klauenplatte, auf der Bodenfläche. Ein Teil des Körpergewichtes wird nicht getragen, sondern lastet beim Fußen auf einer „Stütze" aus dem Sohlen- und distalen Ballenhorn. Im proximalen Ballensegment wirken das elastische Horn und das kräftige subkutane Polstersystem als Stroßbrechungsmechanismus der Klaue. Die gekammerten Polster wirken dabei vergleichbar den Gelkissensystemen moderner Laufschuhe. Abgesehen von einer unbelasteten Hohlkehlung am axialen Ende der Zona alba bilden Sohlen- und Ballenhorn eine plane Fußungsfläche aus.

Der Klauenbeinträger löst durch den Zug an der Innenfläche der Klauenkapsel und den Druck auf Sohle und Ballen den **Klauenmechanismus** aus, der mit Dehnungsmeßstreifen erfaßt werden kann. Dabei handelt es sich um die elastischen Formveränderungen am Klauenschuh, die während der Be- und Entlastung auftreten. Bei der Belastung verengt sich der Raum innerhalb des Dorsal- und Seitenteils der Klauenkapsel. Im palmaren/plantaren Abschnitt der Klauenkapsel erfolgt eine Ausweitung bei gleichzeitiger Erweiterung des Zwischenklauenspaltes. Während der Entlastung kehren die Hornanteile in ihre Ausgangsposition zurück.

III. Die **Hornbildungsrate** ist in den einzelnen Klauensegmenten sehr unterschiedlich. Im Kronsegment erfolgt eine sehr intensive Hornbildung. Im Wandsegment ist die Hornbildungsrate in seiner proximalen Hälfte gering. In der distalen Hälfte hingegen – zur Zehenspitze hin – wird in zunehmendem Maße Horn in meßbarer Menge gebildet. Die in älteren Lehrbüchern verwendete Bezeichnung Sterilbett für das Wandsegment ist daher unzutreffend. Proximal im Wandsegment sind die Anfangsteile der Lederhautblättchen mit **proximalen Kappenpapillen (Papillae dermales galeares proximales)** besetzt. Von der Epidermis dieser Papillen wird röhrchenfreies **proximales Kappenhorn (Galea cornealis proximalis)** gebildet, das die Basisabschnitte der Hornblättchen flankiert. Distal anschließend wird bis zur Mitte des Wandsegmentes nur wenig Verbindungshorn (Blättchenhorn) zugebildet. In der distalen Hälfte des Wandsegmentes kommt es zur deutlichen Höhenzunahme der Hornblättchen auf bis zu fünf mm. Die Hornblättchen werden mit ihrem mittleren Anteil vom strukturlosen **distalen Kappenhorn (Galea cornealis distalis)** flankiert, das kappenartig über den Firsten der Lederhautblättchen gelagert ist. Es wird in der Umgebung der distalen **Kappenpapillen (Papillae dermales galeares distales)** von der dortigen lebenden Epidermis gebildet (s. nebenstehende Abb. rechts).

Distal an der Wand-Sohlengrenze biegen die annähernd vertikal ausgerichteten Wandlederhautblättchen in horizontal ausgerichtete Lederhautleisten des Sohlensegmentes um. Im Bereich der Biegung sind die Lederhautblättchen in terminale **Lederhautzöttchen (Papillae dermales parietis terminales)** zergliedert. Diese Terminalpapillen, die einen beachtlichen Durchmesser von 0,2 bis maximal 0,5 mm aufweisen, sind von lebender Epidermis bedeckt, aus der **terminales Röhrchenhorn (Tubuli epidermales parietis terminales)** entsteht. Als Anteil der Zona alba füllt das Terminalhorn die Zwischenräume zwischen den Hornblättchen aus (s. nebenstehende Abb. rechts).

IV. Die **Zona alba** besteht ausschließlich aus Hornprodukten des Wandsegmentes und läßt einen äußeren, mittleren und inneren Anteil erkennen. Der **äußere Anteil (Pars externa —a)** erscheint bei Betrachtung mit dem bloßen Auge als strahlend weißer millimeterdicker Strich. Er besteht aus den Basisabschnitten der Hornblättchen und dem flankierenden proximalen Kappenhorn und grenzt an das meist pigmentfreie innere Kronhorn, das nicht zur Zona alba gehört. Der **mittlere Anteil (Pars media —b)** der Zona alba besteht aus dem Mittelabschnitt der Hornblättchen mit dazwischen liegendem distalen Kappenhorn. Der **innere Anteil (Pars interna —c)** der Zona alba besteht aus den Spitzenabschnitten der Hornblättchen und dem dazwischen liegenden terminalen Röhrchenhorn, die in der distalen Wandhälfte resp. an der Wand-Sohlengrenze verhornen.

Die Zona alba besitzt einen abaxialen und einen axialen Schenkel, die zwischen dem meist unpigmentierten Kronhorn und dem Sohlenhorn liegen. Der axiale Schenkel (Crus axiale) endet auf halber Länge zwischen der Klauenspitze und dem proximalen nicht fußendem Anteil des Ballens. Der abaxiale Schenkel (Crus abaxiale) reicht weiter bis zum proximalen Ballenabschnitt, wo sich das Ende der Zona alba deutlich verbreitert und axial abbiegt (s. S. 25 oben u. Textabb.). Die Gesamtausdehnung der Zona alba und besonders das verbreiterte abaxiale Ende sind Prädilektionsstellen für die „White line disease", die durch aufsteigende Infektionen zur „eitrighohlen Wand" führen kann. Wegbereitend für aufsteigende Keime sind herausbröckelndes Kappen- und terminales Röhrchenhorn.

V. Die **Hornqualität** ist die Summe der Eigenschaften des Biomaterials Horn. Zu diesen Eigenschaften zählen Härte resp. Elastizität, Bruchfestigkeit, Wasserbindungsvermögen und Resistenz gegen chemische und mikrobielle Einflüsse. Die Hornqualität ist an die unterschiedlichen biomechanischen Anforderungen der verschiedenen Abschnitte der Klaue angepasst. Dementsprechend findet sich in der Klauenplatte hartes Horn, im proximalen Teil des Ballen hingegen weiches elastisches Horn. Anhand morphologischer Kriterien kann die Hornqualität in Kombination mit Daten der physikalisch-technischen Materialprüfung bestimmt werden.

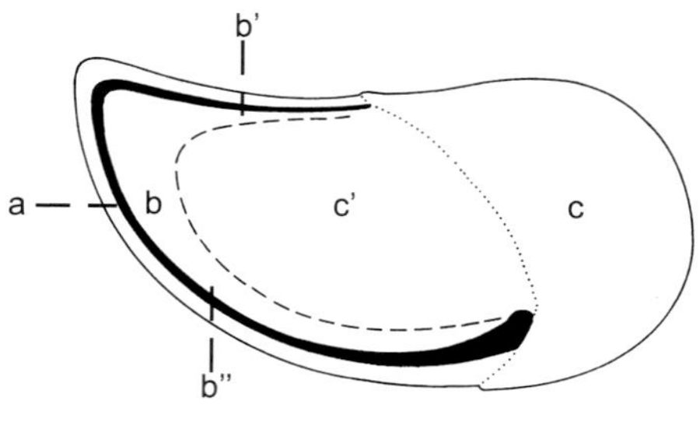

a Zona alba
Solea:
b Corpus soleae
b' Crus axiale
b'' Crus abaxiale
Torus ungulae:
c Pars proximalis
c' Pars distalis

Ungula

Sectio paramediana

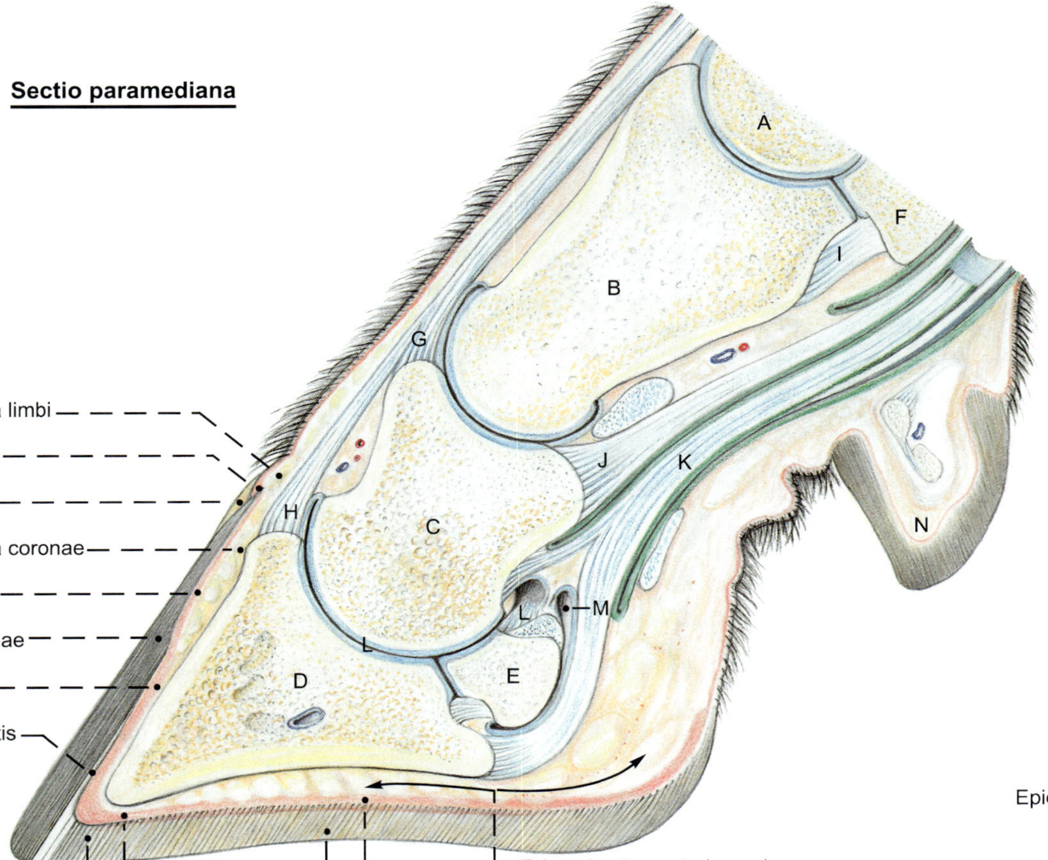

Capsula ungulae et Os ungulare

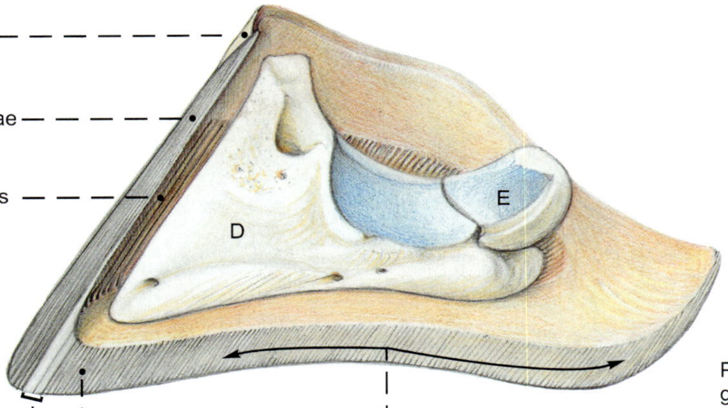

Sectio paramediana

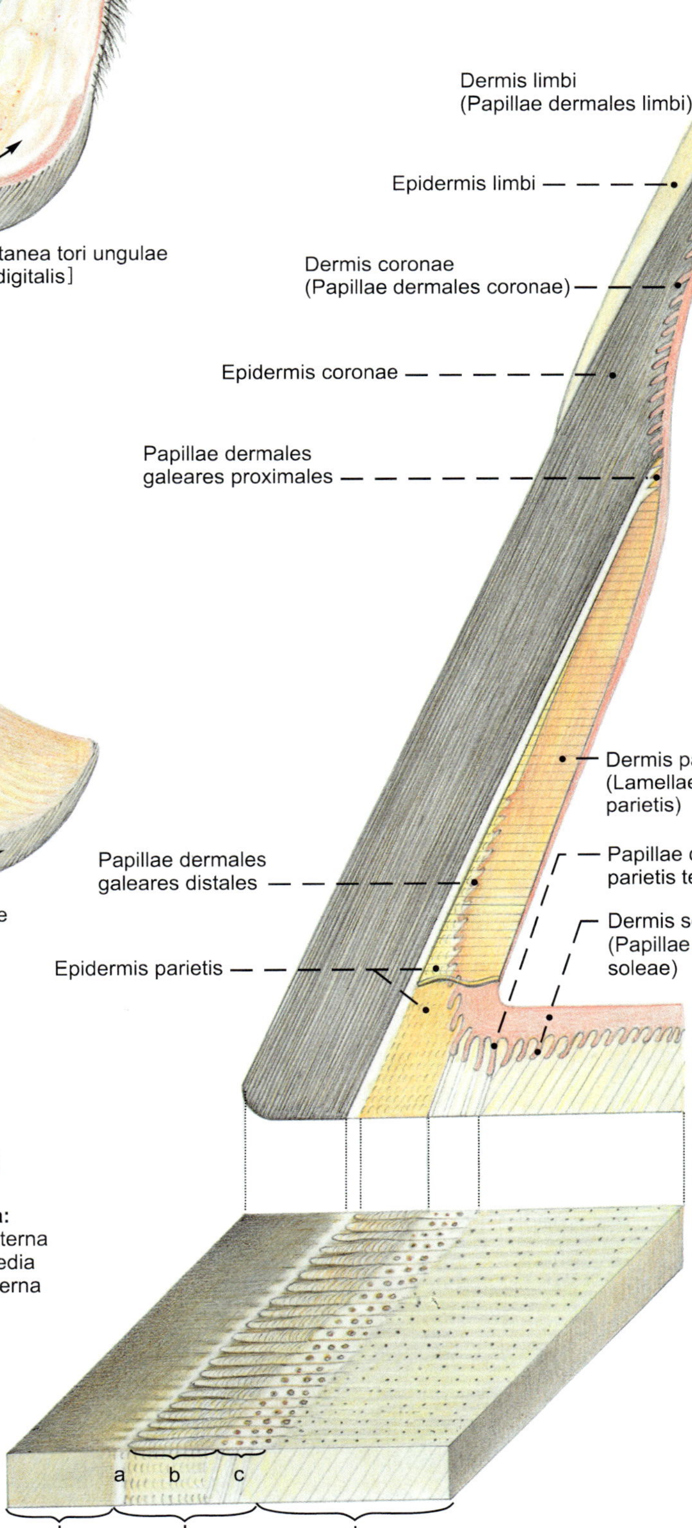

Legenda:

A Os metacarpale IV
B Os compedale (Phalanx proximalis)
C Os coronale (Phalanx media)
D Os ungulare (Phalanx distalis)
E Os sesamoideum distale
F Os sesamoideum proximale mediale
G Tendo musculi extensoris digitalis lateralis
H Tendo musculi extensoris digitalis communis
I Ligamentum sesamoideum cruciatum
J Tendo musculi flexoris digitalis superficialis
K Tendo musculi flexoris digitalis profundus
L Art. interphalangea distalis
M Bursa podotrochlearis
N Paraungula

Legenda:

Zona alba:
a Pars externa
b Pars media
c Pars interna

8. SYNOVIALE EINRICHTUNGEN DER BECKENGLIEDMASSE

a) GELENKE DER BECKENGLIEDMASSE

	NAME	beteiligte KNOCHEN	FORM/ZUSAMMENSETZUNG	FUNKTION	ANMERKUNGEN
I.	**Art. coxae** (Hüftgelenk)	Ossa ilium, pubis sowie ischii im Acetabulum und Caput ossis femoris	Art. sphaeroidea Art. composita	zum Wechselgelenk eingeschränkt	Bänder: Ligg. transversa acetabuli, capitis ossis femoris, Labrum acetabulare
II.	**Art. genus** (Kniegelenk)		Art. composita		
a)	Art. femorotibialis (Kniekehlgelenk)	Condylus lat. und med. tibiae sowie Condylus lat. und med. ossis femoris	Art. spiralis Art. simplex	Überwiegend Wechselgelenk mit Bremswirkung	Bänder: Ligg. tibiale cran. und caud. menisci med. und – lat. meniscofemorale, transversum genus, cruciatum cran. und – caud., collaterale lat. u. – med.
b)	Art. femoropatellaris (Kniescheibengelenk)	Trochlea ossis femoris und Patella	Art. delabens Art. simplex	Gleitendes Wechselgelenk	Bänder: Ligg. patellae lat., intermedium und med.; Ligg. femoropatellare laterale und mediale

III. Art. tibiofibularis prox. ist nur in Ausnahmefällen vorhanden. In der Regel ist der Fibularest mit dem Condylus lateralis tibiae verwachsen.

IV. Art. tibiofibularis dist. ist ein straffes Gelenk. Seine Gelenkhöhle steht mit der des Tarsokruralgelenkes in Verbindung.

ARTT. PEDIS

V.	**Art. tarsi** (Sprunggelenk)		Art. composita		
a)	Art. tarsocruralis	Cochlea tibiae u. Trochlea tali (prox.), Calcaneus und Os malleolare (lat.)	Art. cochlearis Art. composita	Schnappendes Wechselgelenk	Von den Tarsalgelenksbändern sind die Ligg. collateralia lat. und med. in je ein Lig. collaterale longum und –breve unterteilt
b)	Art. intertarsea prox.	Trochlea tali (dist.) Calcaneus und Os tarsi centroquartale	Art. trochlearis Art. composita	Wechselgelenk	
c)	Art. intertarsea dist.	Os tarsi centrale und T I – III	Art. plana Art. composita	Kaum beweglich	
d)	Art. tarsometatarsea	Ossa tarsalia I – IV und Mt III et IV	Art. plana Art. composita	Kaum beweglich	

e) Artt. intertarseae (perpendiculares) sind senkrechte kaum bewegliche Gelenke zwischen Ossa tarsi und tarsalia.

VI. Zehengelenke: s. Schultergliedmaße (S. 12)

b) SCHLEIMBEUTEL (BURSAE SYNOVIALES)

Von den inkonstanten Bursen sind die **Bursa subcutanea iliaca (coxalis)** ein- oder beidseitig auf dem Tuber coxae und die **Bursa subcutanea ischiadica**, lateral auf dem Tuber ischiadicum gelegen, von klinischer Bedeutung. Wichtige Bursen am Trochanter major sind die an seiner mediodistalen Fläche liegende inkonstante **Bursa trochanterica m. glutaei medii** und die laterodistal liegende konstante **Bursa trochanterica m. glutaei accessorii** unter den Endsehnen dieser Muskeln. Die klinisch bedeutende inkonstante hühnereigroße **Bursa trochanterica m. bicipitis femoris** liegt zwischen Trochanter major und Wirbelkopf (kraniale Portion) des M. biceps femoris. Die Bursa kann Ursache für die Verlagerung dieses Muskelabschnittes hinter den großen Umdreher sein.

Die konstante umfangreiche und bis zu 10 cm lange **Bursa subtendinea m. bicipitis femoris distalis** befindet sich zwischen der mit dem Lig. patellae laterale verschmolzenen Endsehne des M. biceps femoris und dem Condylus lateralis ossis femoris. Zuweilen kommuniziert sie mit dem lateralen Kniekehlgelenkssack. Ihre Erkrankung führt zur sog. „Liegebeule am Knie".

Die inkonstante **Bursa subcutanea malleoli lateralis**, lateral am Tarsus gelegen, führt bei ihrer Erkrankung zur sog. „Liegebeule am Sprunggelenk".

Die gekammerte **Bursa subcutanea calcanea** auf der Fersenbeinkappe des M. flexor dig. supf. ist ebenfalls inkonstant und kommt nur bei älteren Tieren vor.

Die konstante ausgedehnte **Bursa calcanea subtendinea m. flexoris dig. supf.** zwischen Fersenbeinkappe des M. flexor dig. supf. und Tuber calcanei umgibt die Sehne scheidenartig. Die **Bursae podotrochleares pedis** zwischen den Endschenkeln der tiefen Beugesehne und den distalen Sesambeinen verhalten sich wie an der Schultergliedmaße.

c) SEHNENSCHEIDEN (VAGINAE SYNOVIALES)

Dorsal am **Sprunggelenk** werden die Sehne des M. fibularis longus und die Strecksehnen der Zehen von Sehnenscheiden umhüllt. Die Sehnenscheiden letzterer kommunizieren teilweise mit der Sehnenscheide des M. tibialis cranialis und der scheidenartigen Bursa des M. fibularis tertius. **Plantar** am **Sprunggelenk** besitzen die Mm. flexor dig. lateralis und tibialis caudalis eine gemeinsame und der M. flexor digitalis medialis eine eigene Sehnenscheide. Die Sehnenscheiden der **Phalangealgegend** verhalten sich ähnlich wie an der Schultergliedmaße (S. 12).

Juncturae (Articulationes), Bursae et Vaginae synoviales

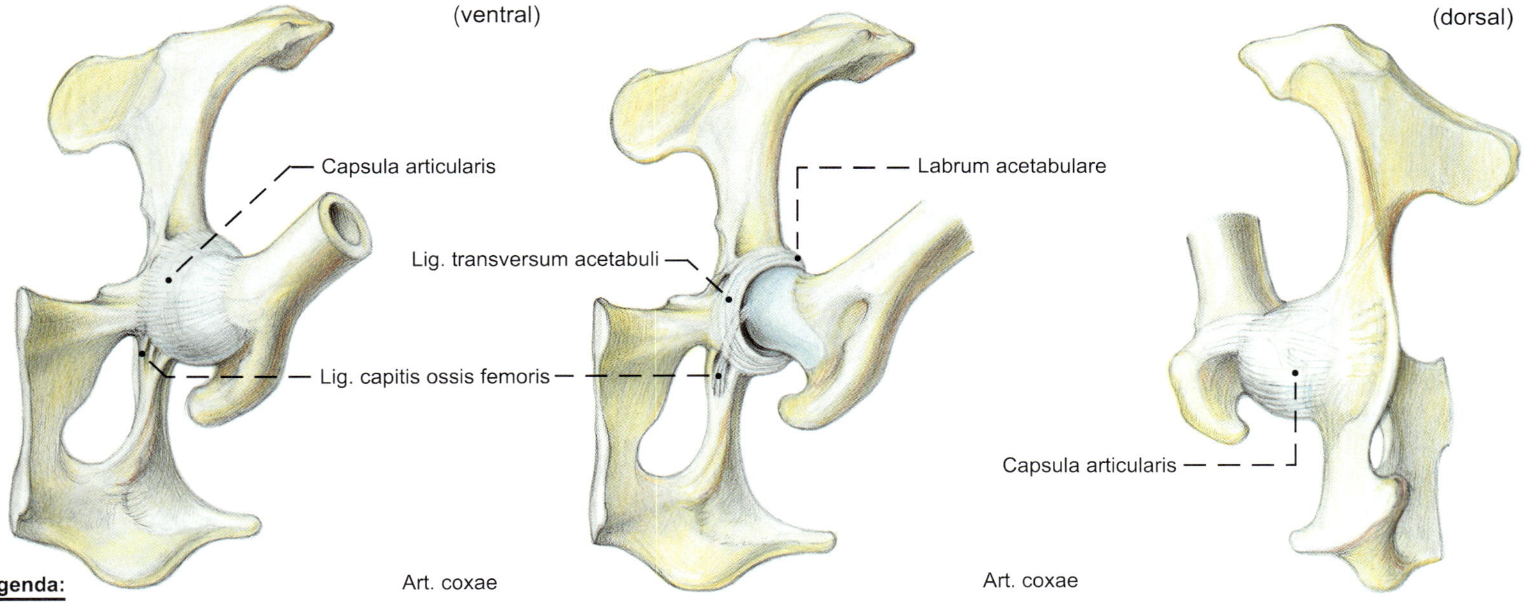

Art. coxae

Art. coxae

Legenda:

A Lig. collaterale mediale
B Lig. collaterale laterale
C Lig. patellae mediale
D Lig. patellae intermedium
E Lig. patellae laterale
F Lig. tibiale caud. menisci lat.
G Lig. tibiale caud. menisci med.
H Lig. meniscofemorale
I Lig. cruciatum caudale
J Lig. cruciatum craniale
K Lig. tibiale cran. menisci lat.
L Lig. tibiale cran. menisci med.

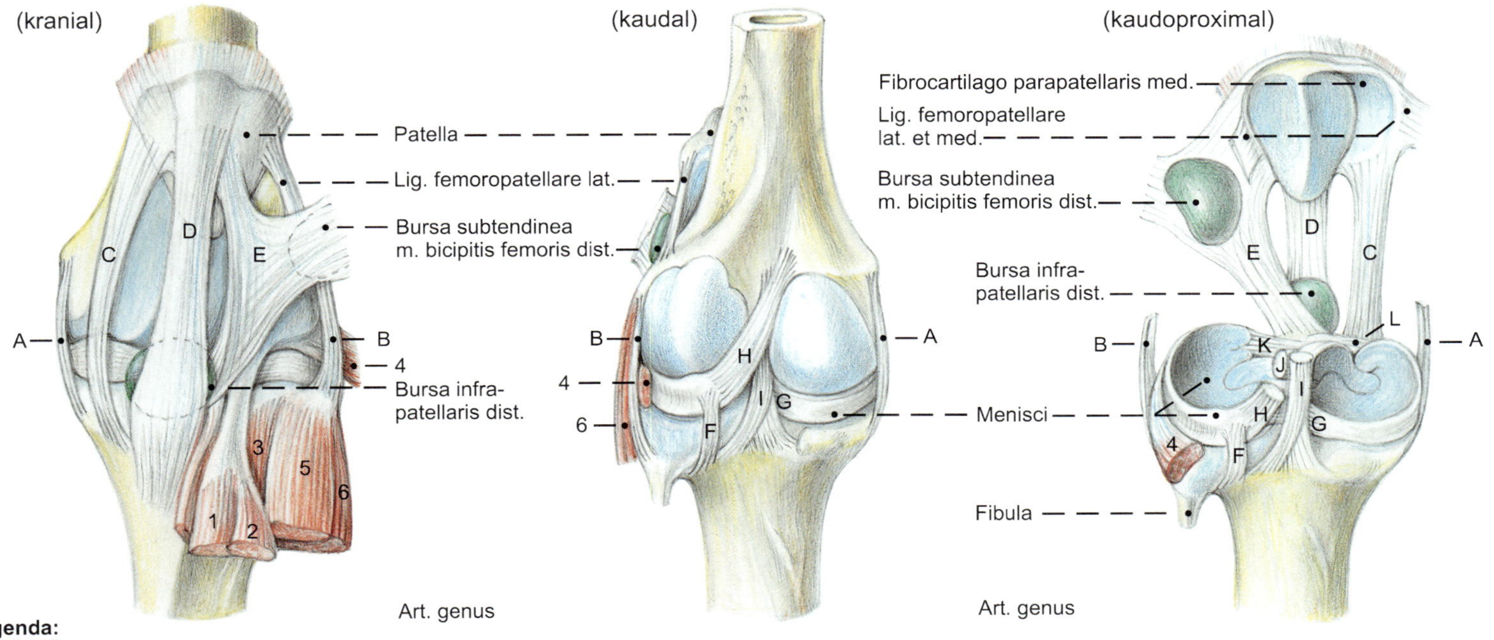

Art. genus

Art. genus

Legenda:

M Lig. collaterale tarsi lat. longum
M' Lig. collaterale tarsi lat. breve
N Lig. plantare longum
O Lig. collaterale tarsi med. longum
O' Lig. collaterale tarsi med. breve
P Lig. tarsi dorsale
1 M. fibularis tertius
2 M. extensor dig. longus
3 M. tibialis cran.
4 M. popliteus
5 M. fibularis longus
6 M. extensor digitalis lat.

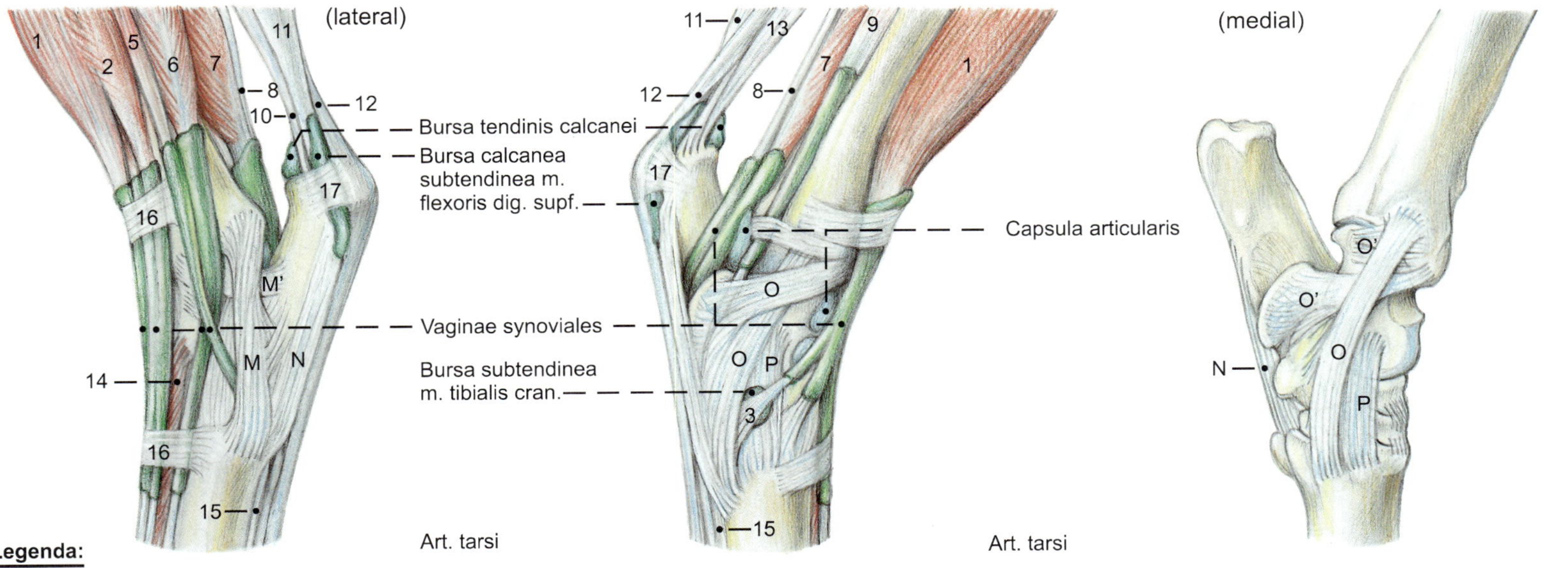

Art. tarsi

Art. tarsi

Legenda:

Mm. flexores digg. proff.:
7 M. flexor digitalis lat.
8 M. tibialis caud.
9 M. flexor digitalis med.
10 Tractus calcaneus lat.
11 M. gastrocnemius
12 M. flexor digitalis supf.
13 Tractus calcaneus med.
14 M. extensor digitalis brevis
15 Mm. interossei III et IV
16 Retinaculum extensorum
17 Retinaculum flexorum

3. KAPITEL: KOPF

1. SCHÄDEL MIT ZUNGENBEIN

Der **Schädel** unterliegt vom neugeborenen Kalb bis zum erwachsenen Rind gravierenden Wachstumsveränderungen, die unter anderem auf die Ausbildung der Hörner zurückzuführen sind. Das Schädeldach, die Nacken- und die Seitenflächen ändern dabei wesentlich ihre Lage zueinander.

a) Am **HIRNSCHÄDEL (CRANIUM)** wird das **Schädeldach (Calvaria)** ausschließlich vom fast horizontalen rechteckigen **Os frontale (I)** gebildet, das im Bereich der **Protuberantia intercornualis (3)** auf die senkrechte kaudale **Nackenfläche** umbiegt. Hier verschmilzt es ohne erkennbare Knochennähte mit dem medianen **Os interparietale (III)** und dem seitlich anliegenden **Os parietale (II)**. Ventral schließt sich an diese Knochen ohne Grenze das **Os occipitale (VI)** mit der **Protuberantia occipitalis externa (31)** an, die dem Ansatz des Nackenstranges dient und beim erwachsenen Rind etwa sechs cm ventral der Protuberantia intercornualis aufzufinden ist. Von der Protuberantia occipitalis externa verläuft die **Linea nuchae (m)** – die der Crista nuchae des Hundes und Pferdes entspricht – in dorsolateral-konvexem Bogen in Richtung **Os temporale (IV)**, das mit einem schmalen Bereich an der Nackenfläche liegt. Am kaudolateralen Winkel des Os frontale befindet sich der **Proc. cornualis (3')** mit seiner rauhen **Corona processus cornualis** und seinem eher glatten, Gefäßrinnen tragenden, **Collum processus cornualis.** Der **Proc. zygomaticus (1)** des Os frontale überragt nur wenig die Seitenfläche des Schädels und verbindet sich mit dem **Proc. frontalis (56)** des **Os zygomaticum (IX).**

Die **Seitenfläche** wird gegen das Schädeldach durch die scharfe **Linea temporalis (k)** zur lateralen **Fossa temporalis (j)** abgegrenzt. Die gut tastbare Linie verläuft vom Proc. zygomaticus zur Hornbasis. Sie dient der Orientierung bei der Anästhesie des R. cornualis (s. S. 34, 40 u. 53).

b) Der **GESICHTSSCHÄDEL (FACIES)** weist am rostralen Ende der **Crista facialis (57')** in Höhe von M1 das **Tuber faciale (57")** auf. Das oft doppelte **Foramen infraorbitale (59)** liegt in Höhe von P2. Kaudal der **Incisura nasoincisiva (X")** bleibt zeitlebens eine Lücke zwischen dem dorsalen **Os nasale (X)** und dem ventralen **Os incisivum (XII)**, der **Maxilla (XI)**, dem **Os lacrimale (VIII)** und dem **Os frontale (I)** erhalten (Fissura nasomaxillaris resp. nasolacrimalis). Das Os nasale weist rostral stets zwei Fortsätze auf.

c) Die **FORAMINA,** die den Schädel durchbohren, sind für den Durchtritt wichtiger Leitungsstrukturen von Bedeutung und ihre Lage ist insbesondere für die Leitungsanästhesie einiger Nerven von praktischem Wert. Kaudolateral am Schädel zwischen Condylus occipitalis und Proc. jugularis ist der **Canalis n. hypoglossi (35)** zum Durchtritt des N. hypoglossus doppelt ausgebildet. Dorsal der Pars petrosa des Os temporale liegt innen der **Meatus temporalis (e)**, der eine äußere Öffnung in der Fossa temporalis aufweist. *Ein Canalis sinus transversi fehlt.* Das **Foramen jugulare (q)** wird von den Nn. IX, X und XI durchzogen. Die rostral anschließende **Fissura petrooccipitalis (q')** ist eng und wird bis zum Alter von etwa 3 Monaten zusätzlich von der A. carotis interna durchzogen, die dann obliteriert. *Ein Foramen lacerum, wie beim Pferd, fehlt, und es ist nur ein* **Foramen ovale (45)** *für den N. mandibularis ausgebildet.* Im kaudalen Abschnitt der Orbita liegen dorsoventral das **Foramen ethmoidale (2)**, der **Canalis opticus (52)** und das **Foramen orbitorotundum (44")**, *der vereinigten Fissura orbitalis mit dem Foramen rotundum (des Hundes und Pferdes).* Lateral werden die Löcher von der scharfrandigen **Crista pterygoidea (46)** begrenzt. Auf dem Schädeldach befinden sich medial der Orbita zwei Öffnungen *mit dem sich rostral und kaudal fortsetzenden* **Sulcus supraorbitalis (1')** *und dem in die Orbita hineinziehenden* **Canalis supraorbitalis (1").**

d) Das **ZUNGENBEIN (OS HYOIDEUM,** s. Textabb.) weist an seinem **Basihyoideum (Corpus)** einen kurzen medianen **Proc. lingualis** auf. Das **Thyreohyoideum** verbindet sich später mit dem Körper und artikuliert mit dem Cornu rostrale der Cartilago thyreoidea (Schildknorpel des Kehlkopfes). Das **Ceratohyoideum** artikuliert mit dem Körper und dem *langen stabförmigen* **Epihyoideum,** welches seinerseits gelenkig mit dem flachen **Stylohyoideum** verbunden ist. *Die letztgenannten drei Gelenke sind echte Gelenke.* Das Stylohyoideum ist über das fibrokartilaginöse **Tympanohyoideum** mit dem Proc. styloideus des Os temporale verbunden. *Der* ***Angulus stylohyoideus*** *ist hakenförmig ausgezogen.*

Os hyoideum

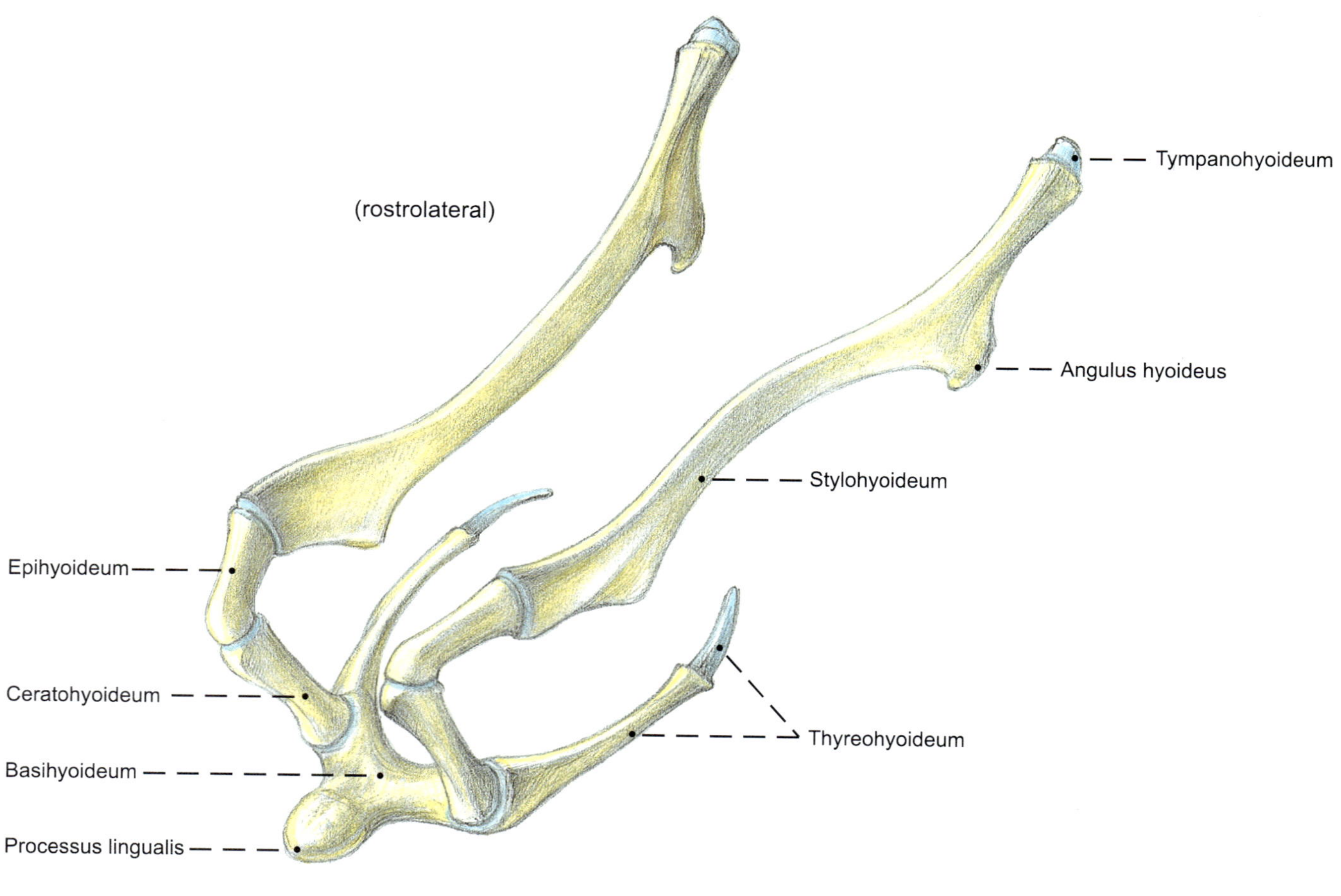

* Hinweis zum Gebrauch nebenstehender Abbildungen: Mit Sternchen (*) gekennzeichnete Skelettanteile – obere Abb., mit Quadrat (■) gekennzeichnete Skelettanteile – untere Abb., Skelettanteile ohne Kennzeichnung – S. 33.

Cranium

Lamina externa (a)
Diploe (b)
Lamina interna (c)
Tentorium cerebelli osseum (d) -
Meatus temporalis (e) ✶
Canalis sinus transversi (f) -
Sulcus sinus transversi (g) -
Foramen retroarticulare (h) ■
Fossa temporalis (j) ✶
 Crista frontalis externa [Linea temporalis] (k) ✶
 Crista sagittalis externa (l) -
 Linea (Crista) nuchae (m) ■
 Crista temporalis (m') ✶ ■
Canalis caroticus -
 Foramen caroticum caudale (n) -
 Foramen caroticum internum (o) -
 Foramen caroticum externum (p) -
Foramen jugulare (q)
Fissura petrooccipitalis (q')

Ossa neurocranii

I. Os frontale ✶ ■

Processus zygomaticus (1) ✶
Sulcus supraorbitalis (1') ✶
Canalis supraorbitalis (1'') ✶
Foramen ethmoidale (2) ✶
Protuberantia intercornualis (3) ✶ ■
Processus cornualis (3') ✶ ■

II. Os parietale ■

Processus tentoricus (4) -

III. Os interparietale ■

Processus tentoricus (5) -

IV. Os temporale ✶ ■

a. Pars petrosa (6) ■
Processus mastoideus (7) ■
Meatus acusticus internus
 Porus acusticus internus (8)
Canalis facialis (9)
 Foramen stylomastoideum (10) ■
Processus styloideus (10') ■
Canaliculus chordae tympani (11) -
 Fissura petrotympanica (12) ■
Fossa cerebellaris (floccularis) (13)
Canalis nervi trigemini (14) -

b. Pars tympanica (15) ✶
Meatus acusticus externus
 Porus acusticus externus (16) ✶ ■
Bulla tympanica (17) ■
Ostium tympanicum tubae auditivae (17', nicht abgebildet)
Processus muscularis (17'') ■

c. Pars squamosa (18) ✶
Processus zygomaticus (19) ✶ ■
Fossa mandibularis (20) ■
 Facies articularis (21) ■
 Processus retroarticularis (22) ■

VI. Os occipitale ✶ ■

Squama occipitalis (30) ■
 Protuberantia occipitalis externa (31) ■
 Protuberantia occipitalis interna (Processus tentoricus) (31')
Pars lateralis (32) ■
 Condylus occipitalis (33) ■
 Canalis condylaris (34) ■
 Canalis n. hypoglossi (35) ■
 Processus jugularis et paracondylaris (36) ✶ ■
Pars basilaris (37) ■
 Foramen magnum (38) ■
 Tuberculum pharyngeum (39) -
 Tuberculum musculare (40) ■

VII. Os sphenoidale ✶ ■

Os basisphenoidale
Corpus (41) ■
 Sella turcica (42)
Ala (43) ■
 Foramen rotundum (44) -
 Sulcus nn. ophthalmici et maxillaris (44')
 Foramen orbitorotundum (44'') ✶
 Foramen ovale (45) ✶ ■
 Crista pterygoidea (46) ✶ ■
 Canalis alaris (47) -
  Foramen alare rostrale (48) -
  Foramen alare caudale (49) -

Os praesphenoidale
Corpus (50) ■
Ala (51) ■
 Crista orbitosphenoidalis (51')
 Canalis opticus (52) ✶
 Fissura orbitalis (53) -

Facies

Fossa pterygopalatina (A) ■
Canalis palatinus major
 Foramen palatinum caudale (B) ■
 Foramen palatinum majus (C) ■
Canales palatini minores
 Foramen palatinum caudale (B) ■
 Foramina palatina minora (D) ■
Foramen sphenopalatinum (E)
Choanae (F) ■
Orbita (G) ✶ ■
Fissura palatina (H) ✶ ■
Diastema (J)

Ossa faciei

VIII. Os lacrimale ✶

Fossa sacci lacrimalis (54) ✶
Bulla lacrimalis (54') ✶ ■

IX. Os zygomaticum ✶ ■

Processus temporalis (55) ✶ ■
Processus frontalis (56) ✶ ■

X. Os nasale ✶

Processus rostralis (X.')
Incisura nasoincisiva (X.'')

XI. Maxilla ✶ ■

Corpus maxillae (57) ✶ ■
 Crista facialis (57') ✶
  Tuber faciale (57'') ✶ ■
 Canalis infraorbitalis
  Foramen maxillare (58)
  Foramen infraorbitale (59) ✶
 Canalis lacrimalis (60, s.S. 35, D)
 Sulcus lacrimalis (61) -
Processus frontalis (62) -
Processus zygomaticus (63) ✶ ■
Processus palatinus (64) ■
Processus alveolaris (65) ✶ ■
Recessus maxillaris (65') -

XII. Os incisivum ✶ ■

Corpus ossis incisivi (66) ✶ ■
Processus alveolaris (67) ✶ ■
Processus palatinus (68) ✶ ■
Processus nasalis (69) ✶ ■

XIII. Os palatinum ■

Lamina perpendicularis (70) ■
Lamina horizontalis (71) ■

XIV. Os pterygoideum ■

Hamulus pterygoideus (72) ■

XV. Vomer

Sulcus septalis (73, nicht abgebildet)

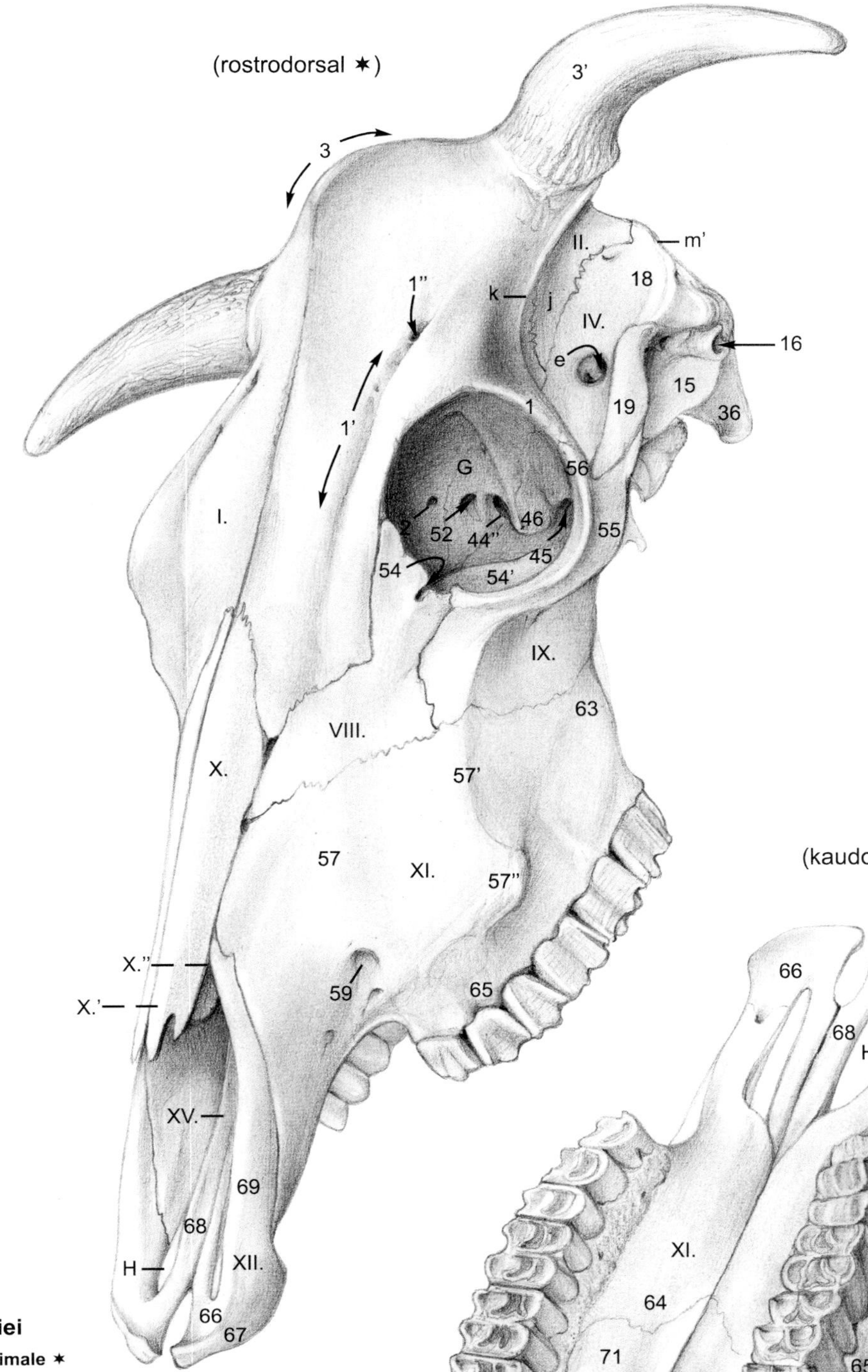

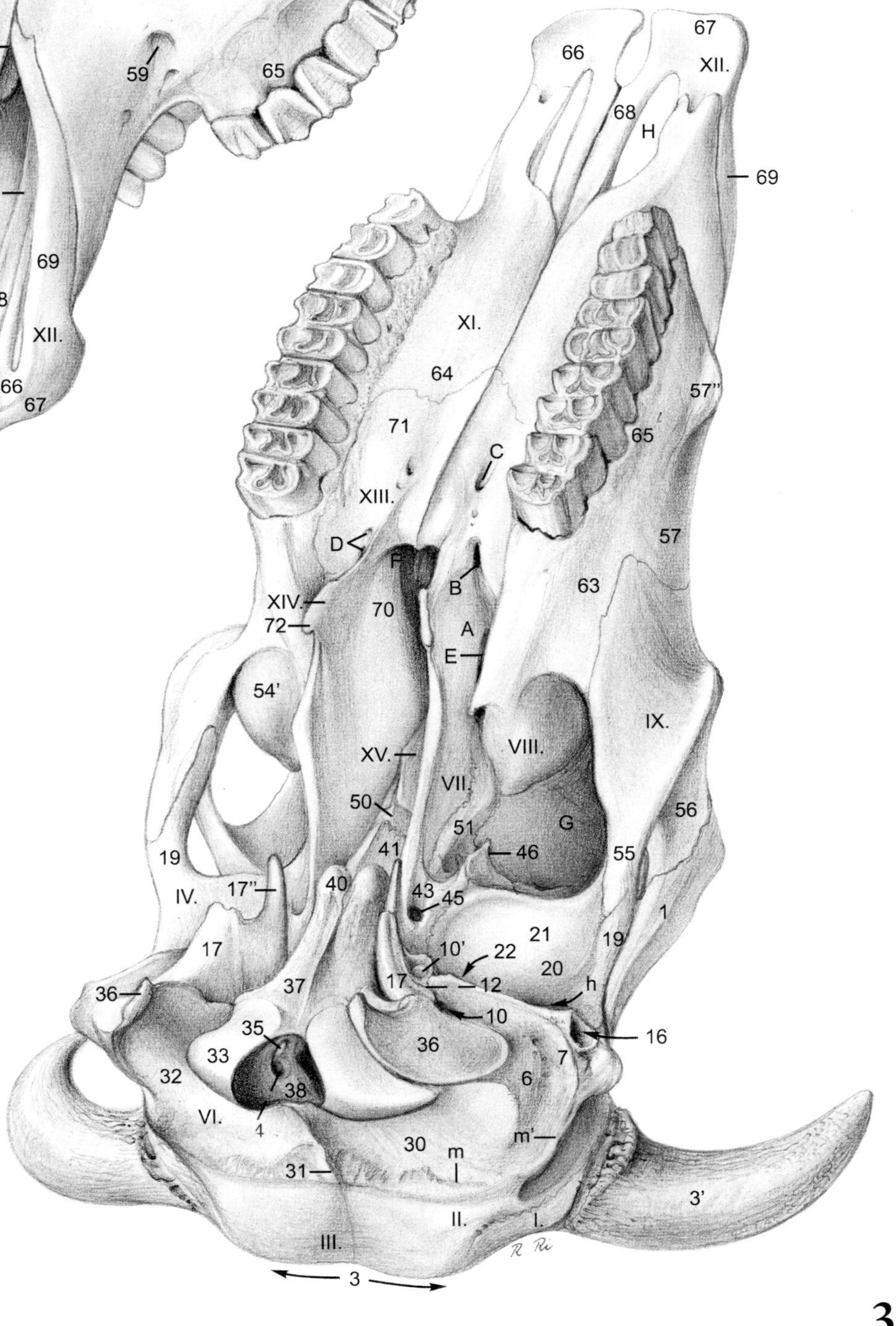

2. SCHÄDEL MIT GEBISS

Das **GEBISS** des Rindes ist wie beim Pferd, ein diphyodontes Pflanzenfressergebiß, weist aber im Vergleich zu letzterem in Anzahl, Form und Anordnung der Zähne charakteristische Unterschiede auf.

Die **Zahnformel** lautet für das
Milchgebiß:

ooo o oppp +++ / i i i c oppp +++	= (3 + 7) x 2	= max. 20 Zähne

Dauergebiß:

000 0 0PPP MMM / I I I C0PPP MMM	= (6 + 10) x 2	= max. 32 Zähne

Die **Milchzähne (Dentes decidui)** werden durch kleine, die **bleibenden Zähne (Dentes permanentes)** durch große Buchstaben symbolisiert. Eine Null (0) bedeutet, fehlender Zahn, ein Plus (+) bedeutet, dieser Zahn fehlt im Milchgebiß, wird aber im Dauergebiß zugebildet (Zuwachszahn).

Die einzelnen **ZÄHNE (DENTES)** besitzen eine **Zahnkrone (Corona dentis)**, einen **Zahnhals (Cervix dentis)** und eine **Zahnwurzel (Radix dentis).** Sie bestehen aus dem **Zahnbein (Dentinum)** und sind auf unterschiedliche Weise vom **Schmelz (Enamelum)** resp. vom **Zement (Cementum)** überzogen.

Die **Schneidezähne (Dentes incisivi —i —I)** und der **Eckzahn (Hundszahn, Dens caninus —c —C)** des Rindes sind schmelzhöckerige, brachyodonte Zähne wie beim Hund. Obwohl embryonal angelegt, fehlen sie im Oberkiefer des Rindes. Funktionell werden sie durch die **Zahnplatte (Pulvinus dentalis)** ersetzt, die eine straff-bindegewebige Grundlage besitzt und mit einem stark verhornten Epithel bedeckt ist. Die unteren Schneidezähne nehmen den Eckzahn in ihre leicht bogenförmige Zahnreihe mit auf, denn die Eckzähne der Wiederkäuer ähneln in Form und Struktur den Schneidezähnen. Deshalb werden sie auch von einigen Autoren – in vergleichend-anatomisch unzulässiger Weise – als vierter Schneidezahn oder Eckschneidezahn bezeichnet, so daß insgesamt acht Schneidezähne gezählt werden. Nach typischem Muster brachyodonter Zähne wachsen die Schneidezähne nach ihrem Durchbruch nicht weiter in die Länge, und sie besitzen kein Infundibulum.

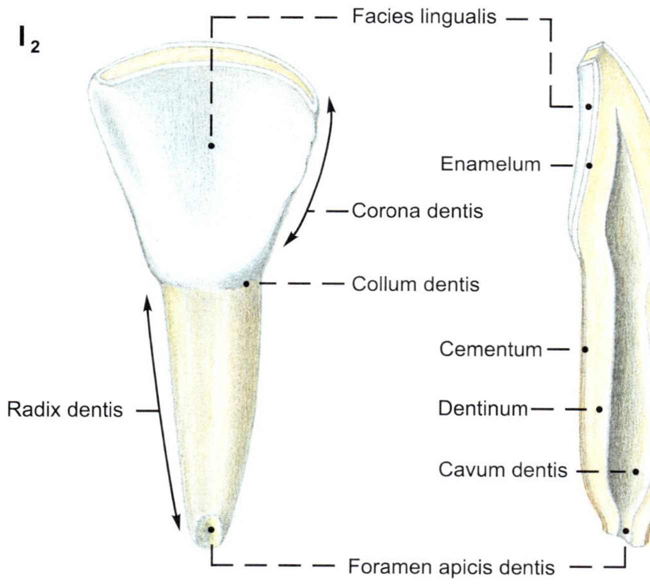

Die **Schneidezähne** werden besonders beachtet, weil sie in erster Linie zur Zahnaltersschätzung herangezogen werden. Die **Milchschneidezähne** und der **Milcheckzahn** unterscheiden sich nur in der Größe von den permanenten Zähnen. Beim Zahndurchbruch ist die Krone zunächst von Zahnfleisch und Schmelz bedeckt. Die benachbarten Zähne überlappen sich anfänglich dachziegelartig und liegen durch Drehung um ihre Achse erst am Ende des 1. Monats vollständig nebeneinander, was sich beim später folgenden Zahnwechsel wiederholt. Die permanenten Schneidezähne besitzen ebenso wie die Milchzähne eine schaufelförmige Krone mit deutlichem Hals und eine stäbchenförmige Wurzel. Ihre schwach konkave linguale Fläche trägt zwei senkrechte **Schmelzleisten (Cristae enameli)**, sie bildet mit der schwach konvexen vestibularen Fläche eine scharfe Kante. Durch das Kauen wird der dünnere linguale Schmelzüberzug abgerieben und das dunklere gelbliche Dentin wird auf der Kaufläche sichtbar. Bei weiterer Abnutzung erscheint das mit Sekundärdentin angefüllte Zahnsternchen. Kaudal der Oberkiefer-Dentalplatte und zwischen dem unteren Caninus und den Prämolaren ist ein **zahnloser Zwischenraum (Diastema —J)** ausgebildet.

Die **Vormahlzähne**, Vorbackenzähne (**Dentes praemolares —p —P**) und die nur im Dauergebiß vorhandenen **Mahlzähne**, Backenzähne (**Dentes molares —M**) sind schmelzfaltige (außer P2 im Unterkiefer) eingeschränkt hypselodonte Zähne wie beim Pferd. Sie wachsen aber nach ihrem Durchbruch nur eine kurze Zeit und wenig in die Länge. Der 1. Prämolar fehlt im Oberkiefer, so daß der erste Backenzahn von P2 gebildet wird. Insgesamt werden die Backenzähne kaudal immer größer. Es werden generell nach ihrer Lage fünf Zahnflächen (mesial, distal, lingual, vestibular und occlusal) unterschieden. Die mesiale Kontaktfläche der Schneidezähne ist zur Medianen gerichtet, und an allen anderen Zähnen weist sie rostral in Richtung der Schneidezähne. Die gegenüberliegende Kontaktfläche ist die distale Fläche des Zahnes.

(Facies lingualis)

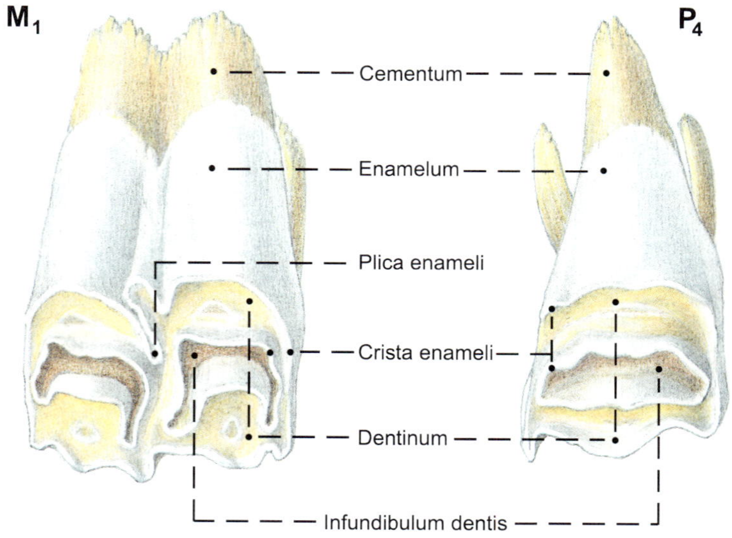

Die **oberen Vormahlzähne (Dentes praemolares)** besitzen einen, die **oberen Mahlzähne (Dentes molares)** zwei halbmondförmige **Schmelzbecher (Infundibula dentis)** *mit lingual gerichteter Konvexität.* Die oberen Backenzähne sind sämtlich dreiwurzelig und absolut größer als die unteren Backenzähne. Von den **unteren Prämolaren** ist allein P2 schmelzhöckerig, P3 und P4 weisen lingual zwei senkrechte **Schmelzfalten (Plicae enameli)** auf, an P4 kann ein Infundibulum ausgebildet sein. Die **unteren Molaren** besitzen wie die im Oberkiefer zwei **Infundibula**, *mit vestibular gerichteter Konvexität.* Sie sind sämtlich zweiwurzelig. Vor Beginn des Abriebes steht der zentrale Schmelzanteil eines jeden Infundibulums mit dem äußeren Schmelzüberzug in kontinuierlicher Verbindung. Am durchgebrochenen Backenzahn sind beide Anteile in Folge des Abriebes durch das **Dentinum** voneinander separiert. Die Infundibula weisen innerhalb ihrer Schmelzauskleidung eine partielle Füllung mit **Cementum** und Futterresten auf, wodurch sie geschwärzt sind. Der gerade durchgebrochene Zahn ist außerdem durch ein äußeres Cementum ummantelt.

Das Gebiß des Rindes ist wie beim Pferd anisognath, wobei der Unterkiefer enger ist als der Oberkiefer. Dadurch überlappen die Kauflächen der Oberkieferbackenzähne die des Unterkiefers teilweise lateral und die gegenüberliegenden Kauflächen fallen infolge seitlicher Kaubewegungen schräg vestibular ab. Obwohl die Lateralbewegung der Mandibula beim Kauen typisch ist, erscheint die Kaufläche in einigen Fällen doch eben, weil zum Kauvorgang zunächst der vestibulare Zahnrand und danach der linguale Zahnrand herangezogen werden.

*) Für den Gebrauch nebenstehender Abbildungen gelten sinngemäß die Ausführungen der vorigen Seite. Abbildung oben – Punkt (•), Abbildung unten – Raute (◆).

Cranium

Lamina externa (a) ●
Diploe (b) ●
Lamina interna (c) ●
Tentorium cerebelli osseum (d) -
Meatus temporalis (e) ●
Canalis sinus transversi (f) -
Sulcus sinus transversi (g) -
Foramen retroarticulare (h)
Fossa temporalis (j)
Crista frontalis externa [Linea temporalis] (k)
Crista sagittalis externa (l) -
Linea (Crista) nuchae (m)
Crista temporalis (m')
Canalis caroticus -
Foramen caroticum caudale (n) -
Foramen caroticum internum (o) -
Foramen caroticum externum (p) -
Foramen jugulare (q) ●
Fissura petrooccipitalis (q') ●

(Sectio paramediana ●)

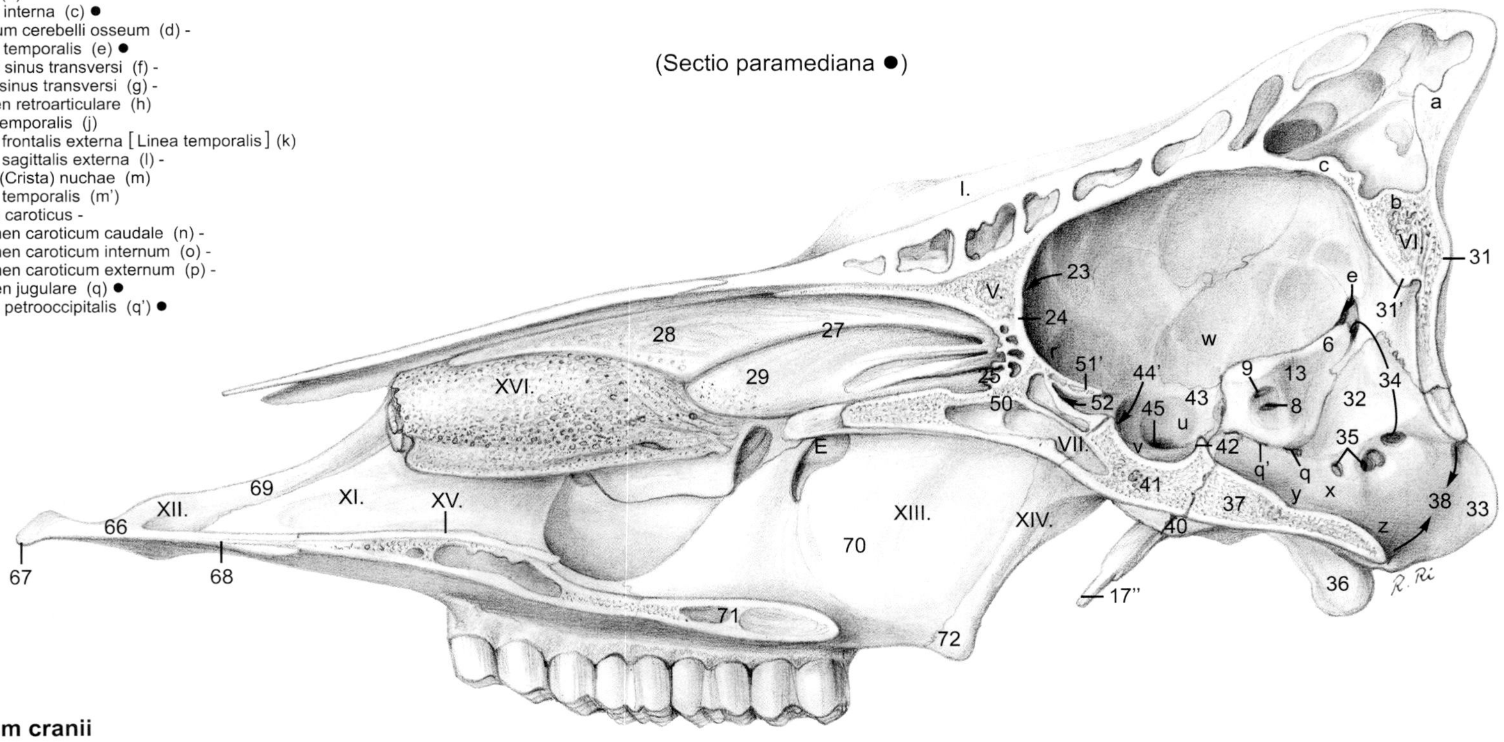

Cavum cranii

Fossa cranii rostralis (r) ●
Fossae ethmoidales (nicht abgebildet)
Sulcus chiasmatis (nicht abgebildet)
Fossa cranii media (u) ●
Fossa hypophysialis (v) ●
Fossa piriformis (w) ●
Fossa cranii caudalis (x) ●
Impressio pontina (y) ●
Impressio medularis (z) ●

Ossa neurocranii

II. Os parietale

Processus tentoricus (4) -

III. Os interparietale

Processus tentoricus (5) -

IV. Os temporale ●

a. Pars petrosa (6) ●
Processus mastoideus (7)
Meatus acusticus internus
Porus acusticus internus (8) ●
Canalis facialis (9) ●
Foramen stylomastoideum (10)
Processus styloideus (10')
Canaliculus chordae tympani (11) -
Fissura petrotympanica (12)
Fossa cerebellaris (flocculus) (13) ●
Canalis nervi trigemini (14) -

b. Pars tympanica (15)
Meatus acusticus externus
Porus acusticus externus (16)
Bulla tympanica (17)
Ostium tympanicum tubae auditivae (17')
Processus muscularis (17'') ●

c. Pars squamosa (18)
Processus zygomaticus (19)
Fossa mandibularis (20)
Facies articularis (21)
Processus retroarticularis (22)

V. Os ethmoidale ●

Lamina cribrosa (23) ●
Crista galli (24) ●
Labyrinthus ethmoidalis (25) ●
Ethmoturbinalia
Ectoturbinalia (26, nicht abgebildet)
Endoturbinalia (27) ●
Concha nasalis dorsalis (28) ●
Concha nasalis media (29) ●

VI. Os occipitale ●

Squama occipitalis (30)
Protuberantia occipitalis externa (31) ●
Protuberantia occipitalis interna (Processus tentoricus) (31') ●
Pars lateralis (32) ●
Condylus occipitalis (33) ●
Canalis condylaris (34) ●
Canalis n. hypoglossi (35) ●
Processus jugularis et paracondylaris (36) ●
Pars basilaris (37) ●
Foramen magnum (38) ●
Tuberculum pharyngeum (39) -
Tuberculum musculare (40) ●

VII. Os sphenoidale ●

Os basisphenoidale
Corpus (41) ●
Sella turcica (42) ●
Ala (43) ●
Foramen rotundum (44) -
Sulcus nn. ophtalmici et maxillaris (44') ●
Foramen orbitorotundum (44'')
Foramen ovale (45) ●
Crista pterygoidea (46)
Canalis alaris (47) -
Foramen alare rostrale (48) -
Foramen alare caudale (49) -

Os praesphenoidale
Corpus (50) ●
Ala (51)
Crista orbitosphenoidalis (51') ●
Canalis opticus (52) ●
Fissura orbitalis (53) -

Facies

Ossa faciei

Foramen sphenopalatinum (E) ●
Diastema (J) ◆

XII. Os incisivum ●

Corpus ossis incisivi (66) ●
Processus alveolaris (67) ●
Processus palatinus (68) ●
Processus nasalis (69) ●

XIII. Os palatinum ●

Lamina perpendicularis (70) ●
Lamina horizontalis (71) ●

XIV. Os pterygoideum ●

Hamulus pterygoideus (72) ●

XV. Vomer

Sulcus septalis (73, nicht abgebildet)

XVI. Os conchae nasalis ventralis ●

XVII. Mandibula ◆

Canalis mandibulae
Foramen mandibulae (74) ◆
Foramen mentale (75) ◆
Corpus mandibulae (76) ◆
Margo ventralis (77) ◆
Incisura vasorum facialium (77') ◆
Margo alveolaris (78) ◆
Linea mylohyoidea (79) ◆
Ramus mandibulae (80) ◆
Angulus mandibulae (81) ◆
Processus angularis (82) -
Fossa masseterica (83) ◆
Fossa pterygoidea (84) ◆
Processus condylaris (articularis) (85) ◆
Caput mandibulae (86) ◆
Collum mandibulae (87) ◆
Incisura mandibulae (88) ◆
Processus coronoideus (muscularis) (89) ◆

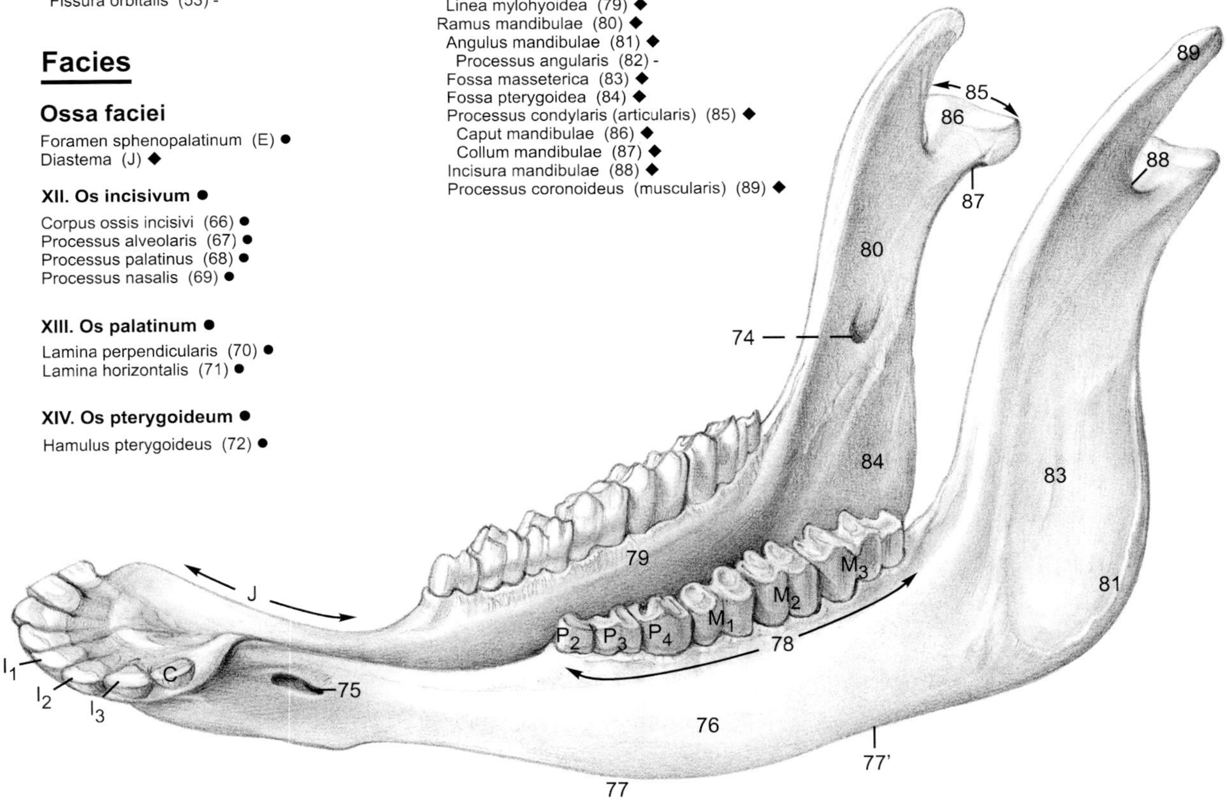

XVII. Mandibula ◆

3. SCHÄDEL MIT NASENNEBENHÖHLEN UND HÖRNERN

a) Die pneumatisierten **NASENNEBENHÖHLEN (SINUS PARANASALES,** s. a. S. 45) entwickeln sich durch Ausstülpung der respiratorischen Nasenschleimhaut zwischen die Lamina externa und interna verschiedener Kopfknochen und in die Nasenmuscheln hinein. Die Sinus haben beim Kalb zunächst nur geringe Größe und erst beim erwachsenen Rind erreichen sie ihre vollständige Ausdehnung.

Beim Rind kommen zwei Gruppen von Nasennebenhöhlen vor.

I. **Die erste Gruppe** der Sinus hat ihren Zugang vom **Sinusgang (Meatus nasi medius)** der Nasenhöhle.

1. Die **Kieferhöhle (Sinus maxillaris —7)** erstreckt sich über die **Apertura nasomaxillaris** von der Maxilla bis zum Os zygomaticum und in die **Bulla lacrimalis** (E) des Os lacrimale hinein, indem sie die Orbita rostral und ventral umgibt. Sie ist über die dorsal vom **Canalis infraorbitalis** (G) gelegene **Apertura maxillopalatina** (F) mit der **Gaumenhöhle (Sinus palatinus —10)** verbunden. Diese ist vom Meatus nasi ventralis der Nasenhöhle stellenweise nur durch ein doppeltes Schleimhautseptum getrennt, das ein großes Loch im sonst knöchernen Gaumendach verschließt.

Die **Tränenbeinhöhle (Sinus lacrimalis —5)** ist der Kieferhöhle ebenfalls angeschlossen und pneumatisiert die Ossa lacrimale und frontale im rostromedialen Bereich der Orbita.

Mit dem Sinusgang stehen außerdem die Concha nasalis dorsalis und

2. ihr kaudaler **Sinus conchae dorsalis (6)** sowie die Concha nasalis ventralis und

3. ihr **Sinus conchae ventralis** (s. S. 45) in Verbindung.

II. **Die zweite Gruppe** der Sinus hat ihre Zugänge vom **Nasengrund (Fundus nasi).**

1. Die **Stirnhöhlen (Sinus frontales)** erstrecken sich beim erwachsenen Rind dorsal vom Os frontale, seitlich über das Os temporale und kaudal über die Ossa parietale und interparietale bis zum Os occipitale. Knöcherne **Septa sinuum frontalium** trennen die Stirnhöhlen beider Kopfhälften rostrokaudal (**Septum medianum sinuum frontalium —B**) und die Stirnhöhlen einer Kopfhälfte schräg transversal (**Septum transversum sinuum frontalium —B'**). Durch **Lamellae intrasinuales** (A) und doppelwandige Schleimhautsepten werden die Sinus in ein rostrales (**Sinus frontalis rostralis med. —2, —intermedius —3,** – nicht immer ausgebildet –, und **—lat. —4**) und ein kaudales (**Sinus frontalis caudalis**) System untergliedert. Der **Sinus frontalis caudalis (1)** besitzt drei klinisch wichtige Ausbuchtungen: eine kaudolaterale (**Diverticulum cornuale —J**) in den Proc. cornualis, eine nuchale (**Diverticulum nuchale —H**) im Bereich der Protuberantia intercornualis und eine hinter der Orbita gelegene Ausbuchtung (**Diverticulum postorbitale —K**), die unmittelbar kaudal des transversalen Septums liegt. Eine Knochenlamelle vom **Canalis supraorbitalis (C)** durchzieht den Sinus frontalis caudalis.

2. Die **Keilbeinhöhle (Sinus sphenoidalis —8)** kann bei 50 % der Tiere ausgebildet sein und ist dann in einen rostralen und einen kaudalen Abschnitt unterteilt.

3. **Cellulae ethmoidales (9)** liegen der medialen Orbitawand an.

Mit dem Nasengrund stehen außerdem die Concha nasalis media und

4. ihr **Sinus conchae mediae** (s. S. 45) in Verbindung.

b) Die **HÖRNER (CORNUA)** des Rindes befinden sich jederseits temporal der Protuberantia intercornualis und kommen, abgesehen von hornlosen Rinderrassen, bei beiden Geschlechtern vor. Bei hornlosen Rindern sind an dieser Stelle lediglich beulenartige knöcherne Verdickungen vorhanden. An den Enden spitz-konisch auslaufend, ist ihre Form nicht nur art- und rassespezifisch, sondern auch individuell sehr variabel. Sie besitzen eine runde Querschnittsform. Bei der Kuh sind sie schmal und lang, beim Bullen dick und kurz und beim Ochsen ebenfalls dick aber länger. Es kann eine **Basis cornus**, ein **Corpus cornus** und ein **Apex cornus** unterschieden werden. Die knöcherne Grundlage der Hörner bildet der Processus cornualis des Stirnbeins, der zunächst bis kurz vor der Geburt als buckelartige Verdickung angelegt ist. Die Verdickung verlängert sich nach der Geburt zu einem massiven Knochenzapfen und vom 6. Monat an wird der Proc. cornualis über die Stirnhöhlen pneumatisiert, was bei tiefgreifenden Verletzungen an den Hörnern von klinischer Bedeutung ist.

Der knöcherne Hornfortsatz ist, ähnlich dem Zehenendorgan, von stark modifizierter Haut bedeckt.

I. Die **Unterhaut (Tela subcutanea)** fehlt.

II. Die **Lederhaut (Dermis s. Corium)** bildet deutliche Zotten (Papillae dermales) aus, die an der Basis und besonders in Richtung Corpus cornus länger werden, gestaffelt übereinander gelagert und oberflächenparallel ausgerichtet sind. An der Spitze enden sie als freie senkrecht stehende kräftige und große spitzauslaufende Papillen. Die Lederhaut bildet die Patrize für die als Matrize fungierenden lebenden Zellschichten der Oberhaut.

III. Die **Oberhaut (Epidermis cornus)** bildet mit ihren lebenden Epidermiszellen entsprechend den Lederhautpapillen die Hornscheide, die aus epidermalen **Hornröhrchen (Tubuli epidermales)** mit verbindendem Zwischenhorn besteht. **Das Längenwachstum** der Hörner erfolgt parallel zur Längsachse des Hornfortsatzes, indem unter den zuvor gebildeten Hornmassen von den lebenden Zellen erneut Horn gebildet wird, das spitzenwärts geschoben wird. Außerdem wird an der Spitze des Proc. cornualis zusätzlich über den freien Papillen Röhrchenhorn gebildet. Hauptsächlich findet demzufolge ein Längenwachstum der Hörner statt, und dem Dickenwachstum kommt weniger Bedeutung zu.

Die Bildung der Hornsubstanz erfolgt beim Bullen gleichmäßig, weshalb die Hörner äußerlich glatt erscheinen. Bei der Kuh erfolgt die Bildung periodisch und mit unterschiedlicher Intensität, weshalb oberflächlich Wülste und Furchen auftreten. Die **Wülste** sind das Produkt regulärer und die **Furchen** das Produkt irregulärer Hornbildung, was hauptsächlich durch wiederholte Trächtigkeiten, aber auch durch Futtermangel und eventuelle Krankheiten erklärt wird.

An der Hornbasis befindet sich am Übergang von der äußeren Haut zur Hornscheide eine epidermale Übergangszone, die mit der Saumepidermis des Zehenendorgans vergleichbar ist. Hier wird eine basale Glasurhornschicht gebildet, die **Epiceras** genannt wird.

Die **Blutversorgung** der Hörner erfolgt über die Aa. und Vv. cornuales der A. und V. temporalis supf.

Die **Nervenversorgung** übernimmt der R. cornualis des R. zygomaticotemporalis (s. S. 40) und zusätzlich der N. supraorbitalis (V1) sowie der N. infratrochlearis (V1).

Die **Lymphe** wird vom Ln. parotideus drainiert.

Sinus paranasales et Cornua

(dorsal)

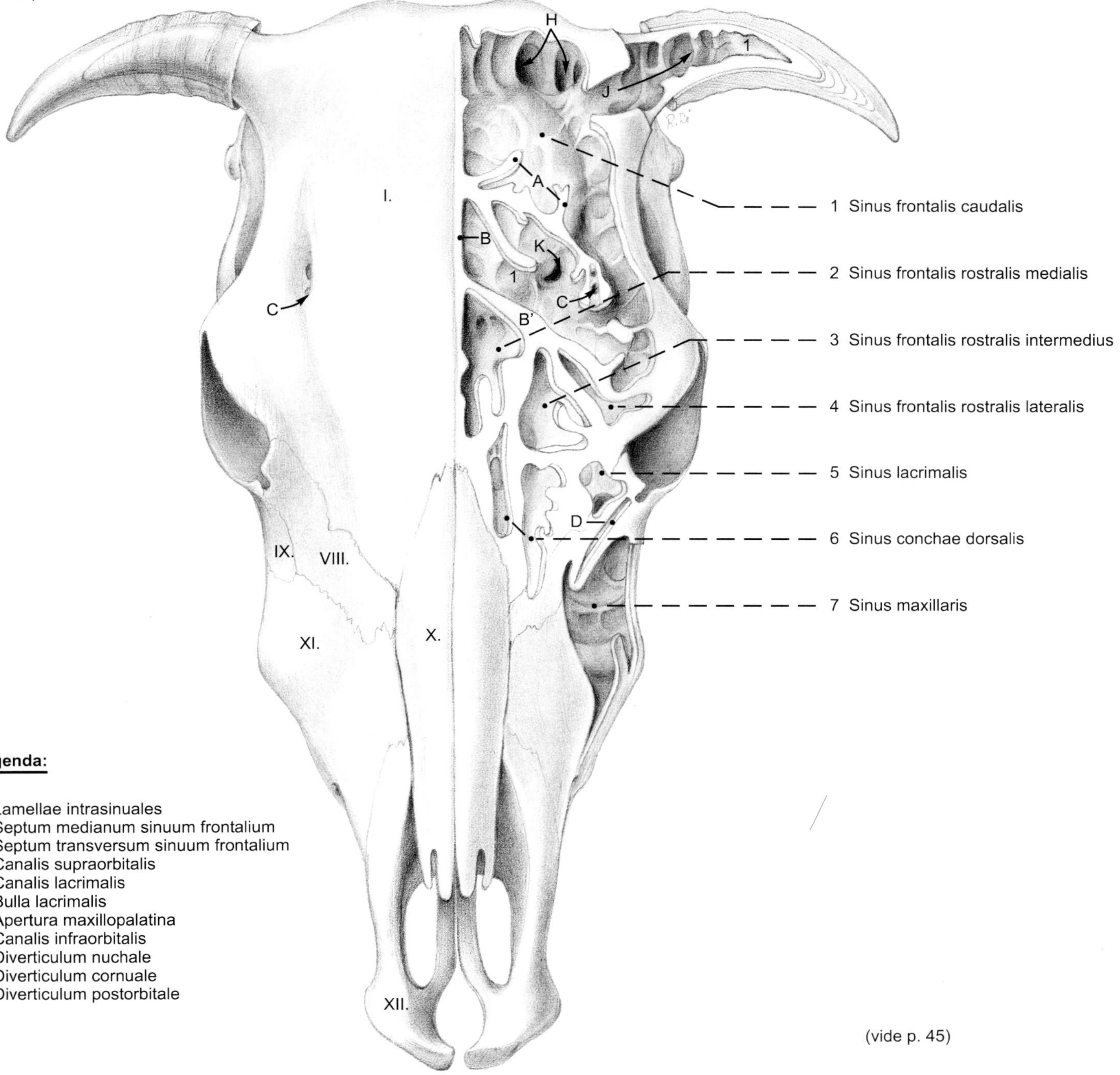

Legenda:

A Lamellae intrasinuales
B Septum medianum sinuum frontalium
B' Septum transversum sinuum frontalium
C Canalis supraorbitalis
D Canalis lacrimalis
E Bulla lacrimalis
F Apertura maxillopalatina
G Canalis infraorbitalis
H Diverticulum nuchale
J Diverticulum cornuale
K Diverticulum postorbitale

(vide p. 45)

(lateral)

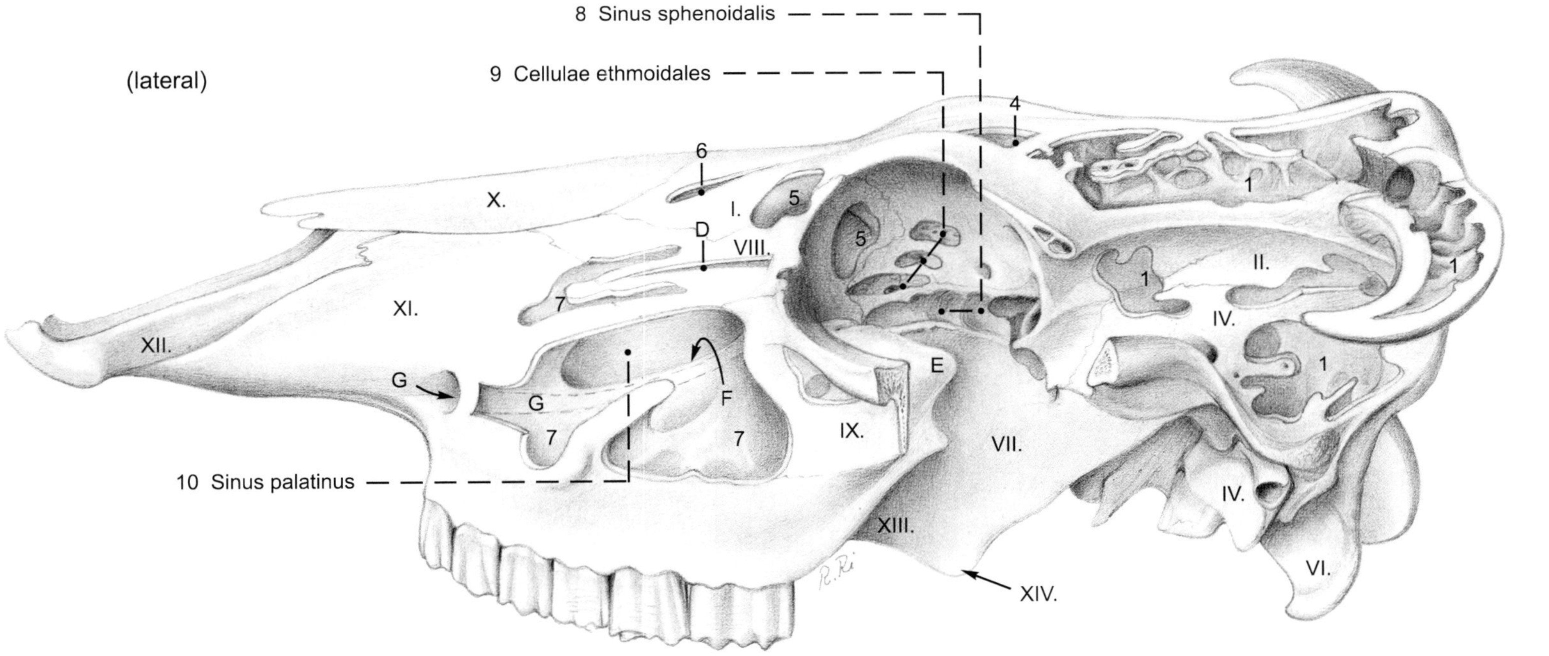

Die römischen Ziffern entsprechen den Ziffern der Kopfknochen der Seiten 31 und 33.

Zur Darstellung der oberflächlichen Venen und Nerven wird die Haut bis auf schmale Streifen in der Umgebung von Horn, Auge, Nase und Mundspalte entfernt. Dabei sind der **M. cutaneus faciei** (A) und der flächenhaft über das Stirngebiet ausgebreitete M. frontalis zu beachten. Die Mm. parotidoauricularis und zygomaticoauricularis werden bis auf die Ansatzstümpfe gekürzt. Der Dorsalteil der Gl. parotis wird im Verlaufe der Gefäß- und Nervendarstellung vorsichtig herausgelöst, wobei der große Ln. parotideus geschont wird, der ventral vom Kiefergelenk teilweise von der Gl. parotis bedeckt ist.

a) Die **OBERFLÄCHLICHEN VENEN** (s. a. Textabb. unten) münden in die V. jugularis externa, deren Hauptäste, die Vv. maxillaris und linguofacialis, die Lateralfläche der Gl. mandibularis kreuzen. Die **V. linguofacialis** (**16**) setzt sich in die V. facialis fort, nachdem sie die **V. lingualis** entlassen hat, die wie beim Hund die V. sublingualis abgibt. Die **V. facialis** (**8**) strebt am Ventralrand des M. masseter der Incisura vasorum facialium zu, wo sie, vom M. sternomandibularis bedeckt, mit der A. facialis, den Rr. buccolabialis ventralis und parotideus n. buccalis (V3) sowie dem Ductus parotideus auf die Lateralfläche der Mandibula gelangt. Hier entläßt sie zunächst die V. submentalis und *auf der Lateralfläche die oberflächliche und tiefe* **V. labialis inferior** (**28**). In etwa gleicher Höhe entspringt kaudal die **V. profunda faciei** (**27**), die medial des M. masseter ihrer Aufteilung in der Fossa pterygopalatina zustrebt. Vor Eintritt in die Orbita bildet sie kaudal des Tuber faciale den Plexus v. profundae faciei. Die **V. labialis superior** (**21**) geht dorsokaudal der Mundspalte aus der V. facialis hervor und verhält sich wie die entsprechende Vene am Unterkiefer. Nach Abgabe der **Vv. lateralis nasi** (**9**) und **dorsalis nasi** (**7**) geht die den Verlauf der V. facialis fortsetzende **V. angularis oculi** (**6**) *in die, dorsokaudal dem Orbitarand folgende,* ***V. frontalis*** *über.*

Die **V. maxillaris** (**15**) liegt kaudal des Unterkieferwinkels medial der Gl. parotis. Unmittelbar nach ihrem Ursprung entläßt sie die oberflächliche **V. auricularis caudalis** (**14**). Die V. occipitalis entspringt wie beim Hund aus der tiefliegenden V. jugularis interna. Unmittelbar vor ihrem Übertritt auf die Medialseite des Unterkieferastes gibt die V. maxillaris rostral die **V. masseterica ventralis** (**34**) in den M. masseter und dorsal die **V. temporalis superficialis** (**31**) ab, aus der die rostralziehende **V. transversa faciei** (**30**) und die kaudalstrebenden **Vv. auricularis rostralis** (**18**) und **cornualis** (**17**) entspringen. Die V. temporalis superficialis geht in der Schläfengrube in die **V. ophthalmica externa dorsalis** (**19**) über.

b) Der **N. FACIALIS** gibt beim Verlassen des Foramen stylomastoideum den **N. auricularis caudalis** und den **R. auricularis internus** ab, der, anders als bei Hund und Pferd, *keine Hautäste an die Ohrmuschelbasis und Ohrmuschelinnenfläche abgibt.* Diese werden ausschließlich vom R. auricularis internus n. vagi versorgt. Dorsal entläßt er den **N. auriculopalpebralis** (**29**), der sich in die Rr. auriculares rostrales und den R. zygomaticus teilt. Der letztgenannte zieht über den Jochbogen zu den Augenlidern und endet mit den Rr. palpebrales. In der Gl. parotis teilt sich der N. facialis in den R. buccolabialis ventralis und —dorsalis. Der **R. buccolabialis dorsalis** (**32**) tritt am Ventralende des Ln. parotideus unter der Speicheldrüse hervor, wo er einen sensiblen Verbindungsast des N. auriculotemporalis (V3) aufnimmt und auf seinem Wege zur Oberlippe die Gesichtsmuskeln und die Haut innerviert. Im Bereich des Tuber faciale bildet er eine Schlinge um die A. und V. facialis. Der schwächere **R. buccolabialis ventralis** (**33**) folgt dem ventralen Rand des M. masseter zur Incisura vasorum facialium und verläuft sodann entlang dem Ventralrand der Mm. buccinator und depressor labii inferioris zur Unterlippe. *Ein R. colli fehlt dem Rind.*

c) Die **FAZIALISMUSKELN** unterteilen sich in die Lippen- und Wangenmuskeln, die Muskeln der Augenlider und der Nase sowie die Ohrmuschelmuskeln. Der **M. levator nasolabialis** (**5**) ist ein breiter, dünner Muskel, der am Os frontale entspringt. Zwischen seiner oberflächlichen und tiefen Portion treten der **M. levator labii superioris** (**22**) und der **M. caninus** (**23**) hindurch. Diese beiden Muskeln und der **M. depressor labii superioris** (**24**) entspringen dicht nebeneinander am Tuber faciale. Der M. levator labii superioris bedeckt den ventralen Bereich des Foramen infraorbitale. Der **M. depressor labii inferioris** (**25**) entspringt unter dem M. masseter am kaudoalveolaren Rand der Mandibula. Der **M. zygomaticus** (**11**) kommt von der Fascia masseterica rostroventral der Orbita und zieht schräg über die Mm. masseter und buccinator zum **M. orbicularis oris** (**10**) in den Oberlippenbereich. Der **M. buccinator** (**26**) bildet die muskuläre Grundlage der Wange. Die **Pars molaris** ist von den Mm. masseter und depressor labii inferioris bedeckt. Die **Pars buccalis** ist dünn und verläuft vorwiegend vertikal.

Die Muskeln der Augenlider sind der **M. orbicularis oculi** (**4**) und der **M. malaris** (**20**). *Die Funktion des fehlenden M. retractor anguli oculi lateralis übernimmt der nur beim Rind vorkommende* ***M. frontalis*** *(1).* Von den Ohrmuschelmuskeln erstreckt sich der auf der Gl. parotis gelegene **M. parotidoauricularis** (**13**) von der Fascia parotidea zur Incisura intertragica. Der **M. zygomaticoauricularis** (**12**) beginnt am Arcus zygomaticus und endet ebenfalls an der Incisura intertragica der Ohrmuschel. Die breite Muskelplatte des **M. cervicoscutularis** (**2**) entspringt vom Lig. nuchae, vom Os parietale und kaudal der Protuberantia intercornualis. *Der kurze* **M. interscutularis** (**3**) *kommt vom Processus cornualis sowie von der Linea temporalis und hat keine Verbindung zum Muskel der anderen Kopfhälfte.*

Arteriae et Venae capitis

Legenda:

1 A. carotis communis
2 A. carotis externa
3 A. occipitalis
4 Tr. et V. linguofacialis
5 A. et V. lingualis
6 A. et V. submentalis
7 A. et V. sublingualis
8 A. et V. facialis
9 A. et V. labialis inferior supf. et prof.
10 A. labialis superior et V. labialis superior supf. et prof.
11 A. lateralis nasi rostr. et V. lateralis nasi
12 A. et V. dorsalis nasi
13 R. et V. angularis oculi
14 R. massetericus et V. masseterica ventralis
15 A. et V. auricularis caudalis
16 A. et V. temporalis supf.
17 A. et V. auricularis rostralis
18 A. et V. transversa faciei
19 A. et V. cornualis
19' A. palpebralis inf. et sup.
20 A. et V. maxillaris
21 A. et V. alveolaris inferior
22 A. et V. mentalis
23 A. ophthalmica externa et V. ophthalmica externa dors.
24 A. et V. supraorbitalis
25 A. et V. malaris
26 A. angularis oculi
27 A. et V. infraorbitalis
28 V. jugularis externa
29 V. buccalis
30 V. profunda faciei
31 V. frontalis [supratrochlearis]

a Plexus pterygoideus
b Plexus v. profundae faciei
c Plexus ophthalmicus

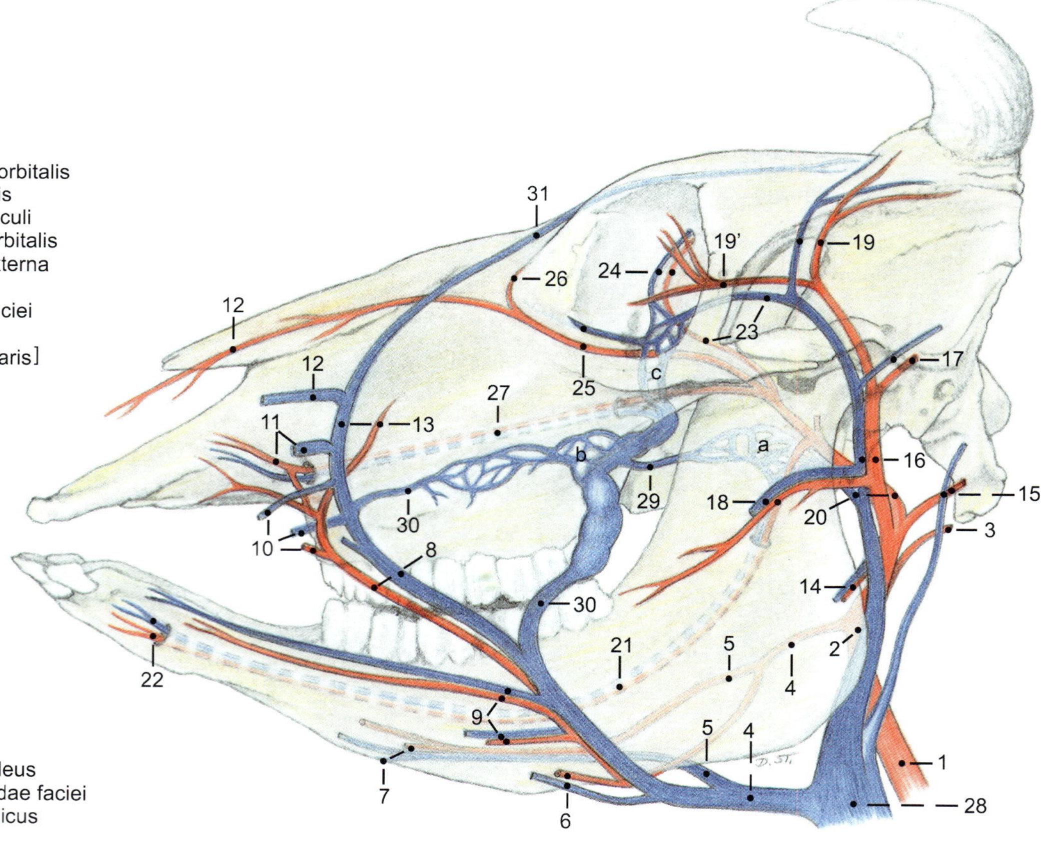

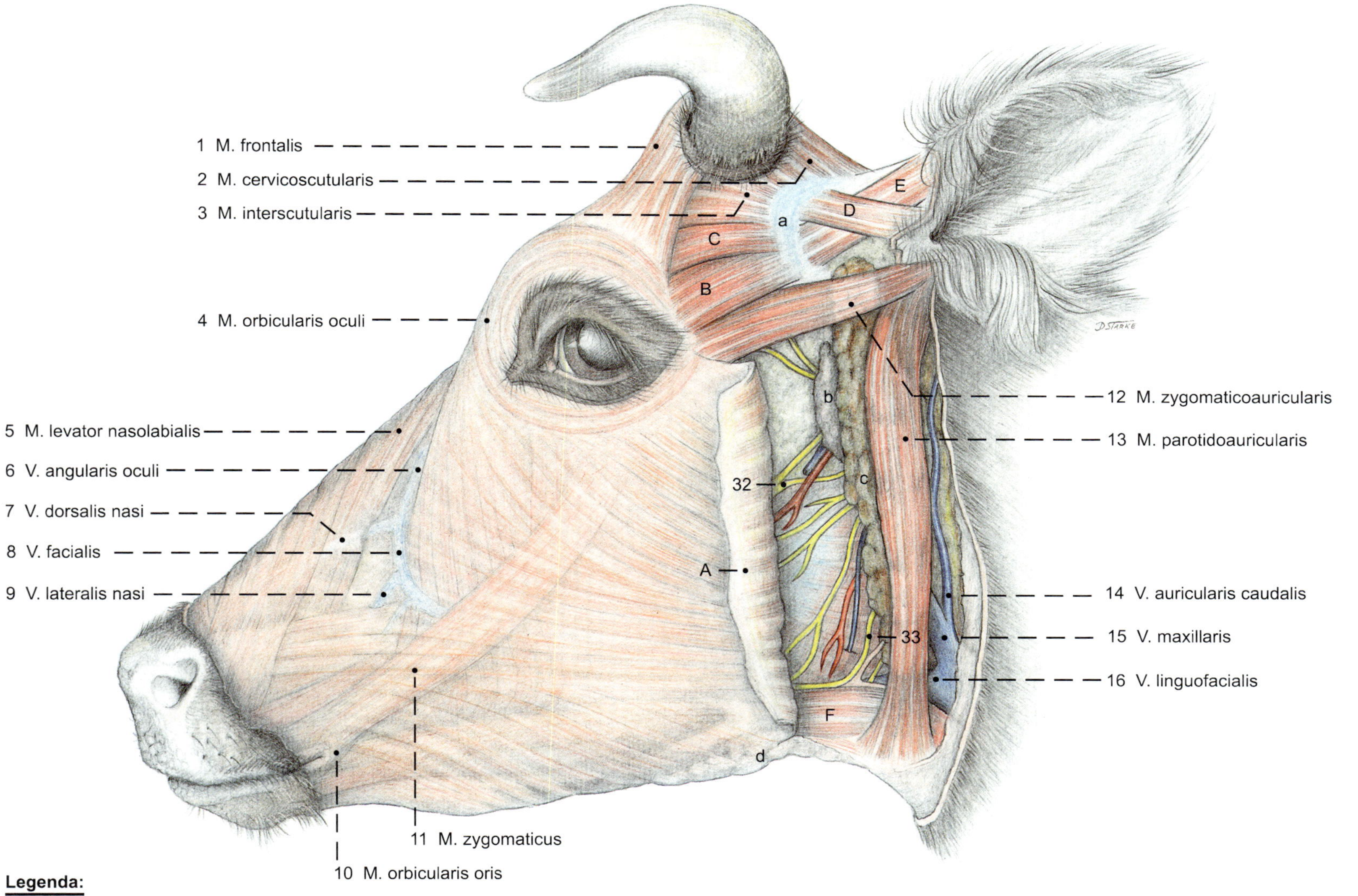

Legenda:

A M. cutaneus faciei
B M. zygomaticoscutularis
C M. frontoscutularis
D M. scutuloauricularis supf. dors.
E M. scutoloauricularis supf. acc.
F M. sternomandibularis

a Scutulum
b Ln. parotideus
c Gl. parotidea
d Gl. mandibularis

e Mandibula
f A. facialis
g R. communicans cum n. faciali (V3)

h R. parotideus n. buccalis
j Ductus parotideus
k V. jugularis externa

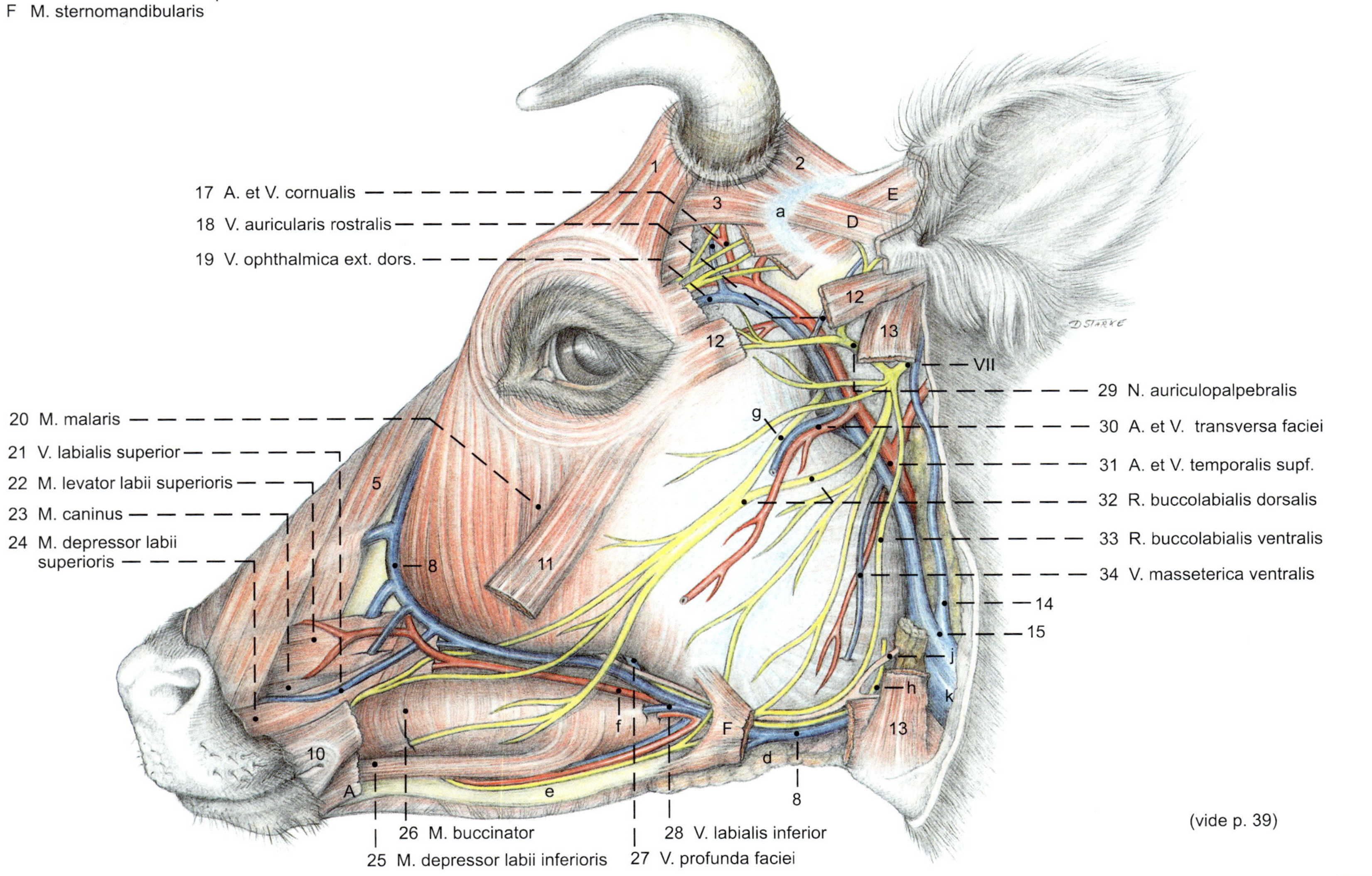

(vide p. 39)

5. N. TRIGEMINUS (V3 UND V2), KAUMUSKELN, SPEICHELDRÜSEN UND LYMPHSYTEM

Zur Präparation der Mm. temporalis und masseter werden die bedeckenden Fazialismuskeln und die oberflächlichen Gefäße und Nerven entfernt. Danach wird der M. masseter schichtweise abgetragen. Dabei sind seine sehnigen Einlagerungen, sein nahezu horizontaler und schräger Verlauf sowie seine Innervation durch den N. massetericus rostral der Incisura mandibulae zu beachten. Medial des M. masseter liegt der **Plexus v. profundae faciei** (2). Zur Entfernung des Arcus zygomaticus werden 3 Sägeschnitte angebracht. I. rostral am Kiefergelenk, II. durch das Jochbein rostral seines Proc. frontalis resp. Proc. temporalis und III. durch den Proc. zygomaticus des Os frontale. Im Verlauf der Exartikulation des Kiefergelenks wird der M. temporalis von seiner Insertion am Proc. coronoideus mandibulae gelöst, wobei seine Innervation durch die Nn. temporales profundi sichtbar wird. Der Unterkiefer wird rostral des 1. Backenzahnes durchsägt. Alle an der Medialfläche der Mandibula ansetzenden Strukturen werden durchtrennt und bei Lateralverlagerung der Mandibula wird diese im Kiefergelenk exartikuliert. Dabei ist der faserknorpelige **Discus articularis** zu beachten.

a) Der **N. TRIGEMINUS** weist prinzipiell keine Abweichungen von den Verhältnissen bei Hund und Pferd auf.

I. Der **N. mandibularis** (V3) versorgt sensibel die Zähne, die Mundschleimhaut, die Haut, Teile des äußeren Ohres und die Gl. parotis sowie die Zunge. Im Gegensatz zu den anderen beiden Hauptästen (V1 und V2) des N. trigeminus besitzt der N. mandibularis auch motorische Qualitäten, die in den folgenden Nerven verlaufen: Der **N. masticatorius** (20) teilt sich in die **Nn. temporales profundi** (18) und den **N. massetericus** (19), die die entsprechenden Muskeln innervieren. Gleichbenannte Nerven ziehen auch zu den Mm. pterygoidei, tensor tympani und tensor veli palatini. Vom N. alveolaris inferior wird vor seinem Eintritt in das Foramen mandibulae der **N. mylohyoideus** (29) für den gleichnamigen Muskel und für den rostralen Bauch des M. digastricus entlassen. Folgende Äste des N. mandibularis haben keine motorischen Qualitäten: *Der reich verzweigte* **N. buccalis** (4) führt sensible Fasern und erhält vom N. glossopharyngeus (IX) parasympathische Anteile über das *große ovale* Ganglion oticum zur Mundschleimhaut und zu den Backendrüsen. *Sein, nur beim Rind vorkommender,* **R. parotideus** (16) *zieht, den Ductus parotideus begleitend, rückläufig durch die Incisura vasorum facialium zur Gl. parotis.* Der **N. auriculotemporalis** (26) verläuft kaudal zum Ohr, zur Haut der Schläfengegend sowie zur Gl. parotis und innerviert diese sensibel und parasympathisch (von IX über das Ggl. oticum). Über **Rr. communicantes cum n. faciali** (1) gibt er rostral *an den R. buccolabialis dorsalis* (von VII) sensible Fasern ab. Der **N. lingualis** (30) versorgt die Schleimhaut des Mundhöhlenbodens und die Zunge sensibel. Von der **Chorda tympani** (von VII —27) erhält er sensorische Fasern für die rostralen zwei Drittel der Zunge und parasympathische Fasern für die Gll. sublinguales und die Gl. mandibularis. Sein **N. sublingualis** (33) verläuft, wie beim Hund aber nicht wie beim Pferd, auf der Lateralfläche der Unterzungendrüsen zum Mundhöhlenboden. Der sensible **N. alveolaris inferior** (28) tritt durch das Foramen mandibulae in den Canalis mandibulae ein. Er versorgt die Unterkieferzähne und nach Verlassen des Foramen mentale als **N. mentalis** (5) die Haut und Schleimhaut der Unterlippe und das Kinn.

II. Der **N. maxillaris** (V2 —21) ist sensibel und erhält parasympathische Qualitäten vom N. facialis (VII) über das Ggl. pterygopalatinum. Er entläßt die Nn. zygomaticus und pterygopalatinus mit Nn. palatinus minor, palatinus major und nasalis caudalis. Seine rostrale Fortsetzung ist der **N. infraorbitalis** (6), der durch das Foramen maxillare in den Canalis infraorbitalis eintritt und die Oberkieferzähne versorgt. Nach seinem Austritt aus dem Foramen infraorbitale teilt er sich in mehrere Äste zur Haut des Nasenrückens, der Oberlippe, des Flotzmauls und der Nasenlöcher sowie zur Schleimhaut des Vestibulum nasi. (N. ophthalmicus —V1 s. S. 40)

b) Die **KAUMUSKELN UND DIE OBERFLÄCHLICHEN KEHLGANGSMUSKELN** werden vom N. mandibularis (V3) innerviert. Der kaudale Bauch des M. digastricus wird vom N. facialis (VII) versorgt. Von den **äußeren Kaumuskeln** ist der **M. masseter** (13) wie beim Pferd kräftiger ausgebildet als der **M. temporalis** (17) und weist, von einem glänzenden Sehnenspiegel bedeckt, eine oberflächliche und eine tiefe Portion mit fast horizontalem resp. kaudoventralem Faserverlauf auf. Die **inneren Kaumuskeln**, die **Mm. pterygoideus lateralis** (22) und **—medialis** (22), sind weniger deutlich voneinander getrennt als beim Pferd. Von den **oberflächlichen Kehlgangsmuskeln** ist der **M. mylohyoideus** (25) deutlich in einen rostralen kaudomedial verlaufenden und in einen kaudalen transversal verlaufenden Abschnitt unterteilt. Der **M. digastricus** (31) läßt seine Zweibäuchigkeit nur undeutlich erkennen. Er durchbohrt nicht den M. stylohyoideus wie beim Pferd. *Die beiderseitigen Muskeln sind in Höhe des Proc. lingualis des Zungenbeins fleischig miteinander verbunden.* Der M. (Pars) occipitomandibularis fehlt beim Rind.

c) Zu den **SPEICHELDRÜSEN** gehören die Gll. parotis, mandibularis, sublingualis monostomatica und —polystomatica sowie die Gll. buccales.

Die **großen Speicheldrüsen:**

I. Die **Gl. parotis** (14) ist wesentlich kleiner als beim Pferd. Mit ihrem breiten Dorsalabschnitt bedeckt sie teilweise den M. masseter und ihren gleichnamigen Lymphknoten. Mit ihrem schmalen Ventralabschnitt liegt sie dem Kaudalrand des M. masseter an und bedeckt dabei teilweise die Gl. mandibularis. Ihr **Ductus parotideus** (15) verläuft im Kehlgang über die Incisura vasorum facialium zum Rostralrand des M. masseter und mündet in Höhe von M2 in das Vestibulum oris.

II. Die **Gl. mandibularis** (9) ist wesentlich größer als beim Pferd und reicht vom Atlasflügel bis zum Basihyoideum. *Mit ihrem knollig verdickten Ende erreicht sie im Kehlgang beinahe die Drüse der anderen Seite.* Medial liegen ihr der Ln. retropharyngeus lateralis, die A. carotis com., der N. vagus und der Tr. sympathicus sowie der Schlund- und Kehlkopf an. Der **Ductus mandibularis** (32) zieht über die undeutliche Zwischensehne des M. digastricus zur Medialfläche des M. mylohyoideus und mündet an der Caruncula sublingualis im präfrenulären Mundhöhlenboden.

III. Die **Gl. sublingualis monostomatica** (24) ist etwa 10 cm lang. Ihr **Ductus sublingualis major** verläuft neben dem Ductus mandibularis und mündet entweder getrennt oder gemeinsam mit diesem an der Caruncula sublingualis.

IV. Die **Gl. sublingualis polystomatica** (23) liegt dorsal von der vorigen und besteht aus Gruppen zusammenhängender Drüsenläppchen, die sich vom Kinnwinkel bis zum Arcus palatoglossus erstrecken. Die zahlreichen geschlängelten Ausführungsgänge münden, durch eine Reihe verhornter Papillen gekennzeichnet, unter der Zunge.

Die **kleinen Speicheldrüsen:**

Die **Gll. buccales** sind beim Rind am stärksten entwickelt und zwischen Backenschleimhaut und Muskulatur eingebettet.

Die **Gll. buccales dorsales** (3) liegen am Oberkiefer, reichen vom Mundwinkel bis zum Tuber faciale und werden kaudal vom M. masseter bedeckt. Die **Gll. buccales ventrales** (8) liegen am Unterkiefer, reichen vom Mundwinkel bis zum Rostralrand des M. masseter und sind durch die an ihrem oberen Rand verlaufende V. labialis inferior von den **Gll. buccales intermediae** (7) getrennt, die zwischen die beiden Teile des M. buccinator eingelagert sind.

d) Die **Lymphknoten** *bilden einzelne große Knoten* und sind nicht wie beim Pferd zu Gruppen kleiner Knoten zusammengelagert. *In der Fleischuntersuchung regelmäßig anzuschneiden sind:* Der **Ln. parotideus** (12), der ventral des Kiefergelenks zwischen Rostralrand der Gl. parotis und M. masseter liegt – beim lebenden Tier palpierbar. Der **Ln. mandibularis** (10) befindet sich ventral der Mandibula in der Mitte zwischen dem Rostralrand des M. masseter und dem Unterkieferwinkel in engem Kontakt zur V. facialis. Er wird lateral von den Mm. sternomandibularis und cutaneus faciei bedeckt und grenzt medial an die Gl. mandibularis. Er ist palpierbar, darf aber nicht mit dem kolbigen unteren Ende der gleichnamigen Drüse verwechselt werden.

Der **Ln. retropharyngeus medialis** ist im Fettgewebe zwischen M. longus capitis und der kaudodorsalen Kontur des Pharynx eingebettet. Lateral liegen ihm das Ggl. cervicale craniale und die Gehirnnerven IX bis XII an. Es können zusätzlich ein **Ln. pterygoideus** und die **Lnn. hyoideus rostralis** und **—caudalis** ausgebildet sein.

Der Lymphabfluß des Kopfes erfolgt über den **Ln. retropharyngeus lateralis** (11) in den Truncus jugularis. Der Lymphknoten liegt in der Fossa retromandibularis nahe dem Atlasflügel und wird von der Gl. mandibularis verdeckt.

N. mandibularis (V3), N. maxillaris (V2) et Glandulae salivariae

Legenda:

a Mandibula
b M. levator labii superioris
c M. caninus
d M. depressor labii superioris
e M. buccinator
f V. facialis
g V. labialis inferior
h M. sternomandibularis

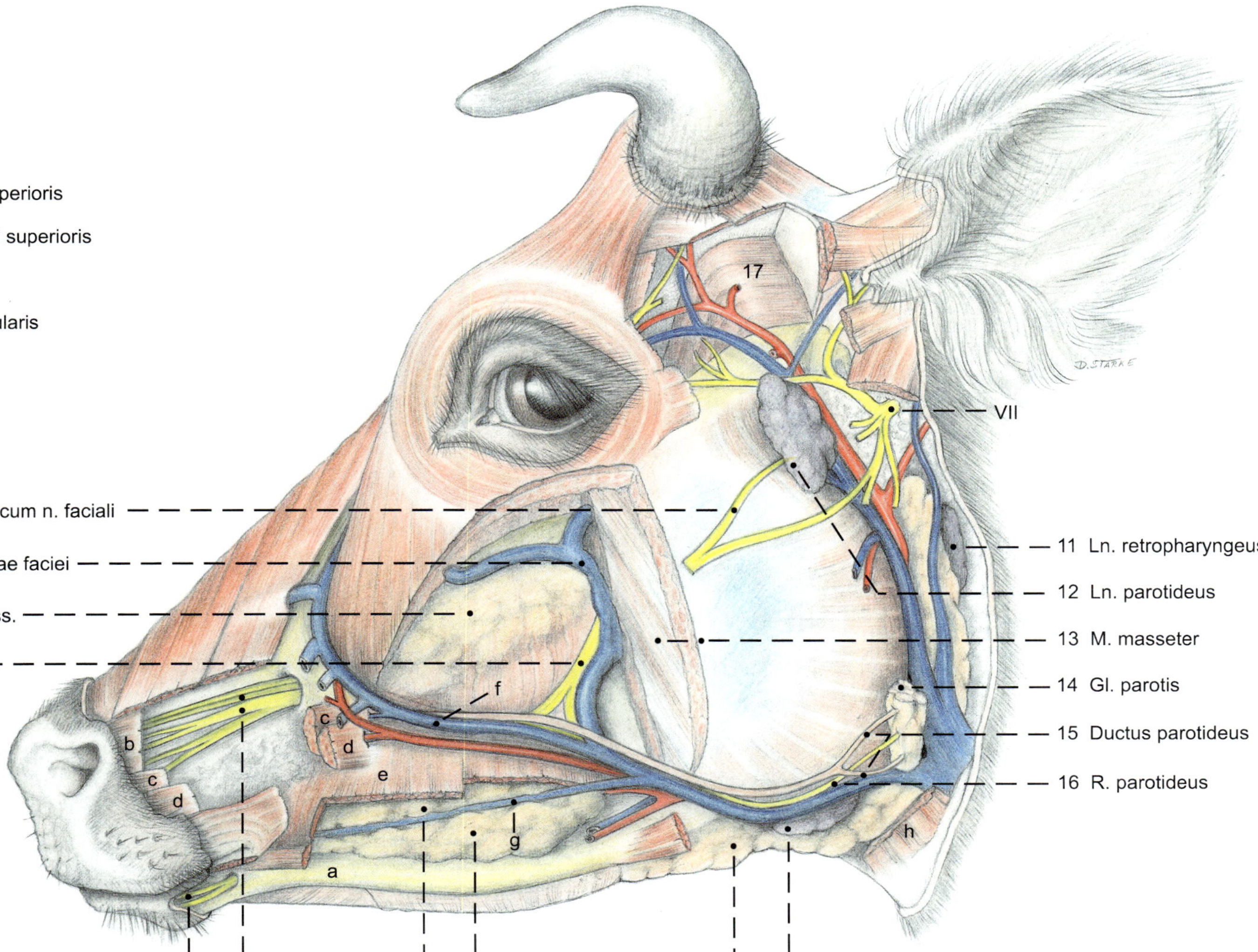

(vide p. 37, 47, 49)

Legenda:

j Truncus linguofacialis
k Discus articularis
l A. maxillaris
m A. temporalis superficialis
n V. linguofacialis
o V. maxillaris
p V. jugularis externa

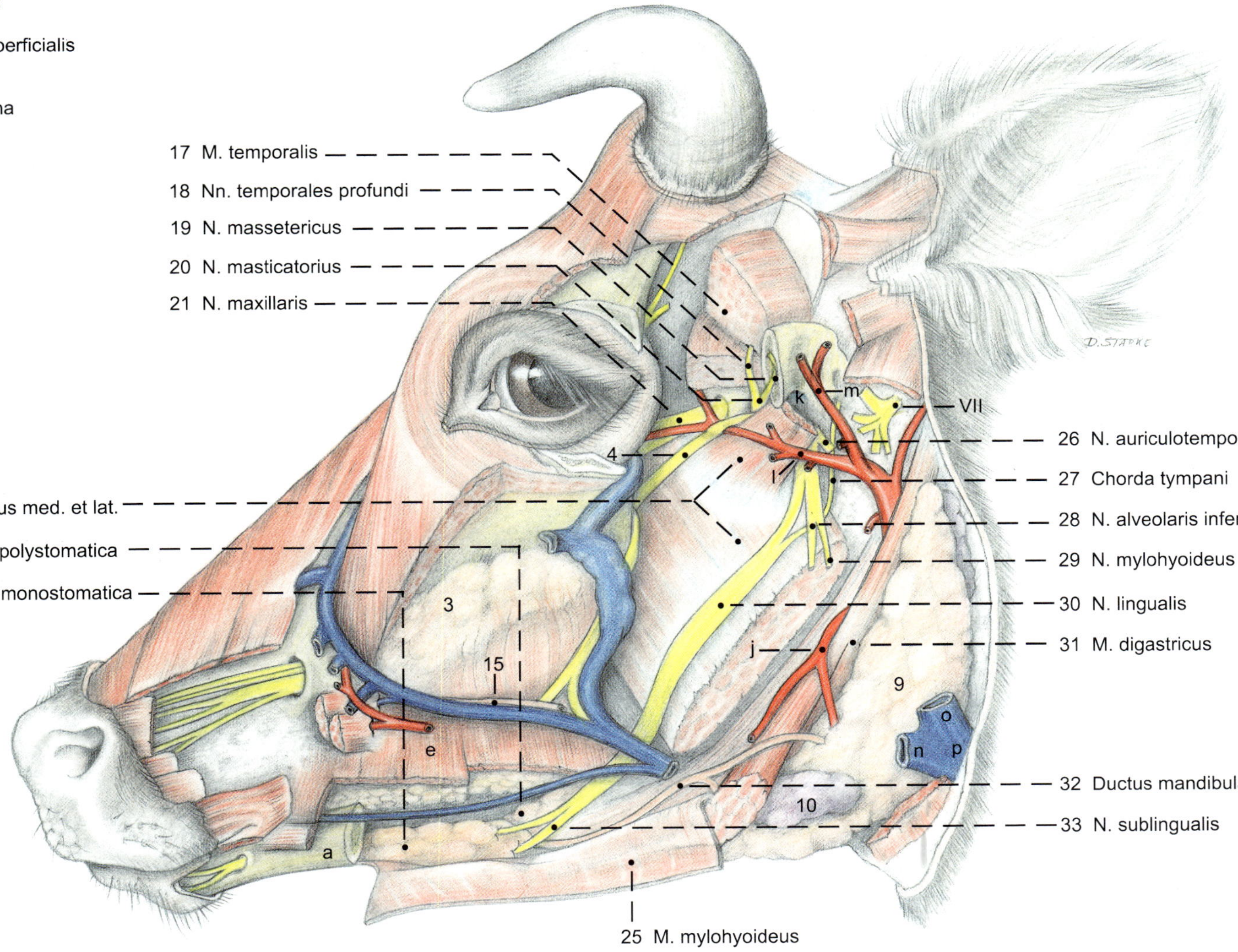

6. HILFSEINRICHTUNGEN DES AUGES

Zu den **HILFSEINRICHTUNGEN DES AUGES** gehören die Augenlider und die Bindehaut sowie der Tränenapparat und die Augenmuskeln mit ihren Nerven und Faszien. Sie sind in der Reihenfolge ihrer Auffindbarkeit beschrieben (s. a. Textabb. u. S. 43).

I. Das **obere** und **untere Augenlid** (**Palpebra superior —A** und **—inferior —B**) bestehen aus der behaarten äußeren Haut, der dazwischenliegenden fibromuskulären Schicht und der inneren Lidbindehaut.

Die **Wimpern** (**Cilia —D**) *sind beim Rind auch am unteren Augenlid ausgebildet, aber spärlicher und kürzer als am oberen Augenlid.* Das Bindegewebe der mittleren Schicht ist am knöchernen Orbitarand befestigt und ist zur freien Lidkante hin zur **Lidplatte** (**Tarsus**) verdickt, die die **Tarsaldrüsen** (**Gll. tarsales**) enthält. Auf der oberen und unteren Lidplatte inseriert ein M. tarsalis superior resp. —inferior. Diese glatten Muskeln werden durch den Sympathicus innerviert und ziehen die Augenlider zur weiten Öffnung der Lidspalte zurück.

Der eingelagerte **M. orbicularis oculi** (C) und die einstrahlenden M. levator palpebrae superioris *und M. frontalis* sind quergestreift. Die **Lidbindehaut** (**Tunica conjunctiva palpebrarum—10**) geht am **Fornix conjunctivae** (**11**) in die **Augenbindehaut** (**Tunica conjunctiva bulbi —12**) über, die am **Limbus corneae** endet.

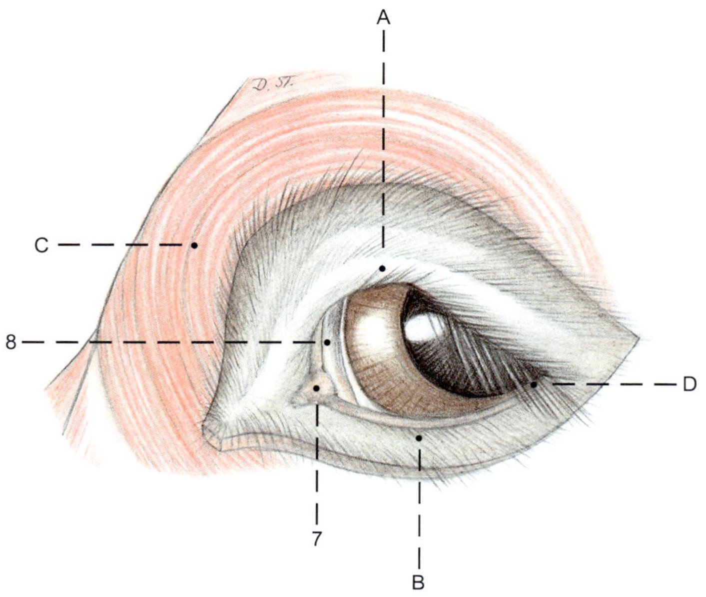

Das **dritte Augenlid s. Nickhaut** (**Palpebra tertia —8**) liegt im medialen Augenwinkel und ist von Bindehaut überzogen. Zentral wird es durch einen T-förmigen **Knorpel** (**Cartilago palpebrae tertiae**) gestützt. Der Stiel des Knorpels wird von der **Tränendrüse des dritten Augenlids** (**Gl. palpebrae tertiae superficialis**) umfaßt. Sie ist größer als beim Pferd und erstreckt sich bis in das umgebende Fettgewebe medial des Augapfels. *Zusätzlich kommt am unteren Ende des Knorpelstiels eine schwach ausgebildete* **Gl. palpebrae tertiae profunda** *vor.*

II. Zum **Tränenapparat** (**Apparatus lacrimalis**) gehören die genannten Tränendrüsen (Nickhautdrüsen), die eigentliche Tränendrüse und der Tränennasengang.

Die **Tränendrüse** (**Gl. lacrimalis —9**) liegt im dorsotemporalen Quadranten der Orbita unter dem Processus zygomaticus ossis frontalis dem Bulbus oculi an. *Sie besteht aus einem breiten dorsalen und aus einem länglichen dünnen temporalen Abschnitt.* Die Ausführungsgänge der Drüse münden im Fornixbereich in den temporalen oberen Lidbindehautsack. Die Tränenflüssigkeit sammelt sich im medialen Augenwinkel im **Tränensee** (**Lacus lacrimalis**), der die *behaarte* **Tränenkarunkel** (**Caruncula lacrimalis —7**) umgibt. Durch die **Tränenpunkte** (**Puncta lacrimale superius —5** und **—inferius —6**) fließt die Tränenflüssigkeit über die **Canaliculi lacrimales** (**4**) in den **Saccus lacrimalis** (**3**) und schließlich durch den **Tränennasengang** (**Ductus nasolacrimalis —2**) zum weiten, aber nicht leicht auffindbaren, **Ostium nasolacrimale** (**1**) an der medioventralen Seite der Plica alaris des Nasenvorhofs.

III. Die **Augenmuskeln** (**Musculi bulbi**) sind zunächst von der derbfibrösen **Periorbita** umgeben, die im knöchernen Teil der Orbita den **Rollknorpel** (**Trochlea —19**) enthält und kaudolateral allein die Wand der Orbita bildet. Lateral strahlen elastische Fasern von ihr zur knöchernen Crista pterygoidea ab. Innerhalb der Periorbita finden sich die Augenhöhlenfaszien (Fasciae orbitales), die die Augenmuskelpyramide umschließen (Fasciae musculares). Von den tiefen Faszienblättern erstreckt sich eine Bindegewebsschicht (Vagina bulbi) über die Scleraoberfläche als Gleithülle um den Augapfel.

Von den Nerven der Augenmuskelpyramide (s. S. 53) teilt sich der **N. ophthalmicus** (**V1**) noch innerhalb des *Foramen orbitorotundum* in die folgenden drei Nerven.

1. Der gewöhnlich *doppelte* **N. lacrimalis** zieht mit den gleichnamigen Gefäßen zunächst über den lateralen geraden Augenmuskel und gibt Äste zur Gl. lacrimalis und zum oberen Augenlid ab. *Danach vereinigen sich beide Nn. lacrimales und entlassen den kräftigen* **R. zygomaticotemporalis**, der die Periorbita durchdringt und unter dem Processus zygomaticus ossis frontalis kaudal zur Schläfengrube und zum unteren Rand der Linea temporalis läuft. Als **R. cornualis** *versorgt er die Haut des Hornzapfens.* 2. Der **N. frontalis** *entläßt noch in der Augenhöhle durch ein kleines Foramen in deren medialer Wand einen Nervenast zur Schleimhaut der Sinus frontales.* Danach zieht der N. frontalis, anders als beim Pferd, über den dorsalen Rand der Orbita und wird zum **N. supraorbitalis** für die Haut der Frontalregion. 3. Der **N. nasociliaris** entläßt die **Nn. ciliares longi**, die die Sclera durchbohren und die mittlere Augenhaut sowie die Hornhaut sensibel innervieren, den **N. ethmoidalis** mit seinen sensiblen und autonomen Fasern zum Nasengrund und den **N. infratrochlearis**. Dieser verläßt die Orbita mediodorsal, um in der Haut des medialen Augenwinkels und am Nasenrücken zu enden.

Der **N. oculomotorius** (**III**) innerviert, wie bei Hund und Pferd, fast alle Augenmuskeln. Es sind die **Mm. rectus dorsalis** (**16**), **—medialis** (**14**) und **—ventralis** (**17**), der **M. obliquus ventralis** (**20**), der **M. levator palpebrae superioris** (**13**) sowie der **M. retractor bulbi** (**21**) (ohne seinen lateralen Anteil).

Der **N. trochlearis** (**IV**) versorgt nur den **M. obliquus dorsalis** (**18**).

Der **N. abducens** (**VI**) innerviert den **M. rectus lateralis** (**15**) und den **lateralen Anteil des M. retractor bulbi** (**21**).

Die Augenmuskeln entspringen, wie bei Hund und Pferd, in der Umgebung des Canalis opticus. Nur der ventrale schiefe Augenmuskel entspringt an der medialen Wand der Orbita oberhalb der Bulla lacrimalis. Mit Ausnahme des M. levator palpebrae superioris enden alle Augenmuskeln rostral am Bulbus oculi.

Apparatus lacrimalis

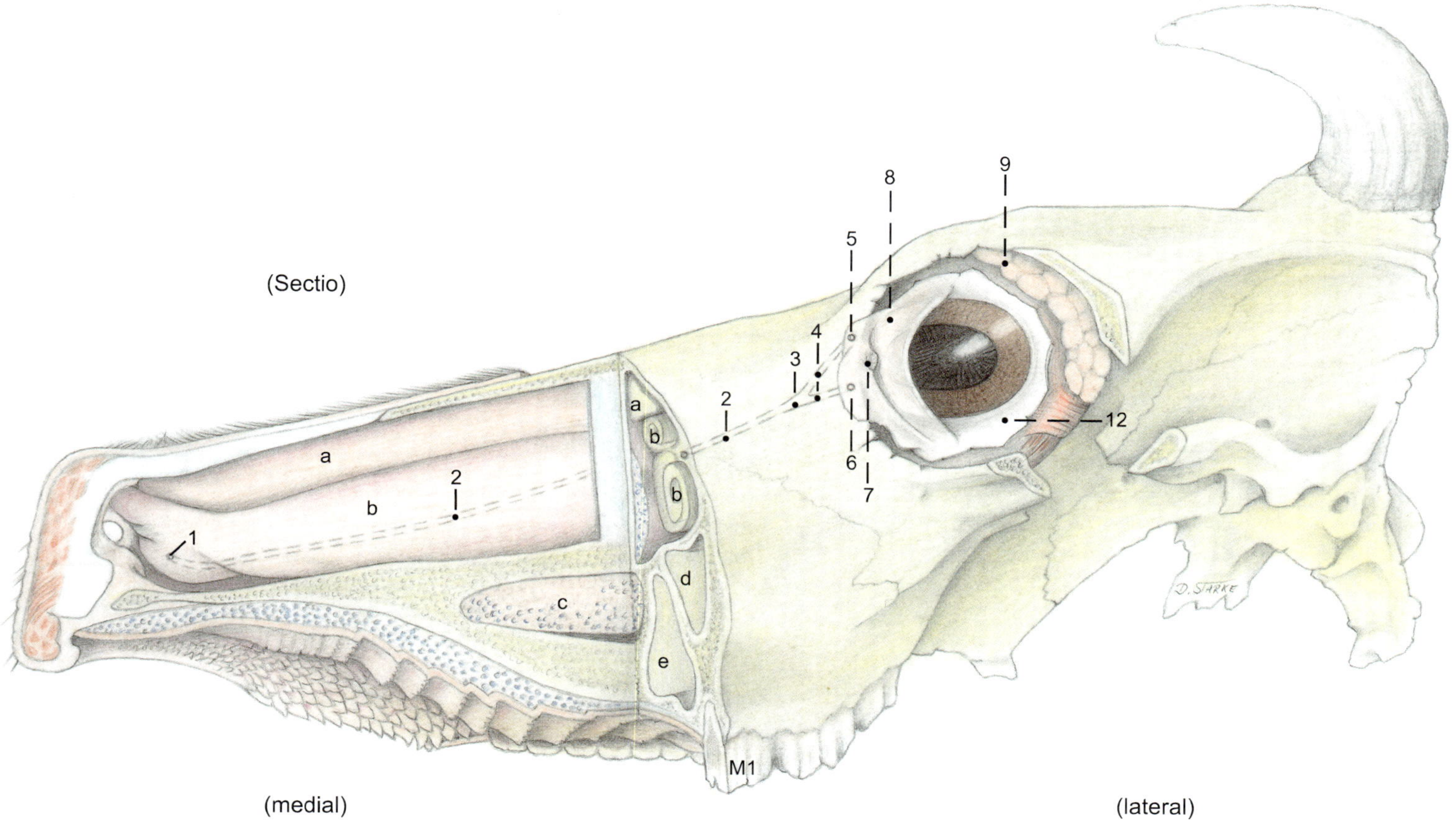

(vide p. 45, 47)

Legenda:

1 Ostium nasolacrimale
2 Ductus nasolacrimalis
3 Saccus lacrimalis
4 Canaliculi lacrimales
5 Punctum lacrimale superius
6 Punctum lacrimale inferius
7 Caruncula lacrimalis
8 Palpebra tertia
9 Gl. lacrimalis

Legenda:

a Concha nasalis dors.
b Concha nasalis ventr.
c Plexus venosus
d Sinus maxillaris
e Sinus palatinus

Musculi bulbi (Oculus sinister)

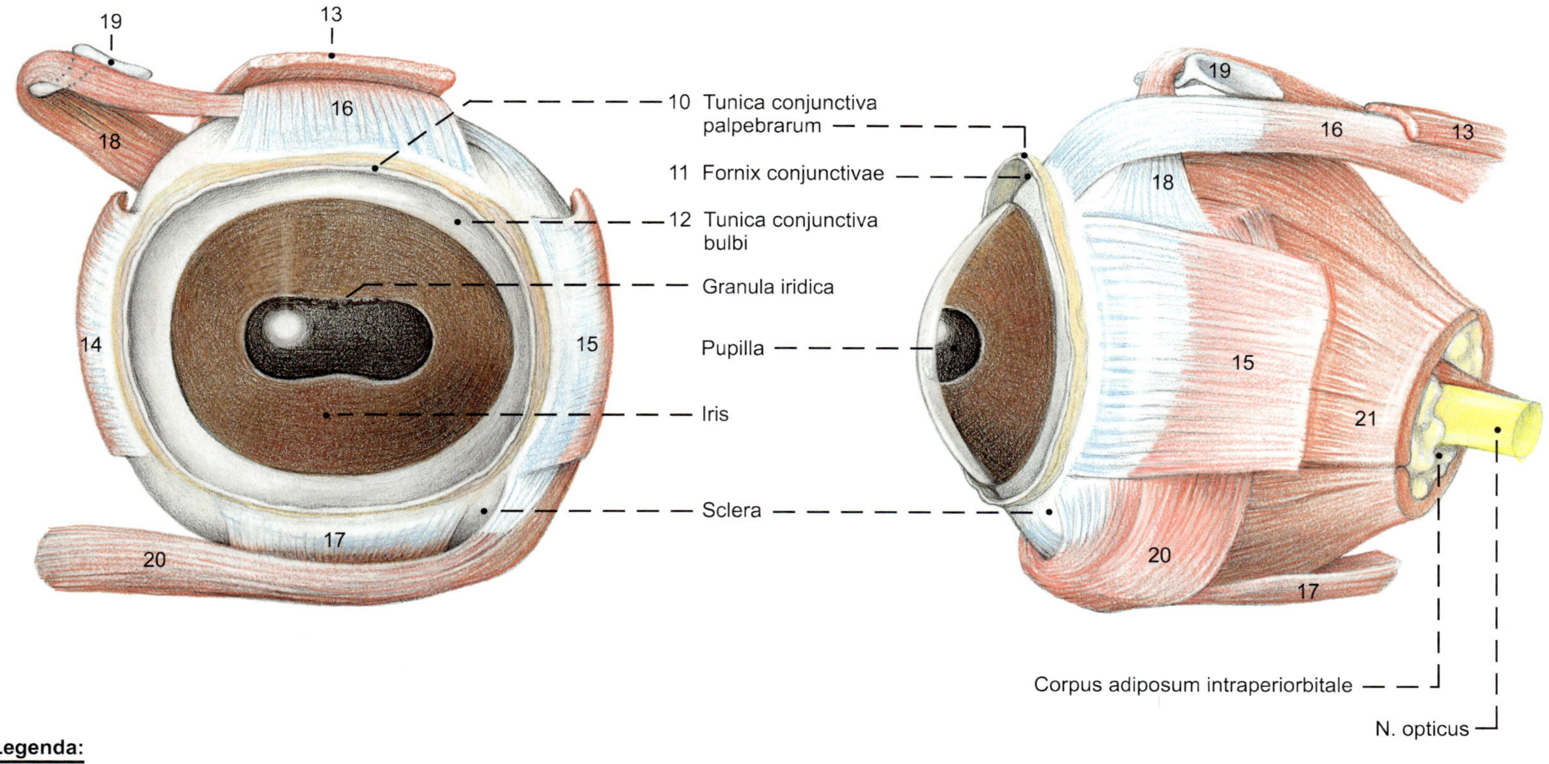

Legenda:

13 M. levator palpebrae superioris
14 M. rectus medialis
15 M. rectus lateralis
16 M. rectus dorsalis
17 M. rectus ventralis
18 M. obliquus dorsalis
19 Trochlea
20 M. obliquus ventralis
21 M. retractor bulbi

7. DER AUGAPFEL (BULBUS OCULI)

Der *Augapfel* des Rindes ist entgegen seinem äußeren Erscheinungsbild *kleiner* als der des Pferdes und an den Polen *nicht* so *deutlich abgeplattet*. Zur Orientierung am Bulbus werden die Cornea und der N. opticus herangezogen. Die Cornea liegt am vorderen Augenpol, der N. opticus unterhalb und temporal neben dem hinteren Augenpol. Die Pupille hat, wie die der anderen Ungulaten, eine quer-ovale Form. Bei der Dilatation wird sie jedoch zunehmend rundlich. Am oberen und unteren Pupillenrand kommen die vaskularisierten mit pigmentiertem Epithel der schwarzen Irishinterseite bedeckten **Traubenkörner (Granula iridica**, s. S. 41) vor, die am unteren Pupillenrand wesentlich kleiner sind. Am Augapfel, der meridional eröffnet ist, können die äußere Augenhaut (Tunica externa s. fibrosa bulbi), die mittlere Augenhaut (Tunica vasculosa bulbi) und die innere Augenhaut (Tunica interna bulbi s. Retina s. Netzhaut) studiert werden.

I. Die **äußere Augenhaut (Tunica fibrosa bulbi)** besteht aus der weißen **Lederhaut (Sclera —1)**, die den größeren hinteren Teil des Augapfels umgibt und der vorderen durchsichtigen **Hornhaut (Cornea —3)**. Die Cornea ist eiförmig mit stumpfem nasalen und spitzem temporalen Pol. Cornea und Sclera treffen am **Limbus corneae (2)** aufeinander.

II. Die **mittlere Augenhaut (Tunica vasculosa bulbi)** besteht aus der Chorioidea, dem Corpus ciliare und der Iris.

Die **Aderhaut (Chorioidea —15)** ist stark vaskularisiert und pigmentiert. In ihrem hinteren Teil befindet sich direkt über dem Discus n. optici das blaugrün reflektierende halbkreisförmige **Tapetum lucidum (16)** mit horizontaler Basis und fibröser Struktur.

Der **Strahlenkörper (Corpus ciliare)** setzt die Chorioidea nach vorn fort und enthält den schwachen **M. ciliaris (J)**. An der Basis bildet der Ziliarkörper den **Ziliarring (Orbiculus ciliaris —11)**, der aus einer Zone kleinster **Ziliarfalten (Plicae ciliares —11)** besteht. *Der Ring ist nasal und ventral schmaler* als in den übrigen Bereichen. An ihn schließt sich rostral ein **Kranz (Corona ciliaris —10)** mit vaskularisierten strahlenförmigen **Fortsätzen (Processus ciliares —10)** an, die sich in die **Zonulafasern (Fibrae zonulares —9)** fortsetzen. Diese Fasern befestigen sich am Äquator der Linse.

Die **Regenbogenhaut (Iris —4)** ist die Fortsetzung der mittleren Augenhaut in Richtung **Pupille (Pupilla —5)**. Sie enthält in ihrem Stroma die **Mm. dilatator (H)** und **sphincter pupillae (G)** und *ist bei den Wiederkäuern* wegen ihrer reichlichen Pigmentierung *besonders dunkel*.

III. Die **innere Augenhaut (Tunica interna bulbi s. Retina s. Netzhaut)** liegt innen an der Aderhaut. Der größere hintere Teil der Retina ist die **Pars optica retinae (12)**, die sich vom Discus n. optici bis zur Basis des Ziliarkörpers an der **Ora serrata (13)** erstreckt. Die zehnschichtige Retina enthält in ihrer äußeren neunten Schicht die lichtempfindlichen Sinneszellen und in der zehnten Schicht die Pigmentepithelzellen. Diese lösen sich bei der krankhaften Netzhautablösung leicht von den inneren Schichten. Die äußere Schicht ist im Bereich des Tapetum lucidum pigmentfrei.

Der blinde Teil der Retina, die **Pars caeca retinae (14)** liegt innen dem Ziliarkörper und der Iris an. Er besteht aus zwei Schichten, von denen die hintere im ziliaren Teil (Pars ciliaris retinae) unpigmentiert ist und im iridialen Teil (Pars iridica retinae) stark pigmentiert ist.

Der **blinde Fleck (Discus n. optici —20)** ist queroval und liegt unterhalb des Tapetum lucidum im unteren temporalen Quadranten des Bulbus. Bei den meisten Rindern ragt ein kegelförmiger Fortsatz (**Proc. hyaloideus —21**) als Rest der A. hyaloidea in den Glaskörper hinein. Am blinden Fleck treten die Nervenfasern zur Bildung des **N. opticus (17)** durch die Area cribrosa sclerae und erhalten hier eine Myelinscheide. Der Nerv ist von der zarten **Vagina interna n. optici (18)** (entspricht der Pia mater) bedeckt, die durch feine Bindegewebstrabekel mit der dicken **Vagina externa n. optici (19)** (entspricht der Dura mater) verbunden ist.

IV. Die **Linse (Lens —6)** liegt hinter der Pupille samt Iris. Sie ist von der elastischen Linsenkapsel (Capsula lentis —j) umgeben, die mit den Fibrae zonulares verbunden ist. Unter der Kapsel ist die Vorderfläche der Linse mit dem Linsenepithel bedeckt. Die Epithelzellen verlängern sich zum Linsenäquator hin und formen die epithelialen Linsenfasern, die die eigentliche Masse der Linse ausmachen. Die Fasern werden von einer amorphen Kittsubstanz zusammengehalten. Am vorderen und hinteren Linsenpol treffen die Fasern unter Bildung dreier Nahtlinien (Radii lentis) aufeinander, die bei Anhäufung von Kittsubstanz den vorderen und den hinteren Y-förmigen Linsenstern bilden, der an der frischen Linse am besten erkennbar ist.

V. Im **Augeninneren** befinden sich vor der Linse die vordere und hintere Augenkammer und hinter der Linse der Glaskörper. Die **vordere Augenkammer (Camera anterior bulbi —7)** befindet sich zwischen Cornea und Iris. Durch die Pupille steht sie in offener Verbindung mit der **hinteren Augenkammer (Camera posterior bulbi —8)**, die zwischen der Hinterfläche der Iris und der Linse samt Aufhängeapparat liegt. Das **Kammerwasser (Humor aquosus)** beider Kammern fließt am **iridokornealen Winkel (Angulus iridocornealis —g)** zwischen die Balken des Ligamentum pectinatum (h) hindurch in die Spatia anguli iridocornealis (FONTANAsche Räume) und von hier zum ringförmigen **Plexus venosus sclerae (42)**.

Der **Glaskörperraum (Camera vitrea bulbi —22)** liegt zwischen Linse und Retina und ist vom netzartig gebauten **Glaskörper (Corpus vitreum)** ausgefüllt, in dessen Maschen sich eine zellfreie wässrig-gallertige Masse befindet. Diese bestimmt gemeinsam mit dem Kammerwasser den Binnendruck des Auges.

VI. Die **Blutversorgung** des Augapfels erfolgt über die Aa. ophthalmica externa und interna. Die schwache **A. ophthalmica interna (24)** entstammt dem rostralen epiduralen Rete mirabile. Sie ist am Chiasma opticum über das Rete chiasmaticum mit der Arterie der anderen Seite verbunden. Die Arterie begleitet den N. opticus und anastomosiert mit der A. ophthalmica externa resp. der A. ciliaris posterior longa lateralis. Die **A. ophthalmica externa (23)** entstammt der A. maxillaris und formt das Rete mirabile ophthalmicum, das in der Tiefe der Orbita auf der ventralen Fläche des M. rectus dorsalis liegt. Die A. ophthalmica externa gibt zwei **Aa. ciliares posteriores longae (25 u. 26)** ab, die nahe dem hinteren Augenpol in die Sclera eintreten und die **Aa. ciliares posteriores breves (27)** zur Chorioidea entlassen. Die Aa. ciliares posteriores longae ziehen ventral von den Hauptmeridianen weiter zum Bulbusäquator, durchbohren die Sclera und bilden schließlich im ziliaren Bereich der Iris den **Circulus arteriosus iridis major (36)**. Die Aa. ciliares posteriores longae entlassen am bulbusseitigen Ende des N. opticus einige kleinere **Aa. chorioideoretinales (31)**, die in der Vagina externa n. optici verlaufen und sich in Äste zur Chorioidea sowie 3 – 4 größere Arteriolen zur Retina verzweigen. Die letztgenannten Gefäße sind bei ophthalmologischer Betrachtung mit den sie begleitenden Venen deutlich sichtbar. Diese **Vasa sanguinea retinae (32)** verteilen sich radiär vom Discus n. optici aus in der Pars optica retinae. Das venöse Blut des Augapfels wird durch die **Vv. vorticosae (38 – 41)**, die **Vv. ciliares (27 u. 33)** und durch **Vv. chorioideoretinales (31)** zum intraorbitalen venösen Plexus ophthalmicus abgeleitet.

<u>**Legenda:**</u> (s. nebenstehende Abb.)

23 A. ophthalmica externa
24 A. ophthalmica interna
25 A. ciliaris posterior longa lateralis
26 A. ciliaris posterior longa medialis
27 A. ciliaris posterior brevis et V. ciliaris posterior
28 R. muscularis
29 A. episcleralis
30 Aa. et Vv. chorioideae
31 A. et V. chorioideoretinalis
32 Arteriolae et Venulae retinae
33 A. et V. ciliaris anterior
34 Aa. et Vv. corporis ciliaris
35 A. conjunctivalis posterior et V. conjunctivalis
36 Circulus arteriosus iridis major
37 Aa. et Vv. iridis
38 V. vorticosa dorsalis lateralis
39 V. vorticosa ventralis lateralis
40 V. vorticosa dorsalis medialis
41 V. vorticosa ventralis medialis
42 Plexus venosus sclerae

A M. obliquus dorsalis
B M. obliquus ventralis
C M. rectus dorsalis
D M. rectus ventralis
E M. retractor bulbi
F M. orbicularis oculi
G M. sphincter pupillae
H M. dilatator pupillae
J M. ciliaris

a Palpebra superior
b Gll. tarsales
c Cilia
d Tunica conjunctiva palpebrarum
e Tunica conjunctiva bulbi
f Fornix conjunctivae
g Angulus iridocornealis
h Ligamentum pectinatum anguli iridocornealis
i Palpebra inferior
j Capsula lentis
k Aequator lentis

Organum visus

Oculus dexter

(nasal)

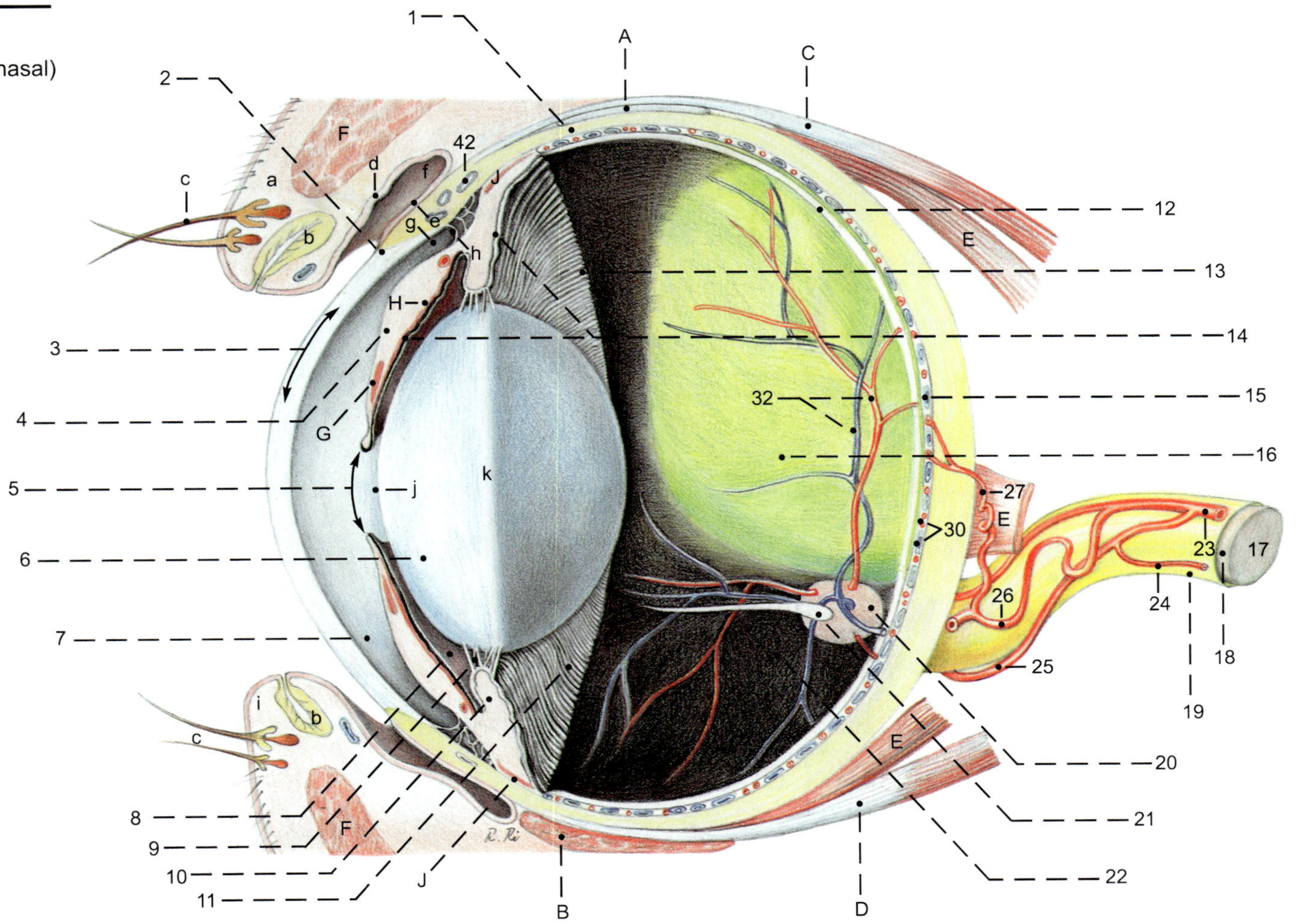

Legenda:

Tunica fibrosa bulbi:
1 Sclera
2 Limbus corneae
3 Cornea
4 Iris
5 Pupilla

6 Lens
7 Camera anterior bulbi
8 Camera posterior bulbi
9 Fibrae zonulares
Corpus ciliare:
10 Corona ciliaris et Processus ciliares
11 Orbiculus ciliaris et Plicae ciliares

Retina:
12 Pars optica retinae
13 Ora serrata
14 Pars caeca retinae
15 Chorioidea
16 Tapetum lucidum

17 N. opticus
18 Vagina interna n. optici
19 Vagina externa n. optici
20 Discus n. optici
21 Processus hyaloideus
22 Camera vitrea bulbi

Oculus sinister

(vide p. 40, 41)

(temporal)

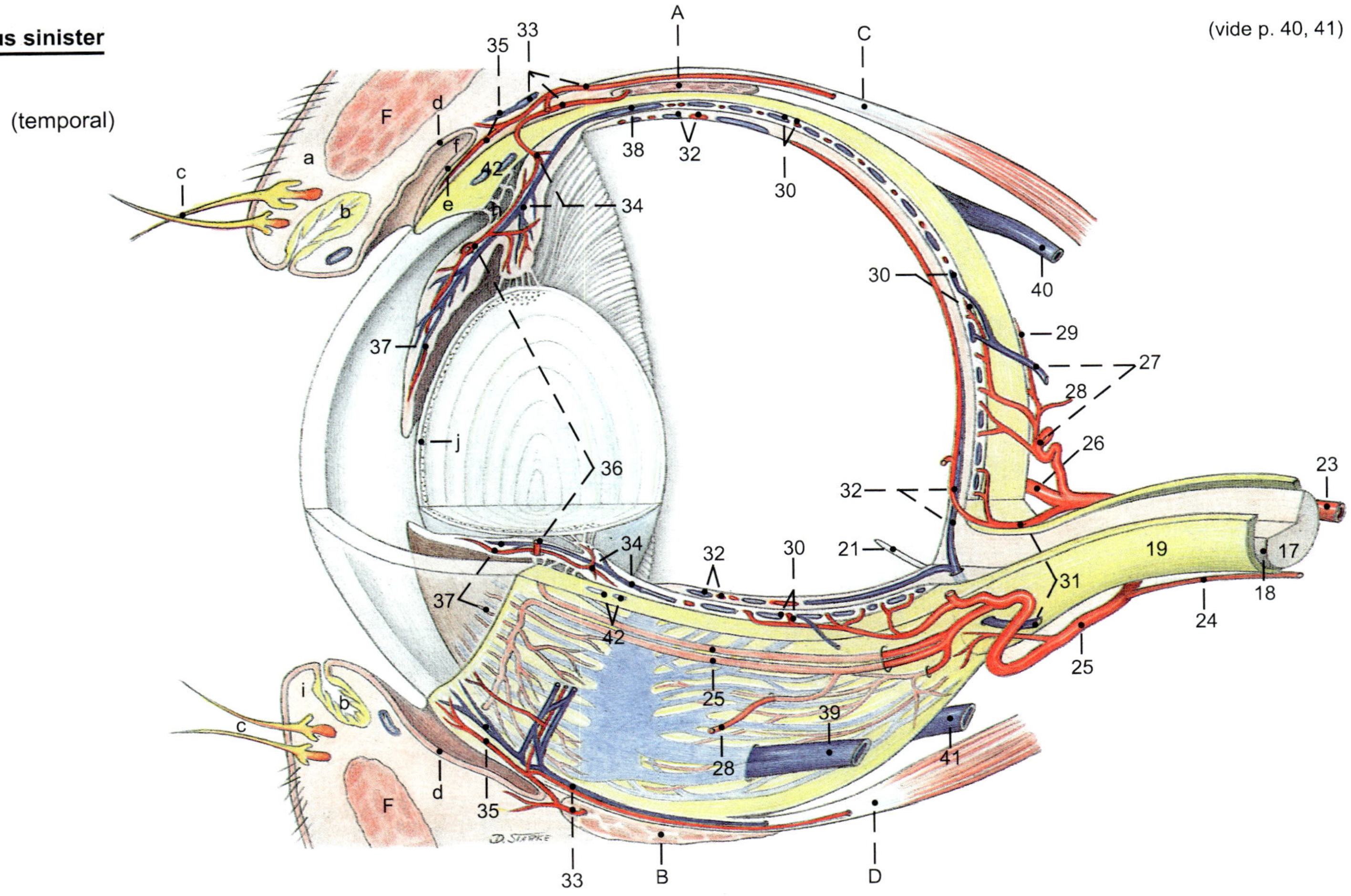

8. NASE MIT NASENHÖHLE, MUNDHÖHLE MIT ZUNGE

a) NASE (NASUS):

I. Den Eingang in die beiden Nasenhöhlen bilden die *ovalen* **Nasenlöcher** (**Nares —23**). *Sie sind relativ weit voneinander entfernt und wenig beweglich. Medioventral abgerundet setzen sie sich dorsolateral im* ***Sulcus alaris*** *(24) und dorsomedial in die* ***Ala nasi*** *(24) fort.* Der medioventrale Rand des Nasenlochs wird durch den rostralen Abschnitt des **laterodorsalen Nasenknorpels** (**Cartilago nasi lateralis dorsalis —26**), der ventrolaterale Rand wird durch die **Cartilago nasalis accessoria lateralis** (27) gestützt, die am vorgenannten befestigt ist. Außerdem sind eine **Cartilago nasalis accessoria medialis** (25) und eine **Cartilago nasi lateralis ventralis** (28) ausgebildet. Ein Flügelknorpel und ein Diverticulum nasi – wie beim Pferd vorhanden – fehlen dem Rind. *Die äußere Haut ist zwischen den Nasenlöchern und im mittleren Bereich der Oberlippe unbehaart und bildet den* **Nasenlippenspiegel** (**s. Flotzmaul, Planum nasolabiale —22**). *Die Oberfläche weist charakteristische individualtypische feine Rinnen und dazwischenliegende Felder mit Mündungen der* **serösen „Flotzmauldrüsen“** (**Gll. nasolabiales**) *auf.*

II. Jede **Nasenhöhle** (**Cavum nasi**) beginnt mit dem **Nasenvorhof** (**Vestibulum nasi —12**), einer schmalen Zone teils unbehaarter äußerer Haut und teils kutaner Schleimhaut. Unmittelbar kaudal der Haut-Schleimhautgrenze liegt die **Mündung des Tränennasenganges** (**Ostium nasolacrimale —10**) *an der ventromedialen Seite der Flügelfalte.* Die **Flügelfalte** (**Plica alaris —11**) geht rostrodorsal, die **Bodenfalte** (**Plica basalis —13**) geht rostroventral aus der ventralen Nasenmuschel hervor. Die **gerade Falte** (**Plica recta —9**) setzt rostral die dorsale Nasenmuschel fort.

Die **eigentliche Nasenhöhle** (**Cavum nasi proprium**) ist mit respiratorischer Schleimhaut ausgekleidet und enthält die Nasenmuscheln (Conchae nasales). Die **dorsale Nasenmuschel** (**Concha nasalis dorsalis —5**) liegt zwischen dem **dorsalen** und **mittleren Nasengang** (**Meatus nasi dorsalis —4** und **— medius —6**). Der mittlere Nasengang ist kaudal durch die **mittlere Nasenmuschel** (**Concha nasalis media —2**) y-förmig aufgespalten und reicht weiter rostral als beim Pferd. Die **ventrale Nasenmuschel** (**Concha nasalis ventralis —7**) liegt zwischen dem mittleren und dem **ventralen Nasengang** (**Meatus nasi ventralis —8**). Der **Meatus nasi communis** (3) ist der paramediane Spaltraum jederseits des Nasenseptums. Er hat Verbindung zu den übrigen genannten Nasengängen. *Kaudal einer Ebene durch den 2. Backenzahn kommunizieren die beiderseitigen ventralen Nasengänge, weil der Vomer beim Rind hier keinen Kontakt zum Gaumenbein mehr aufweist.* Der **Nasengrund** (**Fundus nasi**), ausgekleidet mit olfaktorischer Schleimhaut, enthält die **Siebbeinmuscheln** (**Conchae ethmoidales —1**). Die **Conchae nasales** sind muschelförmig aufgerollt und bestehen aus dem inneren zentralen siebartig dünnen **Muschelbein** (**Os conchae**) sowie einer beidseitigen oberflächlichen Schleimhautbedeckung. Die submukösen **Venenplexus** (**Plexus cavernosi nasales —29**) sind zu finden in den drei Nasenfalten, an der Seitenfläche des Vomer und am Ventralrand des Nasenseptums.

Das **Nasenseptum** (**Septum nasi**, s. S. 49) *kann beim adulten Rind rostral eine Verknöcherungszone aufweisen, die als „Flotzmaulknochen“ bezeichnet wird.*

Der **Ductus incisivus** verläuft von der Nasenhöhle durch die Fissura palatina zur Papilla incisiva im Mundhöhlendach.

Das **Organum vomeronasale** beginnt rostral vom ersten Backenzahn, liegt dem Nasenseptum ventrolateral an und mündet in den Ductus incisivus.

Die ***laterale Nasendrüse*** *(****Gl. nasalis lateralis****) fehlt dem Rind.*

b) Die MUNDHÖHLE (CAVUM ORIS):

Die **Lippen** (**Labia oris**) *sind nicht sehr beweglich und für die Futterauswahl weniger geeignet als beim Pferd. Deshalb ist das Rind stärker durch Fremdkörper gefährdet. In Höhe des Mundwinkels kommen in der Schleimhaut verhornte* **Papillae labiales** (**b**) *vor, die innen und kaudal länger und spitzer werden und in die* **Papillae buccales** *übergehen. Gemeinsam sorgen die kaudal gerichteten Papillen dafür, daß Futter bei den weitausladenden Kaubewegungen während des Wiederkauens in der Mundhöhle zurückgehalten wird.* Das **Vestibulum oris** (**14**) ist der Raum zwischen den Zähnen und den Lippen sowie den Backen. Das **Cavum oris proprium** (**17**) wird von den Zähnen und von der **Zahnplatte** (**Pulvinus dentalis**, s. a. S. 32) umschlossen. Am Diastema besteht eine Verbindung zwischen Vorhof und eigentlicher Mundhöhle. Am Arcus palatoglossus resp. am letzten Backenzahn geht die Mundhöhle in die Rachenhöhle über. In den rostralen zwei Dritteln des **Palatum durum** *sind 15–19 transversale* **Gaumenstaffeln** (**Rugae palatinae —16**) *ausgebildet, deren kaudaler freier Rand eine Reihe von feinen kaudal gerichteten Dornen aufweist.* Der **Plexus palatinus** (**venosus**) ist am dicksten zwischen den Prämolaren und unmittelbar rostral von diesen.

Im **Mundhöhlenboden** (s. Textabb.) ist das breite und *doppelte* **Zungenbändchen** (**Frenulum linguae —B**) verankert. Rostrolateral von diesem liegt die großflächige **Caruncula sublingualis** (**A**), an welcher die nicht sichtbaren Öffnungen der Ductus mandibularis und sublingualis major liegen. Kaudal der Karunkel befinden sich jederseits eine Reihe konischer Papillen mit den Öffnungen der mikroskopisch kleinen Ductus sublinguales minores. (Speicheldrüsen s. S. 38)

c) Die ZUNGE (LINGUA s. GLOSSA, s. a. Textabb.):

Die **dorsale Oberfläche der Zunge** (**Dorsum linguae**) ist durch die querverlaufende, auch als „Futterloch“ bezeichnete, **Fossa linguae** (**18**) in einen flachen apikalen Abschnitt und in einen hohen abgerundeten kaudalen Abschnitt, den **Torus linguae** (**19**), *unterteilt.* Die **Zungenspitze** (**Apex linguae —15**) ist löffelförmig und geht in den **Zungenkörper** (**Corpus linguae —20**) über. Die vordere Hälfte der Zunge ist auf der dorsalen Oberfläche und an ihrem Rand *von feinen und spitzen kaudal gerichteten* **Papillae filiformes** (**D**) *besetzt. Sie sind für die Zunge als Greiforgan bei der Futteraufnahme bedeutsam.* Zwischen diesen mechanischen Papillen liegen die rundlichen **Papillae fungiformes** (**C**), die wie die etwa 12 **Papillae vallatae** (**F**) Geschmacksknospen tragen. Letztere sind in unregelmäßigen Doppelreihen angeordnet und kommen jederseits kaudal des Torus linguae vor, der im übrigen mit den mechanisch wirksamen kegel- bis linsenförmigen **Papillae conicae** (**E**) bedeckt ist. ***Papillae foliatae*** *fehlen dem Rind.* Die **Zungenwurzel** (**Radix linguae —21**) liegt kaudal des **Arcus palatoglossus** (**G**) im Mundrachen. Auf dieser und zu beiden Seiten der **Plica glossoepiglottica mediana** sind zahlreiche kleine Öffnungen der Bälge der **Zungenmandel** (**Tonsilla lingualis —H**) und ihrer Drüsen zu finden.

Lingua [Glossa]

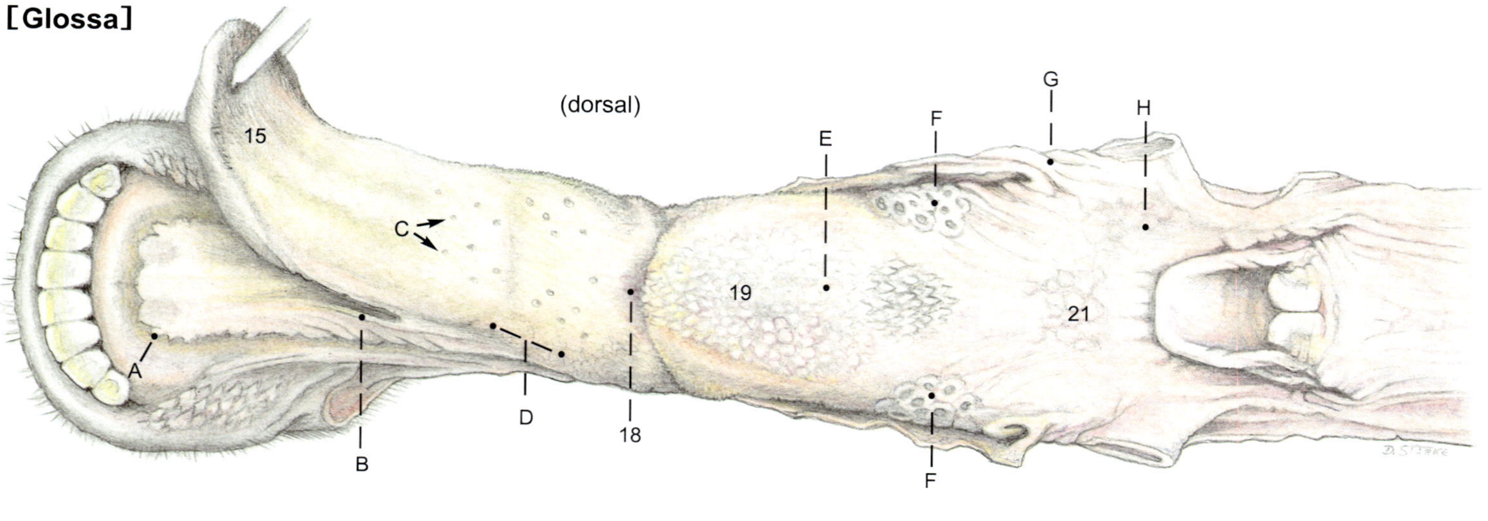

Cavum nasi, Cavum oris et Nasus externus

(Sectio paramediana)

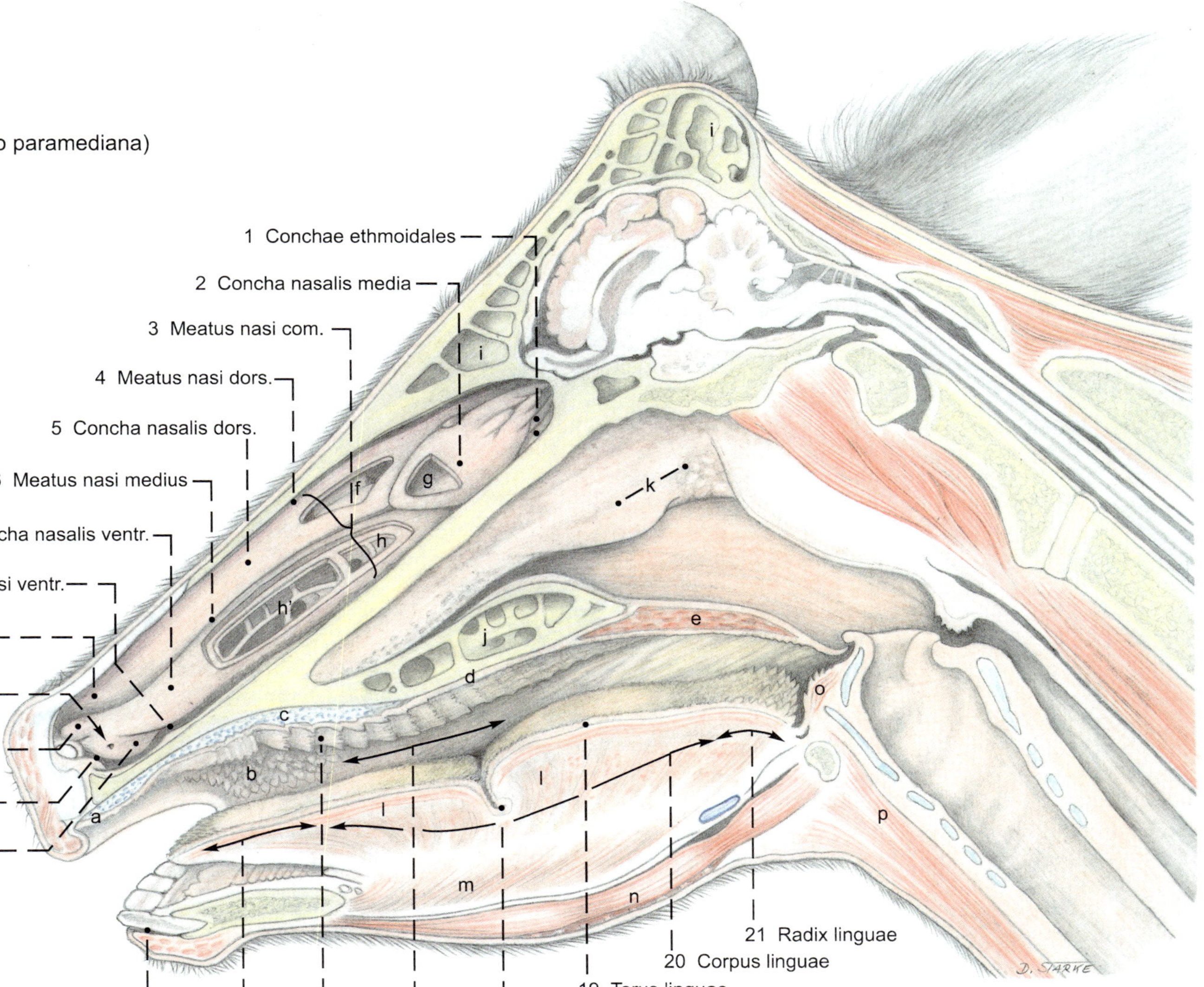

(vide p. 47, 49)

Legenda:

a Pulvinus dentalis
b Papillae labiales et buccales
c Plexus palatinus venosus
d Palatum durum
e Palatum molle [Velum palatinum]
f Sinus conchae dorsalis
g Sinus conchae mediae
h Sinus conchae ventralis
h' Bulla conchalis ventralis et Cellulae
i Sinus frontalis
j Sinus palatinus
k Septum pharyngis et Tonsilla pharyngea
l M. lingualis proprius
m M. genioglossus
n M. geniohyoideus
o M. hyoepiglotticus
p M. sternohyoideus

Nasus externus

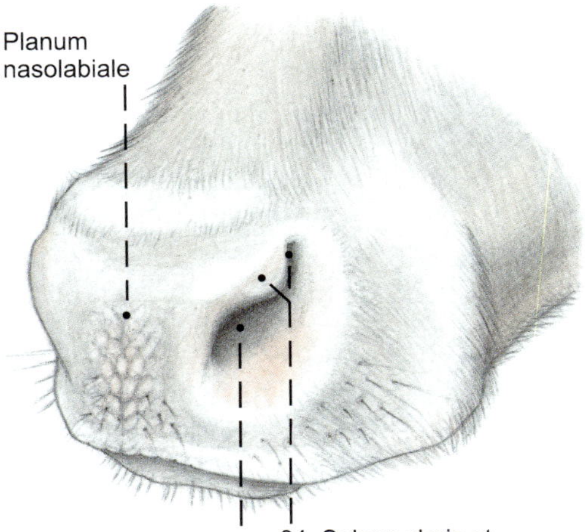

Cartilagines nasi externi

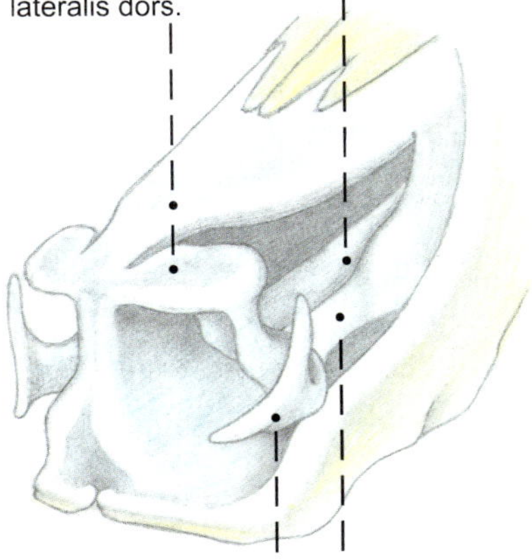

Conchae nasales

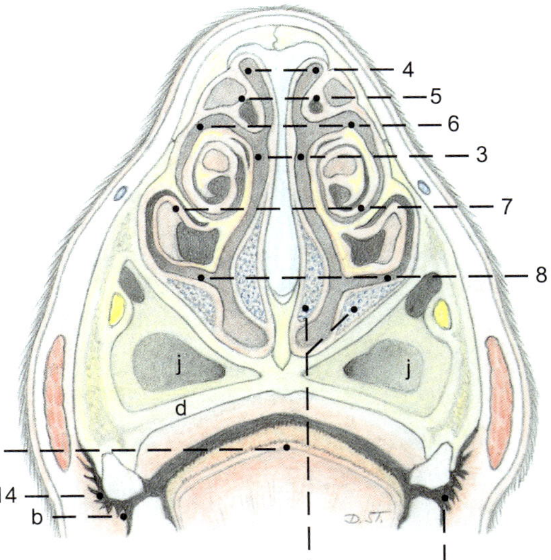

Studium und Präparation erfolgen sowohl von medial als auch von lateral. Lateral werden die Mm. pterygoidei, digastricus, stylohyoideus und occipitohyoideus ebenso wie die Reste der Gll. mandibularis und parotis entfernt.

a) Der **RACHEN s. SCHLUNDKOPF (PHARYNX)** besteht mit seinem **Cavum pharyngis** aus drei Teilen, dem Mundrachen (Pars oralis), dem Kehlrachen (Pars laryngea), die beide auch Schlingrachen (Pars digestoria) genannt werden, und dem Nasen- oder Atmungsrachen (Pars nasalis s. respiratoria). Die **Pars oralis (B)** schließt sich über den **Isthmus faucium** kaudal an die Mundhöhle an. Dieser wird dorsal durch den weichen Gaumen, ventral durch die Zungenwurzel und lateral durch den **Arcus palatoglossus** begrenzt. Der Mundrachen enthält in seiner lateralen Wand die Tonsilla palatina und setzt sich bis zum Grund der Epiglottis fort. Die **Pars laryngea (C)** beginnt am **Ostium intrapharyngeum**, das vom **freien Rand des weichen Gaumens (Arcus veli palatini)** sowie vom beiderseitigen Arcus palatoglossus begrenzt wird, beide treffen sich kaudal über den Gießkannenknorpeln (Stellknorpeln). Bei normaler Atmung ragt die Kehlkopfkrone durch das Ostium intrapharyngeum in den Nasenrachen hinein, und der Kehlrachen ist, mit Ausnahme der lateralen **Recessus piriformes**, verschlossen. Diese leiten den Speichel oder andere Flüssigkeiten am Kehlkopf vorbei in den Oesophagus, ohne daß es dazu des Schluckaktes bedarf. Der kaudale Abschnitt des Kehlrachens, das **Vestibulum oesophagi (D)**, geht oberhalb der Seitenplatten des Ringknorpels ohne sichtbare Grenze in den Oesophagus über. Die **Pars nasalis (A)** reicht von den Choanen bis zum Ostium intrapharyngeum und ist vom ventralen Mundrachen durch den **weichen Gaumen (Palatum molle —3)** getrennt. Die Choanen werden dorsal durch die Leiste des Vomer unterteilt, die mit Schleimhaut bedeckt einen dicken submukösen kavernösen Venenplexus enthält. *Kaudal an den Vomer schließt sich beim Rind eine* **Schleimhautfalte (Septum pharyngis — 2)** *an, die an der dorsomedianen Wand des Nasenrachens befestigt ist, diesen in Längsrichtung unvollständig teilt und die Rachenmandel (Tonsilla pharyngea) enthält.* Lateral der Tonsillen befindet sich jederseits eine *schlitzförmige – von einer Schleimhautfalte verdeckte – Öffnung* in der Wand des Nasenrachens, das **Ostium pharyngeum tubae auditivae** (1), über das eine Verbindung zum Mittelohr besteht.

I. Die **Pharynx-** oder **Schlundkopfmuskeln** werden überwiegend durch die Rr. pharyngei der Nn. glossopharyngeus (IX) und vagus (X) versorgt (s. S. 48).

Muskeln des weichen Gaumens: Die **Mm. tensor** — (11) und **levator veli palatini** (12) kommen vom Proc. muscularis der Pars petrosa ossis temporalis, der **M. palatinus** (s. S. 49) vom Choanenrand der Gaumenbeine.

Rostrale Schlundkopfschnürer: Die **Mm. pterygo** — (13) und der schwache **palatopharyngeus** (s. S. 49) entspringen am Hamulus des Pterygoid resp. *am Rande des Flügel- und Gaumenbeins.* Sie fungieren gleichzeitig als Vorzieher des Schlundkopfs. *Der **M. stylopharyngeus rostralis** kommt bei den Wiederkäuern regelmäßig vor. Er entspringt an der mediodistalen Hälfte des Stylohyoids.*

Mittlerer Schlundkopfschnürer: Der **M. hyopharyngeus** (16) entspringt hauptsächlich *vom kaudalen Ende des Thyreohyoids*, aber auch vom Keratohyoid und vom Ventralende des Stylohyoids.

Kaudale Schlundkopfschnürer: Die **Mm. thyreo** — (17) und **cricopharyngeus** (18) kommen von der Cartilago thyreoidea. Alle Schlundkopfschnürer enden in der Raphe pharyngis.

Der einzige **Schlundkopferweiterer** ist der **M. stylopharyngeus caudalis** (15). Er entspringt proximokaudal am Stylohyoid, zieht zwischen den rostralen und mittleren Schlundkopfschnürern zur dorsolateralen Pharynxwand *und zur Dorsalkontur der Cartilago thyreoidea, so daß er den Larynx nach vorn und oben zieht.*

II. Der **lymphatische Rachenring** enthält die Tonsillae palatina, pharyngea, lingualis, tubaria und die Tonsilla veli palatini.

Die **Gaumenmandel (Tonsilla palatina —14)** *liegt als Grubenbalgmandel von etwa Walnußgröße in der Seitenwand des Mundrachens. Nur die trichterförmigen Zugänge in den* **Sinus tonsillaris** (4) *sind sichtbar.* Die **Rachenmandel (Tonsilla pharyngea,** s. S. 45) ist eine Beetmandel, die als höckeriger Wulst jederseits des Septum pharyngis sichtbar ist. Zur **Zungenmandel (Tonsilla lingualis)** s. S. 44. Die **Tubenmandel (Tonsilla tubaria)** ist eine Beetmandel. Es handelt sich um eine Ansammlung lymphoretikulären Gewebes in der Lateralwand der Tubenöffnung des Atmungsrachens.

Die **Gaumensegelmandel (Tonsilla veli palatini)** besitzt im Unterschied zum Pferd nur wenige Bälge und besteht wie beim Hund nur aus wenig lymphoretikulärem Gewebe.

III. Die **Ohrtrompete (Tuba auditiva)** verbindet den Nasenrachen mit dem Mittelohr. Das Ostium pharyngeum tubae auditivae *besitzt keinen Tubenknorpel* wie das Pferd. Die Öffnung liegt in einer Querebene rostral am Kiefergelenk in Höhe der Ohrbasis.

b) Dem **KEHLKOPF (LARYNX,** s. a. Textabb.) *des Rindes fehlen die **Plica vestibularis** und der **Ventriculus laryngis.*** An seiner Stelle ist nur *eine flache Vertiefung* und an Stelle des Lig. vestibulare ist nur eine *lückenhafte fächerförmige Bindegewebsplatte* vorhanden. Die Innenwand des **Vestibulum laryngis (E)** *ist glatt.*

Die **Plica vocalis (F)** mit enthaltendem **Lig. vocale** (5) ist *nur als niedrige Leiste kenntlich.* Der **Stimmapparat (Glottis —F)** besteht aus den beiden Stimmfalten (Pars intermembranacea) und den beiden Gießkannenknorpeln (Pars intercartilaginea), die die **Stimmritze (Rima glottidis)** umfassen. *Die Kehlkopfschleimhaut enthält, insbesondere im Bereich der Epiglottis, der Plica aryepiglottica und am Boden des Vestibulum lymphoretikuläre Einlagerungen, die in Höhe der Stimmfortsätze eine „Tonsilla glottica" ausbilden.* An die Glottis schließt sich das **Cavum infraglotticum (G)** an.

Die **Kehlkopfknorpel (Cartilagines laryngis)** besitzen beim Rind einige artspezifische Besonderheiten. Der **Kehldeckelknorpel (Cartilago epiglottica —H)** ist relativ breit und abgerundet. Die Processus corniculatus, vocalis und muscularis des **Gießkannenknorpels s. Stellknorpel (Cartilago arytaenoidea —J)** sind wie beim Pferd ausgebildet. *Es gibt keinen **Processus cuneiformis**,* weder am Gießkannenknorpel wie beim Hund, noch am Kehldeckelknorpel wie beim Pferd. Am **Schildknorpel (Cartilago thyreoidea —K)** *ist beim Rind eine* **Incisura thyreoidea rostralis (K')** *ausgebildet, die bei anderen Haussäugetieren fehlt. Ein besonderes morphologisches Merkmal ist der* **Kehlkopfwulst (Prominentia laryngea —K")** in der kaudoventralen Hälfte des Schildknorpels. Am **Ringknorpel (Cartilago cricoidea —L)** ist die **Lamina cartilaginis cricoideae** *nur schmal.*

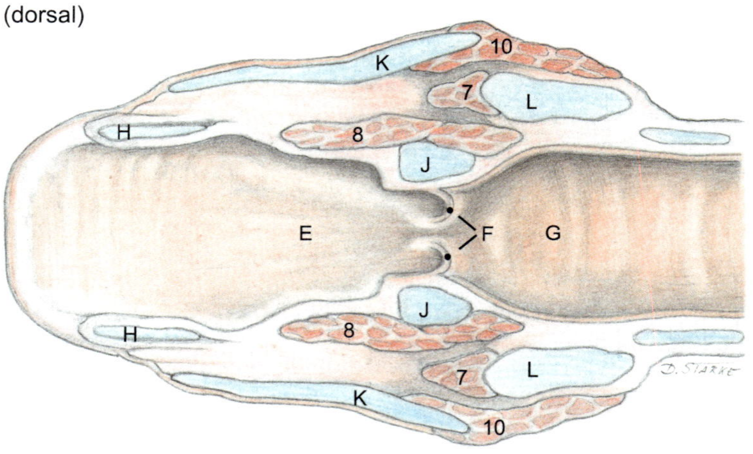

II. Die **Kehlkopfmuskeln (Mm. laryngis)** verhalten sich wie bei Hund und Pferd. Der **M. cricoarytaenoideus dorsalis** (9) ist der einzige Stimmritzenerweiterer. Die **Mm. arytaenoideus transversus** (6), **cricoarytaenoideus lateralis** (7) und **cricothyreoideus** (10) sind Stimmritzenverengerer. Letzterer fungiert auch als Spanner der Stimmfalte. *Der **M. thyreoarytaenoideus** (8) ist nicht deutlich in die Mm. ventricularis und vocalis unterteilt, weil ein Ventriculus laryngis fehlt.*

Die **Kehlkopfinnervation** durch die Nn. laryngeus cranialis und — caudalis n. vagi weist Übereinstimmungen zu Hund und Pferd auf.

Pharynx et Larynx

(Sectio paramediana)

1 Ostium pharyngeum tubae auditivae

2 Septum pharyngis

3 Palatum molle

4 Sinus tonsillaris

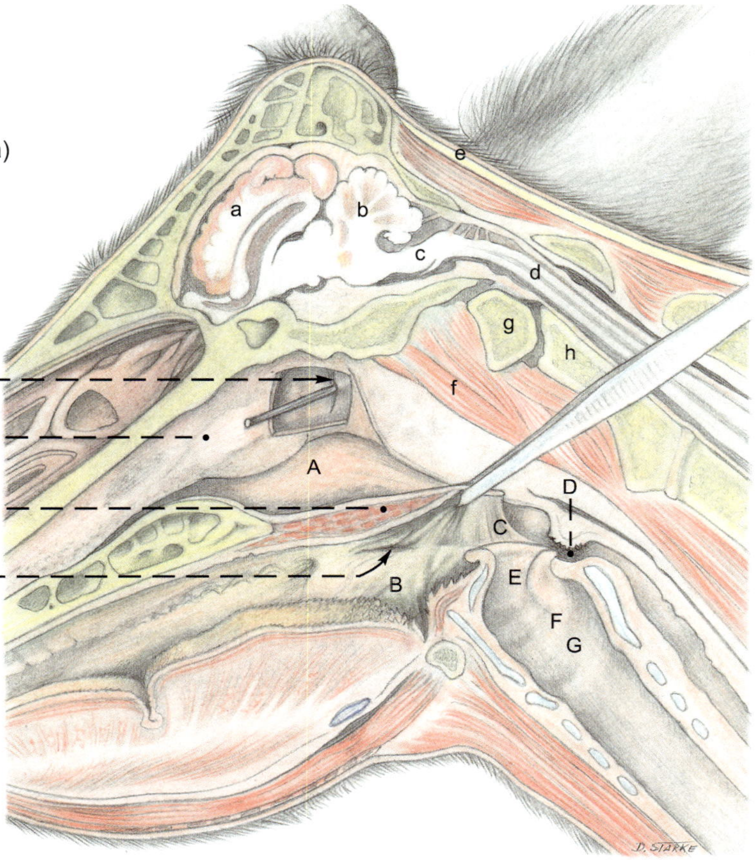

Legenda:

(Encephalon vide p. 51)

a Cerebrum
b Cerebellum
c Medulla oblongata
d Medulla spinalis
e Lig. nuchae
f M. longus capitis
g Atlas
h Axis

Cavum pharyngis:

A Pars nasalis
B - D Pars digestoria:
B Pars oralis
C Pars laryngea
D Vestibulum oesophagi

Cavum laryngis

E Vestibulum laryngis
F Glottis et Plica vocalis
G Cavum infraglotticum

(medial)

Lig. cricoarytaenoideum

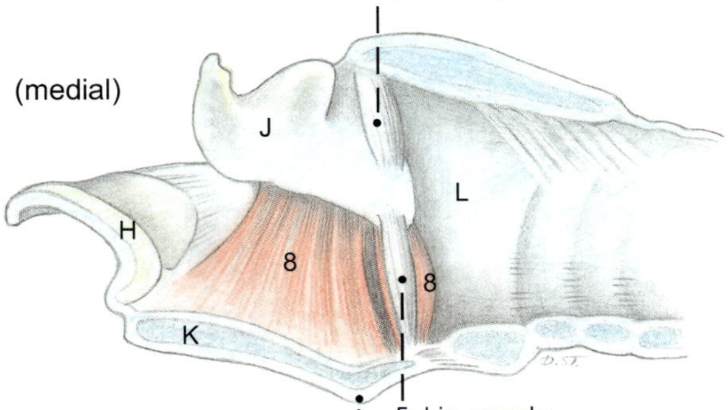

5 Lig. vocale
K''

Cartilagines laryngis:

Cartilagines laryngis:
H Cartilago epiglottica
J Cartilago arytaenoidea
K Cartilago thyreoidea
K' Incisura thyreoidea rostralis
K'' Prominentia laryngea
L Cartilago cricoidea

(lateral)

6 M. arytaenoideus transversus
7 M. cricoarytaenoideus lat.

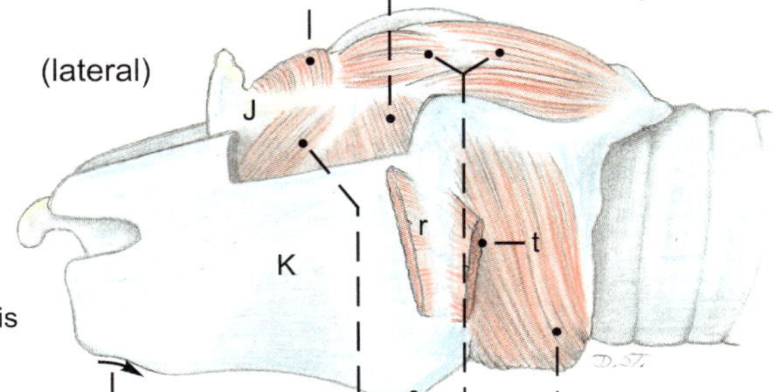

K'
K''
10 M. cricothyreoideus
9 M. cricoarytaenoideus dors.
8 M. thyreoarytaenoideus

(lateral)

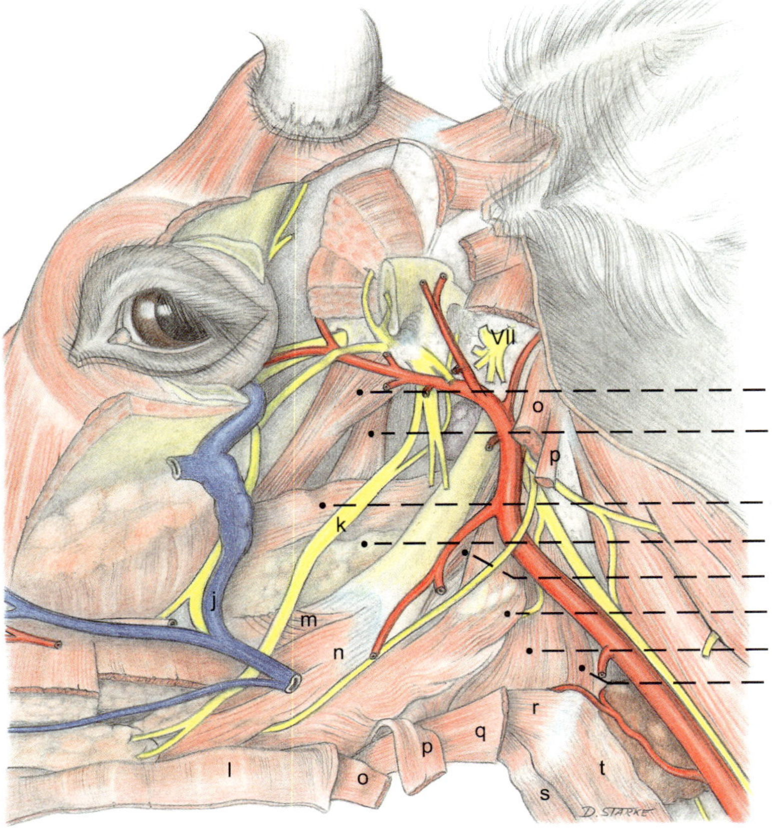

11 M. tensor veli palatini
12 M. levator veli palatini
13 M. pterygopharyngeus
14 Tonsilla palatina
15 M. stylopharyngeus caudalis
16 M. hyopharyngeus
17 M. thyreopharyngeus
18 M. cricopharyngeus

Legenda:

j V. profunda faciei
k N. lingualis (V2)
l M. mylohyoideus
m M. hyoglossus
n M. styloglossus
o M. digastricus
p M. stylohyoideus
q M. omohyoideus
r M. thyreohyoideus
s M. sternohyoideus
t M. sternothyreoideus

(vide p. 36, 37, 39, 45, 49)

10. DIE ARTERIEN DES KOPFES, DIE KOPF-HALS-GRENZE, DIE GEHIRNNERVEN DER VAGUSGRUPPE (IX–XI) SOWIE DER N. HYPOGLOSSUS

Zur Darstellung der Arterien des Kopfes und der Gehirnnerven IX-XII wird lateral das dorsokaudale Drittel des Zungenbeins und medial werden die Mm. rectus capitis ventralis und longus capitis entfernt.

a) Die **ARTERIEN DES KOPFES** weisen gegenüber Hund und Pferd artspezifische Besonderheiten auf.

Die **A. carotis communis** (**16**, s. a. S. 61) erreicht, dorsal vom Truncus vagosympathicus und ventral vom N. laryngeus recurrens begleitet, die Kopf-Hals-Grenze. *Hier entläßt sie* **Rr. sternomastoidei** (**15**). An der Schilddrüse gibt sie, wie beim Pferd, die *inkonstante* **A. thyreoidea caudalis** und die **A. thyreoidea cranialis** (**17**) ab. Diese entläßt den **R. laryngeus caudalis**, der den N. laryngeus caudalis begleitet. Die **A. laryngea cranialis** mit ihrem R. laryngeus und R. pharyngeus *kommt entweder direkt aus der A. carotis communis* oder, wie beim Pferd, aus der A. thyreoidea cranialis. *Kurz vor ihrem Ende gibt die A. carotis communis die A. pharyngea ascendens für den weichen Gaumen, die Tonsillen und den Pharynx ab.*

Die A. carotis communis wird kontinuierlich, von ihrem stärkeren Teilungsast, der A. carotis externa, fortgesetzt. *Der Ursprungsbereich wird durch den Abgang der* **A. occipitalis** (**9**) *markiert, denn ihr schwächerer Teilungsast, die A. carotis interna, bildet sich beim Rind, bis zum Alter von drei Monaten, außerhalb der Schädelhöhle zurück.*

Die **A. carotis externa** (**11**) entläßt, wie beim Pferd, im Bereich ihrer dorsalen Verlaufsänderung rostroventral den **Truncus linguofacialis** (**4**). Dieser teilt sich in die Aa. facialis und lingualis. Die **A. lingualis** (**5**) verläuft medial des Unterkiefers am Ventralrand des Stylohyoideum entlang, gibt die A. sublingualis ab und tritt medial des M. hyoglossus in die Zunge. Die **A. facialis** (**6**) verläuft zunächst ebenfalls medial des Unterkiefers und wendet sich über die Incisura vasorum facialium, *bedeckt vom M. sternomandibularis*, am Rostralrand des M. masseter auf die laterale Gesichtsfläche. Nach Abgabe der kaudodorsalen **A. auricularis caudalis** (**8**), des rostroventralen **R. massetericus** (**2**) und der dorsalen **A. temporalis superficialis** (**7**) setzt sich die A. carotis externa schließlich in die rostrodorsal zur Schädelbasis ziehende **A. maxillaris** (**1**) fort (Venae et Arteriae capitis, s. Textabb. S. 36).

b) Die **SCHILDDRÜSE** (**GL. THYREOIDEA —18**) liegt dem Pharynx und dem Oesophagus ventrolateral an. *Sie besteht aus zwei flachen unregelmäßig dreieckigen Lappen*, die zusätzlich deutlich lobuliert und durch einen *parenchymatösen* Isthmus verbunden sind. Dieser zieht in Höhe der ersten oder zweiten Trachealspange über die Ventralfläche der Trachea. *Beim alten Rind kann der Isthmus bindegewebig verändert sein oder gänzlich fehlen.*

c) Die **NEBENSCHILDDRÜSEN** (**GLL. PARATHYREOIDEAE**) sind tierartlich und geschlechtsspezifisch unterschiedlich ausgebildet. Die **Gl. parathyreoidea externa** ist rundlich-oval, 6–10 mm lang und rötlich-braun. *Sie liegt jederseits, stets kranial der Schilddrüse, gewöhnlich dorsomedial der A. carotis communis und etwa 3 cm kaudal des Abgangs der A. occipitalis.* In Ausnahmefällen kann sie auch am Kaudalrand der Gl. mandibularis vorkommen. Die **Gl. parathyreoidea interna** ist *tropfenförmig*, 1–4 mm lang und von brauner Farbe. *Sie ist jederseits an der trachealen resp. medialen Seite des Schilddrüsenlappens in das Parenchym eingebettet oder allseits von diesem umgeben.*

d) Die **SPEISERÖHRE** (**OESOPHAGUS —23**, s. a. S. 60) liegt im Anschluß an den Pharynx, wie bei Hund und Pferd, zunächst dorsal der Trachea.

e) Die **LUFTRÖHRE** (**TRACHEA —24**, s. a. S. 60) *des Rindes unterscheidet sich im Leben und nach dem Tode wesentlich in ihrer Form,* was vor allem auf den Kontraktionszustand des innen an den Trachealspangen ansetzenden M. trachealis zurückzuführen ist. *Sie ist mit 4 x 5 cm relativ eng.*

f) Die **GEHIRNNERVEN DER VAGUSGRUPPE** (**IX bis XI**) ziehen wie bei Hund und Pferd durch das Foramen jugulare.

I. Der **N. glossopharyngeus** (**IX —3**) innerviert vor allem mit dem starken **R. lingualis** die Zunge. Vor seiner Aufspaltung in einen dorsalen und einen ventralen Zweig weist der R. lingualis medial und rostroventral des Stylohyoideum *ein Ggl. laterophdryngeum* auf. Der **R. pharyngeus** zieht mit mehreren Zweigen zum Schlundkopf.

II. Der **N. vagus** (**X —20**) hat von allen Gehirnnerven das größte Versorgungsgebiet. Seine Ursprungskerne liegen im Nachhirn im Nucleus ambiguus für die motorischen Fasern und im Nucleus parasympathicus n. vagi für die parasympathischen Fasern. Die sensiblen Kerne liegen im Nucleus tractus solitarii und im Nucleus tractus spinalis n. trigemini (s. S. 54 u. 55). Die pseudounipolaren Nervenzellen der afferenten Fasern liegen im Ganglion proximale und im Ggl. distale n. vagi, das beim Rind sehr klein ist und im Bereich des Foramen jugulare liegt. Der N. vagus entlässt nach seinem Schädelaustritt zunächst **Rr. pharyngei** (**21**), deren kraniale Zweige sich im Plexus pharyngeus mit solchen des IX. Gehirnnerven verbinden, um Muskeln und Schleimhaut des Schlundkopfes zu versorgen und als **R. oesophageus** zu enden. Dieser versorgt den kranialen Bereich der Pars cervicalis des Oesophagus motorisch und verbindet sich mit dem N. laryngeus caudalis. Der **N. laryngeus cranialis** (**13**) entspringt kaudal von den Rr. pharyngei und kreuzt diese lateral. Sein **R. externus** verläuft kaudoventral, verbindet sich mit den Rr. pharyngei und versorgt schließlich den M. cricothyreoideus. Sein **R. internus** tritt durch die Fissura thyreoidea und innerviert die Kehlkopfschleimhaut. Bei seinem kaudalen Verlauf an der Innenseite der Lamina thyreoidea verbindet er sich mit dem **N. laryngeus caudalis** (**19**), der dem N. laryngeus recurrens entstammt. Dieser wird in der Brusthöhle jederseits vom N. vagus entlassen. Links schlägt er sich um die Aorta und das Lig. arteriosum, verläuft medial von den großen Arterien zum Brusteingang und zieht zwischen Oesophagus und Trachea kranial. Rechts schlägt er sich kaudal um die A. subclavia dextra und verläuft zwischen A. carotis communis und Trachea kranial. Der N. laryngeus caudalis innerviert alle Kehlkopfmuskeln mit Ausnahme des M. cricothyreoideus.

Nach Abgabe des N. laryngeus recurrens enthält der N. vagus noch parasympathische und viszerosensible Fasern, die das Herz, die Lunge und die Bauchhöhlenorgane bis zum Colon descendens versorgen, wobei die viszerosensiblen (afferenten) Fasern bei weitem überwiegen (s. S. 65, 73).

III. Der **N. accessorius** (**XI —10**) teilt sich in Höhe des Atlas in einen **R. dorsalis**, der den M. trapezius und M. cleidooccipitalis versorgt sowie in einen **R. ventralis** für die übrigen Teile des M. sternocleidomastoideus.

g) Der **N. HYPOGLOSSUS** (**XII —12**) verläßt die Schädelhöhle durch den Canalis n. hypoglossi. Er innerviert die Zungenbinnenmuskeln und die Mm. genio-, hyo- und styloglossus. Die **Mm. genio—** (**h**) und **thyreohyoideus** (s. S. 47) werden ebenfalls vom N. hypoglossus und außerdem, über die Ansa cervicalis, vom ersten Halsnerven versorgt.

h) Vom **SYMPATHICUS** des autonomen Nervensystems verlaufen Fasern vom Ganglion stellatum über die Ansa subclavia und das Ggl. cervicale medium im Brusteingangsbereich **zum Truncus vagosympathicus** (**14**) und in diesem zur Kopf-Hals-Grenze (s. S. 65). Hier liegt das beim Rind besonders große **Ggl. cervicale cran.** (**22**). Nach Umschaltung in letzterem ziehen die postganglionären sympathischen Fasern als perivaskuläre (hauptsächlich periarterielle) Geflechte in der Adventitia der größeren Kopfgefäße zu ihren Versorgungsgebieten (Drüsen, innere Augenmuskeln).

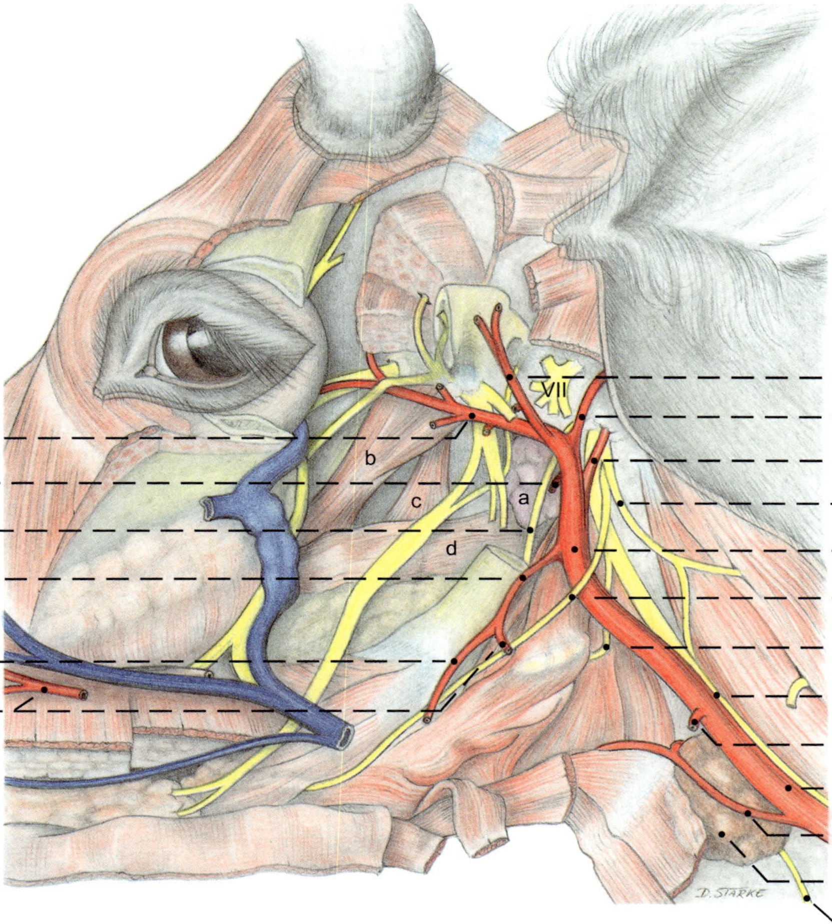

Legenda:

a Ln. retropharyngeus med.
b M. tensor veli palatini
c M. levator veli palatini
d M. pterygopharyngeus
e M. palatopharyngeus
f M. lingualis proprius
g M. genioglossus
h M. geniohyoideus
i M. sternohyoideus
j M. hyoepiglotticus

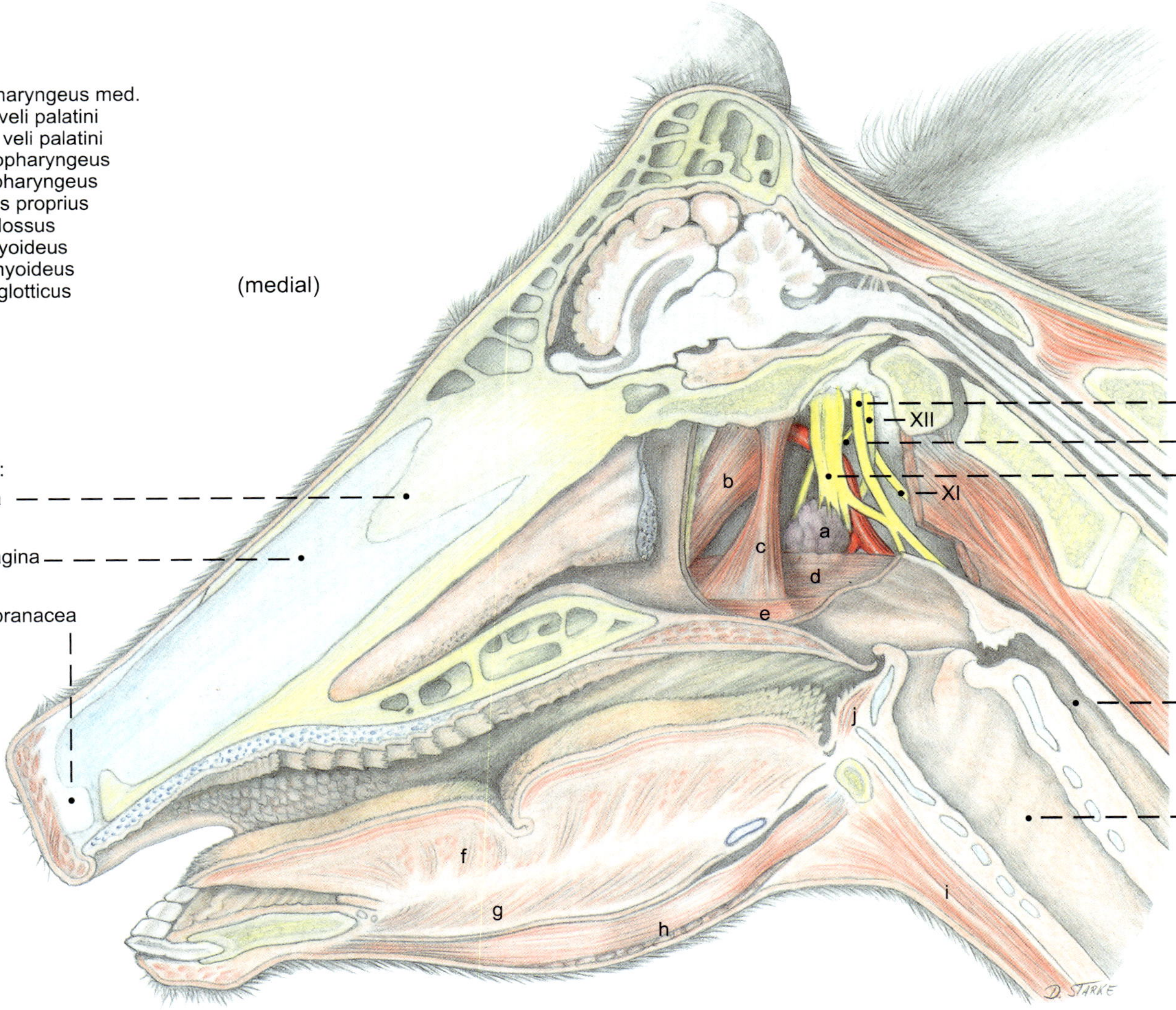

(vide p. 39, 45, 47, 51)

4. KAPITEL: ZENTRALNERVENSYSTEM UND GEHIRNNERVEN

1. DAS GEHIRN

Zum Studium des Gehirns wird die Gehirnhälfte aus dem halbierten Kopf, von kaudal beginnend, isoliert. Dazu wird der verbliebene Abschnitt des Rückenmarks von der harten Gehirnhaut (Dura mater) abgehoben, und die Befestigungen durch die Ligg. denticulata und die Halsnerven werden durchschnitten. Bei der Isolierung des Gehirns werden die Gehirnnerven in kaudorostraler Reihenfolge identifiziert und zwischen Gehirn und Dura mater durchschnitten. Die Wurzeln des **N. hypoglossus (XII)** kommen von einer ventrolateralen Rinne, die lateral der **Pyramidenkreuzung (Decussatio pyramidum)** liegt. Er tritt danach durch die harte Gehirnhaut und den Canalis n. hypoglossi aus der Schädelhöhle. Die Nerven der Vagusgruppe (IX, X, XI) entstammen dem Funiculus lateralis der Medulla oblongata. Der **N. accessorius (XI)** hat eine lange **Rückenmarkswurzel (Radix spinalis)**, die am 5. Halssegment beginnt und sich mit der schwachen **Gehirnwurzel (Radix cranialis)** vereinigt. Der **N. vagus (X)** und der **N. glossopharyngeus (IX)** entstammen einer rostral sich fortsetzenden Reihe von Wurzeln. Beide Nerven ziehen gemeinsam mit dem N. accessorius durch das Foramen jugulare. Der **N. vestibulocochlearis (VIII)** und der **N. facialis (VII)** entspringen dicht nebeneinander in der Medulla oblongata zwischen Kleinhirn und **Trapezkörper (Corpus trapezoideum)**. Der VIII. Gehirnnerv entspringt dorsolateral vom VII. Gehirnnerven, und beide gelangen, dorsolateral verlaufend, in den Meatus acusticus internus. Der dünne **N. abducens (VI)** kommt am Trapezkörper lateral der **Pyramide (Pyramis)** an die Oberfläche und tritt an der Schädelbasis in Höhe des Meatus acusticus internus durch eine Öffnung der Dura mater. Der starke **N. trigeminus (V)** kommt vom Kaudolateralende des Pons, rostral des N. facialis, und zieht rostroventral durch die größte Öffnung der Dura mater. Die Gehirnnerven IV und III entstammen dem Mittelhirn. Der schwache **N. trochlearis (IV)** verläßt als einziger Gehirnnerv den Hirnstamm dorsal, kreuzt den kontralateralen Nerven am hinteren Rand der Colliculi caudales, zieht ventrolateral um das Mittelhirn und durchbohrt die Dura mater im Bereich des Tentorium cerebelli membranaceum. Der starke **N. oculomotorius (III)** verläßt die Mittelhirnhaube ventral am Rande des **Crus cerebri**. Bei sorgfältiger Präparation ist zu erkennen, daß er bis zum Türkensattel Verbindung zum Gehirn behält. Die **A. carotis interna (—cerebralis)** wird zwischen dem Rete mirabile epidurale rostrale und dem Circulus arteriosus cerebri durchschnitten. Die Gehirnnerven III, IV, VI und der N. ophthalmicus (V1) sowie der N. maxillaris (V2) vereinigen sich außerhalb der Dura mater und verlassen die Schädelhöhle durch das Foramen orbitorotundum. Der **N. opticus (II)** wird distal des **Chiasma opticum** durchschnitten. Der kaudal anschließende **Tractus opticus** verbindet das Chiasma opticum mit dem Diencephalon. Zur Isolierung der Großhirnhemisphäre wird die mediane Großhirnsichel (Falx cerebri) entfernt. Dabei kann der Sinus sagittalis dorsalis studiert werden. Das Tentorium cerebelli membranaceum wird an der dorsalen Befestigung durchschnitten. Die Gehirnhälfte wird danach aus der Dura mater herausgehoben, wobei zwischen dem Cerebrum und der Dura mater sowie dem **Bulbus olfactorius** und den **Nn. olfactorii (I)** mit seinen **Fila olfactoria** in der Fossa ethmoidalis eingegangen wird.

a) Das **GEHIRN (ENCEPHALON)** des Rindes ist relativ klein, kurz und gedrungen. Auffällig sind, im Vergleich zum Pferd, seine geringe Gesamtlänge und eine größere mittlere Breite. Die artspezifischen Unterschiede sind bei den Haussäugetieren aber von geringer Bedeutung, und es wird auf das Studium der Lehrbücher und auf den Spezialunterricht verwiesen (s. a. Atlas der Anatomie des Hundes).

I. Der dorsale Abschnitt des **Rautenhirns (Rhombencephalon)** ist das **Kleinhirn (Cerebellum)**. Es ist viel komplizierter und unregelmäßiger in seiner Form und Gliederung als beim Fleischfresser und beim Menschen. *Auf dem Medianschnitt ist das Kleinhirn etwa quadratisch.* Der Kleinhirn-**Wurm (Vermis)** tritt nicht besonders deutlich in Erscheinung.

II. Das **Mittelhirn (Mesencephalon)** weist dorsal vier Hügel auf (**Colliculi rostrales** und **caudales**). Das kaudale Hügelpaar ist, wie beim Pferd, kleiner als das rostrale Hügelpaar; beim Hund ist es umgekehrt. Ventral liegen die **Crura cerebri**.

III. Zum **Zwischenhirn (Diencephalon)** gehören der Hypothalamus, der Thalamus und der Epithalamus. Der **Hypothalamus** ist durch einen langen **Stiel (Infundibulum)** mit der **Hirnanhangsdrüse (Hypophyse)** verbunden. Die Hypophyse ist relativ groß. Kaudal des Infundibulum liegt das Corpus mamillare. Die **Zirbeldrüse (Gl. pinealis s. Epiphysis)** befindet sich dorsokaudal im Epithalamus.

IV. Der größte Abschnitt des **Großhirns (Telencephalon, Cerebrum)** ist der **Hirnmantel (Hemisphaerium)**. Er besteht aus **Rinde (Cortex cerebri)** und **Mark (Substantia alba)**, ist oberflächlich stark eingefaltet und weist **Windungen (Gyri)** und **Furchen (Sulci)** auf. Die Pflanzenfresser besitzen zusätzlich variable und inkonstante Nebenfurchen, weshalb das Gehirn stärker gefurcht ist als das Gehirn der Fleischfresser. Am **Riechhirn (Rhinencephalon)** ist der **Bulbus olfactorius** kleiner als bei Hund und Pferd. Er steht kaudal kontinuierlich mit dem **Pedunculus olfactorius** in Verbindung, der sich in einen **Tractus olfactorius medialis** und **—lateralis** aufteilt.

b) Es sind vier **GEHIRNKAMMERN (VENTRICULI ENCEPHALI)** ausgebildet. Im Dach der **vierten Gehirnkammer (Ventriculus quartus)** ist das **Velum medullare caudale** durch den Plexus chorioideus eingefaltet. Der **Ventriculus tertius** umgibt als Ringkanal die **Adhaesio interthalamica (Massa intermedia)**. Sein **Plexus chorioideus** setzt sich in den dorsokaudal auf der Epiphyse liegenden und mit dieser verwachsenen **Recessus suprapinealis** fort. Der in die Epiphyse hineinreichende **Recessus pinealis** ist besonders tief. Der **Aquaeductus mesencephali** verbindet den dritten mit dem vierten Ventrikel. Rostral kommuniziert die dritte Gehirnkammer jederseits über das **Foramen interventriculare** mit den **Seitenventrikeln (Ventriculi laterales)**, in welche sich der Plexus chorioideus ebenfalls fortsetzt. Die Seitenventrikel stülpen sich rostral in den Bulbus olfactorius aus.

Sectio cerebri (dorsal)

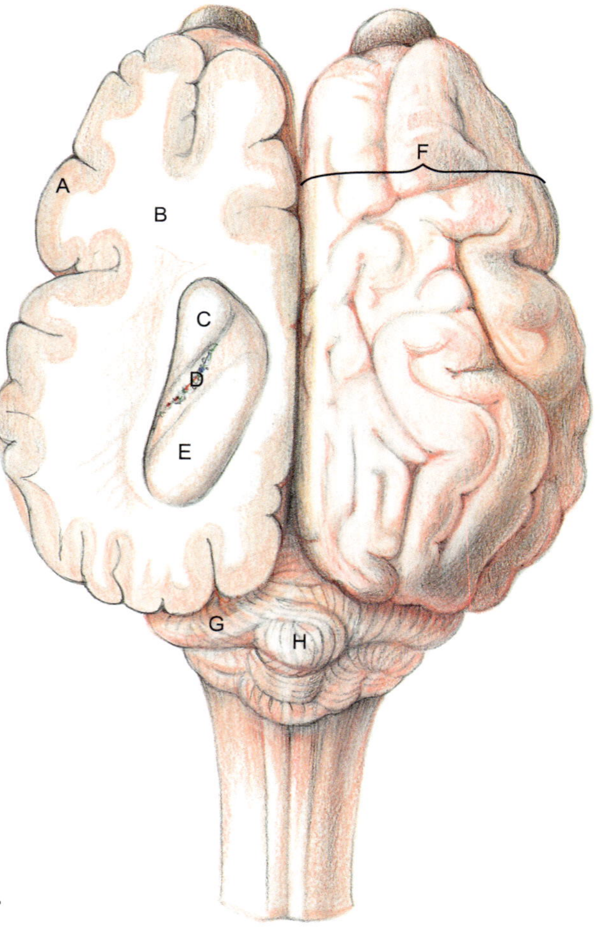

Legenda:

A Cortex cerebri [Substantia grisea]
B Substantia alba
C Caput nuclei caudati
D Plexus chorioideus ventriculi lateralis
E Hippocampus [Cornu ammonis]
F Hemisphaerium
G Hemisphaerium cerebelli
H Vermis cerebelli

Encephalon et Nervi craniales

Basis encephali (ventral)

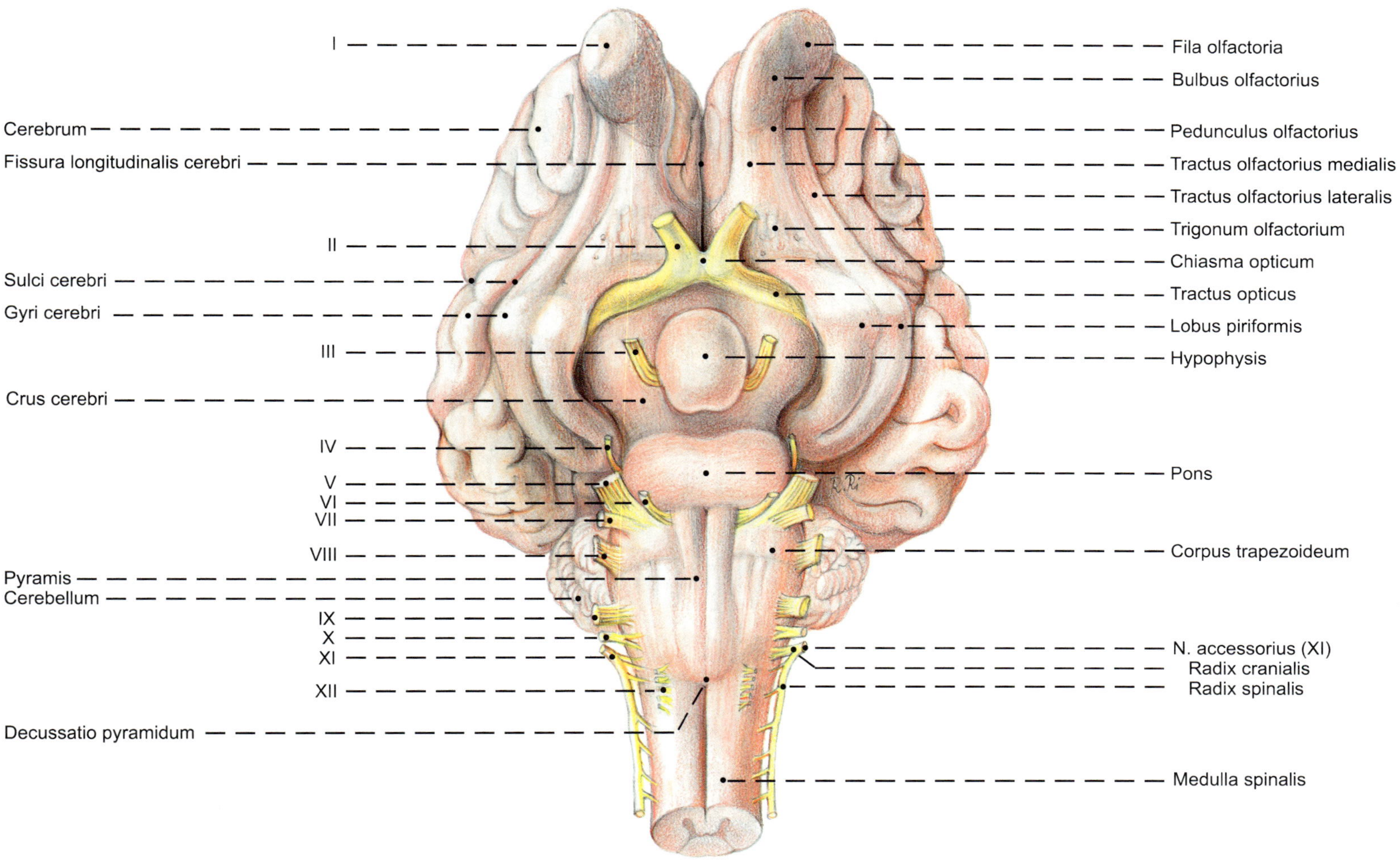

Sectio mediana encephali

Legenda:

a Ventriculus tertius
a' Plexus choriodeus ventriculi tertii
b Rec. opticus
c Rec. infundibuli
d Rec. suprapinealis
e Rec. pinealis
f Foramen interventriculare
g Aquaeductus mesencephali
h Ventriculus quartus
i Velum medullare rostrale
j Velum medullare caudale

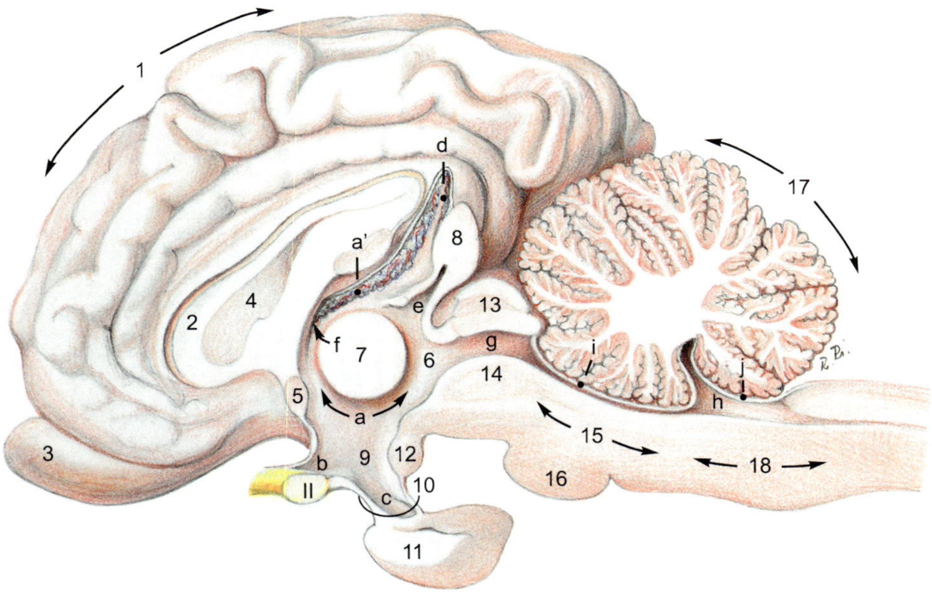

Telencephalon [Cerebrum]:
1 Hemisphaerium
2 Corpus callosum
3 Rhinencephalon
4 Septum telencephali [pellucidum]
5 Commissura rostralis

Diencephalon:
6 Thalamus
7 Adhaesio interthalamica [Massa intermedia]
8 Epiphysis [Gl. pinealis]
9 Hypothalamus
10 Infundibulum
11 Hypophysis
12 Corpus mamillare

Mesencephalon:
Tectum
13 Lamina tecti [Colliculi rostrales et caudales]
14 Tegmentum

Rhombencephalon:
15 Metencephalon
16 Pons
17 Cerebellum
18 Myelencephalon [Medulla oblongata]

2. NERVI CRANIALES I – V

NERV	SEITE	NAME/FASERQUALITÄT	INNERVATIONSGEBIET	ANMERKUNGEN
I	50	**Nn. olfactorii (sensorisch)**	Regio olfactoria im Fundus nasi	Anfang des 1. Neurons in der Riechschleimhaut, Umschaltung im Bulbus olfactorius
II	42/50	**N. opticus (sensorisch)**	Pars optica retinae	Ausstülpung des Diencephalon
III	40/50	**N. oculomotorius (s., m., psy.)***		Ursprung: Mesencephalon; Schädeldurchtritt: For. orbitorotundum
(1)		• Ramus dorsalis (m.)	Mm. rectus dorsalis, M. levator palp. superioris, M. retractor bulbi	
(2)		• Ramus ventralis (m., psy.)	Mm. rectus med. und —ventr., M. obliquus ventr.	Die parasympathischen Anteile werden im Ggl. ciliare umgeschaltet und ziehen in den Nn. ciliares breves und —longi zum Augapfel
IV	40/50	**N. trochlearis (m.)**	M. obliquus dorsalis	Ursprung: Mesencephalon, Schädeldurchtritt: For. orbitorotundum
V	38/50	**N. trigeminus**		Ursprung: Rhombencephalon bis Mesencephalon; 1. Kiemenbogennerv
V1	40	• N. ophthalmicus (s.)	Nasenrücken, Siebbein, Tränendrüse, oberes Augenlid	Schädeldurchtritt: For. orbitorotundum
(3)	40	•• N. nasociliaris (s.)		
(4)	40	••• N. ethmoidalis (s.)	Schleimhaut im dorsalen Teil der Nasenhöhle	Tritt durch das For. ethmoidale und die Siebbeinplatte in die Nasenhöhle
(5)	40	••• N. infratrochlearis (s.)	Bindehaut, Nickhaut, Tränenkarunkel, Haut des med. Augenwinkels	Verläßt die Orbita unterhalb des Rollknorpels und zieht bis zum Hornzapfen
(6)	40	••• Nn. ciliares longi (s., psy.)	Iris und Cornea, M. ciliaris	Mit parasymphatischen Fasern vom Ggl. ciliare
(7)	40	•• N. lacrimalis (s., psy., sy.)	Tränendrüse, Haut u. Bindehaut des lateralen Augenwinkels	Dünner lateraler und noch dünnerer medialer Ast, die nach Aufnahme des R. communicans cum n. zygomatici zum R. zygomaticotemporalis verschmelzen
(8)	40	••• R. zygomaticotemporalis	Schläfenhaut	
(9)	40	•••• R. cornualis	Haut des Hornzapfens	Anaesthesie beim Enthornen!
(10)	40	•• N. frontalis (s.)	Stirnhaut und oberes Augenlid	Endet als N. supraorbitalis in der Stirnhaut
V2	38	• N. maxillaris (s.)		Schädelaustritt: For. orbitorotundum
(11)		•• N. zygomaticus (s., psy.)		R. communicans cum n. lacrimali (V1)
(12)		••• R. zygomaticofacialis (s.)	Unteres Augenlid	Verläßt die Orbita am lateralen Augenwinkel
(13)		•• N. pterygopalatinus (s., psy.)		Parasymp. Fasern vom Ggl. pterygopalatinum
(14)		••• N. palatinus major (s., psy.)	Schleimhaut mit Drüsen des harten Gaumens	Tritt durch das For. palatinum caudale in den Canalis palatinus ein und durch das For. palatinum major aus
(15)		••• Nn. palatini minores (s., psy.)	Gaumensegel mit Drüsen des weichen Gaumens	Verlassen den Canalis palatinus durch die Forr. palatina minora
(16)		••• N. nasalis caudalis (s.)	Ventrale Anteile der Nasenhöhle, Gaumen	Tritt durch das For. sphenopalatinum in die Nasenhöhle ein
(17)	38	•• N. infraorbitalis (s.)	Haut des Nasenrückens und Nasenloches incl. Oberlippe	Tritt durch das For. maxillare in den Canalis infraorbitalis ein und durch das For. infraorbitale aus
V3	38	• N. mandibularis (s., m.)		Schädeldurchtritt: For. ovale
(18)	38	•• N. masticatorius (m.)		
(19)	38	••• Nn. temporales proff. (m.)	M. temporalis	
(20)	38	••• N. massetericus (m.)	M. masseter	Passiert die Incisura mandibulae
(21)		•• Nn. pterygoidei med. und lat. (m.)	Mm. pterygoidei med. und lat.	An der Wurzel liegt das beim Rind relativ große Ggl. oticum (sy., psy.)
(22)		•• N. tensoris tympani (m.)	M. tensor tympani	Tritt in das Cavum tympani ein
(23)		•• N. tensoris veli palatini	M. tensor veli palatini	
(24)	38	•• N. auriculotemporalis (s.,psy.,sy.)	Haut der Ohrmuschel und der Schläfengegend, Gl. parotis	Windet sich um den Unterkieferhals, psy. Fasern vom Ggl. oticum
(25)	38	••• Rr. communicantes cum n. faciali (s.)		Verbindung zum Ramus buccolabialis dorsalis (VII)
(26)	38	•• N. buccalis (s., psy.)	Wangenschleimhaut und Gll. buccales	Parasympathische Fasern vom Ggl. oticum
(27)	38	••• R. parotideus (psy.)	Gl. parotis	Begleitet rückläufig den Ductus parotideus durch die Incisura vasorum facialium
(28)	38	•• N. lingualis (sensorisch, s., psy.)	Schleimhaut des Mundhöhlenbodens und die Zunge sensibel, rostrale zwei Drittel der Zunge sensorisch	Erhält über die Chorda tympani (VII) sensorische und parasympathische Fasern (Umschaltung der psy. Fasern im Ggl. mandibulare)
(29)	38	••• N. sublingualis (s., psy.)	Schleimhaut des rostralen Mundhöhlenbodens	Leitet parasympathische Fasern zur Gl. mandibularis und Gl. sublingualis
(30)	38	•• N. alveolaris inferior (s.)	Unterkieferzähne, Zahnfleisch	Tritt durch das For. mandibulae in den Canalis mandibulae ein
(31)	38	••• N. mylohyoideus (m.)	M. mylohyoideus, rostraler Bauch des M. digastricus	
(32)	38	••• N. mentalis (s.)	Haut und Schleimhaut des Kinns und der Unterlippe	Verläßt den Canalis mandibulae über das Foramen mentale

* Faserqualität: s. = sensibel, m. = motorisch, sy. = sympathisch, psy. = parasympatisch

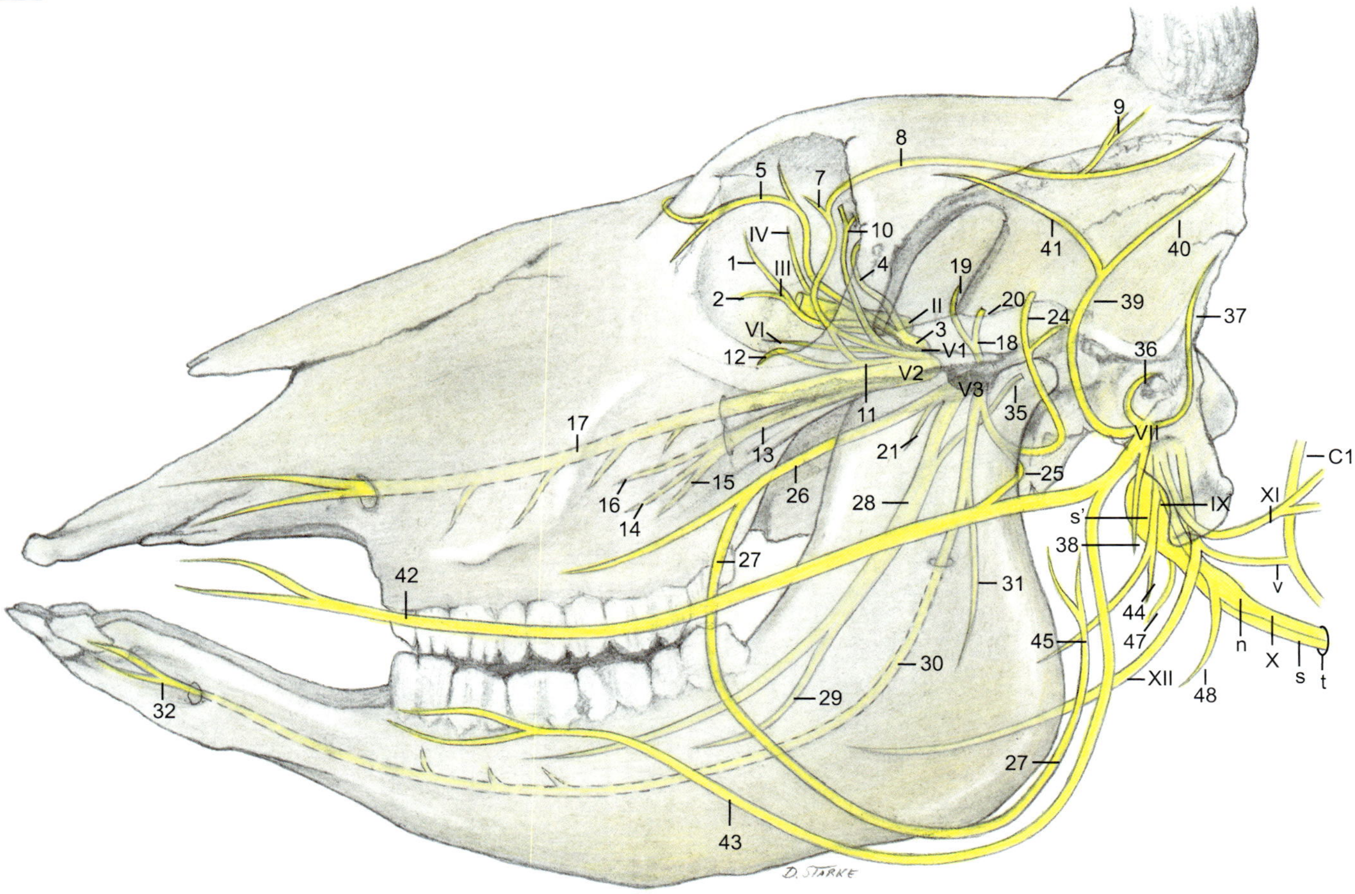

Legenda:

A Lamina cribrosa
B Canalis opticus
C Foramen ethmoidale
D Foramen orbitorotundum
E Foramen ovale
F Foramen stylomastoideum
G Meatus acusticus internus
H Foramen magnum
J Foramen jugulare
K Canalis nervi hypoglossi

L Gl. lacrimalis
M Gll. nasales
N Gll. palatinae (Palatum molle)
N' Gll. palatinae (Palatum durum)
O Gll. buccales
P Gl. sublingualis monost.
P' Gl. sublingualis polyst.
Q Gl. mandibularis
R Gl. parotis

a Regio olfactoria
b Retina
c Papillae fungiformes
d Ggl. ciliare
d' Nn. ciliares breves
e Ggl. pterygopalatinum
e' Rr. orbitales
e'' N. canalis pterygoidei
f Ggl. mandibulare
g Ggl. trigeminale
h Ggl. oticum

h' N. petrosus minor
j Papillae vallatae
k Ggl. geniculi
l Ggll. proximalia
m Ggl. distale (petrosum)
m' N. tympanicus
n Ggl. distale (nodosum)
o Glomus caroticum
p Sinus caroticus
q N. vestibularis
q' Ggl. vestibulare superior
q'' Ggl. vestibulare inferior
r N. cochlearis

r' Ggl. spirale cochleae
s Tr. sympathicus
s' Ggl. cervicale craniale
t Tr. vagosympathicus
u Radix spinalis n. accessorii
v Ansa cervicalis

Neuronum sensorium
Neuronum sensibile
Neuronum parasympathicum
Neuronum sympathicum
Neuronum motorium

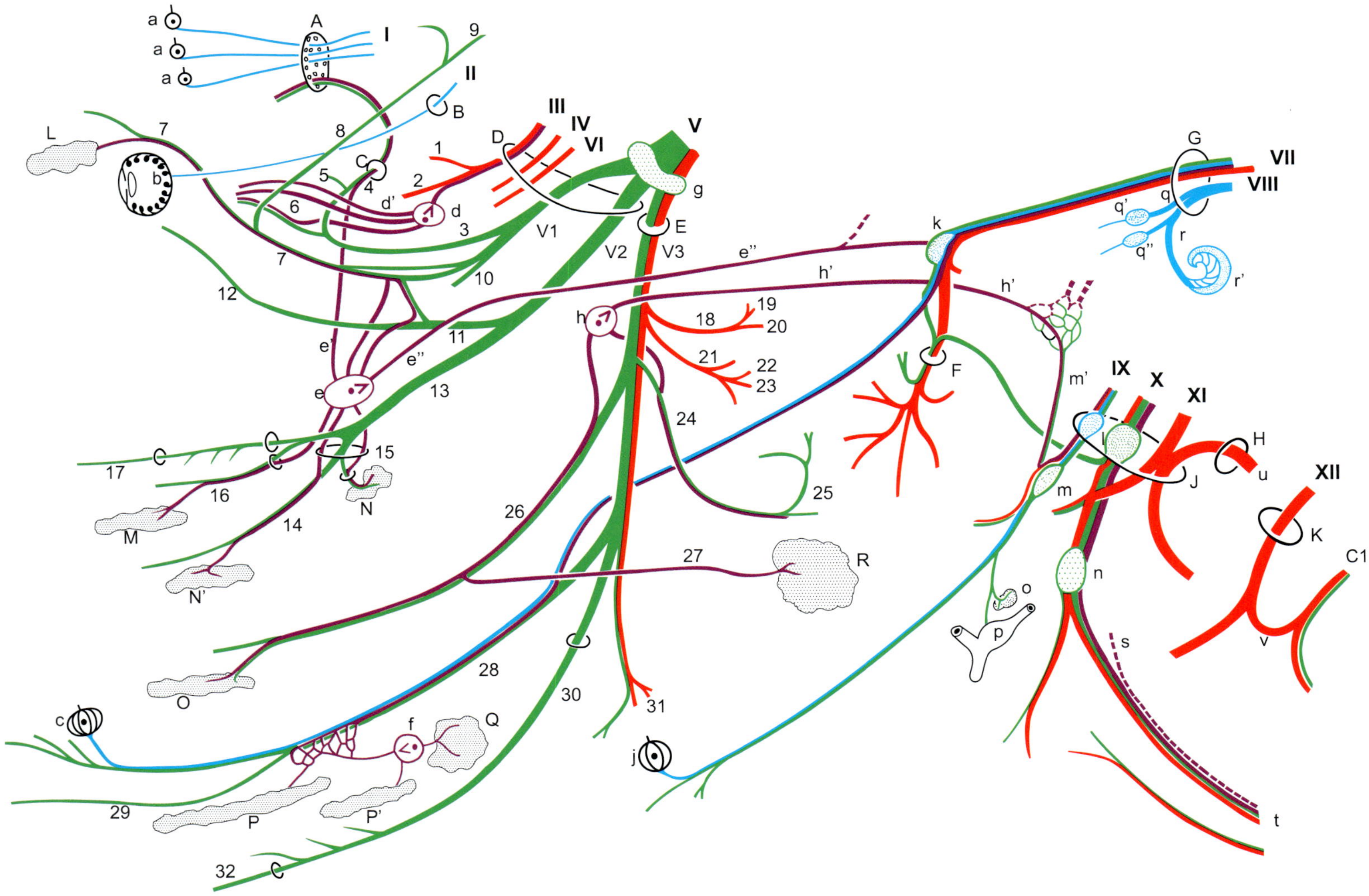

3. NERVI CRANIALES VI – XII

NERV		SEITE	NAME/FASERQUALITÄT	INNERVATIONSGEBIET	ANMERKUNGEN
VI		40/50	**N. abducens (m.)**	M. rectus lat., lateraler Teil des M. retractor bulbi	Ursprung: Rhombencephalon, Schädeldurchtritt: For. orbitorotundum
VII		36/50	**N. facialis (N. intermediofacialis) (sensorisch, m., psy.)***	Mimische Muskulatur von Gesicht und Ohr, Tränen- und Speicheldrüsen	Tritt durch den Meatus acusticus int. in den Canalis facialis und verläßt diesen durch das For. stylomastoideum; 2. Kiemenbogennerv
	(33)		• N. petrosus major (psy.)	Drüsen von Nase und Gaumen und Tränendrüsen	Verbindet sich mit dem N. petrosus prof. (sy.) zum N. canalis pterygoidei, der zum Ggl. pterygopalatinum zieht
	(34)		• N. stapedius (m.)	M. stapedius	
	(35)		• Chorda tympani (sensorisch, psy.)	Gll. mandibularis u. sublingualis, rostrale zwei Drittel der Zunge sensorisch	Verläßt das Felsenbein durch die Fissura petrotympanica und verbindet sich mit dem N. lingualis (V3)
	(36)	36	• R. auricularis internus (s.)	Innenfläche der Ohrmuschel	Tritt durch den Ohrmuschelknorpel
	(37)	36	• N. auricularis caudalis (m.)	Ohrmuschelmuskeln	Verbindet sich mit den Dorsalästen der ersten beiden Halsnerven
	(38)		• R. digastricus (m.)	Kaudaler Bauch d. M. digastricus	
			• Plexus parotideus (psy.)	Gl. parotis	Zuflüsse vom N. auriculopalpebralis
	(39)	36	• N. auriculopalpebralis (m.)		Kommuniziert mit dem N. auriculotemporalis (V3)
	(40)		•• Rr. auriculares rostrr. (m.)	Rostrale Ohrmuschelmuskeln	
	(41)		•• R. zygomaticus (m.)	M. orbicularis oculi, M. levator anguli oculi medialis	Endet mit den Rr. palpebrales
	(42)	36	• R. buccolabialis dorsalis (m.)	Muskeln der Oberlippe, des Flotzmauls und Nasenlochs	R. communicans (s.) vom N. auriculotemporalis (V3)
	(43)	36	• R. buccolabalis ventralis (m.)	M. buccinator, M. depressor labii inferioris	Durchläuft gemeinsam mit A. und V. facialis die Inc. vasorum facialium
VIII		50	**N. vestibulocochlearis (sensorisch)**		Ursprung: Medulla oblongata; Schädeleintritt: Porus acusticus internus
			• N. cochlearis (sensorisch) (Gehörnerv)	Organum spirale cochleae (CORTIsches Organ)	Ggl. spirale cochleae: 1. Neuron; 2. Neuron im Rautenhirn
			• N. vestibularis (sensorisch) (Gleichgewichtsnerv)	Ampullae der Bogengänge, Maculae utriculi et sacculi	Ggl. vestibulare: 1. Neuron; 2. Neuron im Rautenhirn
IX		48/50	**N. glossopharyngeus (sensorisch, s., m., psy.)**	Schleimhaut von Zunge und Rachen, Tonsillen, Cavum tympani	Ursprung: Medulla oblongata; Schädeldurchtritt: For. jugulare; 3. Kiemenbogennerv; *1. Nerv der Vagusgruppe*
	(44)	48	• R. pharyngeus (s., m.)	Rachenschleimhaut, M. stylopharyngeus caudalis	Bilden den Pl. pharyngeus gemeinsam mit Rr. pharyngei n. vagi (X)
	(45)		• R. lingualis (sensorisch, s., psy.)	Schleimhaut des Gaumensegels und der Zungenwurzel incl. der dortigen Geschmackspapillen	Vor der Aufspaltung in einen R. dorsalis und ventralis ist in diesen Nerv das Ggl. lateropharyngeum eingelagert
X		48/50	**N. vagus (s., m., psy.)**	Eingeweide von Kopf, Hals, Brust- und Bauchhöhle	Ursprung: Medulla oblongata; Schädeldurchtritt: For. jugulare; 4. Kiemenbogennerv, *2. Nerv der Vagusgruppe*
	(46)		• R. auricularis (s.)	Haut des äußeren Gehörganges	Zieht in den Facialiskanal und verbindet sich mit dem N. facialis (VII).
	(47)	48	• Rr. pharyngei (s., m.)	Pharynxmuskulatur und -schleimhaut	Kaudale Beteiligung am Plexus pharyngeus, endet als R. oesophageus
	(48)	48	• N. laryngeus cran. (s., m.)		Zweigt vom Ggl. distale ab und kreuzt den R. pharyngeus lateral
	(49)	48	•• R. externus (m.)	M. cricothyreoideus	Verbindet sich mit dem R. pharyngeus (IX)
	(50)	48	•• R. internus (s.)	Kehlkopfschleimhaut kranial der Stimmritze	Tritt durch die Fissura thyreoidea
		48/60	• N. laryngeus recurrens (s., m., psy.)	Äste zum Herzgeflecht, Trachea und Oesophagus	Trennt sich erst in der Brusthöhle vom N. vagus; zieht wieder kopfwärts
		48	•• N. laryngeus caud. (s., m.)	Alle Kehlkopfmuskeln außer M. cricothyreoideus, Kehlkopfschleimhaut kaudal der Stimmritze	
XI		48/50	**N. accessorius (m.)**		Schädeldurchtritt: For. jugulare; *3. Nerv der Vagusgruppe*
	(51)		• Radix cranialis (enceph.): R. internus (m.)		Ursprung: Medulla oblongata, Verbindung mit N. vagus, liefert diesem motorische Fasern
	(52)		• Radix spinalis: R. externus (m.)		Ursprung: Halsteil des Rückenmarks
		48	•• R. dorsalis (m.)	M. trapezius und M. cleidooccipitalis	
		48	•• R. ventralis (m.)	Mm. sterno- und cleidomastoideus, M. sternomandibularis	
XII		48/50	**N. hypoglossus (m.)**	M. lingualis proprius, M. genio-, stylo-, und hyoglossus; gemeinsam mit C1v: Mm. genio- und thyreohyoideus	Ursprung: Medulla oblongata, verläßt die Schädelhöhle durch den Canalis n. hypoglossi, bildet mit nC1v die Ansa cervicalis

* Faserqualität: s. = sensibel, m. = motorisch, sy. = sympathisch, psy. = parasympatisch

Nervi craniales

Encephalon:
- Telencephalon
- Diencephalon
- Mesencephalon
- Metencephalon
- Myelencephalon

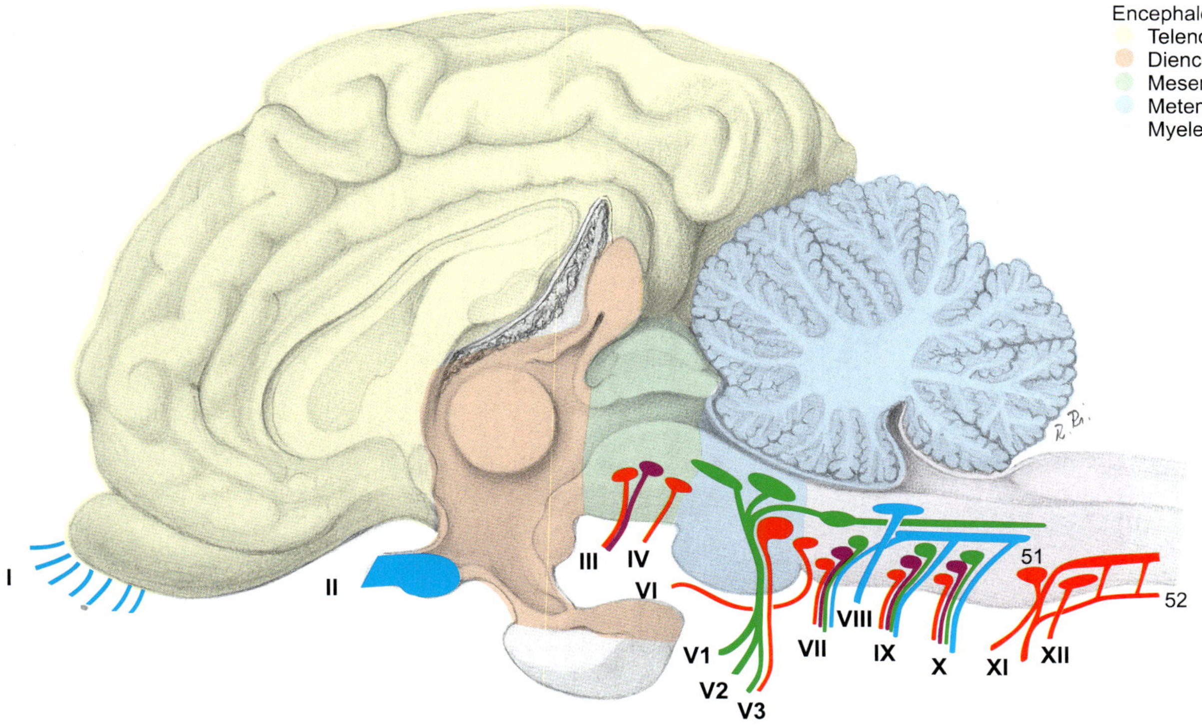

Legenda:

A Lamina cribrosa
B Canalis opticus
C Foramen ethmoidale
D Foramen orbitorotundum
E Foramen ovale
F Foramen stylomastoideum
G Meatus acusticus internus
H Foramen magnum
J Foramen jugulare
K Canalis nervi hypoglossi

L Gl. lacrimalis
M Gll. nasales
N Gll. palatinae (Palatum molle)
N' Gll. palatinae (Palatum durum)
O Gll. buccales
P Gl. sublingualis monost.
P' Gl. sublingualis polyst.
Q Gl. mandibularis
R Gl. parotis

a Regio olfactoria
b Retina
c Papillae fungiformes
d Ggl. ciliare
d' Nn. ciliares breves
e Ggl. pterygopalatinum
e' Rr. orbitales
e'' N. canalis pterygoidei
f Ggl. mandibulare
g Ggl. trigeminale
h Ggl. oticum

h' N. petrosus minor
j Papillae vallatae
k Ggl. geniculi
l Ggll. proximalia
m Ggl. distale (petrosum)
m' N. tympanicus
n Ggl. distale (nodosum)
o Glomus caroticum
p Sinus caroticus
q N. vestibularis
q' Ggl. vestibulare superior
q'' Ggl. vestibulare inferior
r N. cochlearis

r' Ggl. spirale cochleae
s Tr. sympathicus
s' Ggl. cervicale craniale
t Tr. vagosympathicus
u Radix spinalis n. accessorii
v Ansa cervicalis

- Neuronum sensorium
- Neuronum sensibile
- Neuronum parasympathicum
- Neuronum sympathicum
- Neuronum motorium

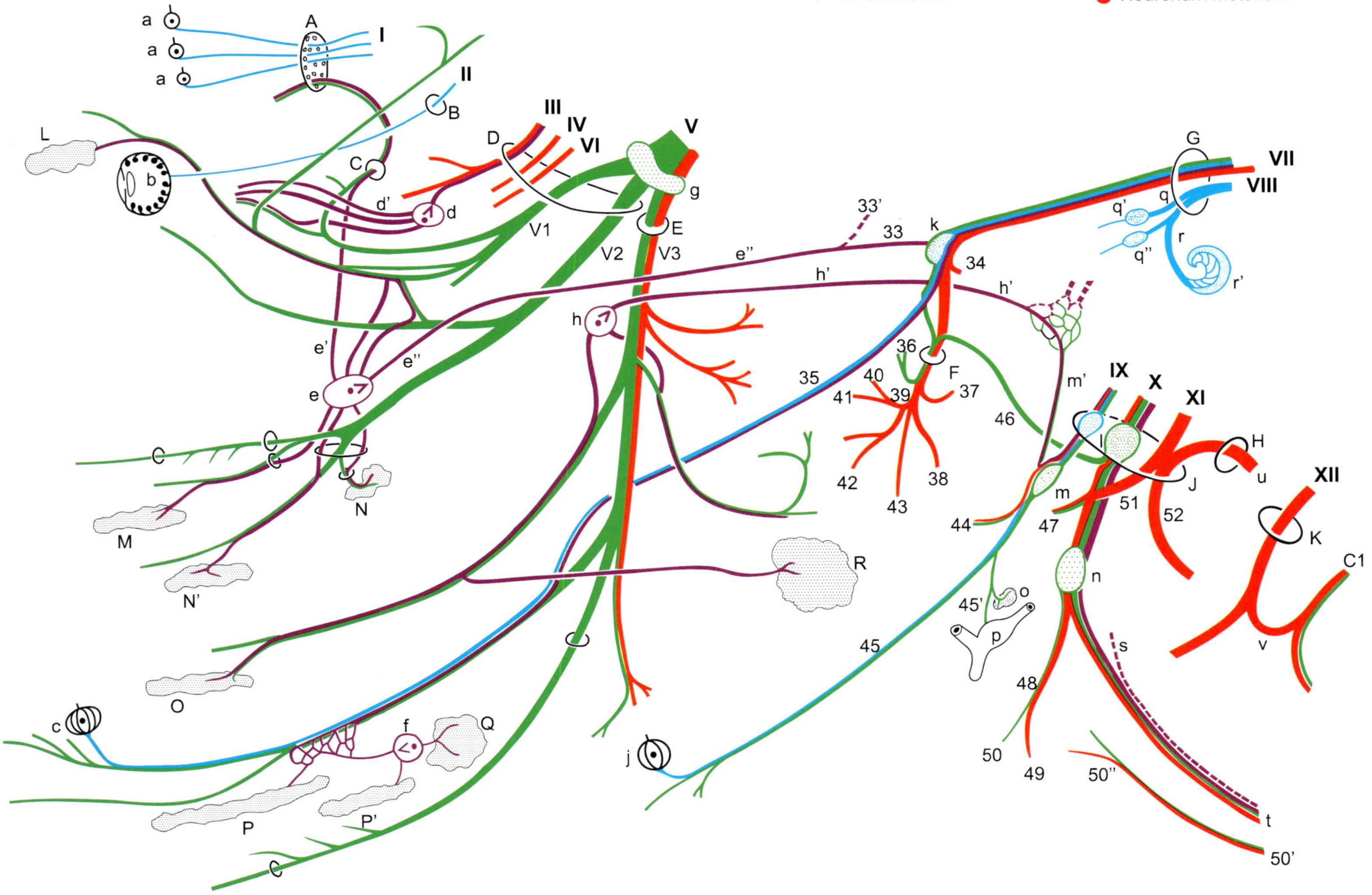

4. DAS RÜCKENMARK UND DAS AUTONOME NERVENSYSTEM

Zum Studium des Rückenmarks werden Demonstrationspräparate herangezogen. Die Arcus dorsales wurden abgesägt. Teilweise wurden auch die Meningen zum Studium der Rückenmarksoberfläche entfernt. Auf Querschnitten können die Verteilung der grauen und weißen Substanz, die Lage der Nervenbahnen und der Verlauf des Zentralkanals studiert werden.

Die folgenden Ausführungen betreffen nur einige spezielle Merkmale des Rindes, im übrigen gelten die grundlegenden Ausführungen im Atlas der Anatomie des Hundes (s. S. 48, 60, 70 und 108) und in der Spezialliteratur.

a) **DAS RÜCKENMARK (MEDULLA SPINALIS)** liegt im Wirbelkanal und wird von den Rückenmarkshäuten umgeben. Es hat bei den Tieren eine größere biologische Bedeutung als beim Menschen, und seine Masse ist beim Rind fast so groß wie die des Gehirns. Erweiterungen des Rückenmarks sind die **Intumescentia cervicalis** und **lumbalis**. Der Rückenmarkskanal ist überwiegend queroval wie beim Pferd. Das Rückenmark endet mit dem **Conus medullaris (16)**, der das Kreuz- und Schwanzmark enthält. Das sich an den Conus medullaris anschließende **Filum terminale (17)** erstreckt sich bis zum Ende des vierten Kreuzwirbels. Beim zwei Monate alten Kalb reicht das Rückenmark mit dem Kaudalende des Conus medullaris bis zum dritten Kreuzwirbel, beim zehn Monate alten Kalb bis zum zweiten Kreuzwirbel und beim adulten Rind nur noch bis zum ersten Kreuzwirbel. Die unterschiedliche Reichweite ist bedingt durch Verlangsamung des Rückenmarkswachstums gegenüber dem Längenwachstum der Wirbelsäule und wird als „Ascensus" des Rückenmarks bezeichnet. Daraus resultiert eine überwiegend kaudolaterale Verlaufsrichtung der Spinalnerven im Wirbelkanal. Im Bereich des Spatium interarcuale lumbosacrale gehen sie in einen Kaudalverlauf über, bevor sie ihre entsprechenden Foramina intervertebralia erreichen. Conus medullaris, Filum terminale und die im Wirbelkanal kaudal verlaufenden Spinalnerven bilden die **Cauda equina (18)**.

b) **DAS AUTONOME NERVENSYSTEM** umfaßt den Sympathicus, den Parasympathicus und die intramuralen intestinalen Nervenplexus.

Die efferenten Nervenfasern:

I. Der **Sympathicus** besteht überwiegend aus **Efferenzen** mit prä- und postsynaptischen Neuronen und enthält zusätzlich auch Afferenzen mit nur einem Neuron. Er wird auch thorakolumbales Nervensystem genannt, weil die Ursprungsperikarien der Efferenzen in den Seitenhörnern der betreffenden Rückenmarkssegmente liegen. Der Grenzstrang reicht jedoch noch weiter kaudal bis zum Anfang der Schwanzwirbelsäule, wo die paarigen Ganglien zum Ggl. impar verschmelzen. Mit **verhältnismäßig kurzen** (annähernd transversal gerichteten) **Nervenbahnen** werden die thorakolumbal gelegenen Körperteile und Organe versorgt.

1. Die **Brusthöhlenorgane** werden über **postsynaptische marklose Neurone** versorgt, die vom **Ggl. cervicothoracicum (s. stellatum — 5)** oder von der **Ansa subclavia** (4) oder vom **Ggl. cervicale medium** (3) z. B. als Nn. cardiaci oder Nn. pulmonales zu den betreffenden Organen ziehen. Sie bilden zunächst mit Ästen des N. vagus (z. B. Rr. cardiaci oder Rr. pulmonales) autonome Nervengeflechte für die Brusthöhlenorgane (z. B. **Plexus cardiacus** —7).

2. Die **Bauchhöhlenorgane** werden hauptsächlich über den **N. splanchnicus major** (13) versorgt, der in Höhe des 10. Brustwirbels den Brustgrenzstrang verläßt und über den Arcus lumbocostalis des Zwerchfells zum **Ggl. coeliacum** und **mesentericum craniale** (14) zieht. Außerdem ziehen die mitversorgenden Nn. splanchnici minores und die Nn. splanchnici lumbales vom Lendengrenzstrang zum **Plexus solaris** resp. zum **Ggl. mesentericum caudale** (15). Die vom Rückenmark kommenden **markhaltigen präsynaptischen ersten Neurone** ziehen überwiegend ohne synaptische Umschaltung durch die Grenzstrangganglien (Paravertebralganglien), und die meisten Neurone werden erst in den distal folgenden **Prävertebralganglien** (**Ggl. coeliacum —14, Ggl. mesentericum craniale —14** und **—caudale —15**) synaptisch umgeschaltet. Die **marklosen postsynaptischen zweiten Neurone** gelangen über periarterielle Geflechte der Eingeweidearterien zu ihrem Versorgungsgebiet z. B. zur Darmwand.

In den **Grenzstrangganglien (Ggl. trunci sympathici —12)** werden die Verbindungsäste zu den somatischen Brust- und Lendennerven (Rr. communicantes albi) synaptisch umgeschaltet, und die sich anschließenden zweiten Neurone (Rr. communicantes grisei) führen den genannten Nerven sympathische Nervenqualitäten zu.

Mit **verhältnismäßig langen** (longitudinal orientierten) **Nervenbahnen** werden jene **Körperteile und Organe** (Nr. 3 – 6) versorgt, die kranial oder kaudal der thorakolumbalen Körpersegmentalebenen liegen.

3. Zum **Kopf** gelangen sympathische efferente Neurone vom **Ggl. stellatum**, die über die Ansa subclavia und das Ggl. cervicale medium im **Truncus vagosympathicus** zum **Ggl. cervicale craniale** (1) ziehen. Auf der Höhe der Schädelbasis gelegen ist dieses Ganglion die letzte synaptische Umschaltstation, denn von hier erreichen nur postsynaptische marklose Neurone als perivaskuläre neuronale Geflechte mit den gleichnamigen Gefäßen ihr Versorgungsgebiet im Kopf (z. B. Plexus caroticus internus, Plexus maxillaris).

4. Zum **Hals** gelangt der **N. vertebralis** (11). Er verläßt das **Ggl. stellatum** und durchzieht den Canalis transversarius der Halswirbelsäule, wo er Äste zu den segmentalen (somatischen) Halsnerven abgibt.

5. Die **Beckenregion** erhält auf zwei verschiedenen Wegen efferente sympathische Neurone. Der dorsale Weg führt durch den Lenden- und Sakralgrenzstrang und nach Verlassen des Truncus sympathicus in den **Nn. splanchnici sacrales**, die gemeinsam mit dem **N. pelvinus** (10) verlaufen, zum **Plexus pelvinus** (9). Der ventrale Weg führt vom Lendengrenzstrang über **Nn. splanchnici lumbales** (15) zum **Ggl. mesentericum caudale** (15) und weiter über den **N. hypogastricus** (8) zum gemischt autonomen Plexus pelvinus. Hier am Eingang zur Beckenhöhle auf der Lateralwand des Enddarms gelegen, erfolgt die Umschaltung auf die postsynaptischen Neurone, die die Beckenhöhlenorgane und den Dickdarm kaudal des Colon transversum versorgen.

6. Zu den **Gliedmaßen** ziehen postganglionäre marklose Neurone, die mehr transversal verlaufen und vom Kranialende des Brustgrenzstranges, vom **Ggl. stellatum** zur Schultergliedmaße gelangen und vom kaudalen Ende des Lendengrenzstranges die Beckengliedmaßen erreichen, wo sie zunächst als sympathische Anteile der somatischen Nerven des Plexus brachialis resp. Plexus lumbosacralis verlaufen und weiter distal in die Adventitia von Blutgefäßen übertreten.

II. Der **Parasympathicus**, zu dem die **Gehirnnerven III, VII, IX** und **X** (s. S. 52–54) sowie der **N. pelvinus** (10) gehören, dient mit seinen efferenten Anteilen der Innervation von Drüsen und glatten Muskelzellen, wie sie z. B. im Darm, aber auch im Auge und in den Speichel- sowie Tränendrüsen vorkommen. Auch in den parasympathischen Nerven sind die Efferenzen durch zwei Neurone hintereinander geschaltet, um das Aktionspotential vom Zentralen Nervensystem zum Erfolgsorgan, z. B. zum Darm, zu bringen. Im Falle des Parasympathicus, besonders im N. vagus, ist der Fortsatz der ersten präsynaptischen Neurone sehr lang, und er reicht vom ZNS bis zur synaptischen Umschaltung auf die zweiten Neurone, die in der zu versorgenden Organwand liegen. Zum Ursprung und zum Versorgungsgebiet des N. vagus s. S. 48 und 54.

Der **Parasympathicus des Sakralmarks** schickt seine Efferenzen nach Umschaltung in den Ganglien des Plexus pelvinus in die Becken- und Bauchhöhle bis zur Höhe des Colon transversum.

Die afferenten Nervenfasern:

Im **Sympathicus** und **Parasympathicus** kommen die **Afferenzen** u.a. von sensiblen Nervenfortsätzen, die den Kontraktionszustand, z. B. des Darmes, messen und den Eingeweideschmerz vermitteln. Gerade vom N. vagus ist bekannt, daß er am Durchtritt durch das Zwerchfell über 80% Afferenzen enthält, die zum Gehirn ziehen. Die Afferenzen beginnen in der Darmwand, und der Nervenimpuls verläuft in den afferenten Fasern zum ZNS. Die Perikarien liegen im Falle des Sympathicus im Ggl. spinale (vertebrale) und im Falle des N. vagus im Ggl. distale (nodosum), das beim Rind sehr unscheinbar in unmittelbarer Nähe zum Ggl. cervicale craniale an der Schädelbasis liegt.

III. Zum **intramuralen Nervensystem (Plexus nervorum intramuralis)** s. Histologie-Lehrbücher.

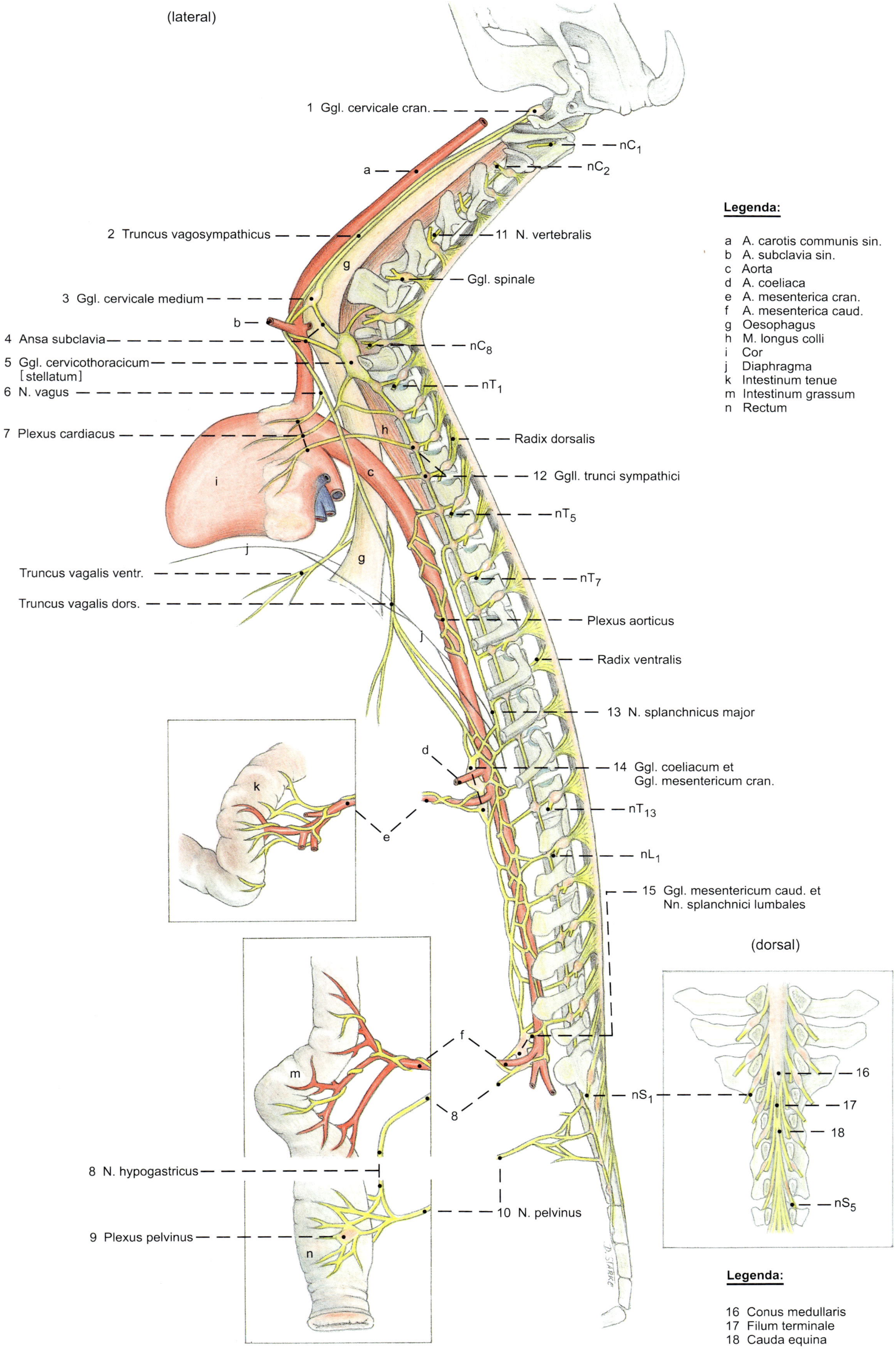

Legenda:

a A. carotis communis sin.
b A. subclavia sin.
c Aorta
d A. coeliaca
e A. mesenterica cran.
f A. mesenterica caud.
g Oesophagus
h M. longus colli
i Cor
j Diaphragma
k Intestinum tenue
m Intestinum grassum
n Rectum

Legenda:

16 Conus medullaris
17 Filum terminale
18 Cauda equina

5. KAPITEL: STAMMSKELETT UND HALS

1. WIRBELSÄULE MIT NACKENBAND SOWIE RIPPEN UND STERNUM

An Einzelknochen und am montierten Skelett werden die Grundbestandteile der Knochen rekapituliert und die aufgeführten Besonderheiten studiert.

a) Die **WIRBELSÄULE (COLUMNA VERTEBRALIS)** setzt sich aus sieben Halswirbeln (Vertebrae cervicales), dreizehn (12–14) Brustwirbeln (Vertebrae thoracicae), sechs (7) Lendenwirbeln (Vertebrae lumbales), fünf Kreuzwirbeln (Vertebrae sacrales – Os sacrum) und achtzehn bis zwanzig (16–21) Schwanzwirbeln (Vertebrae coccygeae s. caudales) zusammen.

Die Wirbel sind durch faserknorpelige Zwischenwirbelscheiben (Disci intervertebrales) verbunden und umschließen den **Wirbelkanal (Canalis vertebralis —7)**. Die Grundbestandteile **Corpus** (1), **Arcus** (8) und **Processus** sind ihrer Funktion entsprechend funktionell unterschiedlich ausgebildet.

I. Die **Halswirbel (Vertebrae cervicales)** sind insgesamt kürzer als beim Pferd. Mit Ausnahme des ersten Halswirbels, dem ein **Dornfortsatz** fehlt, ist der **Proc. spinosus** (12) länger als beim Pferd und kranial geneigt, nur am siebenten steht er fast senkrecht und *ist am dritten und vierten Halswirbel an seinem freien Ende gespalten*. Der *massige* **Querfortsatz (Proc. transversus —13)** trägt wie bei Hund und Pferd vom dritten bis fünften Halswirbel das kraniale **Tuberculum ventrale** (13') und das kaudale **Tuberculum dorsale** (13"). Am sechsten Halswirbel ist der kraniale Teil zu einer sagittal gestellten **viereckigen Platte (Lamina ventralis)** verbreitert. Die **Procc. articulares craniales** (16) und **—caudales** (17) sind im Verhältnis zum Pferd *sehr klein. Am* **Atlas** (25) *fehlt ein Foramen transversarium.* Das kräftige **Tuberculum dorsale** (29') und das ebenfalls vorhandene kräftige **Tuberculum ventrale** (30') *sind zuweilen zweihöckerig*. Der **Axis** (31) ist *kürzer als beim Pferd*, sein **Dens** (32) *halbzylindrisch geformt*, der Kamm hoch und gerade, aber kaudal nicht gespalten wie beim Pferd. Das dem Hund fehlende **Foramen vertebrale laterale** (31') ist *sehr groß*.

II. Die **Brustwirbel (Vertebrae thoracicae)** weisen gegenüber Hund und Pferd relativ lange Wirbelkörper auf. Der **Proc. spinosus** (12) ist vom ersten bis fünften Wirbel breitflächig, kranial und kaudal scharf berandet und an seinem freien Ende bis etwa zum dritten Lebensjahr mit Knorpelkappen versehen, die bis zum achten Lebensjahr verknöchern. *Ein markanter knöcherner Widerrist, wie beim Pferd, fehlt.* Die siebenten bis elften Brustwirbeldornen sind stark kaudal geneigt. *Der letzte Brustwirbel steht als antiklinaler Wirbel mit seinem Dornfortsatz senkrecht.*

Articulationes costovertebrales

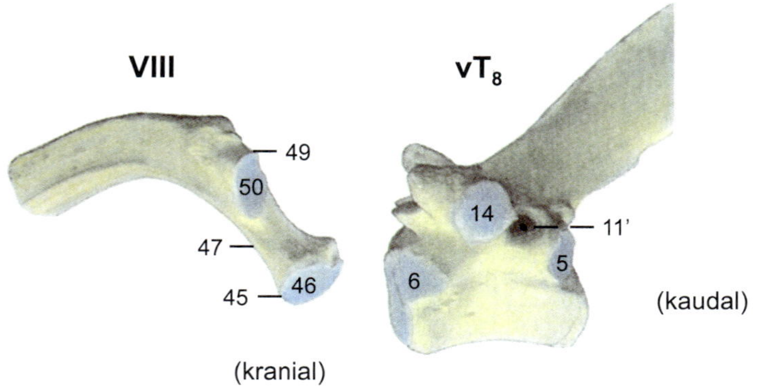

Die Incisura vertebralis caudalis ist durch einen Knochensteg überwiegend zum **Foramen vertebrale laterale** *(11') geschlossen.* Die **Procc. mamillares** (20) sind wenig auffällig und verschmelzen an den letzten beiden Brustwirbeln mit den **Procc. articulares craniales** (16) zu den **Procc. mamilloarticulares**.

III. Die **Lendenwirbel (Vertebrae lumbales)** besitzen einen *langen* Wirbelkörper und einen *flachen* Wirbelbogen, auf dem ein *fast quadratischer, kranial und kaudal ausgezogener* **Proc. spinosus** (12) sitzt. Die horizontalen **Procc. transversi** (13) sind kranial abgebogen und durch große Zwischenräume voneinander getrennt. An den kranialen Lendenwirbeln kommen wie an den Brustwirbeln häufig ***Foramina vertebralia lateralia*** vor. Die Procc. mamillares sind stets mit den kranialen Procc. articulares verschmolzen. Procc. accessorii fehlen wie beim Pferd.

IV. Die **Kreuzwirbel (Vertebrae sacrales)** verwachsen erst nach 3 – 4 Jahren vollständig miteinander zum **Kreuzbein (Os sacrum)**. Rasseabhängig ist das Kreuzbein mehr oder weniger stark dorsal durchgebogen. Ventral und links von der Medianen trägt es eine deutliche Rinne für die A. sacralis mediana. Die Procc. spinosi sind bis auf eine gelegentliche Unterbrechung zwischen dem vierten und fünften Wirbel, wie beim Hund, aber entgegen dem Pferd, zur **Crista sacralis mediana** (35) verschmolzen. Das **Promontorium** (38) ist undeutlich. *Die Facies auricularis weist kaudodorsal.* Die **Crista sacralis intermedia** (37) – das Verschmelzungsprodukt der Procc. mamilloarticulares – *überbrückt als zusammenhängender Grat (Wulst) die engen* **Forr. sacralia dorsalia** (39) *und flankiert das letzte Kreuzbeinloch medial. Dieses ist, bei unvollständiger Verschmelzung der letzten beiden Querfortsätze, sehr weit und nicht etagiert.*

V. Die **Schwanzwirbel (Vertebrae coccygeae s. caudales)** und ihre Fortsätze sind bedeutend kräftiger und besser ausgebildet als beim Pferd. Der stetig enger werdende **Canalis vertebralis** (7) *reicht bis zum fünften Schwanzwirbel.* Die beim Hund aber nicht beim Pferd *ausgebildeten paarigen* **Hämalfortsätze (Procc. haemales —21)** *können vom zweiten bis fünften Wirbel zum* **Hämalbogen (Arcus haemalis —22)** *geschlossen sein.*

b) Von den dreizehn **RIPPEN (COSTAE)** kommen acht **sternale Rippen (Costae sternales s. verae —41)** und fünf **asternale (Costae asternales s. spuriae —42)** vor. Sie nehmen bis zur zehnten Rippe an Länge zu und sind besonders in der Mitte des Brustkorbes gegen das Sternalende hin *platt, kaudal scharf berandet und breiter* als bei Hund und Pferd, wodurch die Zwischenrippenräume schmaler werden. **Caput costae** (45) sowie **Tuberculum costae** (49) sind gut entwickelt und durch ein auffallend langes **Collum costae** (47) getrennt.

c) Das **BRUSTBEIN (STERNUM)** ist im Bereich seiner fünf **Sternebrae** (56) bei *leichter Dorsalwölbung dorsoventral abgeplattet*, während sein *dreikantiges* **Manubrium sterni** (54) *kraniodorsal aufgerichtet ist und keine Cartilago manubrii besitzt. Mit dem kaudal folgenden Corpus sterni ist es durch ein echtes Gelenk verbunden.* Der **Processus xiphoideus** (57) ist kleiner als beim Pferd, eine Crista sterni fehlt wie beim Hund.

d) Das elastische **NACKENBAND (LIG. NUCHAE)** ist insgesamt kräftiger entwickelt als bei Hund und Pferd. Es besteht aus dem paarigen **Nackenstrang (Funiculus nuchae —A)** sowie einem paarigen kranialen und unpaaren kaudalen Abschnitt der **Nackenplatte (Lamina nuchae —B)**.

Der elastische Nackenstrang beginnt, ohne Anheftung an den Halswirbeln, an der Protuberantia occipitalis externa. Unter stetiger Verbreiterung zu einem sagittal gestellten doppelten und platten Strang setzt er lateral an den ersten fünf Brustwirbeldornfortsätzen an und geht dann, allmählich schmaler und unpaar werdend, in das bis zum Kreuzbeinende reichende, *ebenfalls elastische* **Rückenband (Lig. supraspinale —C)** über.

Die elastische Nackenplatte entspringt mit ihrem paarigen kranialen Abschnitt von den Dornfortsätzen des zweiten bis vierten Halswirbels und verschmilzt mit dem Nackenstrang. Der *gleichfalls elastische unpaare* kaudale Abschnitt, der beim Pferd schwach ist und wenig elastische Fasern enthält, entspringt vom fünften bis siebten Halswirbel und inseriert unter dem Nackenstrang am ersten Brustwirbeldornfortsatz. *Schleimbeutel sind im Bereich des Lig. nuchae im allgemeinen nicht ausgebildet.* Es kann jedoch wie beim Pferd eine **Bursa subligamentosa supraspinalis** ausgebildet sein.

Columna vertebralis, Skeleton thoracis et Ligamentum nuchae

Columna vertebralis et Ossa thoracis

Vertebrae cervicales [vC1-7]
Vertebrae thoracales [vT1-13,14]
Vertebrae lumbales [vL1-6]
Vertebrae sacrales [vS1-5]
Vertebrae coccygeales [vCy1-x]
Corpus vertebrae (1)
  Crista ventralis (2)
  Extremitas cranialis (3)
  Extremitas caudalis (4)
  Fovea costalis caudalis [vC7 -vT] (5)
  Fovea costalis cranialis [vT] (6)
Canalis vertebralis (7)
Arcus vertebrae (8)
Foramen intervertebrale (9)
  Incisura vertebralis cranialis (10)
  Incisura vertebralis caudalis (11)
  Foramen vertebrale laterale (11')
Processus spinosus (12)
Processus transversus (13)
  Tuberculum ventrale [vC3-5] (13')
  [Lamina ventralis vC6]
  Tuberculum dorsale [vC3-5] (13'')
  Fovea costalis [vT] (14)
  Foramen transversarium [vC2-6] (15)
Processus articularis cranialis (16)
Processus articularis caudalis (17)
Processus costalis [vC3-6, vL] (18)
Processus accessorius (19) -
Processus mamillaris [vT-vCy] (20)
Processus haemalis [vCy2-15] (21)
Arcus haemalis [vCy4,5] (22) + -
Spatium interarcuale
 - interarcuale lumbosacrale (23)
 - interarcuale sacrococcygeum (24)

Atlas [vC_1] (25)
Massa lateralis
  Processus transversus [Ala] (26)
    Incisura alaris (27) -
    Foramen alare (27')
    Foramen vertebrale laterale (28)
Arcus dorsalis (29)
  Tuberculum dorsale (29')
Arcus ventralis (30)
  Tuberculum ventrale (30')

Axis [vC_2] (31)
Foramen vertebrale laterale (31')
Dens (32)

Os sacrum [vS_{1-5}]
Ala sacralis (33)
  Facies auricularis
Crista sacralis mediana (35)
Crista sacralis lateralis (36)
Crista sacralis intermedia (37)
Promontorium (38)
Foramen sacrale dorsale (39)
Foramen sacrale ventrale (40)

Costae
Costae sternales (41)
Costae asternales (42)
Costa fluctuans (43) -
Os costale (44)
  Caput costae (45)
    Facies articularis capitis costae (46)
  Collum costae (47)
  Corpus costae (48)
  Tuberculum costae (49)
    Facies articularis tuberculi costae (50)
  Angulus costae (51)
Cartilago costalis (52)
Genu costae (53)

Sternum
Manubrium sterni (54)
Corpus sterni (55)
  Sternebrae (56)
Processus xiphoideus (57)

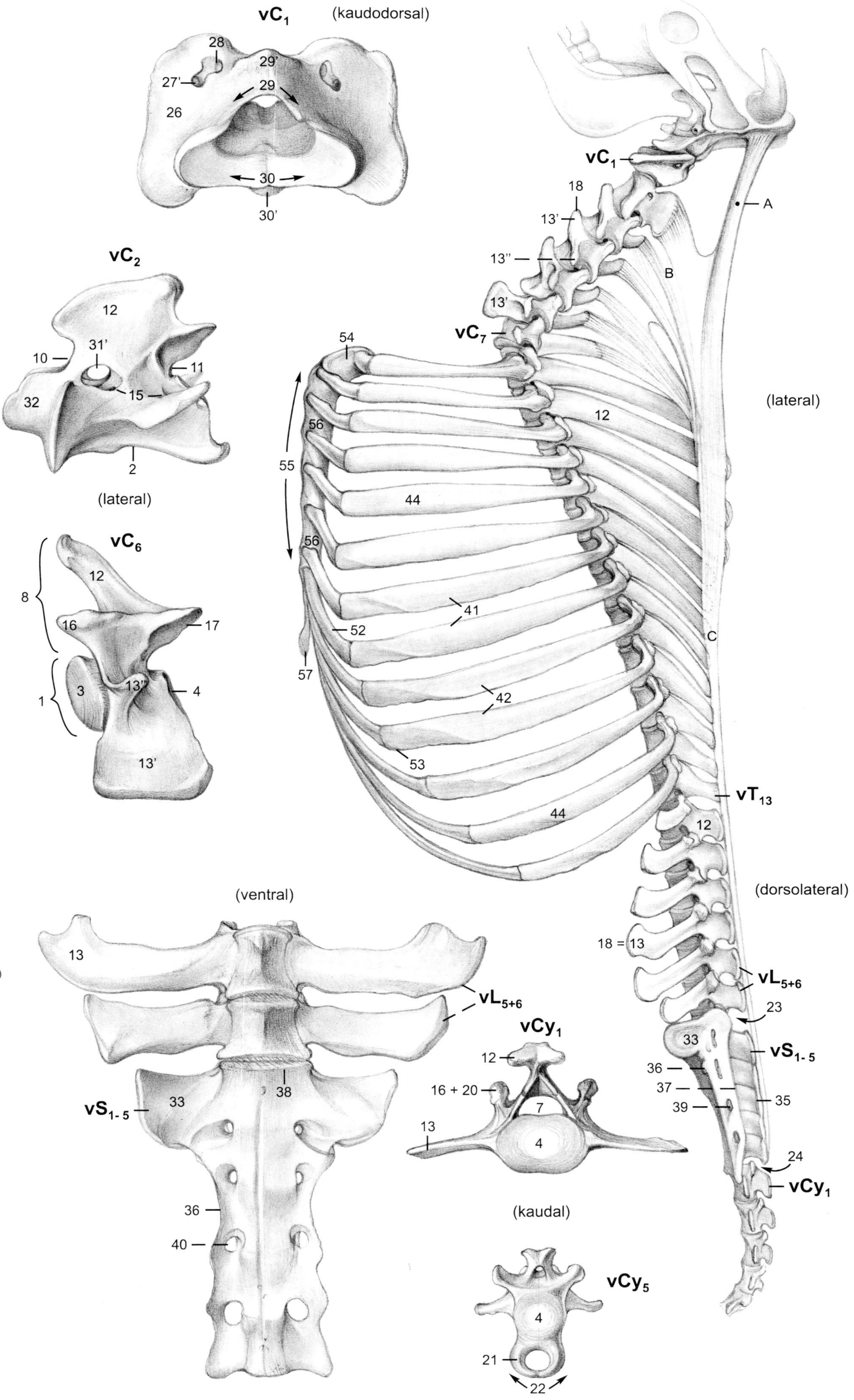

Legenda:

Ligamentum nuchae:
A Funiculus nuchae
B Lamina nuchae
C Lig. supraspinale

2. HALS UND HAUTMUSKELN

Nach einem Längsschnitt vom Ohrgrund über die Mitte der Scapula bis zum Rippenknie der letzten Rippe und Transversalschnitten am kranialen sowie kaudalen Ende des Längsschnittes wird die Haut, unter Schonung der Hautmuskeln, der V. jugularis externa sowie unter Beachtung der Hautnerven, dorsal und ventral geklappt und entfernt. An der Vorderbrust ist eine rasseabhängig ausgebildete Hautfalte, der Triel resp. die Wamme (Palear) zu beachten.

a) Von den **HAUTMUSKELN (MUSCULI CUTANEI)** ist der ventromedian aus der oberflächlichen Halsfaszie *entspringende M. cutaneus colli schwach und oft nicht nachweisbar.* Der **M. cutaneus trunci** (s. a. S. 66) verhält sich wie beim Pferd, während der, dem Hund fehlende, kranial anschließende **M. cutaneus omobrachialis** (s. a. S. 66) *schwächer* ist als beim Pferd *und zuweilen ohne Verbindung zum Bauchhautmuskel angetroffen wird.* (Mm. praeputiales, s. S. 66.)

b) **Die OBERFLÄCHLICHEN STAMM-GLIEDMASSEN-MUSKELN (SCHULTERGÜRTELMUSKELN):**

Der **M. trapezius** mit seinen **Partes cervicalis (11)** und **thoracica (11')** ist *bedeutend kräftiger* als beim Pferd ausgebildet, reicht von der Höhe des ersten Halswirbels (Atlas) bis etwa zum Spinalfortsatz des zwölften (10.) Brustwirbels und endet fächerförmig an der Schulterblattgräte. Die Pars cervicalis steht ventral mit dem **M. omotransversarius** (8) in Verbindung, der, wie beim Hund, zwischen Acromion und Querfortsatz des ersten (2.) Halswirbels verkehrt, wo er mit der Sehne des M. splenius verschmilzt. Der **M. sternocleidomastoideus** besteht aus den Mm. cleidooccipitalis und cleidomastoideus sowie den Mm. sternomastoideus und sternomandibularis. Der **M. cleidooccipitalis*** (7) *entspringt am undeutlichen bindegewebigen Schlüsselbeinstreifen gemeinsam mit dem M. cleidomastoideus, verläuft mit ihm bindegewebig verbunden bis zur Mitte des Halses, trennt sich hier von ihm, legt sich dem M. trapezius ventrokranial an und endet an Nackenband und Hinterhauptsbein. Der ventral von ihm liegende* **M. cleidomastoideus** (6) *endet als schmaler Muskel mit schlanker Sehne am Proc. mastoideus und M. longus capitis sowie mit einer schwachen Aponeurose am Unterkiefer. Die Mm. sternomastoideus und sternomandibularis sind keine Stamm-Gliedmaßen-Muskeln, sollen aber hier der Vollständigkeit halber mit berücksichtigt werden.*

Während der **M. sternomastoideus** (4) nur am Manubrium sterni entspringt und gemeinsam mit dem M. cleidomastoideus endet, kommt der **M. sternomandibularis** (5), lateral des vorigen verlaufend vom Manubrium sterni und zusätzlich von der ersten Rippe. Er zieht, den M. sternomastoideus lateroventral kreuzend, kopfwärts und endet mit einer dünnen Sehne am Rostralende des M. masseter sowie aponeurotisch an Mandibula und M. depressor labii inferioris.

Der **M. latissimus dorsi** (12) entspringt an der Fascia thoracolumbalis und mit zwei Zacken von der zwölften und elften Rippe. Bei kranioventralem Faserverlauf endet er gemeinsam mit dem M. teres major und ist aponeurotisch *mit den Mm. coracobrachialis und pectoralis profundus sowie mit dem Caput longum m. tricipitis brachii verbunden.*

Die **Mm. pectorales superficiales** mit den **Mm. pectoralis transversus** (25') und **—descendens** (25) verhalten sich im wesentlichen wie beim Pferd, *ohne sich jedoch deutlich voneinander abzugrenzen und sich durch die Haut zu markieren.*

c) **DROSSELRINNE UND SEITLICHE BRUSTFURCHE:** Die **Drosselrinne (Sulcus jugularis)** wird vom M. cleidomastoideus dorsal, vom M. sternomandibularis ventral und in der kranialen Halshälfte vom M. sternomastoideus medial begrenzt. Die in ihr liegende **V. jugularis externa** (3) nimmt an der Kopf-Hals-Grenze die **V. maxillaris** (2) und **V. linguofacialis** (1) und an der Apertura thoracis cranialis von dorsal die **V. cervicalis superficialis** (21) sowie aus der seitlichen Brustfurche die **V. cephalica** (10) auf. Hier wird die Drosselrinne vom schwachen M. subclavius ventrolateral überquert.

3. TIEFE STAMM-GLIEDMASSEN-MUSKELN, EINGEWEIDE DES HALSES, LEITUNGSSTRUKTUREN

Zur weiteren Muskeldarstellung werden die oberflächlichen Stamm-Gliedmaßen-Muskeln und die Mm. sternomastoideus und sternomandibularis vor ihrer Insertion an der Gliedmaße resp. am Sternum quer durchschnitten und bis auf kurze Stümpfe entfernt. Dabei sind der **N. accessorius** zu beachten und die **Phrenicusäste** (C5 vm – C7 vm) zu schonen.

a) TIEFE STAMM-GLIEDMASSEN-MUSKELN:

Der **M. rhomboideus** besteht, anders als beim Hund, aus den **Mm. rhomboideus cervicis** (28) und **—thoracis** (28', *ein M. rhomboideus capitis fehlt*). Vom M. trapezius bedeckt, entspringen sie von der Höhe des zweiten Halswirbels bis zum siebten (achten) Brustwirbel am Funiculus nuchae resp. am Ligamentum supraspinale und enden medial am Schulterblattknorpel. Der **M. pectoralis profundus** (26) besteht aus einem kräftigen einheitlichen Muskel, der hauptsächlich am Tuberculum majus und minus endet. *Eine Sehnenabspaltung verschmilzt mit dem M. latissimus dorsi und endet am Ursprung des M. coracobrachialis.* Der dem Hund fehlende **M. subclavius** (26') ist *nur schwach ausgebildet. Er verläuft zwischen dem ersten Rippenknorpel und der Unterfläche des Schlüsselbeinstreifens.*

Der **M. serratus ventralis** reicht vom zweiten (dritten) Halswirbel bis zur neunten Rippe und ist *deutlich getrennt in die* **Mm. serratus ventralis cervicis** (27) und **—thoracis** (27'). Der mit kräftigen Sehneneinlagerungen durchsetzte **M. serratus ventralis thoracis** *zieht nicht nur an die Facies serrata des Schulterblattes, sondern schiebt sich mit einer kräftigen breiten Sehne zwischen den M. subscapularis, um an der Fossa subscapularis zu enden.*

b) LANGE ZUNGENBEINMUSKELN:

Die **Mm. sternohyoideus** (14) und **sternothyreoideus** (15) *besitzen keine transversale Zwischensehne, wie beim Pferd, sind aber in Halsmitte durch einen Sehnenstreifen verbunden.* Der **M. omohyoideus** (13) *ist schwach entwickelt und kommt nicht von der Schulter, sondern von der tiefen Halsfaszie und über diese (indirekt) vom dritten (vierten) Halswirbelquerfortsatz. Im Winkel zwischen den Mm. sternomastoideus und sternomandibularis liegend und lateral überquert von der V. jugularis externa zieht er medial unter die Gl. mandibularis, verschmilzt hier mit dem M. sternohyoideus und endet gemeinsam mit ihm am Basihyoid.*

c) EINGEWEIDE DES HALSES UND LEITUNGSSTRUKTUREN:

Zu den Eingeweiden des Halses gehört die **Trachea** (19). *Sie weist durch ihre aufgebogenen Knorpelspangen intra vitam eine hochovale Form auf, postmortal ist sie tropfenförmig.* Dorsolateral liegt ihr die **A. carotis communis** (16) mit dem **Tr. vagosympathicus** (17) an. Diese wird ventral *von der schwachen* **V. jugularis interna** tangiert. Der **Oesophagus** (18) befindet sich im ersten Halsdrittel dorsal, in den anderen beiden Dritteln links neben der Trachea und am Brusteingang dorsolateral. Der *linke* **N. laryngeus recurrens** (18) *begleitet den Oesophagus ventral, der rechte die Trachea dorsolateral.*

d) LYMPHSYSTEM UND THYMUS:

Der **oberflächliche Halslymphknoten s. Buglymphknoten** (**Ln. cervicalis superficialis** —9) *liegt, vom M. omotransversarius bedeckt, dem M. supraspinatus kranial an.* Er erhält Zuflüsse von Hals, Schultergliedmaße und Brustwand bis zur zwölften Rippe. *Der Abfluß erfolgt zum Truncus jugularis, links auch zum Ductus thoracicus.*

Von den **tiefen Halslymphknoten** liegen die **Lnn. cervicales profundi craniales** (22) in der Nähe der Schilddrüse, die **Lnn. cervicales profundi medii** (23) im mittleren Halsdrittel rechts der Luftröhre und links der Speiseröhre an. Die **Lnn. cervicales profundi caudales** (24) sind nahe der ersten Rippe um die Trachea angeordnet. Ihre Zuflüsse stammen von den Halseingeweiden, ventralen Halsmuskeln und vorgeschalteten Zentren von Kopf, Hals und Schultergliedmaße. Ihre Abflüsse erfolgen wie die des Buglymphknotens in den Venenwinkel.

Der **Thymus** (20) ist vollständig nur beim Neugeborenen ausgebildet. Er besteht aus einem *unpaaren linken Brustteil* (eventuell bis zum 6. Lebensjahr), einem *V-förmigen paarigen Halsteil mit brusthöhlenseitig ausgerichteter unpaarer Spitze, und einem paarigen Kopfteil* (zur Geburt zurückgebildet).

*) Nach Donat et al. (1967) ist der M. cleidooccipitalis als Pars clavicularis m. trapezii zu homologisieren.

Regiones colli et pectoris

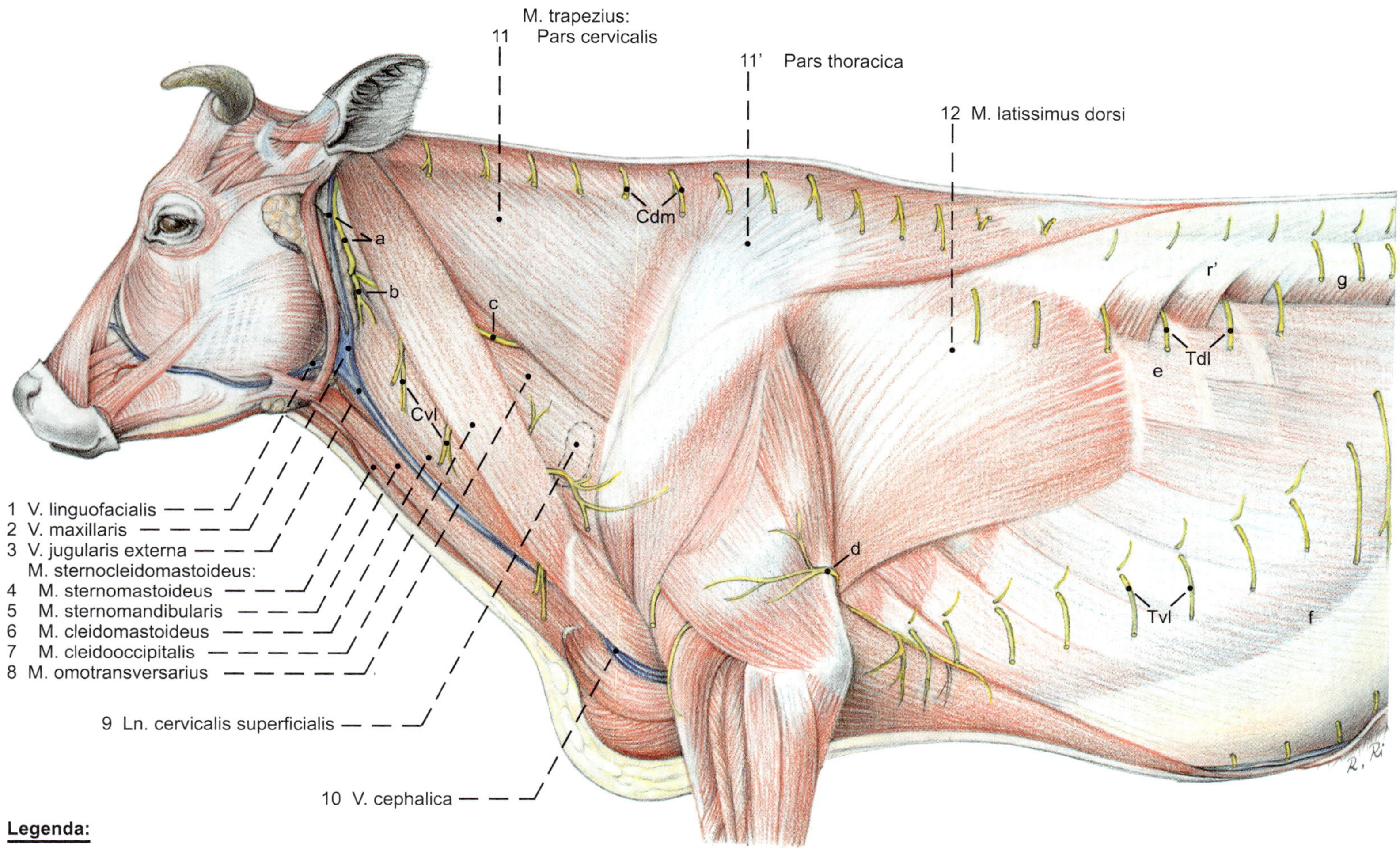

Legenda:

a N. auricularis magnus et V. auricularis caudalis
b N. transversus colli
c N. accessorius
d N. intercostobrachialis
e Mm. intercostales externi
f M. obliquus ext. abdominis

g M. obliquus int. abdominis
h M. longus capitis
i M. intertransversarius longus
j Mm. intertransversarii ventrales cervicis
k M. splenius
l M. semispinalis capitis

m M. spinalis et semispinalis thoracis et cervicis
M. longissimus:
n M. longissimus capitis et atlantis
n' M. longissimus cervicis
n'' M. longissimus thoracis
n''' M. longissimus lumborum

M. iliocostalis:
o M. iliocostalis cervicis
o' M. iliocostalis thoracis
o'' M. iliocostalis lumborum
M. scalenus:
p M. scalenus dorsalis
p' M. scalenus ventralis

q C6v n. phrenici
r M. serratus dors. cran.
r' M. serratus dors. caud.
s Plexus brachialis
t Nn. pectorales crann.
u Nn. pectorales caudd.
v N. thoracicus longus
w N. thoracicus lateralis

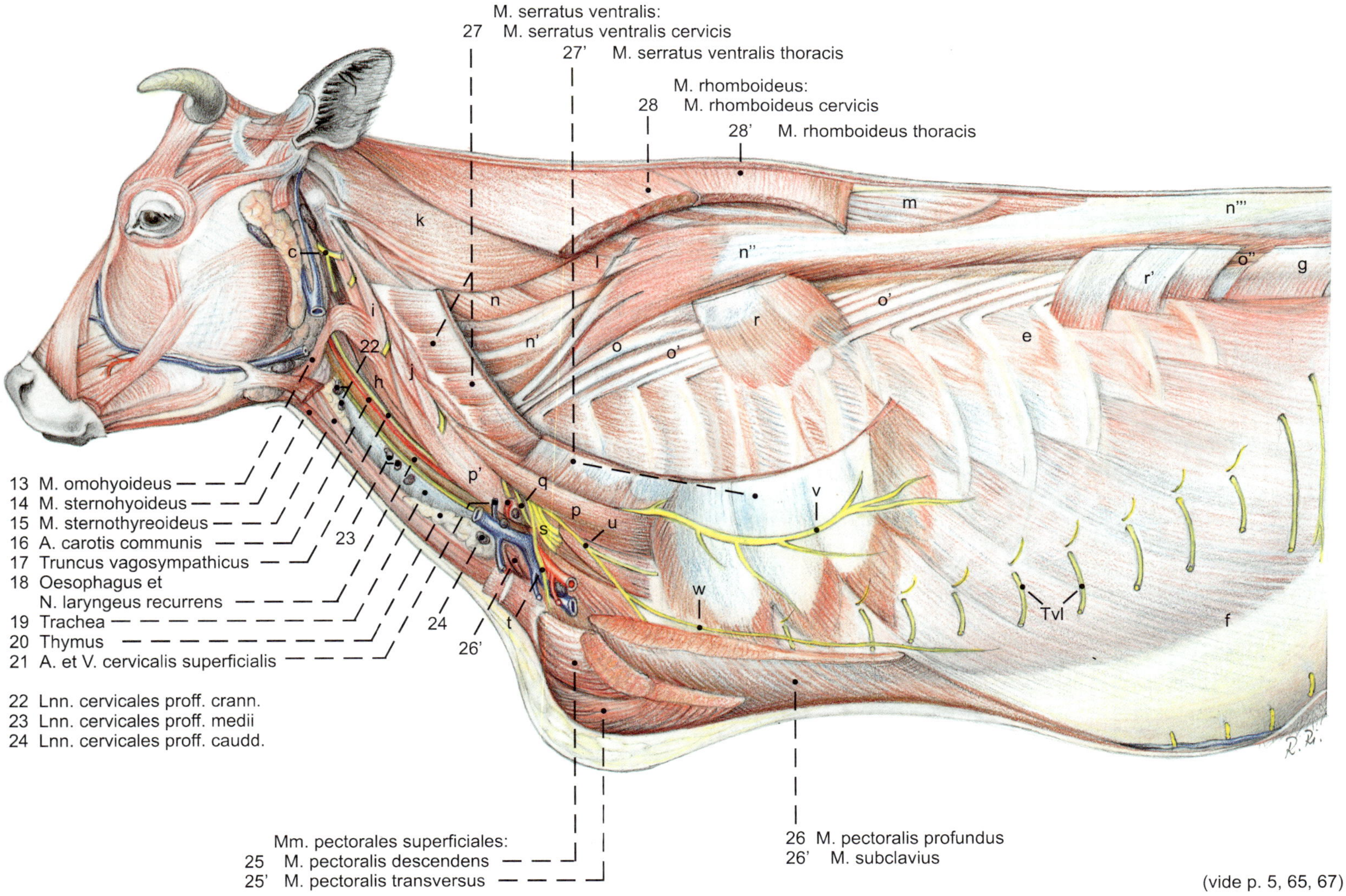

(vide p. 5, 65, 67)

6. KAPITEL: BRUSTHÖHLE

1. ATMUNGSMUSKELN UND CAVUM THORACIS MIT LUNGE

Zum Studium der Atmungsmuskeln und der Thoraxwand werden die tiefen Stamm-Gliedmaßen-Muskeln und die an die Gliedmaßen tretenden Gefäße und Nerven unter Beachtung ihrer Wurzeln möglichst nahe der Thoraxwand durchschnitten und die Gliedmaßen abgesetzt. Vor der Eröffnung der Brusthöhle werden auf der Brustwand die Zwerchfellsansatzlinie und das Lungenfeld markiert, danach die Rippen mit Ausnahme der 12. und 13. Rippe unter Beachtung der Ursprungszacken des M.obliquus externus abdominis und unter Schonung der Zwerchfellsinsertion entfernt.

a) Die **ATMUNGSMUSKELN** (s. Anhang zur Myologie), die teils den Mm. dorsi teils den Mm. thoracis zugerechnet werden, sind bei der Verengung oder Erweiterung des Brustraumes funktionell als **Exspiratoren** oder als **Inspiratoren** wirksam. Sie werden als obligate Atmungsmuskeln von Hilfsatmungsmuskeln unterstützt (s. Atlas der Anatomie des Hundes, S. 30).

Das **Zwerchfell (Diaphragma s. Phren)** als Hauptatmungsmuskel und quere, sehnig muskulöse Scheidewand zwischen Brust- und Bauchhöhle ist durch eine nur mäßig schräg verlaufende **Zwerchfellsinsertionslinie** *entlang den Rippen gekennzeichnet, die vom Knie der achten Rippe über die Mitte der elften Rippe zum Vertebralende der zwölften (dreizehnten) Rippe verläuft. Von dieser* **Pars costalis** (3) *ist die* **Pars sternalis** (nicht abgebildet) *deutlich durch ein muskelfreies Dreieck getrennt.* Die **Pars lumbalis** (2) verhält sich mit ihren Durchlässen (Hiatus aorticus und oesophageus) sowie dem weiten Arcus lumbocostalis wie beim Pferd, *schickt aber von ihren muskulösen Schenkeln* (**Crus dextrum** und **sinistrum**) *Muskelfaserbündel mit zuweilen fibrokartilaginösen Einlagerungen* zum **Foramen venae cavae** (5), das rechts in einem relativ großen **Centrum tendineum** (4) liegt. Dieses befindet sich bei Inspirationsstellung des Zwerchfells in Höhe der siebenten Rippe.

b) Die **BRUSTHÖHLE (CAVUM THORACIS)** wird durch den knöchernen Brustkorb (Thorax) gebildet und reicht von der besonders schmalen Apertura thoracis cranialis bis zum Zwerchfell. In ihr liegen die beiden leeren und unterschiedlich großen **Pleurahöhlen (Cava pleurae)**. Diese ragen mit ihren **Pleurakuppeln (Cupulae pleurae —15)** vor allem rechts kranial über die erste Rippe hinaus. Ihre seröse Haut (Pleura) überzieht als **Pleura parietalis** die Rippen (**Pleura costalis —6**) und das Zwerchfell (**Pleura diaphragmatica —8**). Sie wird dort, wo beide Pleurasäcke median aneinanderstoßen, **Pleura mediastinalis** genannt und wo diese den **Herzbeutel (Pericardium)** überzieht als **Pleura pericardiaca (18)** bezeichnet. Als **Pleura visceralis** bedeckt sie die Lungen (**Pleura pulmonalis**), die durch das kurze, und nur im kaudalen Bereich vorhandene, Lig. pulmonale mit der parietalen Pleura in Verbindung steht.

Der Komplementärraum der Lungen ist der **Rec. costodiaphragmaticus** (7), der kranial der Zwerchfellsinsertionslinie liegt.

c) Das **MITTELFELL (MEDIASTINUM** – *dicker als beim Pferd*) als annähernd mediane dorsoventrale (**Mediastinum dorsale** und **ventrale**) resp. kraniokaudale (**Mediastinum craniale, medium** und **caudale**) Scheidewand, wird von den beiden mediastinalen Pleurablättern und der fibrösen Eigenschicht gebildet. Es enthält außer den bekannten Organen und Strukturen (s. Atlas der Anatomie des Hundes und —des Pferdes) die **Herzbeutelhöhle (Cavum pericardii)** und den **SUSSDORFschen Raum (Cavum mediastini serosum s. Bursa infracardiaca)**. *Das* ***Mediastinum craniale*** *(16) wird durch den kranialen Lappen der rechten Lunge im Bereich des ersten und zweiten Interkostalraumes an die ventrale linke Brustwand verlagert.* Das **Mediastinum caudale** enthält den linken N. phrenicus. *Die Anheftung des Mediastinum am Diaphragma ist nach links verschoben.* Es begrenzt mit seiner rechten Abspaltung (Plica venae cavae) den **Rec. mediastini** (9), der den Lobus accessorius der rechten Lunge enthält. *Eine Kommunikation beider Pleurahöhlen durch Stomata*, wie bei Hund und Pferd, *kommt nicht vor.*

d) Die **LUNGEN (PULMONES S. PNEUMONES)** sind für *Perkussion und Auskultation an einem kranialen (präskapulären) und einem kaudalen (postskapulären) Lungenfeld zugänglich.* Insgesamt ist dieses Feld relativ klein.

Das **kraniale Lungenfeld** ist für klinisch-diagnostische Untersuchungen von untergeordneter Bedeutung und liegt vor dem Schulterblatt im Bereich der ersten drei Interkostalräume, das **kaudale Lungenfeld** reicht vom Margo tricipitalis (Torus anconaeus) bis zum sechsten Rippenknie und von hier steil ansteigend über die Mitte der neunten Rippe bis zum elften (zwölften) Interkostalraum.

Die **rechte Lunge (Pulmo dexter)** *ist erheblich größer* als die **linke Lunge (Pulmo sinister)**. Die Fissurae inter- und intralobulares sind überaus deutlich ausgeprägt, so daß der **Lobus cranialis dexter** (anders als bei Hund und Pferd) und **—sinister** (wie beim Hund aber nicht beim Pferd) in eine **Pars cranialis (19)** und **Pars caudalis (20)** unterteilt sind. Neben dem **Lobus caudalis (30)** beider Lungen ist an der rechten Lunge zusätzlich wie bei allen Haussäugetieren ein **Lobus accessorius (29)** und ein dem Pferd fehlender **Lobus medius (23)** vorhanden. *Hinzu kommt, daß für den Lobus cranialis dexter ein* **Bronchus trachealis (22)** *aus der Trachea, kranial ihrer* **Bifurcatio tracheae (26)** *entlassen wird und daß durch vermehrtes Auftreten von Bindegewebe eine deutlich sichtbare Läppchenstruktur des Lungengewebes vorhanden ist.*

e) Das **LYMPHSYSTEM** ist nicht nur aus klinischer Sicht von Bedeutung (wie beim Hund und hauptsächlich beim Pferd), sondern auch für die Fleischuntersuchung von großem praktischem Interesse, weshalb seine Kenntnis unabdingbar ist (s. Tabellarischer Teil, Lymphologie). *Regelmäßig in der Fleischuntersuchung zu beachten* ist das **Lc. bronchale** mit seinen **Lnn. tracheobronchalis dexter** (25, REISSMANNscher- oder Polizeilymphknoten, bei 75% der Tiere ausgebildet), **—medius (27)** und **—sinister (24)** *sowie dem zusätzlichen, kranial am Ursprung des Bronchus trachealis liegenden,* **Ln. tracheobronchalis cranialis (21)**. Das trifft auch zu für die **Lnn. pulmonales** (28), die verdeckt von Lungengewebe bei der Hälfte aller Rinder an den Stammbronchen vorkommen. Weiter ist es das **Lc. mediastinale** mit seinen **Lnn. mediastinales craniales (14)**, **—medii (12)** und **—caudales (13)**. Diese bestehen aus einer Gruppe kleiner Knoten zwischen Oesophagus und Aorta *und einem 150 – 250 mm langen Knoten (deshalb auch Ln. longissimus)*, der dorsal des Oesophagus bis zum Diaphragma reicht. Schließlich sind es die **Lnn. thoracici aortici (11)** des **Lc. thoracicum dorsale**, die vom fünften bis dreizehnten Brustwirbel links ventral der V. azygos sinistra und rechts dorsal des Ductus thoracicus liegen.

In besonderen Fällen untersucht werden die **Lnn. intercostales (10)** in den Interkostalräumen dorsal des Brustgrenzstranges und vom **Lc. thoracicum ventrale** der **Ln. sternalis cranialis (17)**, dorsal des Manubrium sterni am Ventralrand der Vasa thoracica interna.

Für die Fleischuntersuchung nicht von Bedeutung sind die **Lnn. sternales caudales** und *die brusthöhlenseitig, an der Durchtrittsstelle der V. cava caudalis durch das Zwerchfell, liegenden* ***Lnn. phrenici.***

Die Lymphabflüsse erfolgen zumeist über die Mediastinallymphknoten und über den Mündungsabschnitt des Truncus jugularis sowie den **Ductus thoracicus** (1), *der nicht durch den Hiatus aorticus, sondern lateral des rechten Zwerchfellsschenkels in die Brusthöhle gelangt. Vor seiner Mündung in den linken Venenwinkel kann er ampullenartig erweitert sein.*

Cavum thoracis (dext.) et Pulmones

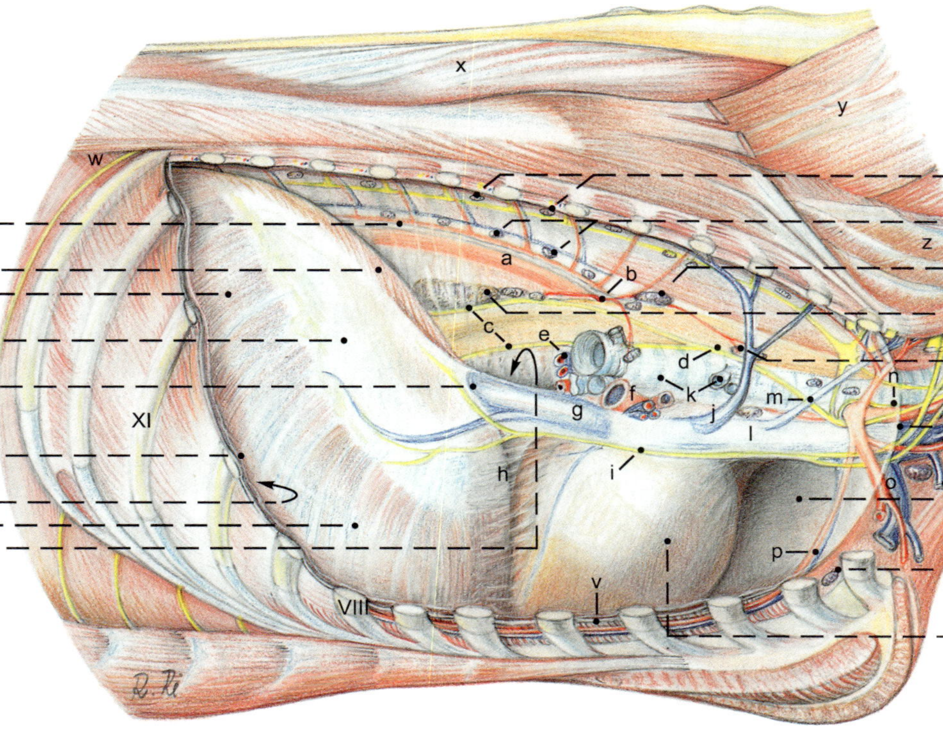

(vide p. 61, 65, 67)

Legenda:

A Bronchus principalis
B Bronchus lobaris
C Bronchus segmentalis
a Aorta thoracica
b A. bronchooesophagea
c Tr. vagalis dors. et ventr.
d N. vagus
e Vv. pulmonales
f A. pulmonalis
g V. cava caudalis
h Plica venae cavae
i N. phrenicus dext.
j V. azygos dextra
k Trachea et Bronchus trachealis
l V. cava cranialis
m V. costocervicalis
n N. laryngeus recurrens dexter
o A. et V. subclavia dextra
p A. et V. thoracica interna
q V. cephalica
r A. et V. cervicalis supf.
s Tr. vagosympathicus
t A. carotis com. et V. jugularis int.
u V. jugularis externa
v M. transversus thoracis
w M. retractor costae
x M. spinalis et semispinalis cervicis et thoracis
y M. semispinalis capitis
z M. longissimus cervicis

Pulmones et Lc. bronchale

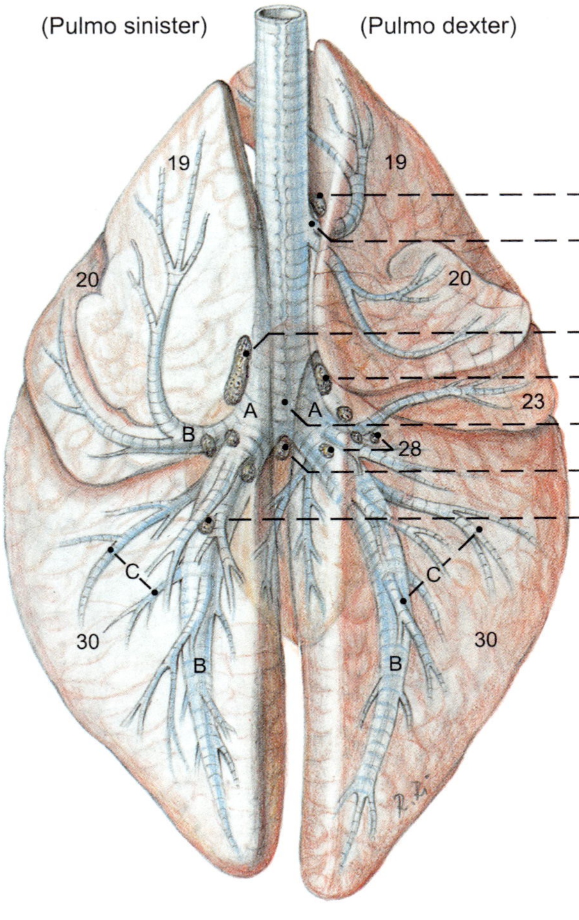

Lobi craniales:
19 Pars cranialis
20 Pars caudalis
21 Ln. tracheobronchalis cranialis
22 Bronchus trachealis
23 Lobus medius
24 Ln. tracheobronchalis sinister
25 Ln. tracheobronchalis dexter
26 Bifurcatio tracheae
27 Ln. tracheobronchalis medius
28 Lnn. pulmonales
29 Lobus accessorius
30 Lobi caudales

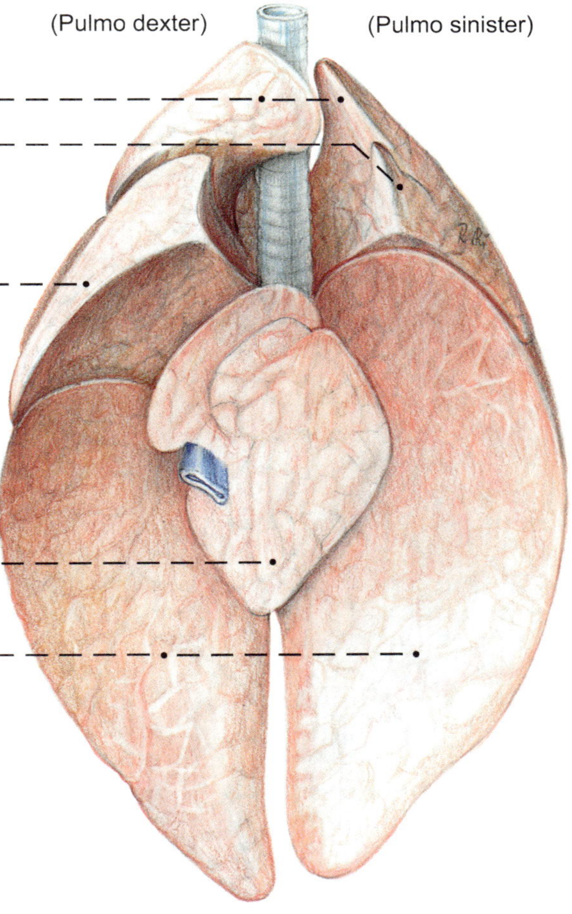

Die Herzoberfläche wird in situ, die Herzbinnenverhältnisse werden an isolierten Herzen studiert. Die sichtbaren Blutgefäße und Nerven werden bestimmt.

a) Das **HERZ** (**COR s. KARDIA**) ist im Vergleich zum Pferd relativ klein. Sein relatives Gewicht liegt zwischen 0,4% und 0,5% des Körpergewichtes und ist geringer als beim Pferd. Das absolute Herzgewicht beträgt bei Kühen 2400 g und bei Bullen 2600 g.

Das Herz des Rindes ist spitzkegelförmig und weist eine kaudal sowie links gebogene **Spitze** (**Apex cordis**) auf, die das Sternum nicht erreicht. Es liegt zum größten Teil links der Medianen und berührt im Bereich des dritten bis fünften Interkostalraumes die linke Brustwand. Die **Herzachse** steht mit kraniodorsal gerichteter **Basis** verhältnismäßig steil. Der **Kaudalrand** (**Margo ventricularis sinister**) des Herzens liegt dem Diaphragma an, *was wegen der Nähe des Netzmagens von klinischer Bedeutung ist.* Auf der Herzoberfläche ist neben dem **Sulcus interventricularis paraconalis** (**16**) und **— subsinuosus** (**18**) am Margo ventricularis sinister eine *dritte **mittlere*** **Längsfurche** (**Sulcus intermedius**) *ausgebildet, die nicht bis zur Herzspitze reicht.* Artspezifisch sind außerdem die, die Herzbasis überragenden, *deutlich gezackten Herzohren*, die jedoch kleiner als beim Pferd sind. Das *talgige bröckelig - weiße Baufett*, liegt in vier miteinander verbundenen Lappen *am rechten und linken Atrium, zwischen den großen Gefäßstämmen und in den Kranzfurchen.*

Der **Herzbeutel** (**Pericardium**) ist über zwei divergierende **Ligg. sternopericardiaca** (**14**), die zwischen Pericardium fibrosum und Lig. sterni verlaufen, in Höhe des 6. Rippenknorpels am Brustbein befestigt.

Die auf die linke Brustwand projizierten Herzumrisse stellen das **Herzfeld** dar, das sich vom dritten bis fünften Interkostalraum erstreckt und für Auskultation und Perkussion klinisch bedeutsam ist.

Von den **Herzkranzarterien** (**Aa. coronariae**) ist wie beim Hund, die **linke Herzkranzarterie** (**A. coronaria sinistra —15**) *die wesentlich stärkere (links-koronarer Versorgungstyp).* Sie entläßt den **R. interventricularis paraconalis** (**16**) in den gleichnamigen Sulcus, sowie den querverlaufenden **R. circumflexus** (**17**), der als **R. interventricularis subsinuosus** (**18**) im ebenso genannten Sulcus endet. Die *schwache **A. coronaria dextra** (19)* verläuft entlang dem **Sulcus coronarius** (**19**) zwischen rechter Vorkammer und Kammer.

Am **Herzskelett** *fallen das 3–6 cm große dreizipfelige Os cordis dextrum und das kleine 2 cm lange Os cordis sinistrum* im Faserring der Aorta auf.

b) Die **BLUTGEFÄSSE** zeigen größere Abweichungen von denen beim Hund als vom Pferd.

Aus dem **Aortenbogen** (**Arcus aortae**) geht zunächst, wie beim Pferd, der **Truncus brachiocephalicus** (**13**) als gemeinsamer Stamm für die Gefäße zu kranialen Teilen des Thorax, zu den Schultergliedmaßen, zu Hals und Kopf hervor. Er entläßt als erstes Gefäß die A. subclavia sinistra, danach die A. subclavia dextra und geht dann in den **Truncus bicaroticus** für die **Aa. carotis communis sinistra** (**4**) und **—dextra** (s. S. 63) über. **Aa. subclavia sinistra** (**6**) und **—dextra** (s. S. 63) entlassen (vergleichsweise spiegelbildlich übereinstimmend) kranial den **Truncus costocervicalis** (**3**) für Gefäße zu Wirbeln, Rückenmark und Gehirn (**A. vertebralis —2**), zum Hals (**Aa. cervicalis profunda —2** und **scapularis dorsalis —1**) und zu den Rippen (A. intercostalis suprema, kann auch aus der A. subclavia oder dem Aortenbogen abgegeben werden). Dorsokranial wird aus der A. subclavia die **A. cervicalis superficialis** (**5**) und kaudal als letztes Gefäß die **A. thoracica interna** (**7**) entlassen. Die **Aorta thoracica** (**8**) gibt neben dorsalen Interkostalgefäßen rechts dorsal der Herzbasis die **A. bronchooesophagea** ab. Der **R. oesophageus** (**11**) und der **R. bronchalis** (**12**) können auch getrennt aus der Aorta entspringen oder einer Interkostalarterie entstammen. Der Bronchus trachealis wird von einem eigenen Ast mit unterschiedlichem Ursprung, entweder aus der Aorta oder aus dem R. bronchalis versorgt (s. S. 63).

Die **Venen** zeigen ein ähnliches Verhalten wie die Arterien. Eine **V. azygos dextra** (s. S. 63), wie bei Hund und Pferd, *ist nur selten bis zum letzten Brustwirbel ausgebildet und kann auch gänzlich fehlen. Stets vorhanden ist eine* **V. azygos sinistra** (**10**), *die direkt in den Sinus coronarius der rechten Herzvorkammer mündet.* Sie kommt bei Hund und Pferd nicht vor.

c) Die **NERVEN** der Brusthöhle sind konstant die gleichen wie bei Hund und Pferd. Aus dem **Truncus sympathicus** (**9**) wird der **N. splanchnicus major** – anders als bei Hund und Pferd – *aus den sechsten bis zehnten (11.) Ggll. trunci sympathici entlassen. Er trennt sich vom Grenzstrang erst unmittelbar bevor er über den Arcus lumbocostalis des Zwerchfells kaudal zieht.*

Basis cordis (Sectio)

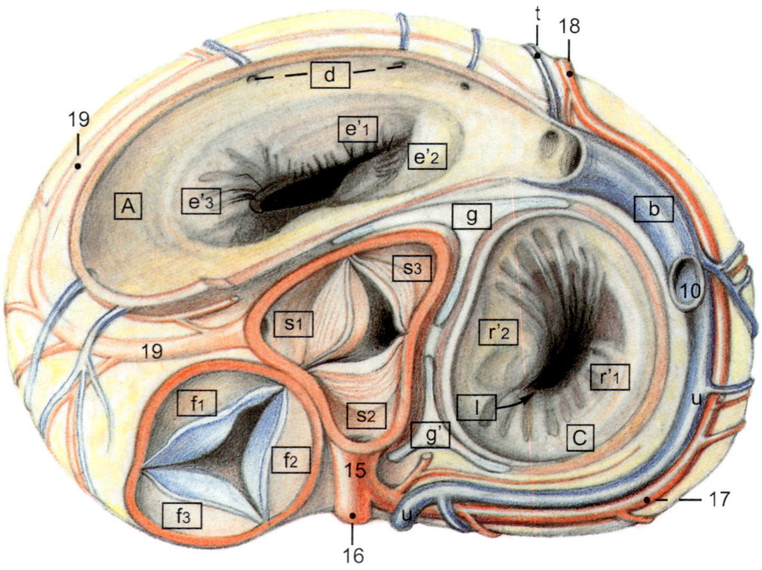

Legenda:*

A Atrium dextrum

- a Sinus venarum cavarum [Sinus venosus]
- b Sinus coronarius
- c Mm. pectinati
- d Vv. cordis dextrae

C Atrium sinistrum

- q Ostia venarum pulmonalium (nicht abgebildet, Vv. pulmonales vide p. 65 p)
- c Mm. pectinati (nicht abgebildet)

- g Os cordis dextrum
- g' Os cordis sinistrum
- h Fossa ovalis
- i Epicardium
- j Myocardium
- k Endocardium

B Ventriculus dexter

- e Valva tricuspidalis (Valva atrioventricularis dext.)
- e'_1 Cuspis parietalis
- e'_2 Cuspis septalis
- e'_3 Cuspis angularis
- e''_1 Mm. papillares parvi
- e''_2 M. papillaris magnus
- e''_3 M. papillaris subarteriosus
- f Valva trunci pulmonalis
- f_1 Valvula semilunaris dext.
- f_2 Valvula semilunaris sin.
- f_3 Valvula semilunaris intermedia

D Ventriculus sinister

- r Valva bicuspidalis mitralis (Valva atrioventricularis sin.)
- r'_1 Cuspis parietalis
- r'_2 Cuspis septalis
- r''_1 M. papillaris subauricularis
- r''_2 M. papillaris subatrialis
- s Valva aortae
- s_1 Valvula semilunaris dext.
- s_2 Valvula semilunaris sin.
- s_3 Valvula semilunaris sept.

- l Ostium atrioventriculare
- m Septum interventriculare
- n Trabeculae septomarginales
- o Trabeculae carneae
- p Chordae tendineae

*) Die Buchstaben dieser Legende sind auf den Herzabbildungen eingerahmt.

Cavum thoracis (sin.) et Cor

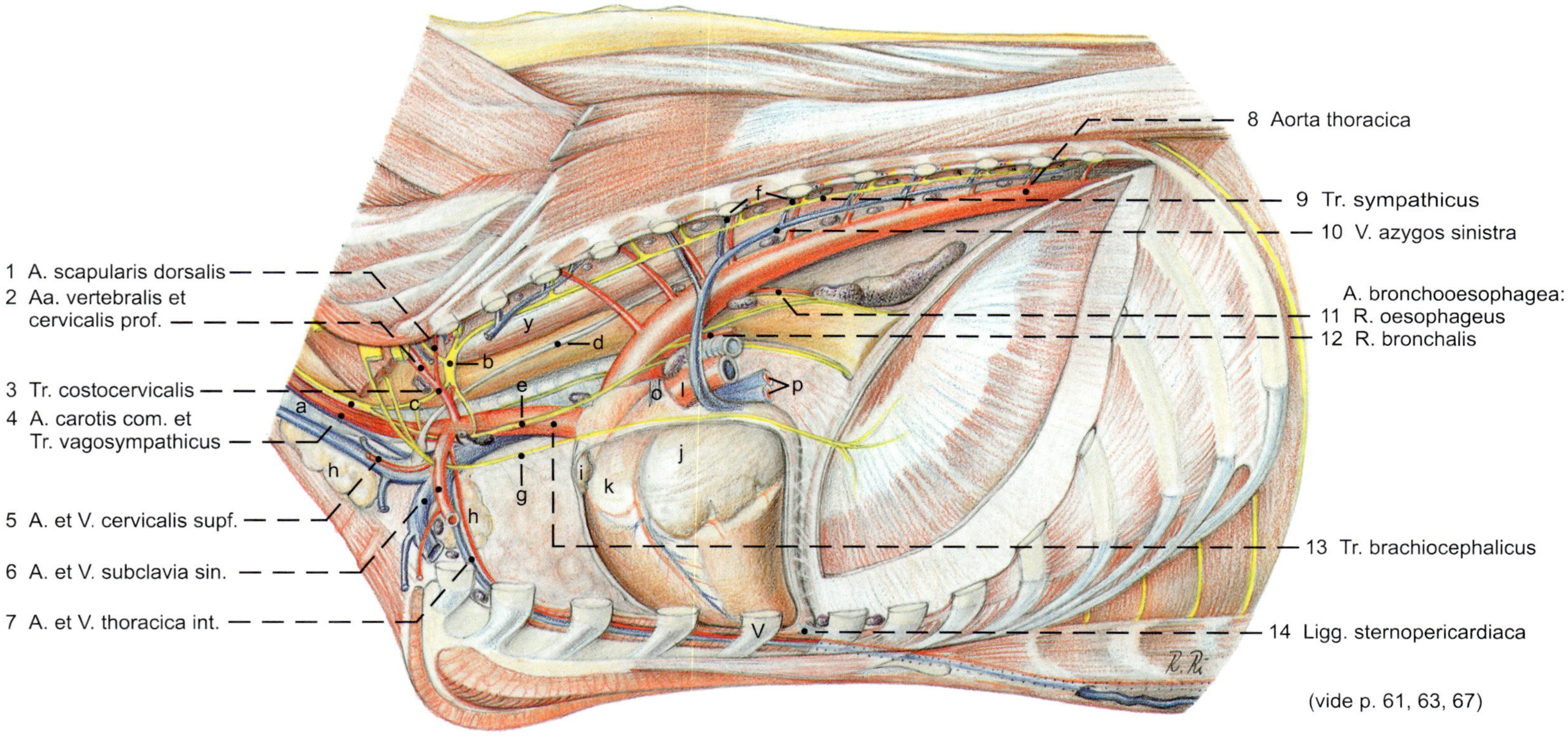

(vide p. 61, 63, 67)

Legenda: (Lnn. vide p. 63)

a Trachea et V. jugularis int.
b Ggl. cervicothoracicum
c Ggl. cervicale medium
d Ductus thoracicus
e N. vagus
f Aa. et Vv. intercostales
g N. phrenicus sin.
h Thymus
i Auricula dextra
j Auricula sinistra
k Conus arteriosus
l Truncus pulmonalis
m A. pulmonalis sinistra
n A. pulmonalis dextra
o Lig. arteriosum
p Vv. pulmonales
q V. cava caudalis
r V. cava cranialis
s V. costocervicalis
t V. cordis media
u V. cordis magna
v Margo ventricularis dexter
w Margo ventricularis sinister et Sulcus intermedius
x Apex cordis
y M. longus colli

Atrium dextrum et Ventriculus dexter

(Facies atrialis)

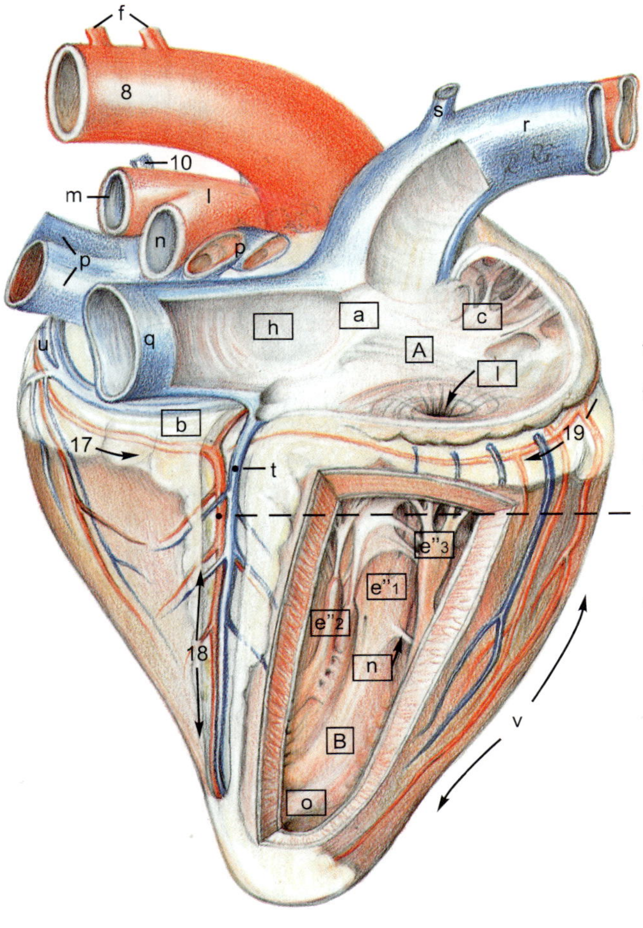

15 A. coronaria sinistra
16 R. et Sulcus interventricularis paraconalis
17 R. circumflexus
18 R. et Sulcus interventricularis subsinuosus
19 A. coronaria dextra et Sulcus coronarius

Atrium sinistrum et Ventriculus sinister

(Facies auricularis)

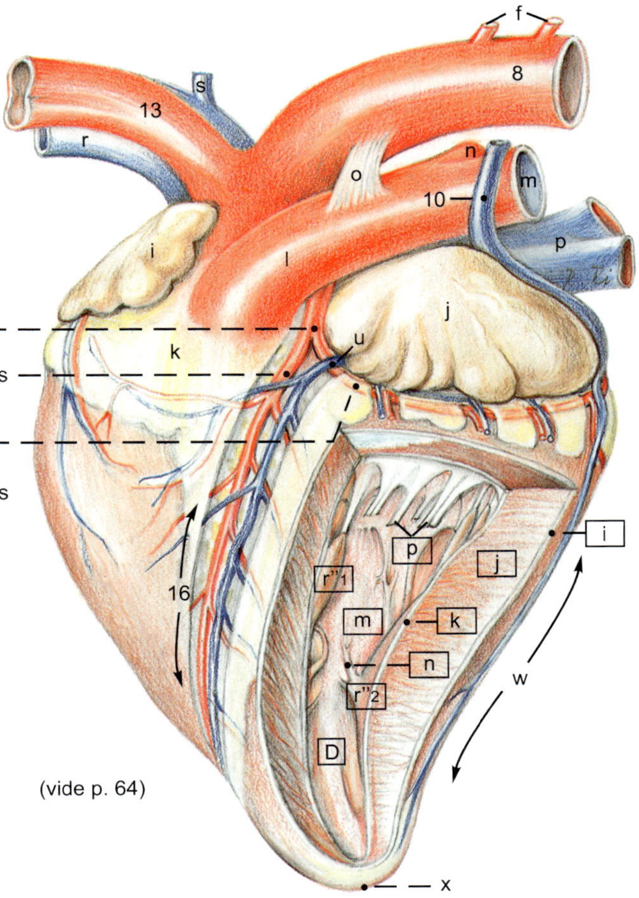

(vide p. 64)

7. KAPITEL: BAUCHWAND UND BAUCHHÖHLE

1. BAUCHWAND (PARIES ABDOMINIS)

Zur Darstellung der fünf Bauchwandschichten (a – e) wird zunächst die verbliebene Haut nach einem Dorsomedianschnitt und einem Transversalschnitt in Höhe des Tuber coxae ventral bis zur Euterbasis resp. bis zum Praeputium abgeklappt. Reste des Bauchhautmuskels, die Bauchmuskeln, sowie die innere Rumpffaszie werden unmitttelbar ventral des M. iliocostalis lumborum durchschnitten und nacheinander bis zur V. epigastrica cranialis superficialis resp. bis zum Lateralrand des M. rectus abdominis heruntergeklappt.

a) Die **HAUT (CUTIS —1)** ist im Bereich der weichen seitlichen Bauchwand (Flankengegend) leicht verschieblich. Dorsal markiert sich zwischen den Lendenwirbelquerfortsätzen, der letzten Rippe und der kaudodorsal zum Hüfthöcker ansteigenden Muskelsehnengrenze des äußeren schiefen Bauchmuskels die *prägnante dreieckige* **Hungergrube (Fossa paralumbalis)**. Ventral markiert sich subkutan die *bei der Kuh geschlängelt verlaufende daumenstarke* **V. epigastrica cranialis superficialis** (3). Sie entstammt der V. thoracica interna und tritt in Verlängerung des 7. – 9. Interkostalraumes im Bereich der 2. Intersectio tendinea durch den M. rectus abdominis unter die Haut (sog. Milchnäpfchen, Anulus venae subcutaneae abdominis). In Nabelhöhe anastomosiert sie mit der **V. epigastrica caudalis superficialis** s. V. mammaria cranialis und beide bilden die **Milchader (V. subcutanea abdominis)**.

b) Zum **SYSTEM DER ÄUSSEREN RUMPFFASZIE (FASCIA TRUNCI EXTERNA)** gehören die oberflächliche Rumpffaszie (Fascia trunci superficialis) und die tiefe Rumpffaszie (Fascia trunci profunda).

I. Die **Fascia trunci superficialis** hüllt den **Rumpfhautmuskel (M. cutaneus trunci)** und den zugehörigen kranialen **M. cutaneus omobrachialis** ein, die sich im wesentlichen wie beim Pferd verhalten. Von den Präputialmuskeln ist sowohl ein M. praeputialis cranialis als auch ein M. praeputialis caudalis ausgebildet. Der beim Hund vorkommende, aber beim Pferd fehlende *kräftige* **M. praeputialis cranialis** *entspringt mit seiner Hauptportion von der Schaufelknorpelgegend, sowie mit einer Nebenportion vom Ventralrand des Bauchhautmuskels und umfaßt kaudal die Präputialöffnung.* Der **M. praeputialis caudalis** (s. Textabb. S. 80), der beim Hund unscheinbar ist und dem Pferd fehlt, *entspringt überwiegend lateral, zuweilen auch medial, in der Umgebung des Proc. vaginalis an der Fascia trunci profunda und endet kaudal vom kranialen Präputialmuskel.* Ein **M. supramammarius** ist bei der Kuh im Bereich der V. subcutanea abdominis ausgebildet.

Der bis zu 10 cm lange **Kniefaltenlymphknoten (Ln. subiliacus —5)**, der dem Hund fehlt, liegt wie beim Pferd, oberhalb der Patella am Kranialrand des M. tensor fasciae latae, *ein kleiner Nebenknoten kann zusätzlich ausgebildet sein.*

Die **dorsolateralen Nervenäste*** (nT12 dl – nL3 dl) treten zwischen M. longissimus und M. iliocostalis hindurch und innervieren das dorsale und laterale Hautgebiet der Bauchwand bis zur Höhe der Patella.

Die **ventrolateralen Nervenäste*** (nT12 vl – nL2 vl) treten auf einer, kraniodorsal zum Hüfthöcker ansteigenden Linie, durch den M. obliquus externus abdominis. Bei ihrem schräg kaudoventralen Verlauf erreichen sie die ventrolaterale Bauchwand und mit ihren benannten **Nn. iliohypogastricus** (nL1v —**8**) und **ilioinguinalis** (nL2v – nL3v —**9**) die ventrale Bauchwand und die Gegend der Kniefalte bis zur Höhe des Kniegelenks. (Die Versorgung des Euters durch die beiden benannten Nerven s. S. 90). Der dem Lendengeflecht entstammende **N. cutaneus femoris lateralis** (nL3v – nL4v — **11**) begleitet die Rr. caudales der A. und V. circumflexa ilium profunda zur Kniefalte und zieht hier *zunächst medial, danach kraniolateral des M. tensor fasciae latae bis zur Höhe des Kniegelenks.*

II. Die **tiefe Rumpffaszie (Fascia trunci profunda)** liegt dem M. obliquus externus abdominis auf und wird an der lateroventralen Bauchwand durch Einlagerungen elastischer (gelber) Fasern auch als **gelbe Bauchhaut (Fascia [Tunica] flava abdominis** —4) bezeichnet. Die Faszie umhüllt mit ihren nichtelastischen Blättern die beiden schiefen Bauchmuskeln vollständig, während sie die Mm. rectus – und transversus abdominis nur äußerlich bedeckt. Beiderseits der ventralen Medianen spalten sich von ihr die **Ligg. suspensoria** für Euter resp. Penis ab.

Die **weiße Linie (Linea alba)** ist die ventromediane Verankerungs- und Durchflechtungsnaht der Faszien und Aponeurosen der beidseitigen schiefen und transversalen Bauchmuskeln. Sie reicht vom Sternum *über den Tendo praepubicus hinaus zum Schambeinkamm und umfließt zweischenkelig den Nabel.*

c) Die **SKELETTFÜHRENDE MUSKELSCHICHT** besteht wie bei allen unseren Haussäugern aus vier breitflächigen Muskeln.

I. Der **M. obliquus externus abdominis** (2) entspringt, wie bei Hund und Pferd, mit der **Pars lumbalis** an der letzten Rippe sowie an der Fascia thoracolumbalis und setzt mehr horizontal verlaufend am Tuber coxae und mehr kaudoventral verlaufend am Lig. inguinale sowie am Tendo praepubicus (Beckensehne s. S. 80) an. *Die **Pars costalis** beginnt mit ihren Muskelzacken an den letzten 8–9 Rippen, teilweise den unteren fleischigen Rand des M. latissimus dorsi erreichend.* Sie endet mit ihrer Aponeurose hauptsächlich an der Linea alba, aber auch am Tendo praepubicus (Bauchsehne s. S. 80). (Über die Beteiligung seiner Bauch- und Beckensehne am Anulus inguinalis externus s. S. 80).

*Der Übergang des Muskels in seine Aponeurose – die durchweg am **Außenblatt der Rectusscheide** beteiligt ist – verläuft von der Höhe des Rippenbogens, in einer ansteigenden Linie fast senkrecht zum Tuber coxae.*

II. Der **M. obliquus internus abdominis** (10) entspringt an der Fascia thoracolumbalis sowie an den Procc. transversi der Lendenwirbel (**Pars lumbalis**), am Tuber coxae und im Bereich des Lig. inguinale (**Pars inguinalis**, s. S. 80) und setzt unter fächerförmigem Faserverlauf an der letzten Rippe sowie an der Linea alba an, *kaudal muskulös den M. rectus abdominis bedeckend.* Seine Aponeurose ist, anders als beim Hund, nur **am Außenblatt der Rectusscheide** beteiligt (über seine Beteiligung am Anulus inguinalis internus s. S. 80).

III. Der **M. transversus abdominis** (7) entspringt mit einer sehnigen **Pars lumbalis** an den Procc. transversi der Lendenwirbel sowie mit einer muskulösen **Pars costalis**, alternierend mit den Muskelzacken der Pars costalis des Zwerchfells, *an den 7 – 8 letzten Rippenknorpeln* und endet, wie beim Pferd das **Innenblatt der Rectusscheide** bildend, bis zur Höhe einer Transversalebene durch das Tuber coxae an der Linea alba.

Die **ventromedialen Nervenäste** (nT12 vm – nL2 vm) stehen an der lateralen Bauchwand untereinander in Verbindung und ziehen auf der Lateralfläche des M. transversus abdominis ventrokaudal, versorgen motorisch den M. rectus abdominis und sensibel das Peritonaeum parietale sowie die ventrale Bauchwand, indem sie in Höhe der V. subcutanea abdominis unter die Haut treten.

An der dorsolateralen Bauchwand ist die Lage von nT13 – nL2 zu den Lendenwirbelquerfortsätzen im Hinblick auf die Leitungsanästhesie von großer klinischer Bedeutung.

IV. Der **M. rectus abdominis** (6) entspringt wie beim Pferd vom 4. – 9. Rippenknorpel *und ist durch 5 Intersectiones tendineae segmentiert, an dessen 2. Intersection das fingerstarke Milchnäpfchen (Anulus v. subcutaneae abdominis) liegt. Seine Endsehne zieht unter Durchflechtung mit der Endsehne des anderseitigen Muskels und Anheftung am Tendo praepubicus mit einem kräftigen Endschenkel über diesen hinaus zur Beckensymphyse (Crista symphysialis) und zum Tendo symphysialis. Zwischen den beidseitigen Endschenkeln befindet sich kranial des Tuberculum pubicum ventrale eine offene Grube (Fossa intertendinea).*

Die **Rektusscheide (Vagina musculi recti abdominis)** ist wie beim Pferd einfach gebaut (s. oben, Bauchmuskeln).

d) Die **INNERE RUMPFFASZIE (FASCIA TRUNCI INTERNA**, s. S. 80) bedeckt an der lateralen und ventralen Bauchwand als **Fascia transversalis** von innen die Mm. transversus – und rectus abdominis, dorsal als Fascia iliaca die Psoasmuskeln und wird an der Beckenwand zur Fascia pelvina.

e) Das **SERÖSE BAUCHFELL (PERITONAEUM**, s. S. 80) dehnt sich in Form von Excavationes bis in die Beckenhöhle hinein aus und stülpt sich beim Bullen als Proc. vaginalis peritonaei in den Hodensack aus.

*Die Nerven sind in der nebenstehenden Abb. oben geschnitten, ansonsten s. a. Schaller, O. (1956)

Regiones pectoris et abdominis

(lateral)

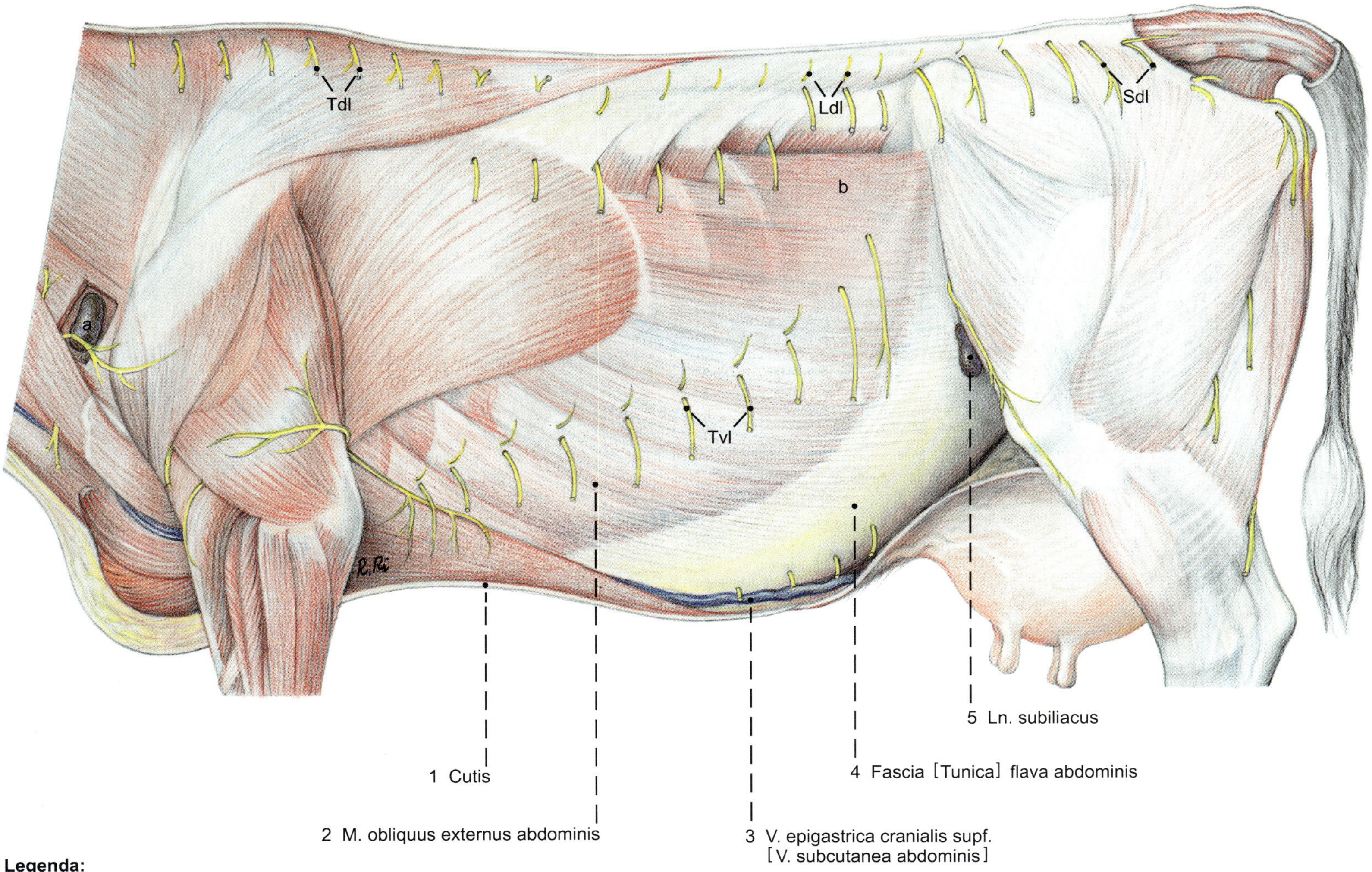

(vide p. 17, 61)

Legenda:

a Ln. cervicalis superficialis
b Fossa paralumbalis
c M. rectus thoracis
d Mm. intercostales interni

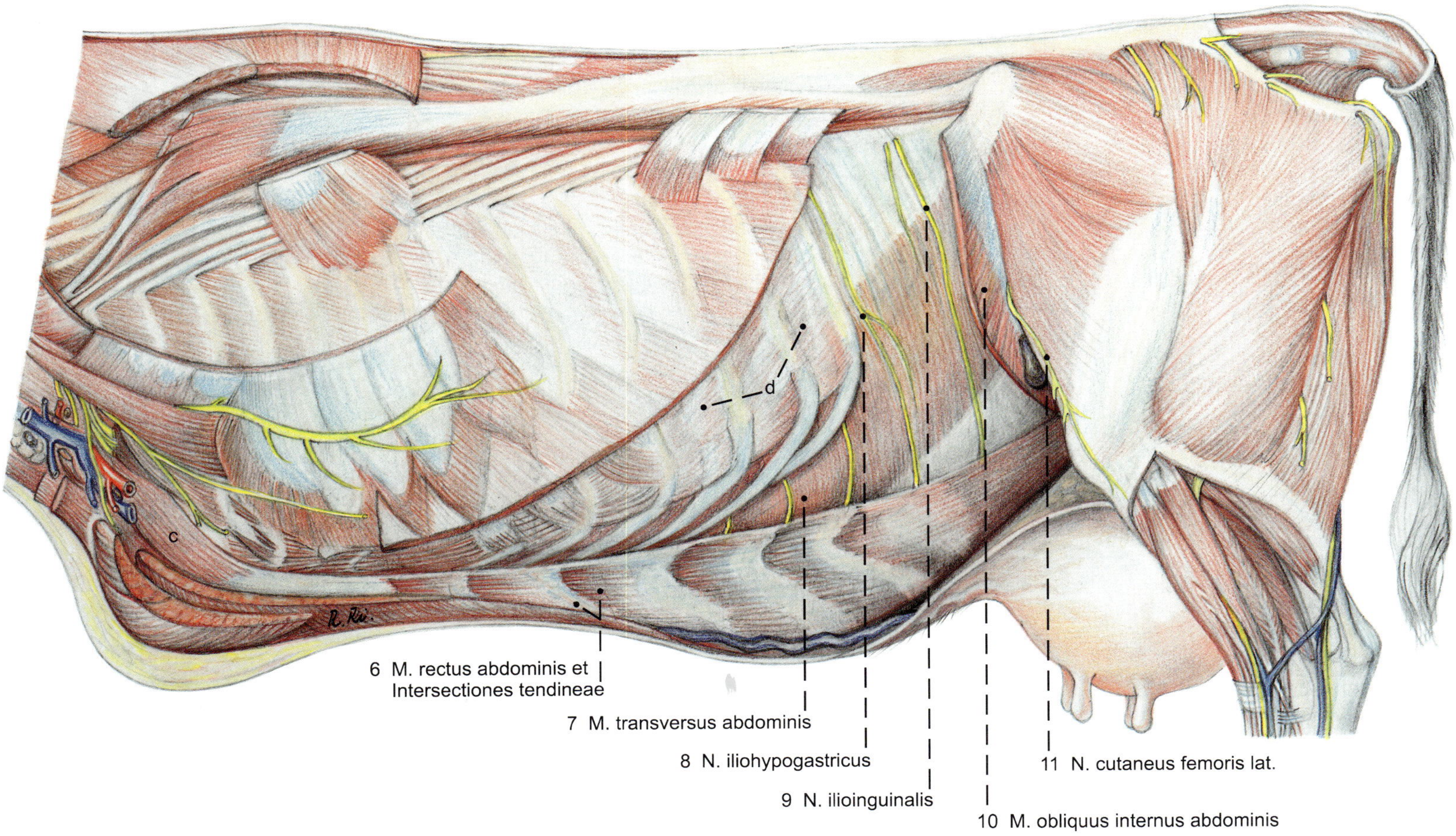

2. TOPOGRAPHIE UND PROJEKTION DER BAUCHORGANE AUF DIE KÖRPERWAND

Die Pars costalis diaphragmatis wird beiderseits von den Rippen gelöst und rechts lateral der V. cava caudalis sowie links lateral der Verklebung mit der Milz dorsoventral durchschnitten und entfernt. Dabei ist rechts das, bei Jungtieren noch vollständige, Lig. falciforme mit Lig. teres hepatis zu beachten.

Zur Untersuchung der Bauchorgane von außen sowie u. a. für die Laparotomie und die rektale Exploration ist die Kenntnis der topographischen Beziehungen der Bauchorgane zur Körperwand unabdingbar. Zur besseren Orientierung wird die betreffende Körperwand in folgende 3 Abschnitte gegliedert und zwar in die besonders große kraniolaterale Regio costalis und hypochondriaca (I – von den Rippen und Rippenknorpeln gestützter Kaudalbereich des Thorax), die kaudal daran anschließende Regio abdominis lateralis (II – dorso- und ventrolaterale Bauchwand resp. der Flankenbereich mit Fossa paralumbalis) und die Regiones xiphoidea, umbilicalis und pubica (III – ventraler Bauchbereich vom Xiphoid bis zum Pecten ossis pubis). In der Regio costalis und hypochondriaca liegen die intrathorakalen Bauchorgane nicht direkt der Thoraxwand an, sondern sind zusätzlich durch Lunge und Zwerchfell von dieser getrennt. Der Pansen (Rumen) ist das größte raumbeanspruchende Organ in der Bauchhöhle und reicht vom Zwerchfell bis zum Beckeneingang. Er nimmt fast die gesamte linke Hälfte der Bauchhöhle ein. Seine Ausdehnung nach rechts sowie in Richtung Beckeneingang ist u. a. abhängig vom Alter des Tieres, von der Art des Futters und vom eventuellen Trächtigkeitsstadium. Diese Abhängigkeiten betreffen auch die Lage und Lagebeziehungen aller übrigen Bauchorgane.

I. In der **linken Regio costalis** und **Regio hypochondriaca** projizieren sich fast ausschließlich der Pansen mit seinem **Atrium ruminis** (3) und **Recessus ruminis** (6) auf die Thoraxwand. Die mit dem Atrium ruminis verklebte **Milz** (4 — **Lien s. Splen**) reicht vom Vertebralende der 12. und 13. Rippe über die Mitte der 10. Rippe bis zur Höhe der 7. – 8. Rippenfuge. Zusätzlich projizieren sich unmittelbar hinter dem Zwerchfell der ungeteilte **Lobus hepatis sinister** (1, beim erwachsenen Tier im ventralen Drittel des 6. Interkostalraumes), ventrolateral davon die **Haube** (2, **Netzmagen s. Reticulum**, im Bereich des 6. – 9. Interkostalraumes – zuweilen ventral bis zur Höhe des Xiphoids) und unmittelbar kaudoventral daran anschließend auch der **Fundus abomasi** (5, im Bereich des 6. – 8. Interkostalraumes).

II. In der **linken Regio abdominis lateralis** liegen ausschließlich Pansenabteilungen der Bauchwand an. An die **dorsolaterale Bauchwand** grenzen, im Bereich der Hungergrube (Fossa paralumbalis), der **Saccus dorsalis ruminis** (7) mit **Saccus caecus caudodorsalis ruminis** (8), an die **ventrolaterale Bauchwand** grenzen indirekt, von der Bauchwand größtenteils durch den **Paries superficialis** (21) des großen Netzes (Omentum majus) geschieden, der **Saccus ventralis ruminis** (9) mit **Saccus caecus caudoventralis ruminis** (10).

I. In der **rechten Regio costalis** und **Regio hypochondriaca** projiziert sich im kaudalkonvexen Bogen auf den Thorax die fast vollständig rechts (s. o.) liegende **Leber** (**Hepar s. Jecur**) **mit Lobus hepatis sinister** (1) und **—dexter** (25) sowie **Proc. caudatus** (24). Die Leber, die in ihrer Gesamtheit vom 6. Interkostalraum bis zum Proximalende der 13. Rippe reicht, ist nur in einem handtellergroßen (eigentlichen) Untersuchungsfeld dorsal im 10. – 11. Interkostalraum direkt zugänglich, weil die rechte Lunge die Leber und Thoraxwand separiert.

Ventral des Proc. caudatus der Leber projizieren sich kraniale Abschnitte der **Pars descendens** (13) des **Zwölffingerdarmes** (**Duodenum**) mit **Lobus pancreatis dexter** (15). Ventral anschließend, vom **großen Netz** (**Omentum majus**) bedeckt, Schlingen kranialer Abschnitte des **Leerdarmes** (**Jejunum** —19), kranial anschließend die **Gallenblase** (**Vesica fellea** — 27, im Ventralabschnitt des 10. Interkostalraumes) direkt kranial davon die **Pars cranialis duodeni** (26) und ventrokaudal im Anschluß daran die **Pars pylorica** (28) des **Labmagens** (**Abomasum**, an den Distalenden der 9. – 11. Rippe).

Kranial des Labmagens, vom **kleinen Netz** (**Omentum minus** — 30) bedeckt, projizieren sich ventrolateral auf den Thorax der **Blättermagen** (30, im 6. (7.) – (10.) 11. Interkostalraum) und ventrokranial, direkt kaudal des Zwerchfells, ein Teil des **Reticulum** (2, am Ventralende des 6. Interkostalraumes).

II. In der **rechten Regio abdominis lateralis** projizieren sich von dorsoventral auf die **dorsolaterale Bauchwand** (Bereich der Hungergrube), **die rechte Niere** (**Ren dexter** —14, 13. Rippe – 3. Lendenwirbel), der kaudale Abschnitt des **Lobus pancreatis dexter** (15) mit **Pars descendens duodeni** (13), die in Höhe des Tuber coxae in die **Flexura duodeni caudalis** (12) übergeht. Unmittelbar kaudal, ebenfalls im Bereich der Hungergrube, liegt das **Colon sigmoideum** (11), ein Abschnitt des **Colon descendens**. Ventral vom Duodenum, im Recessus supraomentalis des großen Netzes, befinden sich die **Ansa proximalis** des **Colon ascendens** (16) und der **Blinddarm** (**Caecum** —17), der von der Mitte der Lendenwirbelsäule bis zum Beckeneingang reicht und mit seiner Spitze den **kaudalen Umschlagsrand des großen Netzes** überragt. (Davon abweichende Lagebeziehungen zwischen Pars descendens duodeni und den beschriebenen Dickdarmabschnitten stellen nicht unbedingt Abweichungen vom Normalen dar.) Auf die **ventrolaterale Bauchwand** projizieren sich Teile des **Abomasum** (28, 29, ventral am rechten Rippenbogen bis zum 12. Rippenknie) und mittlere und kaudale Abschnitte des **Jejunum** (19, letzte Rippe bis zur Höhe des letzten Lendenwirbels), die das große Netz kaudal überragen und in den gestreckt verlaufenden **Hüftdarm** (**Ileum** —18, unmittelbar ventral des Caecum) übergehen.

III. **Ventral** projiziert sich in der **Regio xiphoidea** das **Reticulum** (2), das ventral des rechten Rippenbogens vom kleinen Netz bedeckt ist. Das sich anschließende **Omasum** (30) liegt zwischen dem 7. und 11. Interkostalraum und überquert die Linea alba. Das danach folgende **Abomasum** reicht mit seinem **Fundus** (5), **Corpus** (29) und seiner **Pars pylorica** (28) vom Xiphoid mindestens bis zur Höhe der letzten Rippe. Kaudal vom Abomasum liegt das **Jejunum** (19), das rechts der Medianen bis zur Höhe des letzten Lendenwirbels reicht. Links der Medianen grenzt der Pansen mit seinem **Saccus ventralis** (9) und seinem **Saccus caecus caudoventralis** (10) an die ventrale Bauchwand und reicht mit letzterem kaudal bis zur **Regio pubica**.

Das Studium der Bauchhöhlenorgane erfolgt auf beiden Körperseiten. Auf der **linken Körperseite** werden Magen und Milz studiert. Dabei sind die Verklebungen der Organe mit der Bauchwand sowie mit anderen Organen und Strukturen zu beachten. Die Innenverhältnisse einzelner Magenabteilungen werden durch Fensterung des dorsalen Pansensackes von den Lendenwirbelquerfortsätzen bis zur linken Pansenlängsfurche und Ausräumen des Panseninhaltes sowie an Präparaten überblickbar. Auf der **rechten Körperseite** sind vor dem Studium von Leber und Darm die besonderen Verhältnisse des **Omentum majus** zu beachten und das Foramen epiploicum aufzusuchen. Anschließend wird der **Paries superficialis** (21, parietales Blatt) des großen Netzes durch einen Horizontalschnitt ventral der Pars descendens duodeni durchtrennt und der **Recessus caudalis omentalis** (22) eröffnet sowie das Duodenum samt Gekröse und Pankreas bis zum Ventralrand der rechten Niere vorsichtig abgehoben. Nach dem Studium von Leber, Lymphknoten und ihrer Leitungsstrukturen werden diese an der Leberpforte durchtrennt (A. hepatica, Ductus hepaticus com., V. portae, Lymphgefäße und Nerven). Die Leberbänder und die V. cava caudalis werden kranial sowie kaudal der Leber durchschnitten, um die Leber zu entfernen. Nach vollständiger Durchtrennung des Paries superficialis bis zum Pylorus wird zur Bestimmung der übrigen Darmabschnitte auch der **Paries profundus** (20, viszerales Blatt des großen Netzes) ventral der Ansa distalis des Colon ascendens und des Colon transversum durchtrennt und der **Recessus supraomentalis** (23) eröffnet. Unter Beachtung artspezifischer Besonderheiten sind Blutgefäße, Nerven und Lymphknoten aufzusuchen. Zur abschließenden Exenteration des Darmes werden das Duodenum am Übergang der Pars cranialis in die Pars descendens duodeni und das Rectum kaudal der A. mesenterica caudalis doppelt unterbunden und durchschnitten sowie die Aa. mesenterica cranialis und —caudalis ventral der Aorta und die Vv. lienalis und gastroduodenalis an der V. portae durchtrennt. Unter Lösung des Darmgekröses von der dorsalen Bauchwand wird das Darmkonvolut aus der Bauchhöhle herausgenommen, und die Darmabschnitte werden auch am exenterierten Darm bestimmt.

(Facies sinistra)

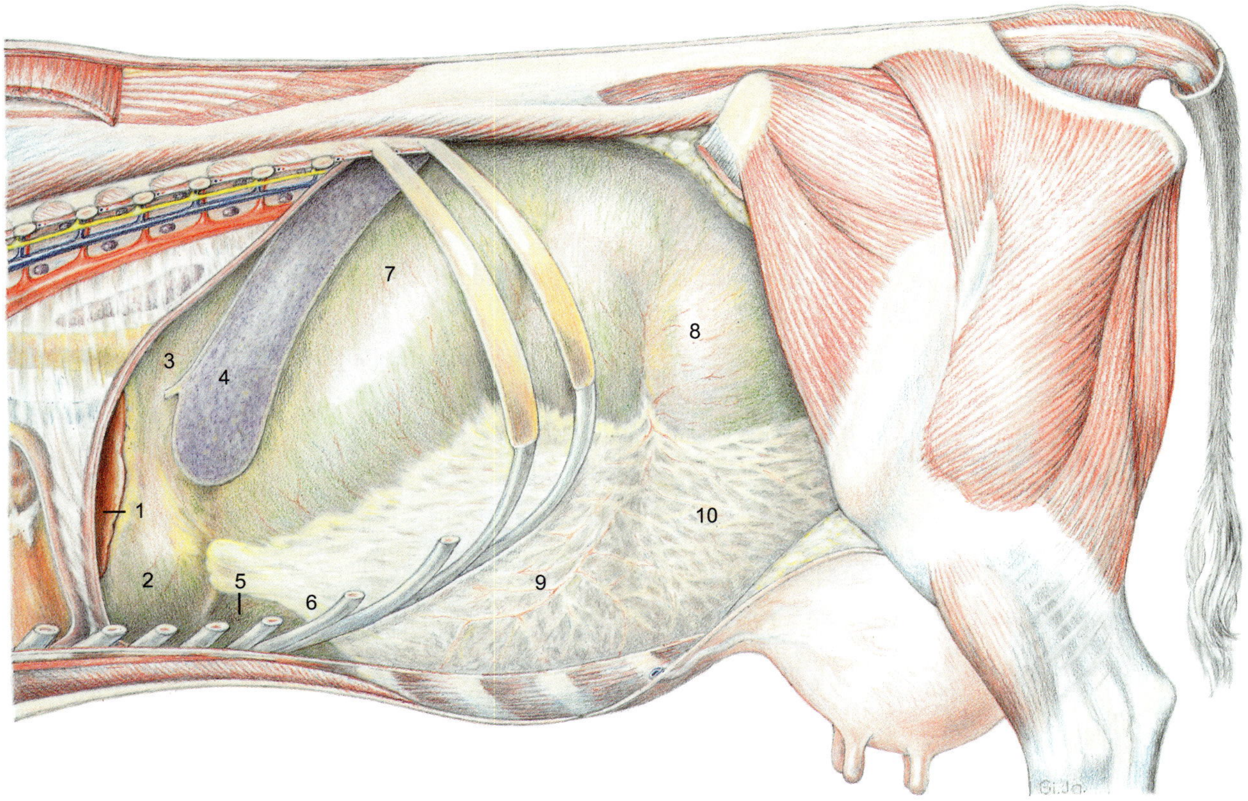

Legenda:

1 Lobus hepatis sinister
2 Reticulum
3 Atrium ruminis
4 Lien
5 Fundus abomasi
6 Recessus ruminis
7 Saccus dorsalis ruminis
8 Saccus caecus caudodorsalis ruminis
9 Saccus ventralis ruminis et Omentum majus (Paries superficialis - 21)
10 Saccus caecus caudoventralis ruminis
11 Colon descendens (Colon sigmoideum)
12 Flexura duodeni caudalis
13 Pars descendens duodeni
14 Ren dexter
15 Lobus pancreatis dexter

(Facies dextra)

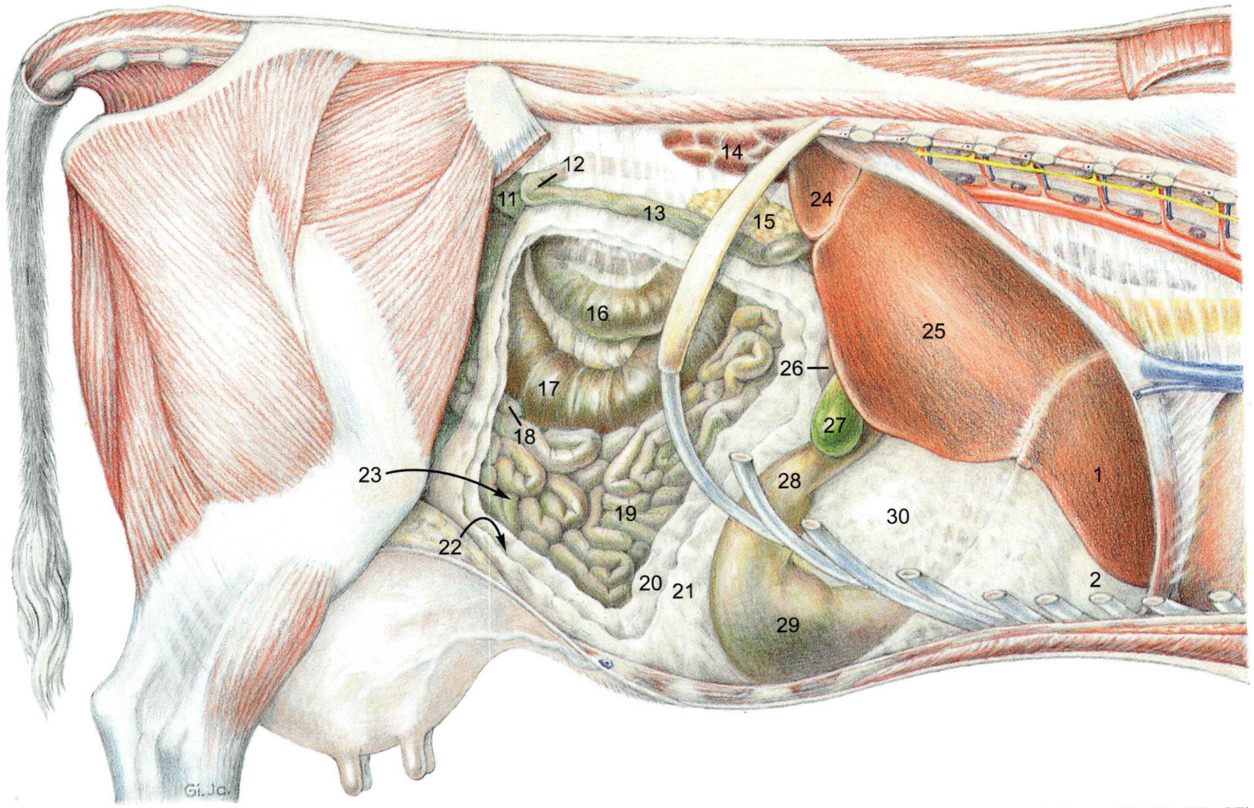

(vide p. 17, 63, 65, 67)

Legenda:

16 Colon ascendens (Ansa proximalis)
17 Caecum
18 Ileum
19 Jejunum

Omentum majus:
20 Paries profundus
21 Paries superficialis
22 Recessus caudalis omentalis

23 Recessus supraomentalis
24 Processus caudatus hepatis
25 Lobus hepatis dexter
26 Pars cranialis duodeni

27 Vesica fellea
28 Pars pylorica abomasi
29 Corpus abomasi
30 Omasum et Omentum minus

3. MAGEN MIT ZOTTENMAGEN (PANSEN), NETZMAGEN (HAUBE), BLÄTTERMAGEN (PSALTER) UND DRÜSENMAGEN (LABMAGEN)

Der Magen des Rindes ist ein mehrhöhlig zusammengesetzter Magen, der aus drei mit drüsenloser kutaner Schleimhaut ausgekleideten Abteilungen (Zottenmagen, Netzmagen, Blättermagen) und einer mit Drüsenschleimhaut ausgekleideten Abteilung (Labmagen) besteht. Die einzelnen Abteilungen entwickeln sich, wie der einhöhlige Magen auch, aus einer spindelförmigen Magenanlage. Das Fassungsvermögen aller Magenabteilungen beträgt durchschnittlich 200 l.

Ihre endgültige Gestalt und Größe erreichen die einzelnen Magenabteilungen erst im Laufe einiger Jahre.

a) Der **PANSEN** (s. **ZOTTENMAGEN, RUMEN —A**) ist an seiner Innenfläche mit **Zotten** (**Papillae ruminis —21**) besetzt und faßt 102 - 148 l, liegt mit seiner **Wandfläche** (**Facies parietalis**) der linken und ventralen Bauchwand an und berührt mit seiner **Eingeweidefläche** (**Facies visceralis**) den Darm, die Leber, den Blättermagen sowie den Labmagen. Der Pansen ist mit dem Netzmagen über das **Ostium ruminoreticulare** (22) verbunden. Die enge funktionelle Beziehung hat ihm auch die Bezeichnung Ruminoreticulum eingetragen. Seine **dorsale Krümmung** (**Curvatura dorsalis —1**) verklebt mit der inneren Lendenmuskulatur, rechtem und linkem Zwerchfellspfeiler, Milz, Pankreas und linker Nebenniere. Die linke Niere ist nach rechts verschoben. Seine **ventrale Krümmung** (**Curvatura ventralis —2**) liegt der ventralen Bauchwand an.

Die beiden Seitenflächen werden durch je eine **Längsfurche** (**Sulcus longitudinalis dexter —16** und **—sinister —3**) und die sie verbindende **kraniale** resp. **kaudale Furche** (**Sulcus cranialis —5** resp. **caudalis —6**) in einen **dorsalen Sack** (**Saccus dorsalis —7**) und einen **ventralen Sack** (**Saccus ventralis —9**) geschieden. Während die linke Längsfurche auf den dorsalen Pansensack eine nur kurze, unbedeutende linke Nebenfurche (**Sulcus accessorius sinister —4**) entläßt, spaltet die rechte Längsfurche dorsal eine **rechte Nebenfurche** (**Sulcus accessorius dexter —17**) ab, die sich mit der Hauptfurche wieder vereinigt und mit dieser eine vorgewölbte längliche **Panseninsel** (**Insula ruminis —18**) umfaßt. Dorsaler und ventraler Pansensack stehen weiträumig über das **Ostium intraruminale** (19) in Verbindung.

Am Hinterende des Pansens (Extremitas caudalis) werden von beiden Pansensäcken durch die **dorsale** resp. **ventrale Kranzfurche** (**Sulcus coronarius dorsalis —11** resp. **— ventralis —12**) je ein **kaudodorsaler** resp. **kaudoventraler Blindsack** (**Saccus caecus caudodorsalis —13** resp. **—caudoventralis —14**) abgeteilt, die beide fast gleichweit etwa bis zum Beckeneingang reichen.

An seinem Vorderende (Extremitas cranialis) fehlen vergleichbare Kranzfurchen. Es kann jedoch kraniodorsal des Sulcus cranialis der **Schleudermagen** resp. **Pansenvorhof** (**Atrium ruminis —8**, auch Saccus cranialis genannt) abgegrenzt werden, während im ventralen Pansensack eine starke ventrokraniale **Vertiefung** (**Recessus ruminis —10**) vorkommt.

Den außen liegenden Pansenfurchen entsprechen im Panseninnern schleimhautüberzogene zottenfreie Muskelbalken – die gleichnamigen **Pfeiler** (**Pilae ruminis —20**) – mit Ausnahme des Sulcus ruminoreticularis, dem innen eine **Falte** (**Plica ruminoreticularis —23**) entspricht.

b) Der **NETZMAGEN** (s. **HAUBE, RETICULUM —B**) liegt mit seiner kranialkonvexen **Zwerchfellsfläche** (**Facies diaphragmatica**) der Viszeralfläche des Zwerchfells an. Die kaudalkonkave **Eingeweidefläche** (**Facies visceralis**) grenzt an Pansen, Blätter- und Labmagen. Mit seiner **großen Krümmung** (**Curvatura major**) nimmt er nach links Kontakt zum linken Leberlappen auf. Seine **kleine Krümmung** (**Curvatura minor**) befindet sich im Bereich des Sulcus ruminoreticularis. Der **Netzmagengrund** (**Fundus reticuli**) kann die Schaufelknorpelgegend erreichen.

Die innere kutane Schleimhautoberfläche trägt ein auffälliges Netzwerk von muskelhaltigen Schleimhaut-**Leisten** (**Cristae reticuli — 29**) in drei Größenordnungen, die mit Schleimhaut-**Wärzchen** (**Papillae reticuli**) besetzt, vier- bis sechseckige **Zellen** (**Cellulae reticuli —29**) begrenzen und die in Richtung Magenrinne immer kleiner und unregelmäßiger werden.

c) *Die **MAGENRINNE (SULCUS VENTRICULI)** stellt die kürzeste Verbindung zwischen Speiseröhre und Duodenum dar. Sie besteht aus dem Netzmagenteil (Sulcus reticuli), dem Blättermagenteil (Sulcus omasi) und dem Labmagenteil (Sulcus abomasi).*

Sie beginnt an der senkrecht über dem Netzmagen stehenden **Mageneingangsöffnung** (**Ostium cardiacum —24**) mit dem 15 - 20 cm langen **Sulcus reticuli** (25), der zunächst seitlich von Papillae ruminis, anschließend von Cellulae reticuli begleitet, an der rechten Haubenwand entlangzieht. Die Rinne wird von der muskulösen **rechten** resp. **linken Rinnenlippe** (**Labium dextrum —26** resp. **sinistrum —27**) von dorsal, seitlich und ventral flankiert, dabei dreht sich die rechte Lippe im Uhrzeigersinn um die linke und umfaßt die **Netzmagen-Blättermagen-Öffnung** (**Ostium reticuloomasicum — 28**) links ventral. Der **Boden des Sulcus reticuli** (**Fundus sulci reticuli**) ist mit feinen Längsfalten ausgestattet, die in Richtung Blättermagen an Höhe zunehmen und mit großen verhornten **krallenförmigen Papillen** (**Papillae unguiculiformes**) besetzt sind. Diese reichen bis in den Blättermagen hinein.

d) Der **BLÄTTERMAGEN** (s. **PSALTER, BUCH, LÖSER, OMASUM —C**) ist von fast kugeliger Gestalt mit leicht abgeplatteten Seitenflächen. Er liegt rechts im intrathorakalen Teil der Bauchhöhle. Die kleine rechte **Wandfläche** (**Facies parietalis**) grenzt ventrolateral an den Thorax (s. S. 69), die **Eingeweidefläche** (**Facies visceralis**) rechts kranial an Zwerchfell, Leber mit Gallenblase und ventral an Labmagen und Haube sowie links kaudal an die rechte Pansenfläche. Seine stark gewölbte **Krümmung** (**Curvatura omasi —30**) weist kaudodorsal. Seine leicht eingedellte **Basis omasi** (**31**) liegt ventromedial im Bereich der Magenrinne und berührt Pansen, Labmagen und Netzmagen. An der äußerlich sichtbaren Einengung zwischen Netzmagen und Blättermagen, dem **Blättermagenhals** (**Collum omasi**) verläuft innen der **Blättermagenteil der Magenrinne** (**Sulcus omasi —35**) bis zur **Blättermagen-Labmagenöffnung** (**Ostium omasoabomasicum —36**). Die Öffnung wird seitlich von zwei **Segeln** (**Vela abomasica —45**) begrenzt, die auf der Blättermagenseite von kutaner Schleimhaut und auf der Labmagenseite von Drüsenschleimhaut bedeckt sind. Die Rinne wird am labmagenseitigen Ende von der muskulösen „Psalterbrücke" (**Pila omasi**) gekreuzt.

Von der Curvatura omasi ragen – über die Seitenränder bis hin zum Sulcus omasi immer kleiner werdend – etwa 103 sichelförmige **Psalter-Blätter** (**Laminae omasi —32**) in 4 Größenordnungen radiär in Richtung des Sulcus omasi. Mit diesem bilden die freien Ränder der Blätter den **Blättermagenkanal** (**Canalis omasi**). Zwischen den Blättern liegen die **Blätterbuchten** (**Recessus interlaminares —33**). An ihrer Oberfläche tragen die Blätter zahlreiche konische **Papillen** (**Papillae omasi —34**).

e) Der **LABMAGEN** (s. **DRÜSENMAGEN, ABOMASUM —D**) ist birnenförmig und hat ein durchschnittliches Fassungsvermögen von bis zu 28 l. Seine rechte **Wandfläche** (**Facies parietalis**) berührt gemeinsam mit der kaudoventral liegenden **großen Krümmung** (**Curvatura major —37**) die ventrale Bauchwand. Seine linke **Eingeweidefläche** (**Facies visceralis**) berührt den Pansen. Die kraniodorsale **kleine Krümmung** (**Curvatura minor —38**) grenzt an den Blättermagen. Der links intrathorakal liegende blindsackartige **Fundus abomasi** (**39**) und das anschließende **Corpus abomasi** (**40**) weisen innen nicht verstreichbare schräg zur großen Kurvatur verlaufende **Spiralfalten** (**Plicae spirales abomasi —44**) mit graurötlicher Schleimhaut (Gll. gastricae propriae) auf, die am Ostium omasoabomasicum beginnen, gegen das Corpus immer höher werden und in Richtung **Pars pylorica** (**41**) mit rötlichgelber Schleimhaut (Gll. pyloricae) an Höhe wieder abnehmen, um schließlich gänzlich zu verschwinden.

*Ein **M. sphincter pylori** (43) und der von der kleinen Kurvatur in Richtung Pylorus sich vorwölbende **Torus pyloricus** (42) verschließen den Labmagen gegen den Zwölffingerdarm.*

Der **Labmagenteil der Magenrinne** (**Sulcus abomasi —46**) verläuft, von mehr parallel verlaufenden niedrigen Spiralfalten flankiert, vom Ostium omasoabomasicum entlang der kleinen Kurvatur zum Pylorus.

Facies sinistra

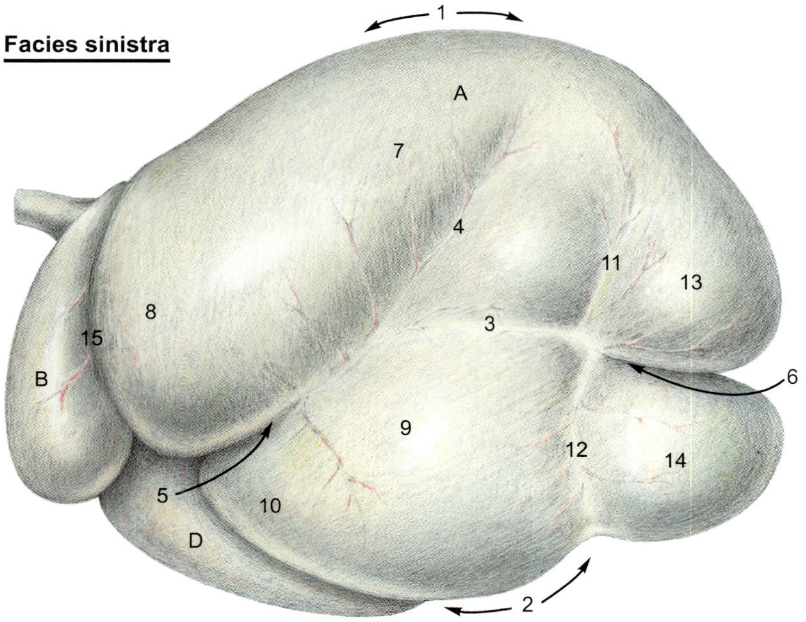

Legenda:

A Rumen
1 Curvatura dorsalis
2 Curvatura ventralis
3 Sulcus longitudinalis sinister
4 Sulcus accessorius sinister
5 Sulcus cranialis
6 Sulcus caudalis
7 Saccus dorsalis
8 Atrium ruminis
9 Saccus ventralis
10 Recessus ruminis
11 Sulcus coronarius dorsalis
12 Sulcus coronarius ventralis
13 Saccus caecus caudodorsalis
14 Saccus caecus caudoventralis
15 Sulcus ruminoreticularis
16 Sulcus longitudinalis dexter
17 Sulcus accessorius dexter
18 Insula ruminis
19 Ostium intraruminale
20 Pilae ruminis
21 Papillae ruminis

Facies dextra

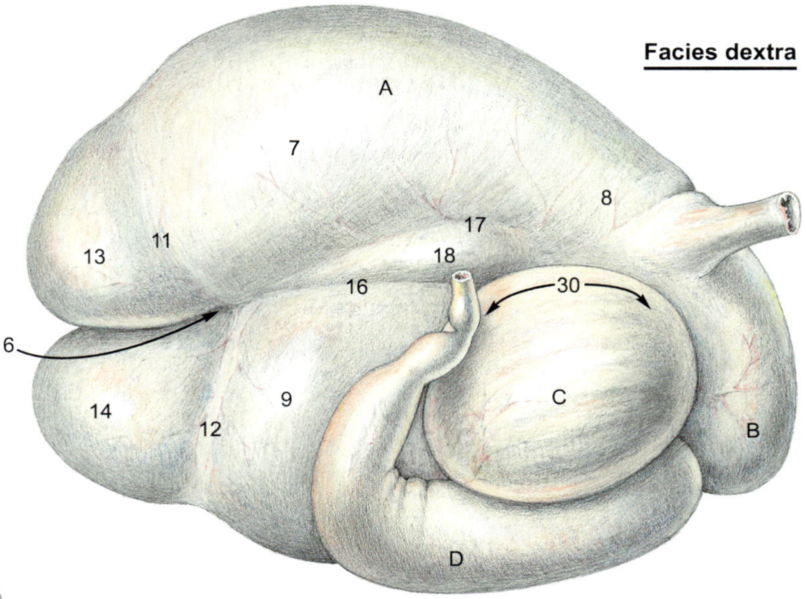

Facies sinistra (Sectio)

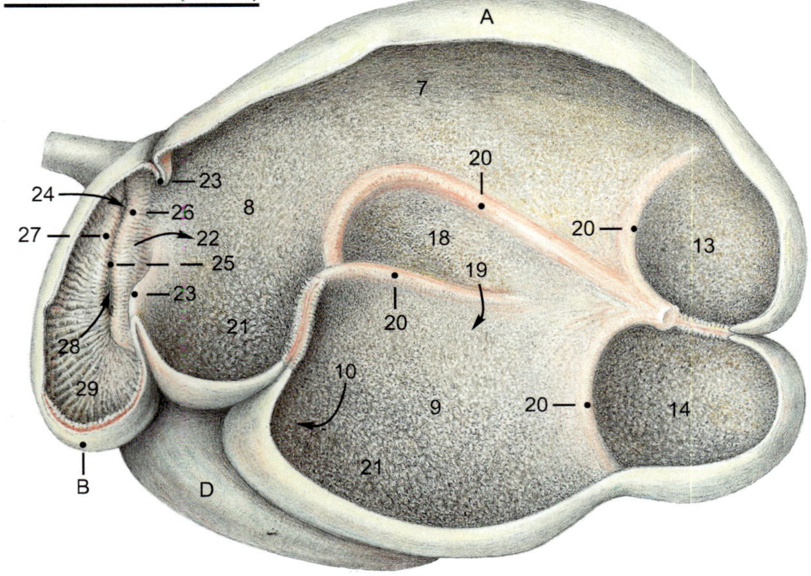

Legenda:

C Omasum
30 Curvatura omasi
31 Basis omasi
32 Laminae omasi
33 Recessus interlaminares
34 Papillae omasi
35 Sulcus omasi
36 Ostium omasoabomasicum

Legenda:

B Reticulum
22 Ostium ruminoreticulare
23 Plica ruminoreticularis
24 Ostium cardiacum
25 Sulcus reticuli
26 Labium dextrum
27 Labium sinistrum
28 Ostium reticuloomasicum
29 Cristae et Cellulae reticuli

Facies dextra (Sectio)

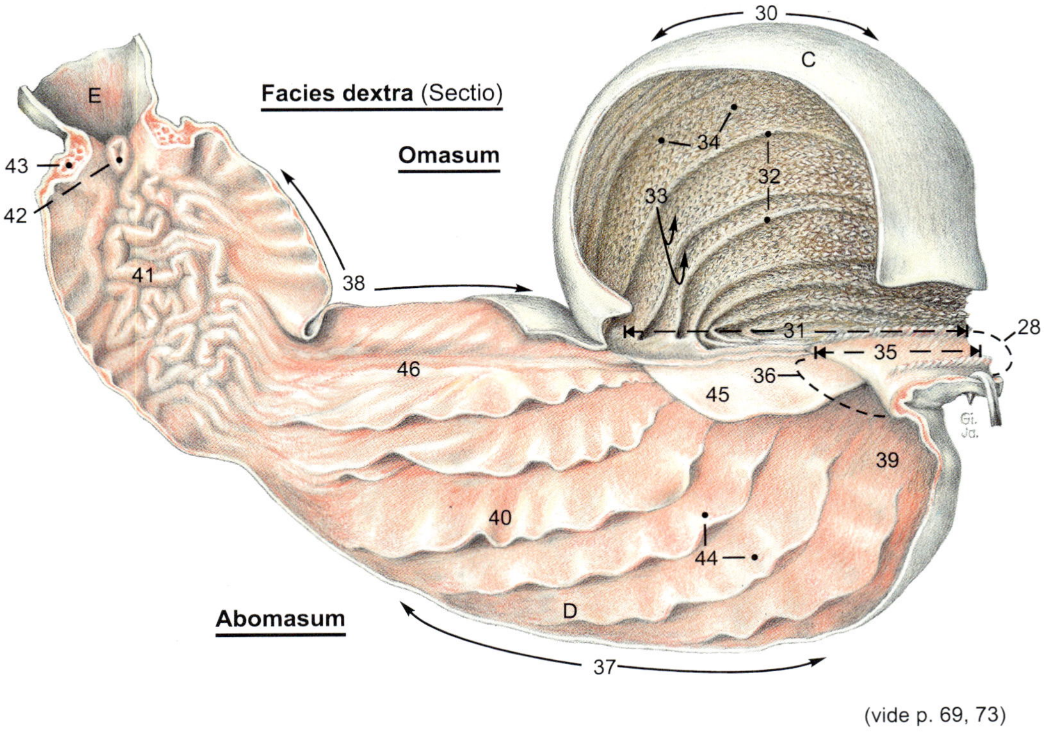

Legenda:

D Abomasum
37 Curvatura major
38 Curvatura minor
39 Fundus abomasi
40 Corpus abomasi
41 Pars pylorica
42 Torus pyloricus
43 M. sphincter pylori
44 Plicae spirales abomasi
45 Velum abomasicum
46 Sulcus abomasi
E Duodenum

(vide p. 69, 73)

4. BLUT- UND NERVENVERSORGUNG DES MAGENS, LYMPHKNOTEN UND MAGENGEKRÖSE

a) Die **A. COELIACA** (1) entspringt wie beim Hund in Höhe des 1. Lendenwirbels aus der **Aorta abdominalis.** Sie besitzt *einen relativ langen Stamm* und teilt sich nach Abgabe von Zwerchfells- und Nebennierenästen an der rechten dorsalen Pansenfläche in die Aa. lienalis, gastrica sinistra und hepatica. Entsprechend den abgewandelten Magenverhältnissen werden von ihnen in variabler Weise zusätzliche Äste an die entsprechenden Magenabteilungen abgegeben.

Die **A. lienalis** (3) zieht zum Proximalteil der Milz und gibt ursprungsnah die starke **A. ruminalis dextra** (4) als Hauptgefäß für den Pansen ab. Sie verläuft im Sulcus accessorius dexter und entläßt die dorsale und ventrale rechte Kranzarterie. Über die kaudale Pansenfurche gelangt sie auf die linke Seite, wo sie die linken Kranzarterien abgibt und mit der **A. ruminalis sinistra** (5) anastomosiert. Diese tritt über die kraniale Pansenfurche auf die linke Seite. Nahe ihrem Ursprung entläßt sie dorsal über den Pansen hinweg von rechts nach links die **A. reticularis** (6) an die Haube. Die Aa. ruminalis dextra und —sinistra entspringen oft gemeinsam mit der Milzarterie aus der A. coeliaca, zuweilen auch aus der A. gastrica sinistra.

Die A. gastrica sinistra (8), die auch den Blättermagen versorgt, zieht zur kleinen Kurvatur des Labmagens, wo sie sich mit der **A. gastrica dextra** (11) aus der **A. hepatica** (2) verbindet. An der großen Kurvatur des Labmagens anastomosieren die **Aa. gastroepiploica sinistra** (9) und **—dextra** (12), die der A. gastrica sinistra resp. A. gastroduodenalis (ein Ast der A. hepatica) entstammen. Die Venen lassen überwiegend entsprechenden Verlauf erkennen.

b) Die Versorgung durch **AUTONOME NERVEN** erfolgt allgemein wie bei Hund und Pferd.

Der **N. vagus** ist mit seinem Truncus vagalis dorsalis und — ventralis für die einzelnen Magenabteilungen von besonderer klinischer Bedeutung. Mit Ausnahme des Pansens (aber einschließlich des Atrium ruminis) werden alle übrigen Magenabteilungen von beiden Trunci vagales innerviert. Sie sind kurz vor ihrer Aufteilung durch einen links vom Oesophagus liegenden R. communicans miteinander verbunden. Der **Truncus vagalis dorsalis** (a) ist der Hauptnerv für den Pansen. Seine Äste sind über die rechte Nebenfurche und die kaudale Pansenfurche bis zur linken Längsfurche des Pansens zu verfolgen. Er schickt außerdem Äste zum Ggl. coeliacum, an die Viszeralfläche und die große Kurvatur des Labmagens sowie an die Viszeralfläche von Blätter- und Netzmagen. Der **Truncus vagalis ventralis** (j) schickt Äste zu den Parietalflächen von Labmagen, Blätter- und Netzmagen. Die Magenäste beider Vagusstämme flankieren das Gebiet der Magenrinne vom Oesophagus bis zum Pylorus und innervieren gemeinsam das Atrium ruminis.

c) Die **LYMPHKNOTEN** des Magens gehören zum Lymphocentrum coeliacum. Die 2 – 5 **Lnn. coeliaci** finden sich gemeinsam mit den Lnn. mesenterici craniales (s. S. 77) am Ursprung der gleichnamigen Arterien. Von den zahlreichen Magenlymphknoten liegen die **Lnn. lienales (s. atriales —E)**, die **Lnn. ruminales dextri** (D), **—sinistri** (C) und **—craniales** (nicht abgebildet), die **Lnn. reticulares** (F), **omasiales** (nicht abgebildet), **ruminoabomasiales** (B), **reticuloabomasiales** (A), **abomasiales dorsales** (G) und **—ventrales** (H) in den Furchen und am Gekröseansatz der entsprechenden Magenabteilungen. Die Lymphabflüsse erfolgen nach Durchfluß der Lnn. lienales oder ihnen vorgeschalteter Lymphknoten, über die Trunci gastricus und visceralis oder die Cisterna chyli.

d) Das **MAGENGEKRÖSE (MESOGASTRIUM)** ist als dorsales (Mesogastrium dorsale) und ventrales Magengekröse (Mesogastrium ventrale) ausgebildet.

Beide Gekröse erfahren mit der **Entwicklung der vier Magenabteilungen** bedeutende Lage- und Formveränderungen. *Nach der Drehung der spindelförmigen Magenanlage um etwa 90° nach links mit einer zunächst von kraniodorsal nach kaudoventral gerichteten Magenachse, entstehen embryonal im Bereich der* ***großen Kurvatur*** *der Magenanlage in kraniokaudaler Richtung drei Vorwölbungen: die kraniodorsale Pansenanlage mit einem kranialen resp. kaudalen Blindsack, die Reticulumanlage und die Curvatura major der Labmagenanlage.*

An der ***kleinen Kurvatur*** *der Magenanlage wölbt sich einzig die Psalteranlage vor. Im weiteren Verlauf der Magenentwicklung kommt es zur Vergößerung, Abschnürung und Lageveränderung der einzelnen Abteilungen. Die Haube verlagert sich kranial, die beiden Pansenblindsäcke über dorsal nach kaudal, indem der kraniale zum dorsalen und der kaudale zum ventralen Blindsack werden. Der Sulcus caudalis setzt sich als Sulcus longitudinalis dexter resp. —sinister auf die entsprechende Pansenwand fort. Bei Annäherung des Labmagens an den Pansen wird seine große Kurvatur ventral verlagert. Der Psalter rückt auf die rechte Seite.*

Trotz komplizierter Umlagerungen bleibt die Anheftung des dorsalen resp. ventralen Magengekröses an der großen resp. kleinen Kurvatur der ehemals spindelförmigen Anlage erhalten. Die Anheftungslinie des doppelblättrigen **Mesogastrium dorsale** am Magen verläuft beim Adulten dorsal vom Hiatus oesophageus über die Sulci longitudinalis dexter und caudalis sowie longitudinalis sinister des Pansens, über einen Teil der linken Haubenwand und die große Kurvatur des Labmagens bis zur Pars cranialis duodeni.

Das **große Netz** (**Omentum majus**, s. nebenstehende Abb. unten links) mit **Paries profundus** (**viszerales Blatt —15**) und **Paries superficialis** (**parietales Blatt —14**) samt **Netzbeutelhöhle** (**Bursa omentalis**) dehnt sich in kaudaler, ventraler und dextrolateraler Richtung aus. **Kaudal** liegt vor dem Beckeneingang der freie Umschlagsrand des Paries profundus in den Paries superficialis mit eingeschlossenem **Recessus caudalis omentalis** (16). **Ventral** wird das Netz vom ventralen Pansensack samt kaudalem Blindsack unter Verschmelzung seines Paries profundus mit der Pansenserosa von der linken bis zur rechten Längsfurche des Pansens gegen die Bauchwand vorgebuchtet und die betreffenden Pansenabteilungen liegen damit gewissermaßen „im" Netzbeutel. Dextrolateral verklebt das große Netz von der Pars cranialis über die Pars descendens duodeni bis zur Flexura duodeni caudalis mit dem Mesenterium dorsale. Medial dieser doppelblättrigen Gekröseplatte und der rechten Pansenlängsfurche liegt der kaudal offene hängemattenähnliche **Recessus supraomentalis** (13) mit darin aufgehängtem Darmkonvolut und innen anliegendem Paries profundus. Der außen liegende Paries superficialis erstreckt sich vom Mesoduodenum, über die rechte und ventrale sowie sinistrolaterale Bauchwand bis zur linken Pansenlängsfurche. Kraniale Abschnitte des dorsalen Magengekröses gehen beim Adulten durch Ausdehnung und Verklebung des Atrium ruminis mit der dorsalen Bauchwand resp. dem Zwerchfell verloren oder verkürzen sich. Die links liegende Milz und der nach rechts weisende Lobus pancreatis sinister verkleben einerseits mit dem Pansen und andererseits mit dem Zwerchfell. Die Gekröseursprungslinie wird nach rechts verschoben und verläuft von der Höhe des Hiatus oesphageus über den Ursprung der A. coeliaca bis zur Höhe der Ansa distalis des Colon ascendens schräg kraniokaudal. Das **ventrale Magengekröse** (**Mesogastrium ventrale**) zieht mit seinem **kleinen Netz** (**Omentum minus**) als **Lig. hepatogastricum** von der Leberpforte ventral zum Hiatus oesophageus, über die rechte Haubenwand zur Pansen-Blättermagen-Grenze und zur kleinen Kurvatur des Labmagens sowie – in Verlängerung – als **Lig. hepatoduodenale** zur Flexura duodeni cranialis. In seinem freien Rand liegt kaudal der Leberpforte die Vena portae als ventrale Begrenzung des **Foramen epiploicum** (**omentale**), das über das **Vestibulum bursae omentalis** in den Recessus caudalis omentalis führt. Das kleine Netz bedeckt den Blättermagen dextrolateral. Das **Lig. falciforme hepatis** (s. S. 69 u. 74) ist der parietale Abschnitt des ventralen Magengekröses.

Vasa gastrica, Trunci vagales et Lc. coeliacum

(Facies sinistra)

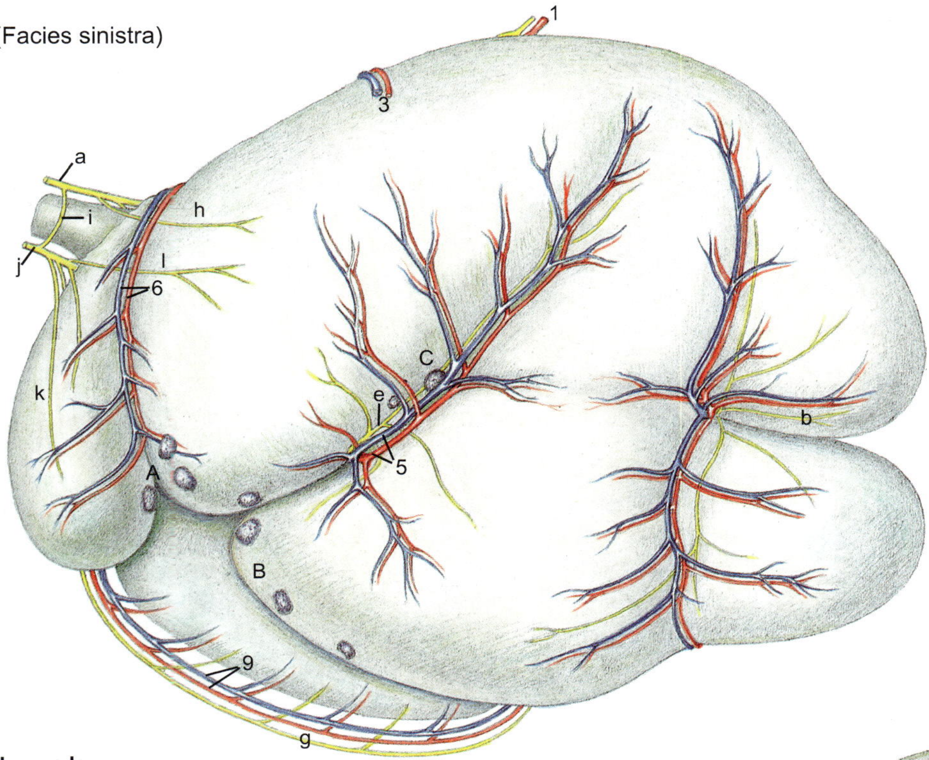

Legenda:

A Lnn. reticuloabomasiales
B Lnn. ruminoabomasiales
C Lnn. ruminales sinistri
D Lnn. ruminales dextri
E Lnn. lienales (s. atriales)
F Lnn. reticulares
G Lnn. abomasiales dorsales
H Lnn. abomasiales ventrales

a Truncus vagalis dorsalis
b R. ruminalis dexter
c Rr. coeliaci
d Rr. ruminales dorsales
e R. ruminalis sinister
f R. ad sulcum ventriculi
g R. ad curvaturam majorem abomasi
h Rr. atriales ruminis
i R. communicans
j Truncus vagalis ventralis
k Rr. reticulares craniales
l Rr. atriales ruminis
m R. ad sulcum ventriculi
n Rr. omasiales
o Rr. abomasiales parietales
p R. pyloricus

Legenda:

1 A. coeliaca
2 A. hepatica
3 A. et V. lienalis
4 A. et V. ruminalis dextra
5 A. et V. ruminalis sinistra
6 A. et V. reticularis
7 Rr. oesophagei caudales
8 A. et V. gastrica sinistra
9 A. et V. gastroepiploica sinistra
10 A. et V. reticularis accessoria
11 A. et V. gastrica dextra
12 A. et V. gastroepiploica dextra

(Facies dextra)

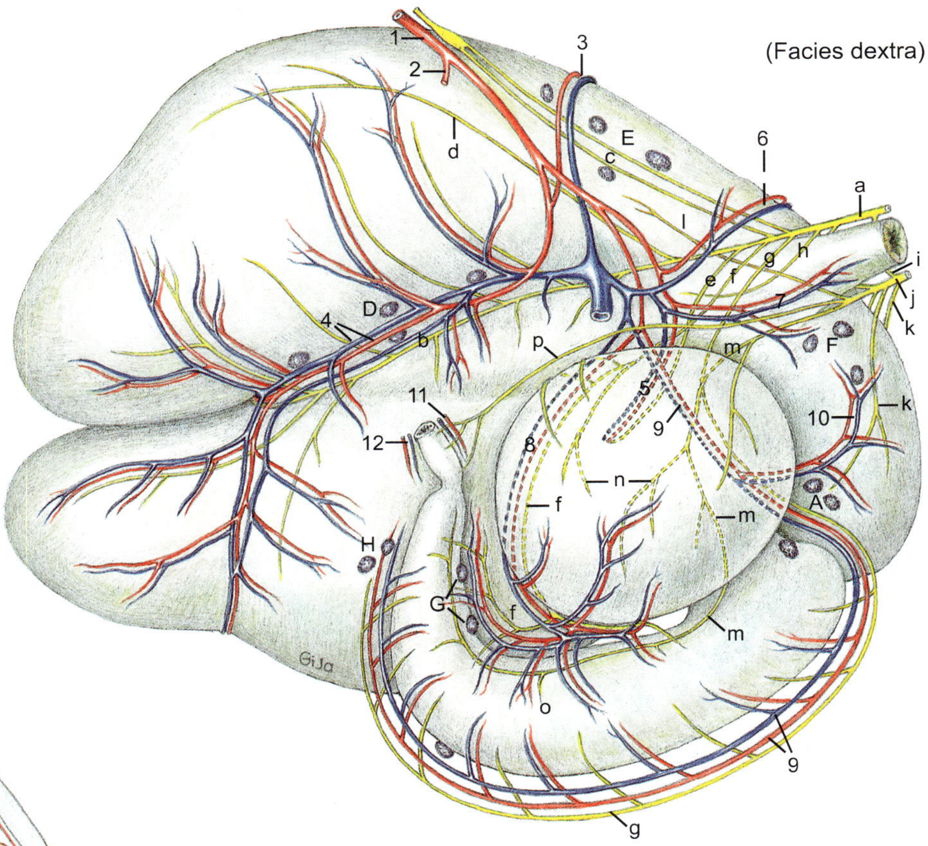

Mesogastrium dorsale

(kaudal)

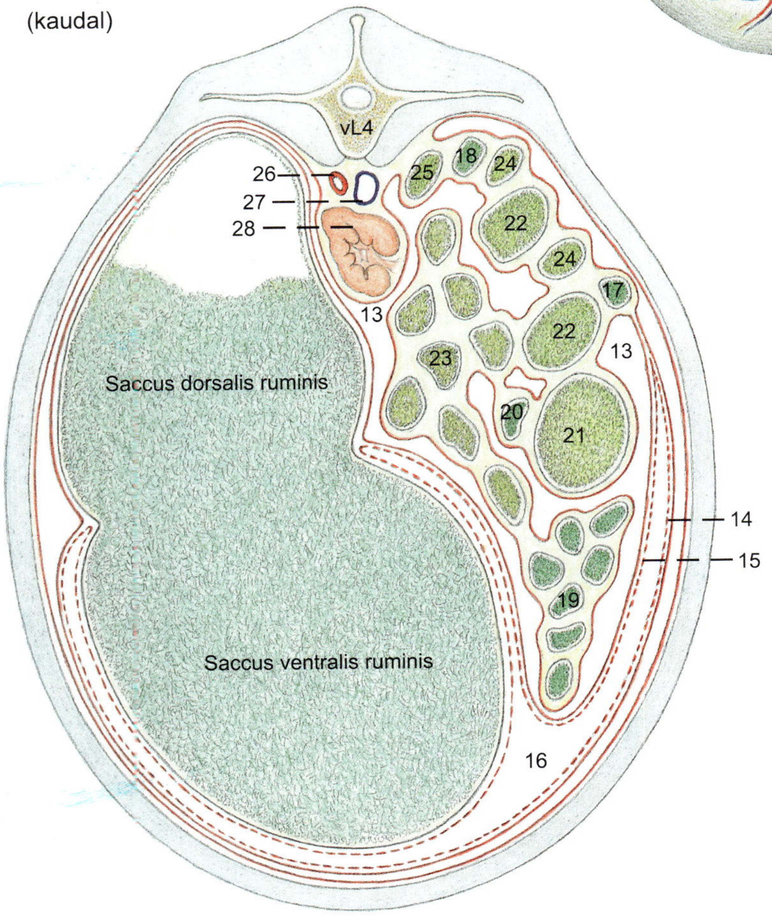

Legenda:

13 Recessus supraomentalis
Omentum majus:
14 Paries superficialis
15 Paries profundus
Bursa omentalis:
16 Recessus caudalis omentalis
Duodenum:
17 Pars descendens
18 Pars ascendens
19 Jejunum
20 Ileum
21 Caecum
Colon ascendens:
22 Ansa proximalis
23 Ansa spiralis
24 Ansa distalis
25 Colon descendens
26 Aorta
27 V. cava caudalis
28 Ren sinister

(vide p. 65, 67)

5. MILZ UND DARMANHANGSDRÜSEN SOWIE LYMPHKNOTEN

a) Die **MILZ (LIEN S. SPLEN)** ist verhältnismäßig klein und beim Bullen von braunroter, bei der Kuh von graubläulicher Farbe. Ihre Länge beträgt bis zu 50 cm und das Durchschnittsgewicht je nach Geschlecht, Alter und Größe der Tiere 390 – 2000 g. Sie ist länglichoval, zungenförmig und überall etwa gleich breit. Bei annähernd vertikaler Lage (s. S. 69) liegt die **Extremitas dorsalis** (2) in der Nähe der Wirbelsäule und die **Extremitas ventralis** (6) handbreit dorsal der 7. – 8. Rippenfuge, und sie erreicht den dorsalen Abschnitt der Haube. **Margo cranialis** (4) und **Margo caudalis** (5) sind beim Bullen abgerundet, bei der Kuh eher scharf berandet. Kaudal reicht sie nicht über die Zwerchfellsansatzlinie hinaus. Die **Wandfläche (Facies parietalis s. diaphragmatica)** liegt dem Zwerchfell, die **Eingeweidefläche (Facies visceralis)** dorsomedial dem Atrium ruminis sowie kranioventral dem Reticulum an. Beide Flächen sind von dorsal nach kranioventral mehr oder weniger großflächig mit der Umgebung verwachsen, so daß ein **Milz-Zwerchfellsband (Lig. phrenicolienale —1)** und ein **Milz-Magenband (Lig. gastrolienale)** nur andeutungsweise ausgebildet sind. Der eher punktförmige **Hilus lienis** (3) liegt dorsomedial im pansenseitigen Verwachsungsbereich.

b) Die **LEBER (HEPAR s. JECUR)** hat bis zum 3. Lebensjahr ihre endgültige Größe erreicht und wiegt danach in Abhängigkeit von Rasse, Alter und Ernährungszustand 4 – 10 kg. Beim Kalb ist das Gewicht relativ größer. Sie ist von gelblicher (Kalb) bis braunroter (erwachsenes Rind) Farbe. Durch die Ausdehnung des Pansens ist sie bis auf einen ventralen Abschnitt fast völlig zur rechten Körperseite verschoben (s. S. 69).

Der stumpfe **Margo dorsalis** (28) liegt rechts paramedian und ist senkrecht ausgerichtet. Hier verläuft in dorsoventraler Richtung in einer Rinne die V. cava caudalis zum Hohlvenenloch des Zwerchfells. Zwischen Lobus caudatus und linkem Leberlappen befindet sich die, nur bei fixierten Lebern deutliche, Impressio oesophagea. Der scharfe **Margo ventralis** (27) liegt laterokaudal. An der Facies visceralis nehmen das Omasum über die Impressio omasica und das Reticulum über die Impressio reticularis Kontakt zur Leber auf. Im Vergleich zu entsprechenden Verhältnissen bei Hund und Pferd ist die Leber wenig gegliedert. Bis auf die Incisura ligamenti teretis sind Incisurae interlobares nicht ausgebildet. Der **Lobus hepatis sinister** (26) ist ungeteilt. Durch die Fossa vesicae felleae werden nach rechts der wie beim Pferd ebenfalls ungeteilte **Lobus hepatis dexter** (17) und zur Mitte der **Lobus quadratus** (22) abgegrenzt. Dextrodorsal der Porta hepatis liegt der **Lobus caudatus** mit seinem, auch beim Hund ausgebildeten, **Proc. papillaris** (24), der die V. portae überlappt. Sein stumpfer **Proc. caudatus** (15) überragt den rechten Lappen und ist teilweise mit ihm verschmolzen. Gemeinsam bilden sie die Impressio renalis für kraniale Teile der rechten Niere. An der Viszeralfläche liegt die **Porta hepatis**, durch die die V. portae, die A. hepatica und autonome Nerven in die Leber eintreten und die Galle führenden Ductus hepatici und Lymphgefäße die Leber verlassen. Von den Leberbändern zieht das **Lig. triangulare dextrum** (7) an die dorsale Bauchwand und dorsomedial davon das **Lig. hepatorenale** (8) vom Proc. caudatus zur rechten Niere. Das **Lig. triangulare sinistrum** (14) ist am Zwerchfell im Bereich des Hiatus oesophageus aufzufinden. Das beide Dreiecksbänder verbindende **Lig. coronarium hepatis** (21) zieht von der **Facies diaphragmatica** an der kaudalen Hohlvene entlang zum Zwerchfell und umfließt am Lobus hepatis dexter mit zwei Schenkeln die bauchfellfreie **Area nuda** (16). Das **Lig. falciforme hepatis** (13) mit enthaltenem **Lig. teres hepatis** zieht anders als bei Hund und Pferd horizontal zum For. venae cavae und nicht ventromedian zum Nabel. Das Lig. teres hepatis ist nur bei Jungtieren vollständig erhalten. Die **Gallenblase (Vesica fellea —25)** ist birnenförmig und überragt mit einer Gesamtlänge von 10 – 15 cm den rechten (kaudalen) Rand der Leber. Die Ductus hepaticus dexter und —sinister vereinigen sich zum **Ductus hepaticus communis** (18), der den **Ductus cysticus** (20) aufnimmt und sich zum kurzen **Ductus choledochus** (19) ausweitet. Dieser mündet 50 – 70 cm vom Pylorus entfernt auf der **Papilla duodeni major** in das Duodenum. Zusätzlich münden aus der Leber Ductus hepatocystici direkt in das Gallenblasenlumen ein.

c) Die **BAUCHSPEICHELDRÜSE (PANCREAS)** mündet mit dem **Ductus pancreaticus accessorius** 30 – 40 cm von der Papilla duodeni major entfernt in die Pars descendens duodeni. Ein kurzer weniger gut auffindbarer **Ductus pancreaticus** ist meist vorhanden. Der **Lobus pancreatis sinister** (10) erreicht die Milz und ist mit dem Pansen und dem linken Zwerchfellspfeiler bindegewebig verlötet. Das **Corpus pancreatis** (12) liegt zwischen Leber und Blättermagen ventral der V. portae, die dorsal über die **Incisura pancreatis** (11) zur Leber zieht. Der **Lobus pancreatis dexter** (9) liegt im Mesoduodenum descendens und reicht bis zur Höhe der Niere.

d) Die **LYMPHKNOTEN** von Milz, Leber und Pankreas gehören zum **Lymphocentrum coeliacum**.

Die 1 – 7 **Lnn. lienales** (s. S. 73) liegen dorsokranial der Milz zwischen Atrium ruminis sowie linkem Zwerfellspfeiler und sind *bei der Fleischuntersuchung regelmäßig zu beurteilen.*

Die 6 – 15 **Lnn. hepatici (s. portales —23)** gruppieren sich um die Leberpforte und sind *bei der Fleischuntersuchung regelmäßig zu beachten.* Die **Lnn. hepatici accessorii** sind am stumpfen Leberrand der kaudalen Hohlvene benachbart. Die **Lnn. pancreaticoduodenales** liegen beiderseits des Pankreas am Duodenum und Colon transversum. Der Lymphabfluß erfolgt über die Trunci hepaticus und intestinalis in die Cisterna chyli.

Lien, Hepar et Pancreas (Facies abdominalis diaphragmatis)

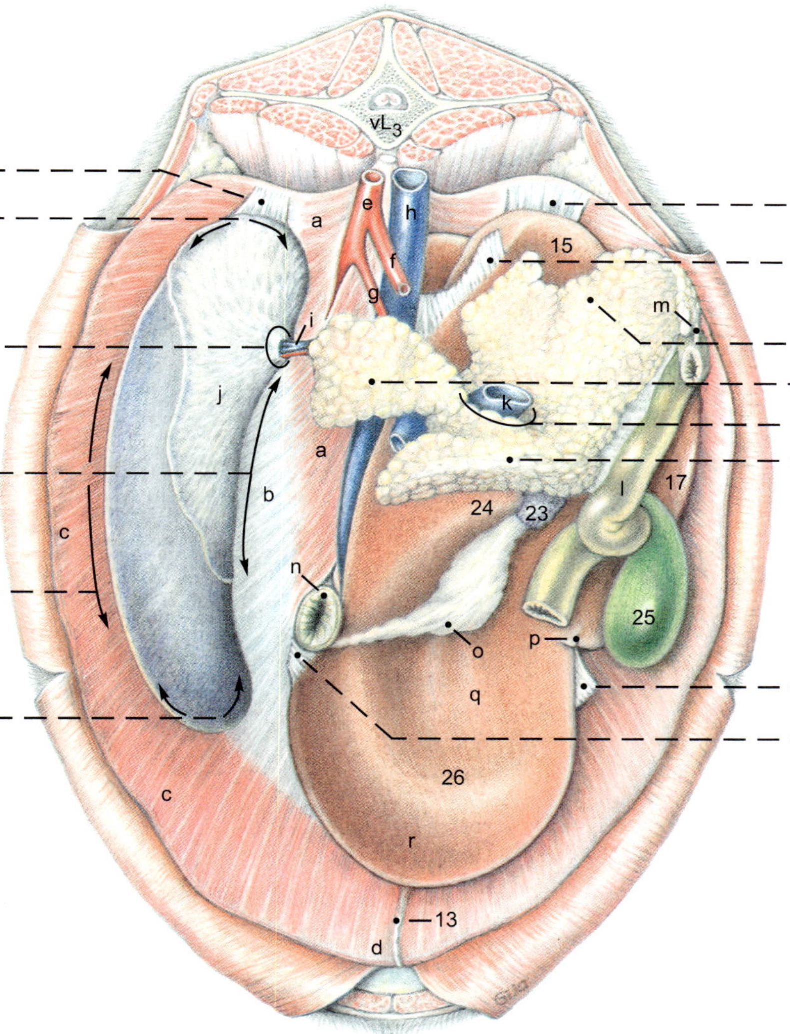

(vide p. 69)

Legenda:

Diaphragma:
a Pars lumbalis
b Centrum tendineum
c Pars costalis
d Pars sternalis

e Aorta
f A. mesenterica cranialis
g A. coeliaca
h V. cava caudalis
i A. et V. lienalis

j Adhaesio lienoruminalis
k Vena portae
l Duodenum
m Ductus pancreaticus acc.

n Oesophagus
o Omentum minus (Sectio)
p Fissura lig. teretis
q Impressio omasica
r Impressio reticularis

s A. hepatica
t A. gastrica dextra
u A. gastroduodenalis
v Impressio renalis
w Impressio oesophagea

Hepar

(Facies visceralis) (Facies diaphragmatica s. parietalis)

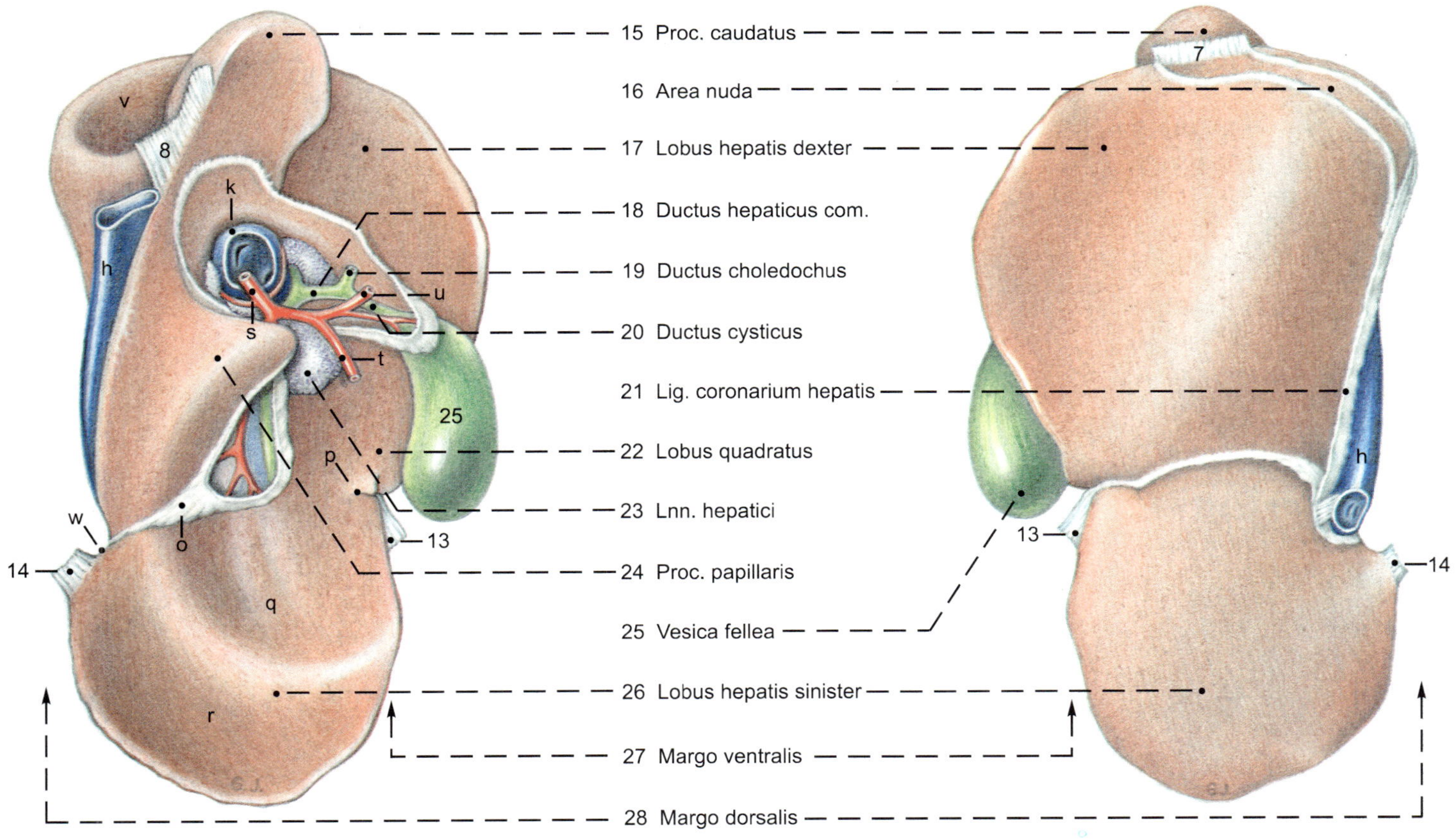

6. DARM MIT GEFÄSSEN UND LYMPHKNOTEN

a) Der **DARMTRAKT** wird durch die enorme Ausdehnung der Magenabteilungen, vornehmlich des linksliegenden Pansens, von der linken Bauchhöhlenhälfte in die rechte Bauchhöhlenhälfte verlagert. Der größte Teil des Darmes ragt, an seinem Gekröse aufgehängt, als Scheibe in den Rec. supraomentalis hinein. Er hat die bedeutende Länge von 33 – 59 m, während das Lumen, besonders des Dickdarmes, viel geringer ist als beim Pferd.

Der **Dünndarm** (**Intestinum tenue**) mit Duodenum, Jejunum und Ileum besitzt allein die Gesamtlänge von 27 – 49 m. Das **Duodenum** beginnt rechts ventral am Pylorus mit der **Pars cranialis** (1) und zieht dorsokranial zur Leberpforte. Hier ist diese zur S-förmigen **Ansa sigmoidea** umgeformt und geht, bei dorsokaudalem Verlauf, über die **Flexura duodeni cranialis** in die **Pars descendens** (2) über (s. a. S. 69). Letztgenannte zieht, vom rechten Pankreaslappen dorsal begleitet, kaudodorsal bis zur Höhe des Hüfthöckers, wo sie in die **Flexura duodeni caudalis** (3) übergeht. Als **Pars ascendens** (4) biegt der Darm scharf kraniomedial um und ist, verdeckt vom Darmgekröse, mit dem Colon descendens durch die **Plica duodenocolica** (5) verbunden. An der Leber geht links der A. mesenterica cranialis die Pars ascendens mit der **Flexura duodenojejunalis** in den Leerdarm über. Das **Jejunum** (6) ist sehr lang und umfaßt mit seinem Gekröse girlandenartig die Scheibe des Colon ascendens. Es beginnt kranial an Leber und Pankreas, zieht in ventrokaudalem Bogen bis vor den Beckeneingang und geht hier ohne scharfe Grenze in den Hüftdarm über. Der kaudale Darmabschnitt ist wegen seines längeren Gekröses von klinischer Bedeutung. Das **Ileum** (7) zieht als etwa 1 m langer gerader Darmabschnitt kranial und mündet in Höhe des 4. Lendenwirbels am **Ostium ileale** (s. nebenstehende Abb. unten) in den Dickdarm – und zwar auf der Grenze zwischen Grimm- und Blinddarm. Die **Plica ileocaecalis** (8) verbindet den Hüftdarm mit dem Blinddarm.

Der **Dickdarm** (**Intestinum crassum**) mit Caecum, Colon und Rectum besitzt, anders als beim Pferd, weder Bandstreifen noch Poschen. Das **Caecum** ist leicht gekrümmt und von zylindrischer Gestalt. Es liegt bei einer Länge von 50 – 70 cm im dorsalen Teil der rechten Bauchhöhle und reicht mit seinem freien, abgerundeten blinden **Apex caeci** (10) bis zum Beckeneingang. Sein gekrösehaltiges **Corpus caeci** (9) geht ohne Lumenveränderung am **Ostium caecocolicum** (s. nebenstehende Abb. unten) in den Grimmdarm über. Das **Colon** besteht bei einer Länge von 7 – 9,5 m aus dem Colon ascendens, transversum und descendens. Das **Colon ascendens**, der längste Grimmdarmabschnitt, gliedert sich in drei Teile. Die **Ansa proximalis coli** (11) zieht S-förmig mediodorsal und geht, nahe der linken Niere, enger werdend in die ellipsenförmige Scheibe der **Ansa spiralis coli** über. Diese besteht aus 1,5 – 2 **Gyri centripetales** (12), der **Flexura centralis** (13) und der gleichen Anzahl von **Gyri centrifugales** (14), die medial zwischen den zentripetalen Windungen zurücklaufen. Die letzte äußere zentrifugale Windung geht in Höhe des 1. Lendenwirbels in die enge **Ansa distalis coli** (15) über. Sie ist U-förmig und besitzt einen dorsokaudal verlaufenden Anfangsschenkel und einen in Höhe des 5. Lendenwirbels scharf kranial umbiegenden Endschenkel. Dieser geht kranial der A. mesenterica cranialis in das kurze **Colon transversum** (16) über, das ein eigenes Gekröse aufweist. Unmittelbar anschließend beginnt das ventral der Wirbelsäule kaudal ziehende **Colon descendens** (17). Sein fettreiches Gekröse verlängert sich in Höhe des letzten Lendenwirbels, und es bildet vor dem Beckeneingang das **Colon sigmoideum** (18). Das **Rectum** (19) beginnt bei kürzer werdendem Gekröse in Höhe des Beckeneingangs nach dem Colon sigmoideum.

b) Das **GEKRÖSE** (**MESENTERIUM**) der Dünn- und Dickdarmabschnitte ist im Bereich der Darmscheibe zu einem gemeinsamen Gekröse verlötet. Abweichungen davon wurden bei Beschreibung der einzelnen Darmabschnitte abgehandelt.

c) Die **BLUTVERSORGUNG** des Darmes erfolgt durch die A. mesenterica cranialis und zusätzlich durch die A. mesenterica caudalis. Die lange **A. mesenterica cranialis** (a) gibt direkt **Rr. pancreatici** an den Lobus pancreatis dexter und die **A. pancreaticoduodenalis caudalis** (b) ab. Auch die **A. colica media** (c) wird direkt aus ihr entlassen. Von der **A. ileocolica** (d) werden aus einem gemeinsamen Stamm mehrere **Aa. colicae dextrae** (e) an die zentrifugalen Windungen und mehrere **Rr. colici** (f) an die zentripetalen Windungen der Colonscheibe abgegeben, die auch über Seitenzweige anastomosieren. Der **R. ilei mesenterialis** (h'), im Gekröse zwischen dem Ileum und der letzten zentrifugalen Windung der Ansa spiralis coli gelegen, kommt entweder aus der A. ileocolica oder aus der A. caecalis. Die **A. caecalis** (g) gelangt links über die Ileummündung hinweg in die Plica ileocaecalis und kann, beim Hund regelmäßig, einen **R. ilei antimesenterialis** (h) entlassen. Zusätzlich gibt die A. mesenterica cranialis entlang der letzten Colonwindung einen **R. collateralis** (i) ab, der wie erstere **Aa. jejunales** (j) entläßt und schließlich mit den Ileumgefäßen anastomosiert. Die **A. ilei** (k) versorgt den Hüftdarm und mit einigen Ästen auch benachbarte Darmabschnitte der Colonscheibe. Die **A. mesenterica caudalis** (l) gibt neben der **A. rectalis cranialis** (n) zusätzlich **Aa. sigmoideae** (o) ab. Die **A. colica sinistra** (m) versorgt das Colon descendens. Die **V. portae** verhält sich mit ihren Hauptzuflüssen prinzipiell wie bei Hund und Pferd. Überwiegend zeigen die zuführenden Venen einen Verlauf, der sich an dem der Arterien orientiert.

d) Die **LYMPHKNOTEN** des Darmes gehören zum **Lymphocentrum mesentericum craniale** und **—caudale**. Die **Lnn. mesenterici craniales** (A) liegen am Ursprung der gleichnamigen Arterie und sind von den Lnn. coeliaci nicht deutlich abzugrenzen.

In der Fleischuntersuchung regelmäßig zu beurteilen sind die Darmlymphknoten (B-E): Die zahlreichen und langen **Lnn. jejunales** (E) liegen im Gekröse der Jejunum-Ileum-Girlande nahe dem Gekröseansatz am Jejunum. Die kettenartig hintereinandergereihten Jejunallymphknoten befinden sich peripher an der Colonscheibe zwischen ihrer äußersten zentrifugalen Grimmdarmschleife und der Jejunumgirlande (Kranzdarm). Die 1 – 3 **Lnn. caecales** (D) liegen in der Plica ileocaecalis und die drei Gruppen von **Lnn. colici** (C) auf der rechten Fläche der Ansa spiralis sowie dorsal der Darmscheibe im Bereich von Ansa proximalis und distalis zwischen den Darmteilen des Colon ascendens. Der Lymphabfluß erfolgt über den Truncus intestinalis in die Cisterna chyli. Die **Lnn. mesenterici caudales** (B) kommen an den Seitenflächen des Colon descendens vor. Der Lymphabfluß erfolgt über den Truncus lumbalis zum Truncus visceralis in die Cisterna chyli.

Intestinum (Facies dextra)

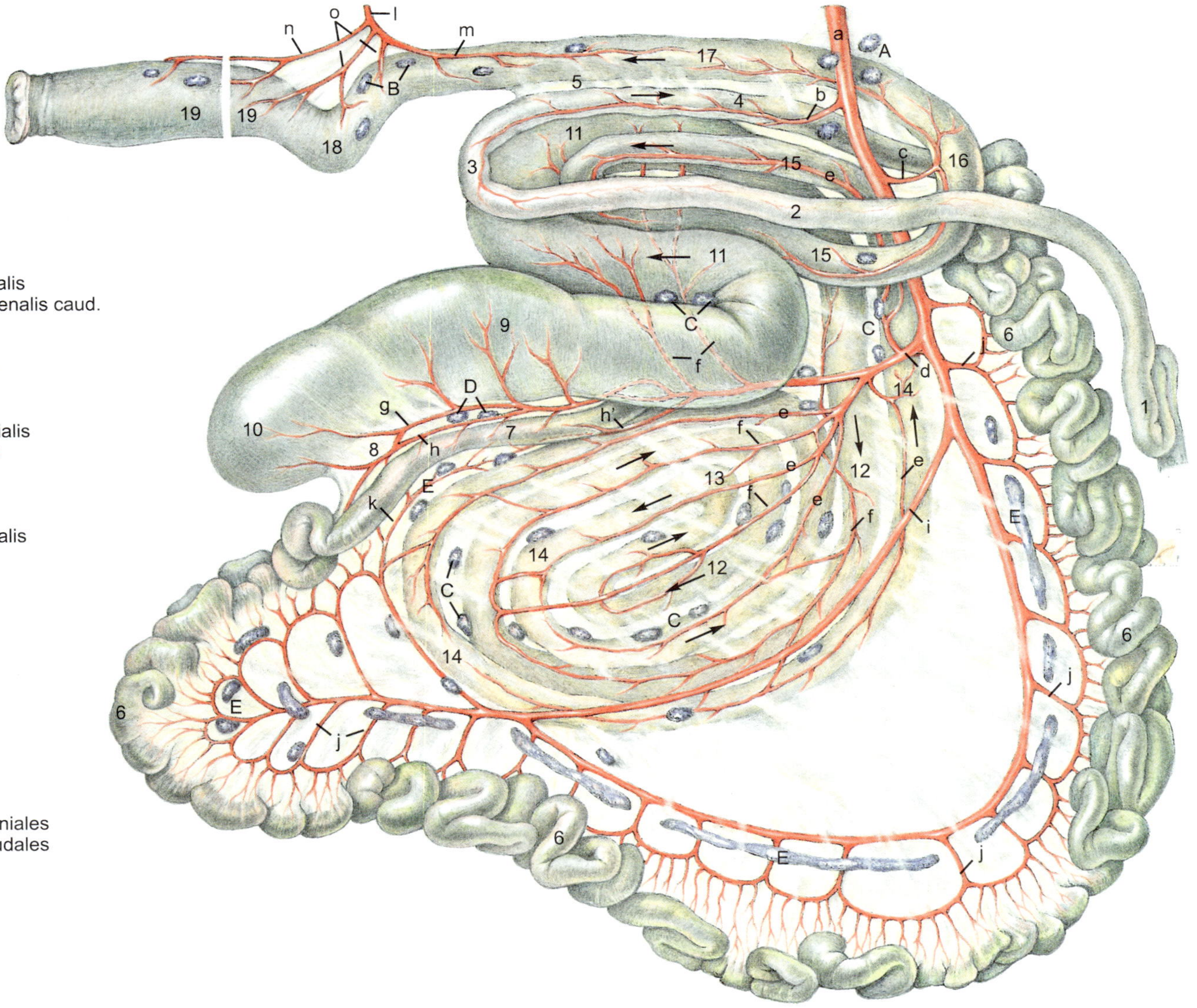

Legenda:

a A. mesenterica cranialis
b A. pancreaticoduodenalis caud.
c A. colica media
d A. ileocolica
e Aa. colicae dextrae
f Rr. colici
g A. caecalis
h R. ilei antimesenterialis
h' R. ilei mesenterialis
i R. collateralis
j Aa. jejunales
k A. ilei
l A. mesenterica caudalis
m A. colica sinistra
n A. rectalis cranialis
o Aa. sigmoideae

Legenda:

A Lnn. mesenterici craniales
B Lnn. mesenterici caudales
C Lnn. colici
D Lnn. caecales
E Lnn. jejunales

Legenda:

Duodenum:
1 Pars cranialis et Ansa sigmoidea
2 Pars descendens
3 Flexura duodeni caudalis
4 Pars ascendens
5 Plica duodenocolica

6 **Jejunum**
7 **Ileum**
8 Plica ileocaecalis
Caecum:
9 Corpus caeci
10 Apex caeci

Colon:
Colon ascendens:
11 Ansa proximalis coli
Ansa spiralis coli:
12 Gyri centripetales
13 Flexura centralis
14 Gyri centrifugales

15 Ansa distalis coli
16 **Colon transversum**
17 **Colon descendens**
18 Colon sigmoideum
19 **Rectum**

Caecum, Ileum et Ansa proximalis coli (Sectio)

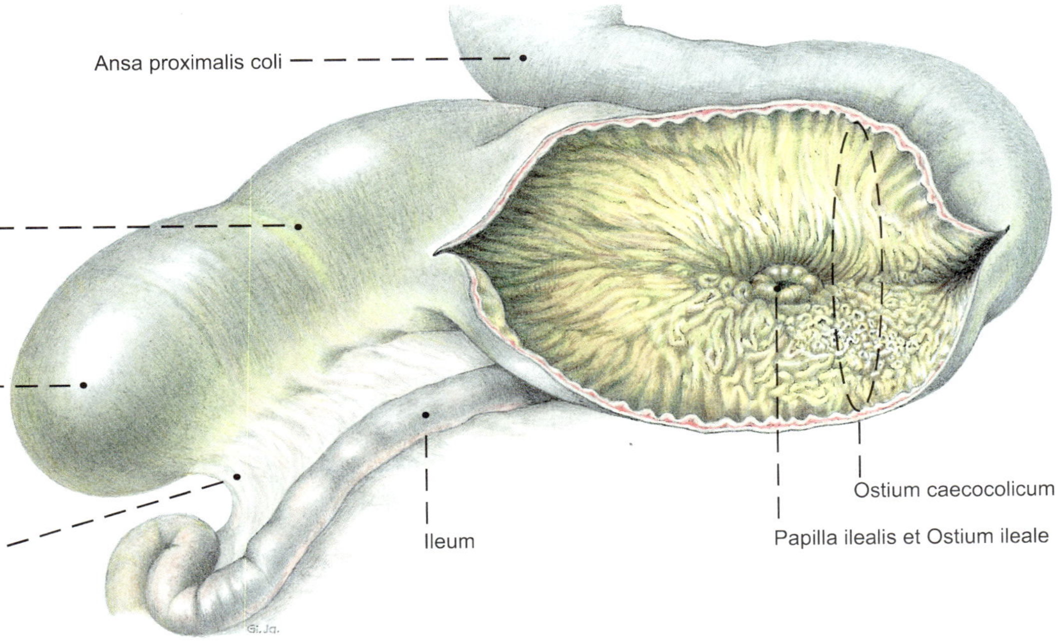

8. KAPITEL: BECKENHÖHLE MIT LEISTENGEGEND SOWIE HARN- UND GESCHLECHTSORGANE

1. KNÖCHERNER BECKENGÜRTEL MIT BREITEM BECKENBAND SOWIE OBERFLÄCHENSTRUKTUREN IN DER SCHAM- UND LEISTENGEGEND

a) Der **KNÖCHERNE BECKENGÜRTEL (CINGULUM MEMBRI PELVINI)** besteht aus den beiden Hüftbeinen (Ossa coxarum), die durch die beidseitigen jeweils verschmolzenen Darm-, Scham- und Sitzbeine gebildet werden. Beide Hüftbeine verbinden sich im Alter zunehmend knöchern in der Symphysis pelvina.

I. Am **Darmbein (Os ilium)** ist das *in der Mitte verdickte* **Tuber coxae** (13) *ungeteilt und die* **Facies glutaea** (17) *dorsolateral gerichtet.* Die **Ala ossis ilii** (10) ist breit aber kleiner als beim Pferd. An der **Facies sacropelvina** (18) sind die **Facies auricularis** (19) und die **Facies iliaca** (20) *durch einen scharfen Kamm separiert.*

II. Am **Sitzbein (Os ischii)** ist das **Tuber ischiadicum** (28) dreihöckerig und der **Arcus ischiadicus** (29) tief.

III. Am **Schambein (Os pubis)** steht dem **Tuberculum pubicum ventrale** (35) ein *längliches* **Tuberculum pubicum dorsale** (35') gegenüber. Die **Eminentia iliopubica** (34) *imponiert* als *kräftiger rauher Höcker.* An der **Symphysis pelvina** (1) markiert sich im Bereich der Sitzbeinfuge *eine ventral vorspringende* **Crista symphysialis** (1') *mit einem auffälligen Höcker.* Die **Spina ischiadica** (7) ist *hoch, scharf berandet und leicht medial geneigt.* Am **Acetabulum** (3) ist die **Facies lunata** (6) *durch einen zusätzlichen kranioventralen Einschnitt in eine laterale* **Pars major** (6') *und eine mediale* **Pars minor** (6") unterteilt. Das ovale **Foramen obturatum** (2) ist *besonders groß und scharf berandet.* Der Beckenboden neigt sich medioventral, ist durch eine tiefe Quermulde ausgehöhlt und steigt kaudodorsal an.

Os coxae

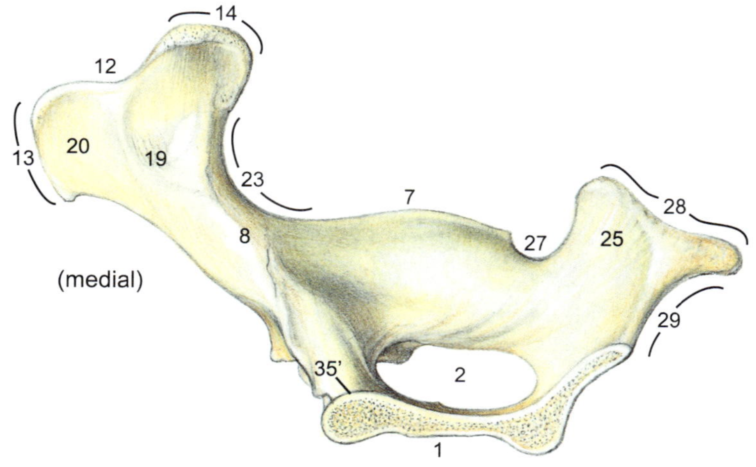

Geschlechtsspezifische Unterschiede sind nicht so auffällig wie beim Pferd. Die Quermulde ist bei der Kuh breiter. Das knöcherne Becken ist die feste Stütze des Geburtsweges, der durch Abmessungen (Pelvimetrie) bestimmt wird. Von den Querdurchmessern ist der mittlere Diameter transversa zwischen dem rechten und linken Psoashöcker (Tuberculum m. psoas minoris) der bedeutendste, weil auftretende Verengungen den Geburtsvorgang am stärksten beeinträchtigen. Der dorsale Querdurchmesser – zwischen den lateralen Enden der Kreuzbeinflügel – und der ventrale Querdurchmesser – zwischen den Eminentiae iliopubicae – sind weniger bedeutsam. Von den vertikalen Längsdurchmessern ist die Pectenvertikale am wichtigsten. Sie beginnt in der Medianen am Pecten ossis pubis und trifft auf das Kreuzbein oder die ersten Schwanzwirbel. Diese engste Stelle des Geburtsweges ist umso erweiterungsfähiger, je weiter kaudal die Pectenvertikale auf das Beckendach trifft.

b) Das **BREITE BECKENBAND (LIG. SACROTUBERALE LATUM)** *reicht von der Pars lateralis ossis sacri* kranial bis zur **Incisura ischiadica major** (23) und **Spina ischiadica** (7). Es läßt ventral des Tuber sacrale das **Foramen ischiadicum majus** (A) zum Durchtritt des N. ischiadicus sowie der A. und V. glutaea cranialis samt gleichnamigem Nerven frei. Kaudal reicht das Band bis zum Dorsalhöcker des dreigeteilten **Tuber ischiadicum** (28). Kranial davon, im Bereich der **Incisura ischiadica minor** (27), liegt das **Foramen ischiadicum minus** (B) zum Durchtritt der A. und V. glutaea caudalis. Der Kaudalabschnitt des breiten Beckenbandes begrenzt medial, *bei fehlenden Wirbelköpfen der Mm. semitendinosus und semimembranosus,* zwischen Schwanzwurzel und Sitzbeinhöcker die Fossa ischiorectalis, die auch beim Hund, aber nicht beim Pferd ausgebildet ist.

Lig. sacrotuberale latum

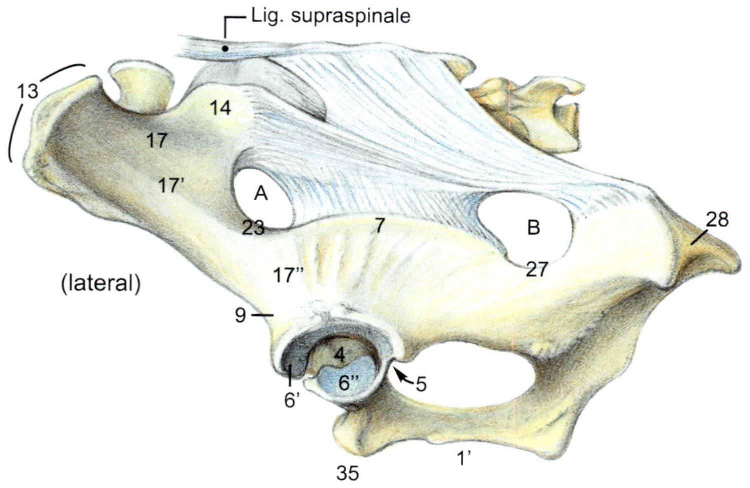

c) **OBERFLÄCHENSTRUKTUREN IN DER SCHAM- UND LEISTENGEGEND**

Die sogenannte **Fossa intertendinea** (2) *ist eine ventral offene Grube kranial des Tuberculum pubicum ventrale. Sie liegt zwischen den beidseitigen Endsehnen des M. rectus abdominis, die dem Tendo symphysialis und der Crista symphysialis zustreben, an der jederseits der* **M. gracilis** (5) *entspringt.* Die **A.** und **V. pudenda externa** (1) treten, wie bei Hund und Pferd, durch den **Anulus inguinalis externus (—superficialis —8)**, der mit seinem Kaudomedialwinkel bis fast an die Mediane heranreicht.

Die **Lacuna vasorum** (9) ist eine Vertiefung zwischen dem Kaudalrand der Sehne des M. obliquus externus abdominis und Os ilium. Diese durchziehen lateral die **A. und V. femoralis** (4) und medial der *stärkere kaudale Ursprungskopf des M. sartorius. Kranialer und kaudaler Ursprungskopf des Muskels umfassen die Schenkelgefäße und treten anschließend zu einem einheitlichen Muskelbauch zusammen. Die durch den M. sartorius nach lateral in den* ***Schenkelkanal s.*** **Schenkelspalt (Canalis femoralis s. Spatium femorale)** *eintretenden A. und V. femoralis samt N. saphenus werden somit medial von dem Muskel bedeckt* und nicht, wie bei Hund und Pferd, von der Fascia lata. Der Schenkelkanal liegt im Trigonum femorale (s. S. 18). Der mediale (gefäßfreie) Anteil der Lacuna vasorum ist der fettgefüllte **Anulus femoralis** (3), der gegen die Bauchhöhle nur durch Peritonaeum und die Fascia trunci interna (transversalis) verschlossen ist.

Die **Lacuna musculorum** (10), zwischen Lig. inguinale und Os ilium gelegen, durchziehen der **M. iliopsoas** (11), *der schwächere kraniale Ursprungskopf des* **M. sartorius** (14) und der bereits in seine Äste gegliederte **N. femoralis** (13) samt **N. saphenus** (6). Ventral wird die Muskelpforte von der Fascia (Tunica) flava abdominis und wie beim Pferd, von der **Lamina femoralis tendinea** (12), einer Abspaltung der Beckensehne des **M. obliquus externus abdominis** (7), bedeckt.

Ossa coxarum

Os coxae

Symphysis pelvina (1)
Crista symphysialis (1')
Foramen obturatum (2)
Acetabulum (3)
Fossa acetabuli (4)
Incisura acetabuli (5)
Facies lunata (6)
Pars major (6')
Pars minor (6'')
Spina ischiadica (7)

Os ilium

Corpus ossis ilii (8)
Spina iliaca ventr. caud. (9)
Ala ossis ilii (10)
Spina alaris (11) -
Crista iliaca (12)
Tuber coxae (13)
Spina iliaca ventr. cran. -
Tuber sacrale (14)
Spina iliaca dors. cran. (15) -
Spina iliaca dors. caud. (16) -
Facies glutaea (17)
Linea glutaea ventr. (17')
Linea glutaea caud. (17'')
Facies sacropelvina (18)
Facies auricularis (19)
Facies iliaca (20)
Linea arcuata (21) + -
Tuberculum m. psoas minoris (22)
Incisura ischiadica major (23)

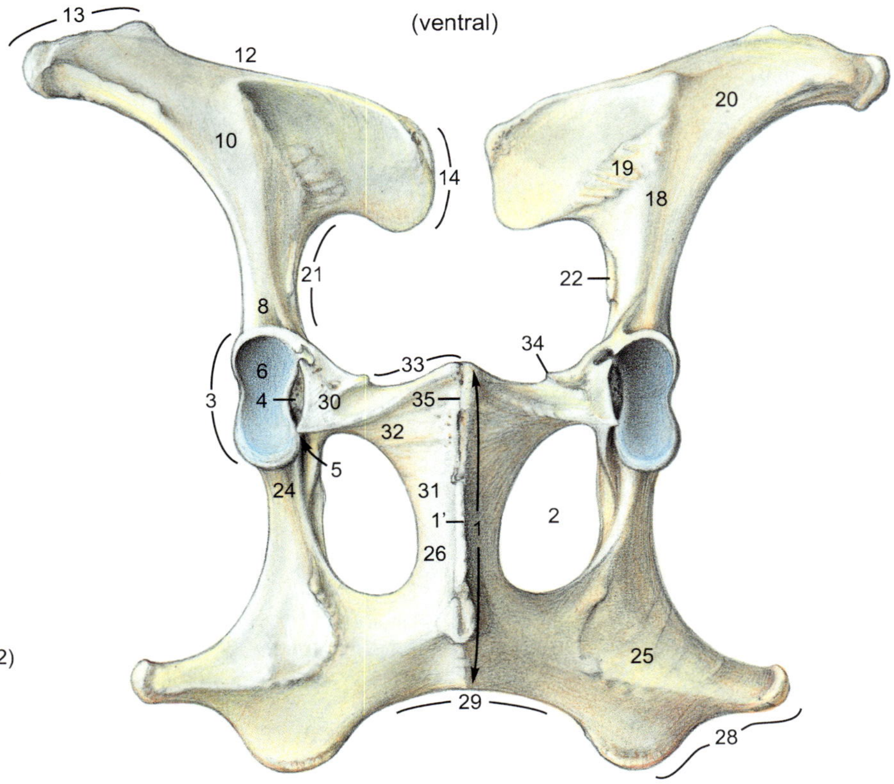

Os ischii

Corpus ossis ischii (24)
Tabula ossis ischii (25)
Ramus ossis ischii (26)
Facies symphysialis
Incisura ischiadica minor (27)
Tuber ischiadicum (28)
Arcus ischiadicus (29)

Os pubis

Corpus ossis pubis (30)
Ramus caud. ossis pubis (31)
Facies symphysialis
Ramus cran. ossis pubis (32)
Pecten ossis pubis (33)
Eminentia iliopubica (34)
Tuberculum pubicum ventr. (35)
Tuberculum pubicum dors. (35')

Regiones pubis et inguinalis

Legenda:

a Fascia [Tunica] flava abdominis
b Linea alba
c M. cremaster et R. cran. n. genitofemoralis
d Proc. vaginalis peritonaei
e Fascia trunci interna [transversalis]
f Lig. transversum acetabuli
g Vasa pudendoepigastrica
h A. et V. profunda femoris
i M. pectineus (et adductor longus)
j A. et V. femoris cranialis
k M. vastus medialis
l M. rectus femoris
m M. tensor fasciae latae
n A. et V. circumflexa ilium prof. et N. cutaneus femoris lateralis
o M. obliquus internus abdominis

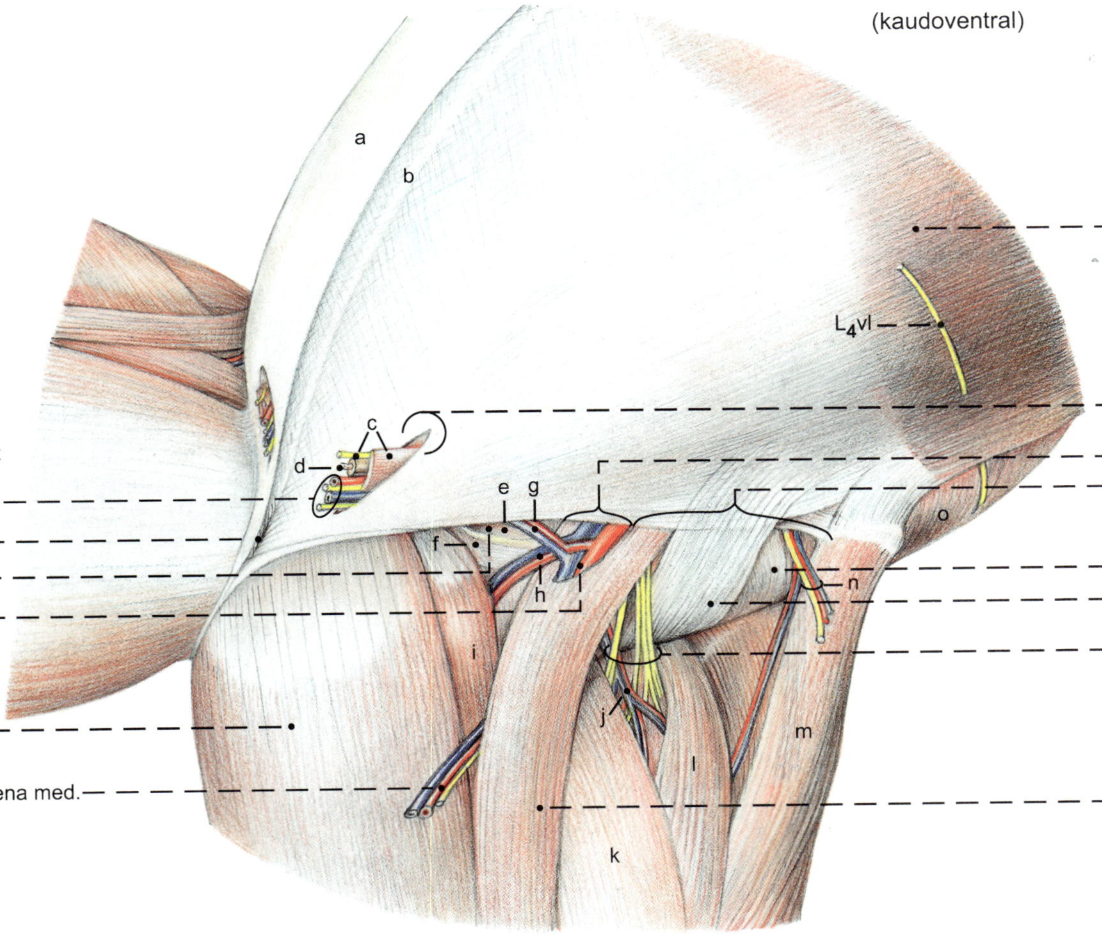

(vide p. 81)

2. REGIO INGUINALIS MIT LEISTENSPALT, LIG. INGUINALE UND TENDO PRAEPUBICUS

Zum Studium des Leistenspaltes erfolgt die Präparation der beteiligten Bauchwandschichten zunächst von innen. Ihre Darstellung von außen wird beim Studium des Euters resp. der männlichen Geschlechtsorgane vervollständigt.

a) Der **LEISTENSPALT s. LEISTENKANAL (SPATIUM INGUINALE s. CANALIS INGUINALIS)** erstreckt sich vom **Anulus inguinalis internus (—profundus —13)** bis zum **Anulus inguinalis externus (—superficialis —8)**. Beim Bullen durchziehen den Leistenspalt als Hauptstrukturen der **Processus vaginalis peritonaei** (18) samt Inhalt sowie der **M. cremaster** (19). *Bei der Kuh fehlen Processus vaginalis peritonaei und M. cremaster.* Das **Lig. teres uteri** *endet an der inneren Oberfläche der Bauchwand im Bereich des Leistenspaltes ohne diesen,* wie bei Hündin und Stute, *zu durchsetzen.* Bei beiden Geschlechtern durchziehen den Leistenspalt, wie bei Pferd und Hund, die Vasa pudenda externa samt Lymphgefäßen und der **R. genitalis** des **N. genitofemoralis**. Dieser ist in einen **R. cranialis** (19) und einen **R. caudalis** (11) unterteilt.

Der Leistenspalt (Leistenkanal s. a. Textabb.) ist, wie beim Pferd, etwa 15 cm lang, was annähernd der Entfernung vom Lateralwinkel des inneren zum Medialwinkel des äußeren Leistenringes entspricht. Der Leistenspalt sollte nicht als Kanal im eigentlichen Sinne aufgefaßt werden, weil zwischen dem inneren und dem äußeren Leistenring die hindurchtretenden Strukturen nicht von einer einheitlichen Kanalwand umgeben sind, sondern nur von lockerem Bindegewebe umlagert werden.

I. Die **äußere Haut (Cutis)** ist nicht an der Bildung des Leistenspaltes beteiligt. Sie geht übergangslos in die Cutis scroti resp. vulvae über.

II. Die **Fascia (Tunica) flava abdominis** (7) ist das tiefe elastische Blatt (Fascia trunci profunda) der äußeren Rumpffaszie (Fascia trunci externa). Sie spaltet in Höhe des äußeren Leistenringes die *elastische* **Fascia spermatica externa** (7') ab, *verstärkt beide Winkel des Leistenringes* und umhüllt schlauchförmig die den Anulus inguinalis externus durchziehenden Strukturen. *An der Umhüllung entspringt beim Bullen der* **M. praeputialis caudalis** (s. Textabb.). Bei der Kuh bildet die gelbe Bauchhaut den **Aufhängeapparat des Euters** (**Apparatus suspensorius mammarius** s. uberis, s. S. 88) und strahlt beim Bullen als **Lig. suspensorium penis** [et Lig. fundiforme penis] in das Präputium ein. Wie beim Pferd spaltet sich am äußeren Leistenring von der Faszie schenkelwärts die **Lamina femoralis fascialis** (10)* ab, *die beim Bullen stärker elastisch und bei der Kuh schwach fibrös ist.* In der Leistenfurche tritt die Faszie als **Fascia lata** (9) auf die Medialfläche des Oberschenkels. Ventromedian durchkreuzen sich im Bereich der Linea alba die elastischen Fasern der Faszie in Form einer „Linea flava". Die **Linea alba** (6) spaltet sich vor dem Schambeinkamm dorsoventral auf, wobei ihr dorsaler (innerer) Anteil am Schambeinkamm und ihr ventraler (äußerer) Anteil an Tendo— und Crista symphysialis (s. S. 78) endet.

III. Der **M. obliquus externus abdominis** (3) begrenzt mit seiner Bauchsehne (**Crus mediale —5**) und seiner Beckensehne (**Crus laterale —4**) den **äußeren Leistenring (Anulus inguinalis externus s. superficialis —8)**. Beide Sehnen überlappen sich.

Der **M. obliquus internus abdominis** (12) bildet mit seinem freien Kaudalrand gemeinsam mit dem Lig. inguinale samt Beckensehne des äußeren schiefen Bauchmuskels den **inneren Leistenring (Anulus inguinalis internus s. profundus —13)**. Durch seinen **Medialwinkel (Angulus medialis —15)** treten die Vasa pudenda externa und der R. caudalis des N. genitofemoralis. *Der Winkel reicht bis fast an die Mittellinie ohne den Lateralrand des* **M. rectus abdominis** (17) *zu berühren, der, anders als bei* Hund und Pferd, *nicht an der Begrenzung des inneren Leistenringes beteiligt ist.* Durch seinen **Lateralwinkel (Angulus lateralis —14)** treten der Processus vaginalis peritonaei samt Inhalt, der sich ihm anlegende M. cremaster und der R. cranialis des N. genitofemoralis. Der **M. transversus abdominis** (16) endet mit seinem kaudalen freien Rand, wie bei Hund und Pferd, in Höhe des Hüfthöckers und hat keine direkte Beziehung zum Leistenspalt.

Der **M. cremaster** (19) ist als Abkömmling des M. transversus abdominis zu werten und *nicht des M. obliquus internus abdominis.* Er setzt gelegentlich, wenngleich ohne Verbindung zum M. transversus abdominis, dessen Ursprungslinie fort und entspringt am Lig. inguinale.

IV. Die **Fascia trunci interna (transversalis —B)** stülpt sich unter anfänglicher Umhüllung des Proc. vaginalis peritonaei als **Fascia spermatica interna** (B') aus und geht nach kurzem Verlauf in lockeres Bindegewebe über. Dem Bullen fehlt eine, dem Hengst eigene, ringförmige Verstärkung am Beginn der Faszienausstülpung.

Spatium inguinale (transversal)

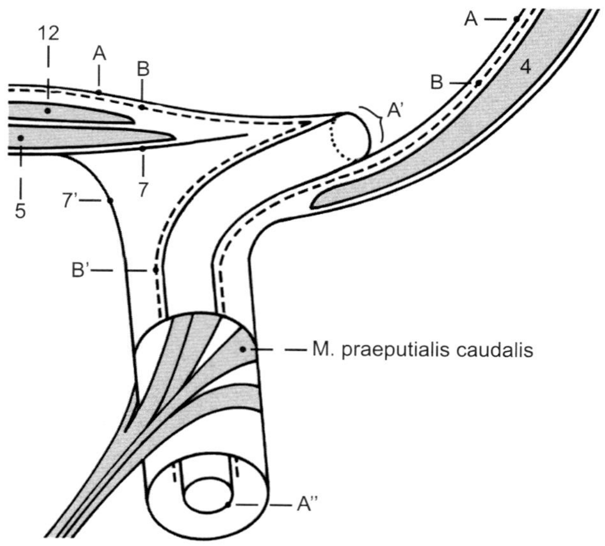

V. Das **Bauchfell (Peritonaeum —A)** stülpt sich am **Anulus vaginalis (A')** als **Processus vaginalis peritonaei (A'')** durch den Leistenspalt unter Umhüllung von Hoden und Nebenhoden in den Hodensack vor.

b) Das **LIG. INGUINALE**** (20) *besteht aus strangförmig torquierten Ursprungssehnenfasern des M. obliquus internus abdominis und beginnt am Hüfthöcker. Es ist in seinem Verlauf mit der Fascia iliaca verwoben und endet lateral am Durchtritt der A. und V. iliaca externa durch die Lacuna vasorum,* dem M. cremaster Ursprung gewährend. *Das Band reicht nicht,* wie bei Hund und Pferd, *bis zur Eminentia iliopubica. In diesem Bereich ist allein der verstärkte Kaudalrand der Beckensehne des M. obliquus externus abdominis funktionell bedeutsam. Bindegewebige Eigenfasern,* die wie bei Hund und Pferd in die Beckensehne des M. obliquus externus abdominis einstrahlen, *existieren beim Rind nicht.*

c) Der **TENDO PRAEPUBICUS** (2) verbindet als fester Sehnenstrang die Eminentiae iliopubicae beider Schambeine miteinander. Er wird hauptsächlich von den sich kreuzenden Ursprungssehnen beider **Mm. pectinei (et adductores longi—1)** gebildet, *in die vor allem die gegenseitigen Beckensehnen der beiden äußeren schiefen Bauchmuskeln einstrahlen. Querverlaufende Eigenfasern zwischen beiden Eminentiae iliopubicae kommen,* entgegen einigen Lehrbuchautoren, *nicht vor.*

* Entgegen einigen Lehrbuchautoren strahlt vom Crus laterale kein Sehnenblatt ab.
** nach Traeder (1968)

Spatium inguinale, Lig. inguinale et Tendo praepubicus

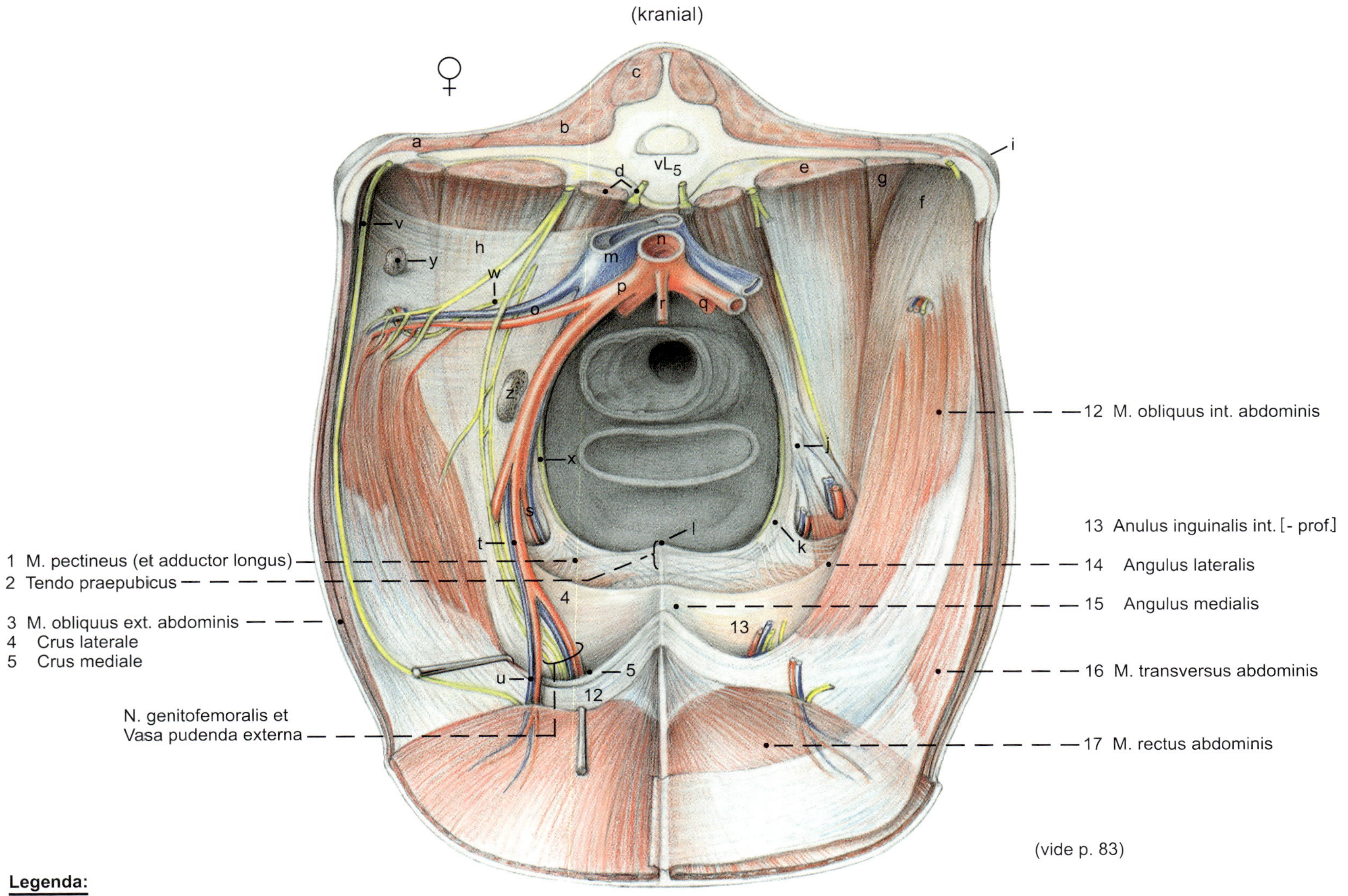

Legenda:

a M. iliocostalis
b M. longissimus dorsi
c M. multifidus
d M. psoas minor et
Tr. sympathicus
M. iliopsoas:
e M. psoas major
f M. iliacus

g M. quadratus lumborum
h Fascia iliaca int.
i Tuber coxae
j Tuberculum m. psoas minoris
k Eminentia iliopubica
l Tuberculum pubicum dors.
m V. cava caudalis

n Aorta
o A. et V. circumflexa ilium prof.
p A. iliaca externa
q A. iliaca interna
r A. mesenterica caudalis
s A. et V. profunda femoris
t Vasa pudendoepigastrica

u A. et V. epigastrica caudalis
v N. iliohypogastricus
w N. cutaneus femoris lateralis
x N. obturatorius
y Ln. iliacus lateralis
z Ln. iliofemoralis
[Ln. inguinalis prof.]

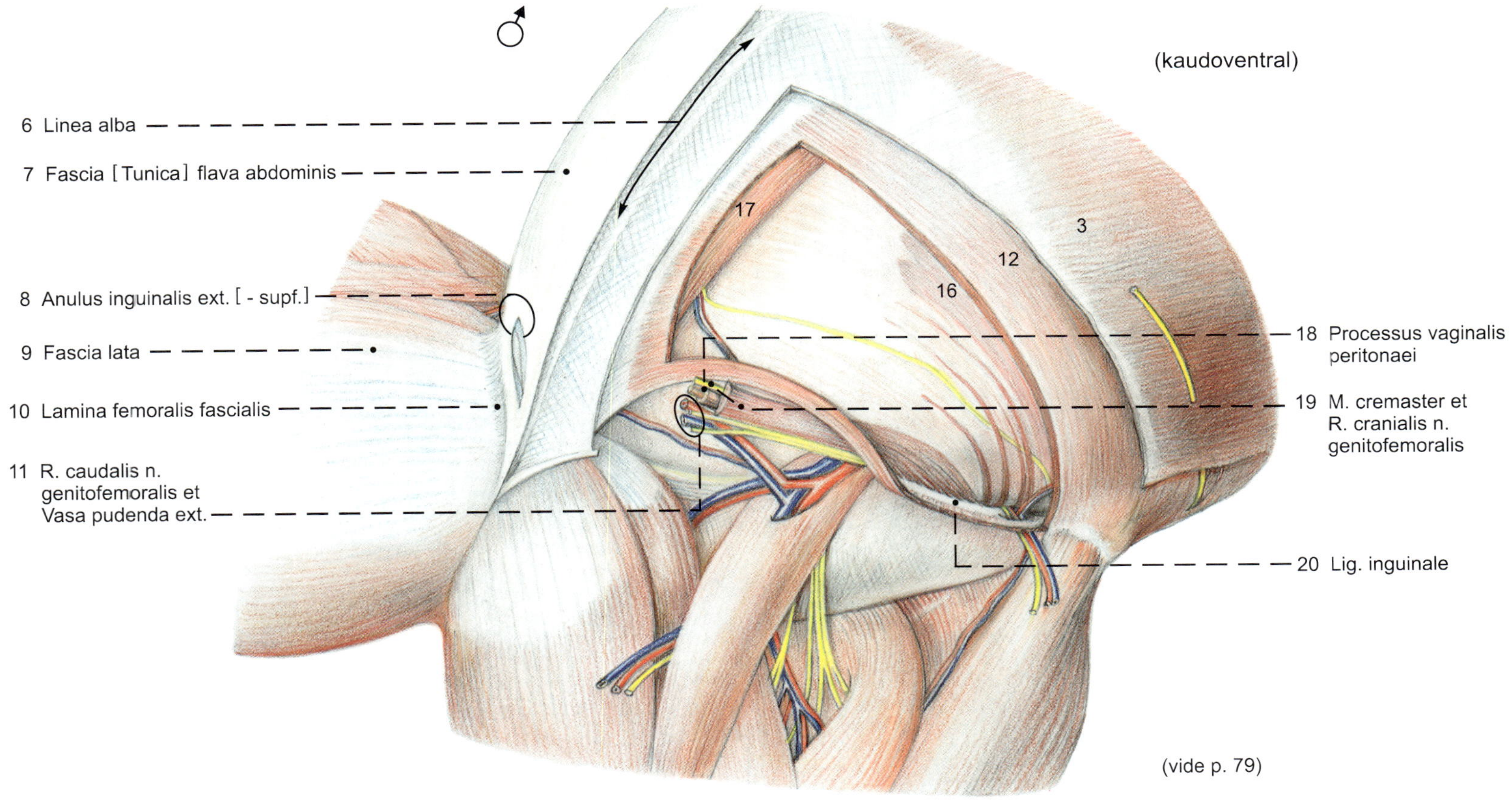

Nach dem Studium der Topik von Lymphknoten, Nebennieren und Harnorganen werden die Nieren unter Beachtung ihrer Hüllen herausgenommen und die Besonderheiten beim Rind studiert.

a) Zum **LYMPHSYSTEM** an der dorsalen Bauch- und Beckenhöhle gehören folgende Lymphozentren:

I. Das **Lymphocentrum lumbale** mit zwölf bis fünfzehn kleinen **Lnn. lumbales aortici** (8), die dorsal und ventral die Aorta sowie die hintere Hohlvene begleiten und *in der Fleischuntersuchung in besonderen Fällen anzuschneiden sind.* Hinzu kommen *bis zu fünf inkonstante Lnn. lumbales proprii ein- oder beidseitig zwischen den Lendenwirbelquerfortsätzen.* Die ein bis vier **Lnn. renales** (9) sind jederseits zwischen der **A. und V. renalis** (2) aufzufinden und *in der Fleischuntersuchung regelmäßig zu beachten.* Der Lymphabfluß erfolgt über den Truncus lumbalis oder direkt in die Cisterna chyli.

II. Das **Lymphocentrum iliosacrale** mit ein bis fünf **Lnn. iliaci mediales** (4) am Ursprung der **A. und V. circumflexa ilium profunda** (11) und mit dem **Ln. iliacus lateralis** (12) an deren Aufzweigung kann doppelt ausgebildet sein. Beide Lymphknotengruppen sind *in der Fleischuntersuchung in besonderen Fällen zu beachten.* Die **Lnn. sacrales** (5) bestehen aus 2 Gruppen. Die erste Gruppe von zwei bis acht Knoten liegt im Teilungswinkel der A. iliaca interna (h), die zweite inkonstante Gruppe von Knoten in Höhe der Incisura ischiadica minor an der Innenfläche des breiten Beckenbandes. Die zahlreichen **Lnn. anorectales** (s. a. S. 77) kommen dorsal und lateral an Rectum und After vor.

III. Das **Lymphocentrum iliofemorale s. inguinale profundum** mit dem großen **Ln. iliofemoralis s. inguinalis profundus** (6) ist im Winkel zwischen den Aa. circumflexa ilium prof. und iliaca ext. zu finden und *in der Fleischuntersuchung in besonderen Fällen anzuschneiden.* Bei rectaler Exploration kann der Lymphknoten bei einer Länge von bis zu 9 cm kranial der Darmbeinsäule ertastet werden. Der Lymphabfluß erfolgt für die unter II und III genannten Lymphknoten entweder über die Lnn. iliaci medd., den Ln. iliofemoralis oder den Truncus lumbalis in die **Cisterna chyli**, die mit einer Länge von 1,5 – 2 cm dorsal der hinteren Hohlvene vom letzten Brustwirbel bis zum ersten oder zweiten Lendenwirbel reicht.

b) Die **NEBENNIEREN (GLANDULAE ADRENALES s. SUPRARENALES —7)** sind bei einer Länge von 5 – 8 cm abgeplattet, relativ glatt und von rotbrauner bis dunkelgrauer Farbe und zuweilen auch schwarz gefleckt. Ihr Einzelgewicht beträgt 15 – 23 g. Sie liegen retroperitonäal und sind ventral von Fett bedeckt. Die **rechte Nebenniere** ist mehr oder weniger herzförmig und im zwölften Interkostalraum kraniomedial der rechten Niere aufzufinden. Sie ist teilweise ventral von der hinteren Hohlvene bedeckt und mit ihr bindegewebig verlötet. Die **linke Nebenniere** ist kommaförmig und größer und schwerer als die rechte. Sie liegt in Höhe des ersten Lendenwirbels links lateral neben der hinteren Hohlvene und ventral der Aorta, mit denen sie ebenfalls bindegewebig verlötet ist. Sie befindet sich meist einige Zentimeter kranial der linken Niere (s. u.).

c) Die **HARNORGANE (ORGANA URINARIA)**

I. **Die Nieren (Renes, Nephrones)** werden in ihrer Lage durch die Ausdehnung des Pansens beeinflußt.

Die flache längsovale **rechte Niere (Ren dexter —1)** liegt retroperitonäal und reicht vom 12. Interkostalraum bis zum 2. oder 3. Lendenwirbel. Der grubenförmige **Hilus renalis** (24) befindet sich medial. Die **Extremitas cranialis** nimmt Kontakt zur Leber auf (s.d.). Die **Facies dorsalis** ist dem rechten Zwerchfellspfeiler und der Lendenmuskulatur angelagert. Die **Facies ventralis** liegt dem Pancreas sowie dem Caecum und Colon ascendens an.

Die **linke Niere (Ren sinister —10)** *wird durch den Pansen nach rechts verschoben.* Sie *liegt intraperitonäal vom 2. oder 3. bis zum 5. Lendenwirbel* und damit kaudal der rechten Niere. Von dieser ist sie durch das Mesocolon descendens getrennt.

Durch eine 90°-Drehung um ihre Längsachse befindet sich ihr Hilus dorsal. Medial grenzt sie an den Pansen und lateral an das Darmkonvolut. Die Nieren *sind gefurcht und mehrwarzig* sowie von braunroter Farbe. Ihr gemeinsames Gewicht beträgt 1200 – 1500 g. Von den **Lobi renales** (26) sind, entgegen Hund und Pferd, *zwei oder mehrere Lappen überhaupt nicht, teilweise oder vollständig verschmolzen. Daraus resultieren die etwa 12 – 15 unterschiedlich großen einfachen oder zusammengesetzten Nierenlappen,* die die Niere bilden. Die Lappengrenzen sind eindeutig nur am Verlauf der **A. und V. interlobaris** (19) zu erkennen. Die rötlich-hellbraune **Nierenrinde (Cortex renis —23)** mit ihren deutlichen **Columnae renales** (21) *ist von der dunkelroten* **Pars externa** (17) *und der hellen* **Pars interna** (18) *des* **Nierenmarks (Medulla renis —15)** *deutlich zu unterscheiden. Die gut sichtbaren* **Markpyramiden (Pyramides renales —16)** *ragen mit ihren prominenten warzenförmigen* **Papillae renales** (20) *in die harnableitenden* **Nierenkelche (Calices renales —25)** *hinein. Diese münden mit den Kelchstielen in den kaudalen resp. kranialen Sammelgang. Die Sammelgänge vereinigen sich inmitten des buchtigen, fettausgekleideten* **Sinus renalis** (22) *zum Harnleiter. Ein* ***Nierenbecken (Pelvis renalis)*** *fehlt dem Rind.*

II. **Der rechte Harnleiter (Ureter —3)** verläuft über die Ventralfläche seiner Niere beckenwärts. Der **linke Harnleiter** *verläuft zunächst rechts über den ventromedialen Rand seiner Niere und zieht schließlich links der Medianen kaudal zur Harnblase.*

III. Die **Harnblase (Vesica urinaria** s. a. Textabb.) ist verhältnismäßig groß. Sie reicht bei mäßiger Füllung – weiter als beim Pferd – in die ventrale Bauchhöhle hinein. **Apex (Vertex) vesicae** (27) und **Corpus vesicae** (28) sind mit Peritonaeum überzogen, die **Cervix vesicae** (31) liegt extraperitonäal und ist dorsal bindegewebig mit der Vagina verbunden. An der Blasenspitze ist ein *deutlicher kegelförmiger Urachusnabel* ausgebildet, der beim 3 Monate alten Kalb noch bis zu 4 cm lang sein kann. Die Harnleiter münden dicht beieinander in die Mitte des Harnblasenhalses. Die von hier innen und kaudal verlaufenden **Plicae uretericae** (30) bilden das *spitzwinkelige* **Trigonum vesicae** (29). Die **Ligg. vesicae lateralia** (13) führen die im Alter *schwache, weitgehend obliterierte A. umbilicalis (***Lig. teres vesicae —13**). Das **Lig. vesicae medianum** (14) zieht von der ventralen Blasenwand zur Symphysis pelvina und zur ventromedianen Bauchwand.

IV. Die **Urethra feminina** (s. Textabb.) ist mit *einer Länge von etwa 12 cm* wie der Harnblasenhals bindegewebig mit der Vagina verbunden. Die Urethra wird dorsal *bis in Höhe des schlitzförmigen Ostium urethrae externum von der 0,5 cm hohen* **Crista urethralis** (32) durchzogen. Kranioventral dieser Öffnung liegt im Vestibulum vaginae das 2 cm tiefe klinisch bedeutsame blind endende **Diverticulum suburethrale** (33).

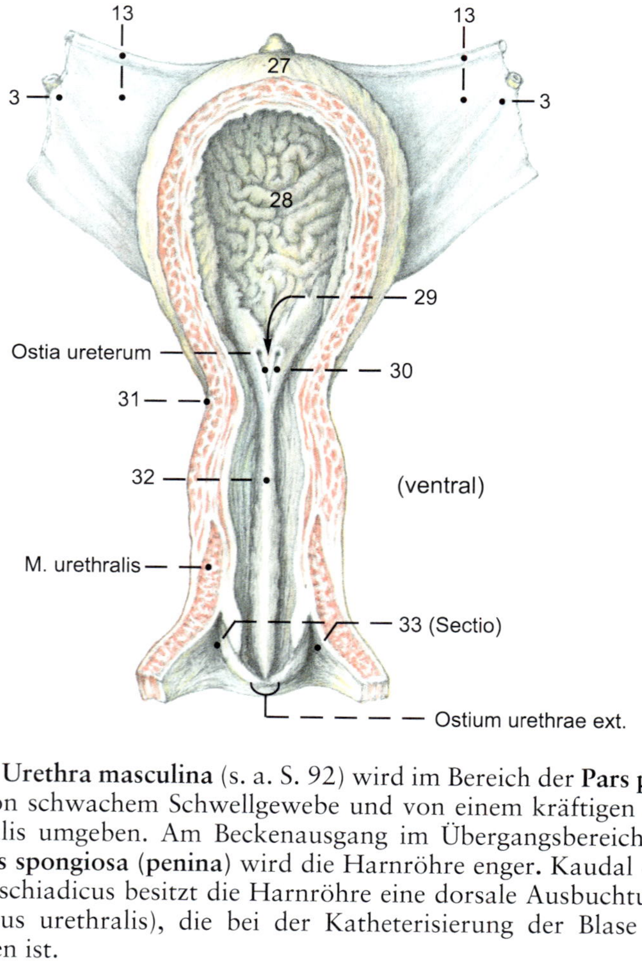

V. Die **Urethra masculina** (s. a. S. 92) wird im Bereich der **Pars pelvina** von schwachem Schwellgewebe und von einem kräftigen M. urethralis umgeben. Am Beckenausgang im Übergangsbereich in die **Pars spongiosa (penina)** wird die Harnröhre enger. Kaudal des Arcus ischiadicus besitzt die Harnröhre eine dorsale Ausbuchtung (Recessus urethralis), die bei der Katheterisierung der Blase zu beachten ist.

Cavum abdominis et Organa urinaria

♂

(ventral)

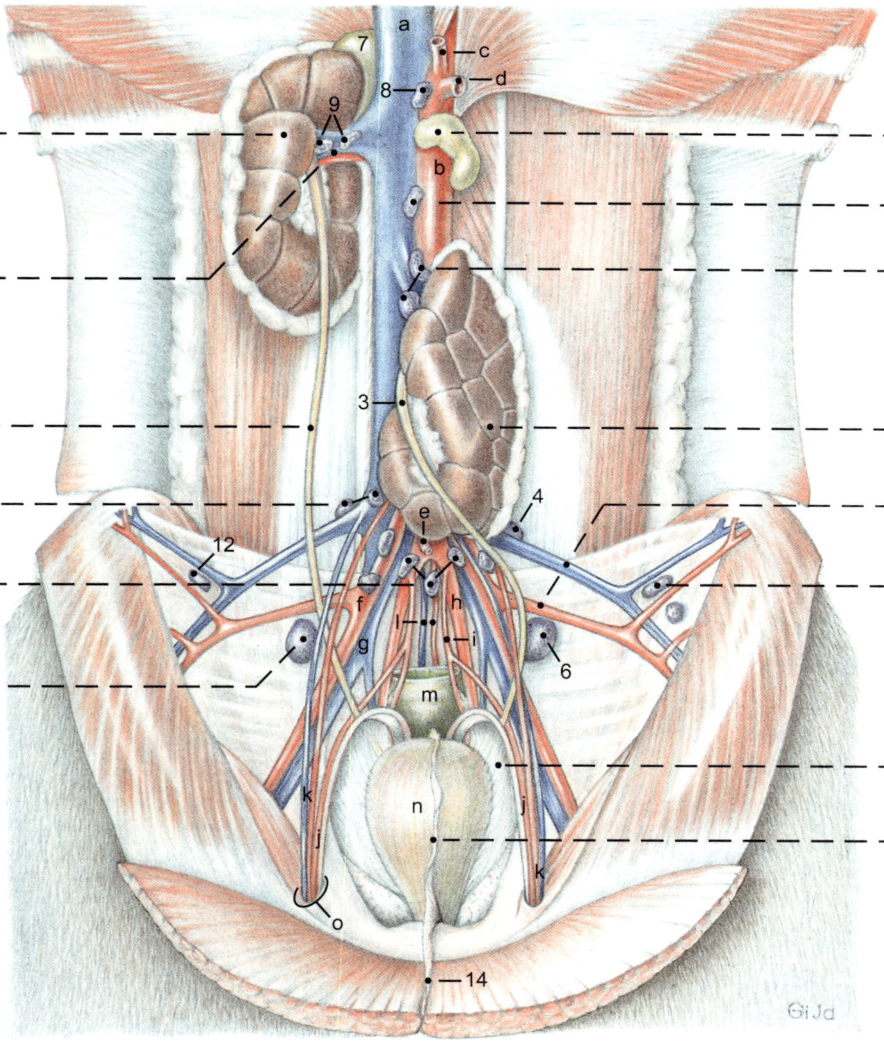

1 Ren dexter
2 A. et V. renalis
3 Ureter
4 Lnn. iliaci mediales
5 Lnn. sacrales
6 Ln. iliofemoralis [inguinalis prof.]
7 Gll. adrenales
8 Lnn. lumbales aortici
9 Lnn. renales
10 Ren sinister
11 A. et V. circumflexa ilium profunda
12 Ln. iliacus lateralis
13 Lig. vesicae laterale et Lig. teres vesicae
14 Lig. vesicae medianum

(vide p. 81)

Legenda:

a V. cava caudalis
b Aorta
c A. coeliaca
d A. mesenterica cranialis
e A. mesenterica caudalis
f A. iliaca externa
g V. iliaca communis
h A. iliaca interna
i A. umbilicalis
j Ductus deferens et A. ductus deferentis
k A. et V. testicularis
l A. et V. sacralis mediana
m Rectum
n Vesica urinaria
o Anulus vaginalis peritonaei

Ren dexter (Sectio)

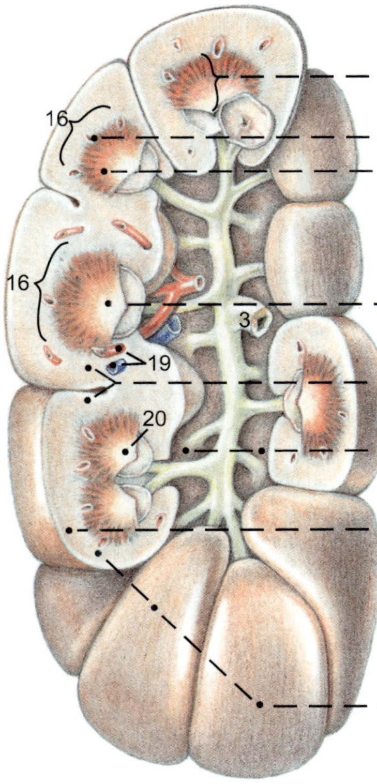

Ureter et Calices renales (Ren dexter)

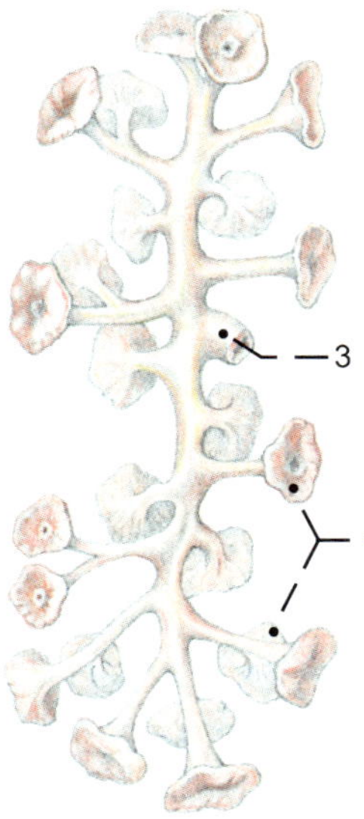

Ren sinister

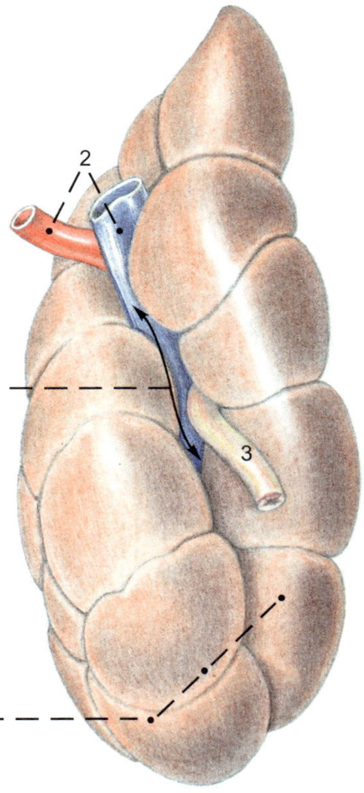

15 Medulla renis
16 Pyramis renalis
17 Pars externa
18 Pars interna
19 A. et V. interlobaris
20 Papilla renalis
21 Columnae renales
22 Sinus renalis
23 Cortex renis
24 Hilus renalis
25 Calices renales
26 Lobi renales

4. ARTERIEN, VENEN UND NERVEN DER BECKENHÖHLE

a) Die **AORTA ABDOMINALIS** (1) geht in Höhe des sechsten Lendenwirbels in die paarige A. iliaca externa sowie in Höhe des Promontoriums in die paarige A. iliaca interna und in die dorsal aufsteigende unpaare **A. sacralis mediana** (15) über.

Die **A. iliaca externa** (5) entläßt noch in der Bauchhöhle die **A. circumflexa ilium profunda** (6) und kurz vor ihrem Eintritt in den Schenkelspalt die **A. profunda femoris** (8) mit abgehendem **Truncus pudendoepigastricus** (9). Dieser teilt sich in die **A. epigastrica caudalis** (10) und die A. pudenda externa. Die **A. pudenda externa** (11) tritt durch den Leistenspalt und entläßt Äste an das Scrotum resp. das Euter. Die **A. iliaca interna** (16) ist im Gegensatz zu entsprechenden Verhältnissen bei Hund und Pferd *ein langes Gefäß, das bis zur Incisura ischiadica minor reicht und sich erst hier in die A. glutaea caudalis und A. pudenda interna endteilt.* Davor entläßt sie als erstes Gefäß die **A. umbilicalis** (18), die beim Bullen die **A. ductus deferentis** und bei der Kuh die **A. uterina** (19) sowie bei beiden Geschlechtern die **A. vesicalis cranialis** (20) mit dem obliterierten **Lig. teres vesicae** abgibt. *Weiter gehen aus der A. iliaca interna als Parietalgefäße die A. iliolumbalis (17) und die A. glutaea cranialis (21) hervor.* Als weiteres viscerales Gefäß wird die **A. vaginalis** (22) resp. **prostatica** in Höhe des Hüftgelenkes entlassen. Gemeinsam mit der A. pudenda interna versorgen sie mit ihren Ästen die meisten Beckeneingeweide. Aus der A. vaginalis resp. A. prostatica werden der **R. ductus deferentis** resp. **R. uterinus** (23), die **A. vesicalis caudalis** (24) – die indirekt auch aus der A. pudenda interna abgehen kann –, der **R. urethralis** (26), die **A. rectalis media** (27) sowie die **A. rectalis caudalis** (29) entlassen.

Die **A. pudenda interna** (31) gibt die **A. urethralis** (32), die **A. vestibularis** (34) sowie die **A. perinealis ventralis** (33) ab und endet als **A. clitoridis** (35) resp. **A. penis**.

Eine A. obturatoria fehlt dem Rind.

Die **A. glutaea caudalis** (30) *zieht in Höhe der Incisura ischiadica minor nach lateral.* Sie versorgt den M. glutaeus profundus sowie kraniale Abschnitte des M. glutaeobiceps, die Mm. gemelli und den M. quadratus femoris.

b) Die **VENEN** verlaufen weitgehend parallel zu den entsprechenden Arterien. Deshalb sollen hier nur die grundsätzlichen Abweichungen genannt werden.

Die Endaufteilung der **V. cava caudalis** in die paarige V. iliaca communis *erfolgt in Höhe des 1. Kreuzwirbels.* Aus der V. cava caudalis geht die **V. sacralis mediana**, aus der **V. iliaca communis** die **V. circumflexa ilium profunda** hervor. *Die linke V. iliaca communis gibt die* **V. ovarica sinistra** resp. **V. testicularis sinistra** ab. Medial des Darmbeins teilt sich die V. iliaca communis in die V. iliaca externa und die V. iliaca interna.

Aus der **V. iliaca externa** entspringt kurz vor Eintritt in den Schenkelspalt die V. pudendoepigastrica, die auch aus der **V. profunda femoris** entlassen werden kann.

Die **V. iliaca interna** gibt die **V. obturatoria** ab, die ohne Arterienbegleitung zum Foramen obturatum verläuft.

Die **V. ductus deferentis** entstammt der V. prostatica, der **R. uterinus** der V. vaginalis, aus der auch die **V. vesicalis caudalis** kommt.

Die Blutversorgung von Penis resp. Uterus und Euter soll nachfolgend behandelt werden.

c) Die **BLUTVERSORGUNG DES PENIS** erfolgt über die A. pudenda interna. Sie geht in die **A. penis** über, und diese entläßt die **A. bulbi penis** für das Corpus spongiosum penis samt Bulbus penis; die **A. profunda penis,** die an der Radix penis in das Corpus cavernosum (rigidum) penis eintritt sowie die **A. dorsalis penis**, die auf dem Dorsum zur Penisspitze verläuft.

Die Venen verzweigen sich wie die gleichnamigen Penisarterien.

d) Die **BLUTVERSORGUNG DES UTERUS** erfolgt über die **A. uterina** (19), die der A. iliaca interna entstammt. Sie verläuft am mesometralen Rand des Uterushorns im Parametrium. Ihre Äste anastomosieren bogenförmig untereinander sowie kranial mit dem **R. uterinus** (2') der A. ovarica und kaudal mit dem **R. uterinus** (23) der A. vaginalis. Bei der Kuh ist die A. uterina als stark gefülltes Gefäß ab dem 3. Trächtigkeitsmonat tastbar (Uterinschwirren). Die **V. uterina** geht aus der V. iliaca interna ab und begleitet als unbedeutendes Gefäß die gleichnamige Arterie. Die Hauptvenen sind der **R. uterinus** der V. ovarica und der **R. uterinus** der V. vaginalis sowie die zusätzliche **V. vaginalis accessoria**, die aus der V. iliaca interna abgeht und keine begleitende Arterie besitzt.

e) Die **BLUTVERSORGUNG DES EUTERS** erfolgt hauptsächlich über die A. pudenda externa und zusätzlich durch die A. pudenda interna. Die A. pudenda externa tritt S-förmig gekrümmt von dorsal an die Euterbasis und teilt sich in die **A. mammaria cranialis** (s. **A. epigastrica caudalis superficialis** —12) für das entsprechende kraniale und kaudale Euterviertel einschließlich der Zitzen, und die **A. mammaria caudalis** (13) hauptsächlich für das hintere Euterviertel. Als drittes Eutergefäß wird in der Literatur eine Arterie beschrieben, die aus den beiden vorgenannten Arterien resp. aus dem Teilungswinkel der A. pudenda externa abgehen kann. Vom Verlauf und den abgehenden Ästen aller 3 Gefäße gibt es zahlreiche Abweichungen.

Die gleichnamigen Venen münden in die V. pudenda externa und V. pudenda interna. Besonders erwähnenswert ist der Abfluß der **V. mammaria cranialis** über die V. epigastrica caudalis superficialis. Mit der V. epigastrica cranialis superficialis bildet sie die daumenstarke gewundene Milchader, die auch als **V. subcutanea abdominis** bezeichnet wird (s. a. S. 90).

f) Das **SACRALNERVENGEFLECHT (PLEXUS SACRALIS)** ist mit dem Plexus lumbalis zum Plexus lumbosacralis verbunden. Der **N. glutaeus cranialis** geht am Foramen ischiadicum majus vom **Truncus lumbosacralis** kranial ab und verläuft mit den Ästen der gleichnamigen Gefäße zu den Mm. glutaeus medius, — accessorius und — profundus sowie zum M. tensor fasciae latae mit verschmolzenem M. glutaeus superficialis.

Der **N. glutaeus caudalis** geht nahe des Foramen ischiadicum majus kaudodorsal aus dem Truncus lumbosacralis hervor und innerviert die am breiten Beckenband entspringenden Anteile des M. glutaeobiceps.

Der **N. cutaneus femoris caudalis**, dessen eigentlicher Hautast auch fehlen kann, **entspringt** unmittelbar kaudal des N. glutaeus caudalis, teilt sich in Höhe des Foramen ischiadicum minus in zwei Äste und nimmt dabei einen Verbindungsast vom N. pudendus auf. Er verläuft außen am breiten Beckenband entlang und zieht in Höhe des Tuber ischiadicum zur kaudalen Oberschenkelhaut, die aber hauptsächlich von den Hautästen des N. pudendus versorgt wird.

Der **N. ischiadicus** ist die direkte Fortsetzung des Truncus lumbosacralis. Er läuft über den M. glutaeus profundus nach kaudal um das Hüftgelenk herum und versorgt als stärkster Nerv des gesamten Körpers die Beckengliedmaße.

Der **N. pudendus** zieht zunächst innen am Lig. sacrotuberale latum kaudoventral und gibt am hinteren Rand des breiten Beckenbandes resp. am hinteren Rand des M. glutaeobiceps einen **R. cutaneus proximalis** und einen **R. cutaneus distalis** ab. Er entläßt den **N. perinealis profundus** für die quergestreifte und glatte Perinealmuskulatur, den **N. perinealis superficialis** für die Haut und Schleimhaut des Afters, die Haut des Perineums, der Schamlippen resp. des Hodensacks. Der fortlaufende N. pudendus zieht in Begleitung der gleichnamigen Gefäße um den Arcus ischiadicus und endet als **N. dorsalis clitoridis** resp. **N. dorsalis penis**. Die **Nn. rectales caudales** sind die hintersten Äste des Plexus sacralis. Sie gehen Verbindungen mit dem N. pudendus ein und versorgen das Rectum, die Haut des Afters sowie Teile der Perinealmuskulatur.

g) Zum **AUTONOMEN NERVENSYSTEM** gehören das noch vor dem Beckeneingang an der A. mesenterica caudalis gelegene sympathische **Ganglion mesentericum caudale** mit dem hier beginnenden paarigen **N. hypogastricus**. Dieser begibt sich an der dorsolateralen Beckenwand kaudal bis zur Höhe der A. vaginalis resp. A. prostatica zum Plexus pelvinus. Der **Truncus sympathicus** besitzt im Kreuzbereich fünf sowie im Schwanzbereich vier bis fünf Vertebralganglien.

Parasympathische Nervenfasern aus dem zweiten bis vierten Kreuzsegment verlassen mit den Ventralwurzeln des N. pudendus den Wirbelkanal und bilden den **N. pelvinus**, der von dorsal kommend mit den sympathischen Nervenfasern den **Plexus pelvinus** mit enthaltenen Ganglienzellen bildet.

(lateral)

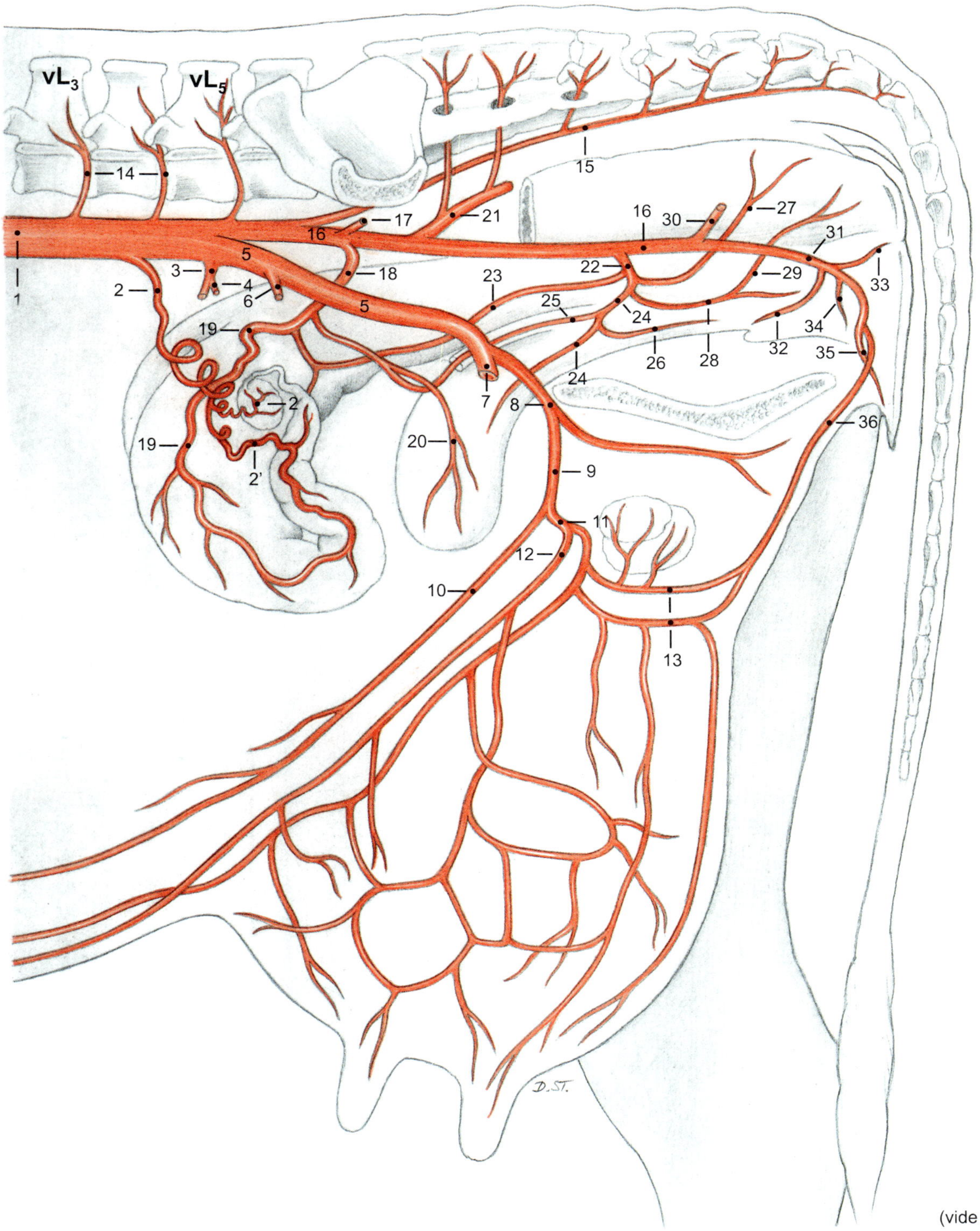

(vide p. 87, 91)

Legenda:

1 Aorta abdominalis
2 A. ovarica
2' R. uterinus
3 A. mesenterica caud.
4 A. rectalis cran.
5 A. iliaca externa
6 A. circumflexa ilium prof.
7 A. femoralis
8 A. profunda femoris
9 Truncus pudendoepigastricus
10 A. epigastrica caud.
11 A. pudenda externa
12 A. epigastrica caud supf. [A. mammaria cran]
13 R. labialis ventralis [A. mammaria caud.]
14 Aa. lumbales
15 A. sacralis mediana
16 A. iliaca interna
17 A. iliolumbalis
18 A. umbilicalis
19 A. uterina
20 A. vesicalis cran.
21 A. glutaea cran.
22 A. vaginalis
23 R. uterinus
24 A. vesicalis caud.
25 R. uretericus
26 R. urethralis
27 A. rectalis media
28 A. perinealis dorsalis
29 A. rectalis caud.
30 A. glutaea caud.
31 A. pudenda interna
32 A. urethralis
33 A. perinealis ventralis
34 A. vestibularis
35 A. clitoridis
36 R. labialis dors. et mammarius

5. WEIBLICHE GESCHLECHTSORGANE (ORGANA GENITALIA FEMININA)

a) Der **EIERSTOCK** (**OVARIUM s. OOPHORON —6**) ist bei weitergehendem Descensus ovarii als bei der Stute *in Höhe des medialen Darmbeinwinkels kranial der Uterushornspitze senkrecht an seinem* **Mesovarium** (2) *aufgehängt*. In diesem zieht die A. ovarica aus der Aorta abdominalis zum Ovar und in seinem Kranialrand das nicht immer deutliche **kraniale Keimdrüsenband** (**Lig. suspensorium ovarii —1**) in Richtung Zwerchfell. Lateral schaltet sich aus dem Mesovarium die dünne **Mesosalpinx** (3) für den Eileiter aus, wodurch das **Mesovarium** in ein **Mesovarium proximale** und **distale** unterteilt wird. Kaudal setzt sich das Mesovarium übergangslos in das **Mesometrium** (4) fort. Die Gekröse von Eierstock, Eileiter und Gebärmutter bilden gemeinsam das mehr oder weniger muskelstarke **Lig. latum uteri.**

Das **Ovar** (**Ovarium**, *s. a. Textabb.) ist mit 2 – 4,5 cm Länge walnuß- bis pflaumengroß und im Vergleich zur Stute verhältnismäßig klein. Es ist nur am Margo mesovaricus vom Peritonaeum bedeckt, am größeren Margo liber trägt es Keimepithel, eine Ovulationsgrube, wie bei der Stute ausgebildet, fehlt.* ***Cortex ovarii resp. Zona parenchymatosa*** *und* ***Medulla ovarii resp. Zona vasculosa*** *sind wie beim Hund angeordnet. An der, im Gegensatz zur Stute, unregelmäßig höckerigen Oberfläche sind stets* ***Follikel*** *und* ***Corpora lutea*** *verschiedener Zyklusstadien zu finden, die bei rektaler Exploration tastbar sind. Ein Follikel wird bis zu 2 cm groß, ein Gelbkörper kann Walnußgröße erreichen. Der einzelne Gelbkörper wechselt zyklusabhängig seine Farbe von gelb über ockergelb bis dunkelrot, rotbraun, grauweiß und schwarz, was auch bei einem Schnitt durch das Ovar zu erkennen ist.*

Ovarium

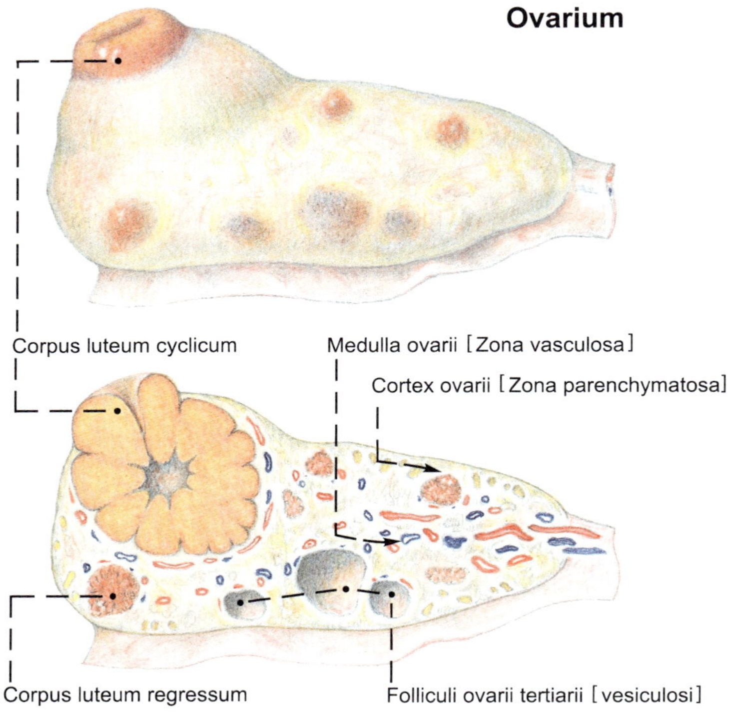

b) Der **EILEITER** (**TUBA UTERINA s. SALPINX —14**) ist *leicht geschlängelt* und mit 28 cm *verhältnismäßig lang*. Das **Eileitergekröse** (**Mesosalpinx**) umgibt mit dem Eileiter kranial und lateral mantelförmig das Ovar und bildet mit dem Mesovarium distale die *flache, geräumige* **Bursa ovarica** (13) *mit weitem ventromedialem Zugang*. Das **Infundibulum tubae uterinae** (16) mit seinen **Fimbriae tubae** beginnt am tricherartigen **Ostium abdominale tubae uterinae** (15) und umfaßt das Ovar vollständig. **Ampulla tubae uterinae** und **Isthmus tubae uterinae** *weisen in ihrer Lumenweite keine großen Unterschiede auf*. Der Eileiter endet, anders als bei Hündin und Stute, *ohne Papilla uterina*, mit dem **Ostium uterinum tubae** (7) auf der Uterushornspitze. Hier endet das vom Ovar kommende **Lig. ovarii proprium** (8) und hier beginnt das **Lig. teres uteri**, das sich mit seinem Gekröse lateral am Mesometrium anheftet und in die Gegend des Leistenspaltes zieht. Beide Bänder stellen das **kaudale Keimdrüsenband** dar.

c) Die **GEBÄRMUTTER** (**UTERUS s. METRA**) *ist ein Uterus bicornis. Die* **Cornua uteri** (9) *sind 34 – 40 cm lang, über kranioventral nach kaudodorsal widderhornartig aufgerollt und kaudal zu einem 10 – 15 cm langen Doppelrohr verbunden*. Kranial der Vereinigung verläuft zwischen den Hörnern das *doppelte* **Lig. intercornuale** (11). Das eigentliche **Corpus uteri** (12) ist nur 1 – 5 cm lang. Die **Cervix uteri** (26) mit dem **Canalis cervicis uteri** beginnt am **Ostium uteri internum** (27) und endet am **Ostium uteri externum** (25) auf der **Portio vaginalis** (**cervicis —25**). Die Cervix uteri läßt sich bei einer Länge von 8 – 10 cm gegenüber Uteruskörper und Vagina durch ihre derbe Konsistenz abgrenzen.

Die dreischichtige Wand des Uterus wird vom Bauchfellüberzug (Perimetrium), der starken Muskelhaut (Myometrium) und der Schleimhaut (Endometrium) gebildet. Die Schleimhaut des Uterus bildet Längs- und Querfalten und *je Uterushorn 4 Reihen von je 10 – 15 unterschiedlich großen rundlich bis ovalen* **Gebärmutterwärzchen** (**Carunculae* — 10**), *die über die innere Oberfläche kuppelförmig vorragen und im trächtigen Uterus Faustgröße erreichen können. In den Uterushörnern einschließlich Uteruskörper kommen bis zu etwa 100 Karunkeln vor. Während der Trächtigkeit bilden sie mit den* **Zottenbüscheln** (**Cotyledones****) *von Amnio- und Allantochorion des Embryos die* **Plazentome** (s. Textabb.).

Placentom

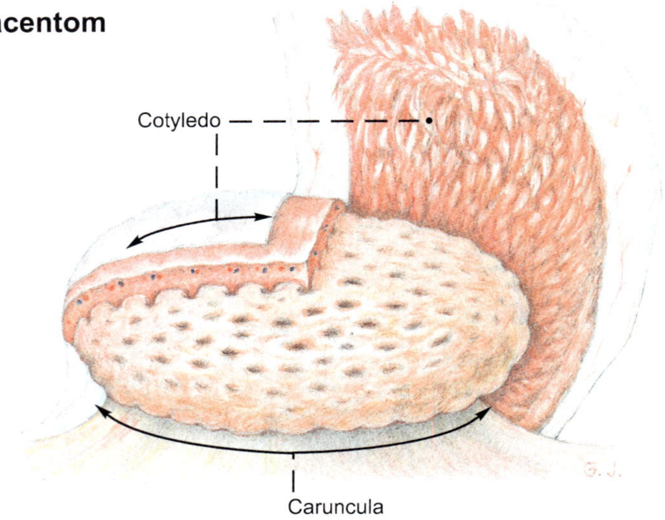

Die Schleimhaut der Cervix weist **Längsfalten** (**Plicae longitudinales**) auf und wölbt sich unter Beteiligung der Muskelhaut mit meist *vier charakteristischen* **Querfalten** (**Plicae circulares**) in das Lumen vor und verschließt den Zervikalkanal, was klinisch bedeutsam ist. Die letzte Querfalte ragt als **Portio vaginalis** (**cervicis —25**) in die Vagina hinein.

d) Die **SCHEIDE** (**VAGINA s. COLPOS —18**) ist mit etwa 30 cm länger als bei der Stute und überwölbt mit ihrem **Fornix vaginae** (17) *dorsal* die Portio vaginalis (cervicis). Der Kranialabschnitt der Vagina ist dorsal im Bereich der **Excavatio rectogenitalis** (5) von Peritonaeum bedeckt, die kaudal bis zur Mitte der Beckenhöhle resp. zum 1. Schwanzwirbel reicht. Die Vagina geht kaudal teils *ohne scharfe Grenze* teils mit einer *nur angedeuteten* ***Querfalte*** (***Hymen —19***) in den **Scheidenvorhof** (**Vestibulum vaginae —23**) über. Die **Urethra** mündet mit dem **Ostium urethrae externum** (20) kaudal davon in den Scheidenvorhof und ist vom ventralen Schamwinkel 7 – 11 cm entfernt. Das **Diverticulum suburethrale** (x) *unterlagert die Mündung ventral. Die Öffnung des* GARTNER*schen Ganges (kaudale Reste des Urnierenganges) befindet sich beiderseits lateral der Harnröhrenmündung. Der Gang verläuft zwischen Schleimhaut und Muskelhaut und kann eine bedeutende Länge erreichen. Er endet blind und kann zystisch verändert sein.*

Die **Öffnung** (**Ostium gl. vestibularis majoris —24**) der walnußgroßen **Gl. vestibularis major** (w) ist undeutlich und liegt beiderseits laterokaudal der Harnröhrenmündung. Zusätzliche Öffnungen der **Gll. vestibulares minores** kommen ventromedian und kranial der Clitoris vor.

e) Die **SCHAM** (**VULVA s. PUDENDUM FEMININUM**) umgibt mit ihren wulstigen **Schamlippen** (**Labia pudendi —22**) die feinbehaarte **Schamspalte** (**Rima pudendi**). Die **Commissura labiorum dorsalis** ist im Gegensatz zur Stute eher *abgerundet* und die **Commissura labiorum ventralis** *ist spitz* sowie *mit pinselartigen langen steifen Haaren ausgestattet.*

Der **Kitzler** (**Clitoris —21**) *ist kleiner als bei der Stute aber 12 cm lang und korkenzieherartig gewunden sowie am Ende kegelförmig zugespitzt. Die* **Glans clitoridis** *ist undeutlich. Das* **Praeputium clitoridis** *ist teilweise mit dem Spitzenabschnitt der Clitoris verklebt, so daß eine (offene)* **Fossa clitoridis** *meist fehlt.*

* Caruncula – ae, f., lat. = Wärzchen
** Cotyledo(n) ... onis, f., lat.,gr. = Vertiefung, Becher, Saugnapf, Zottenbüschel des Chorion

(Facies sinistra)

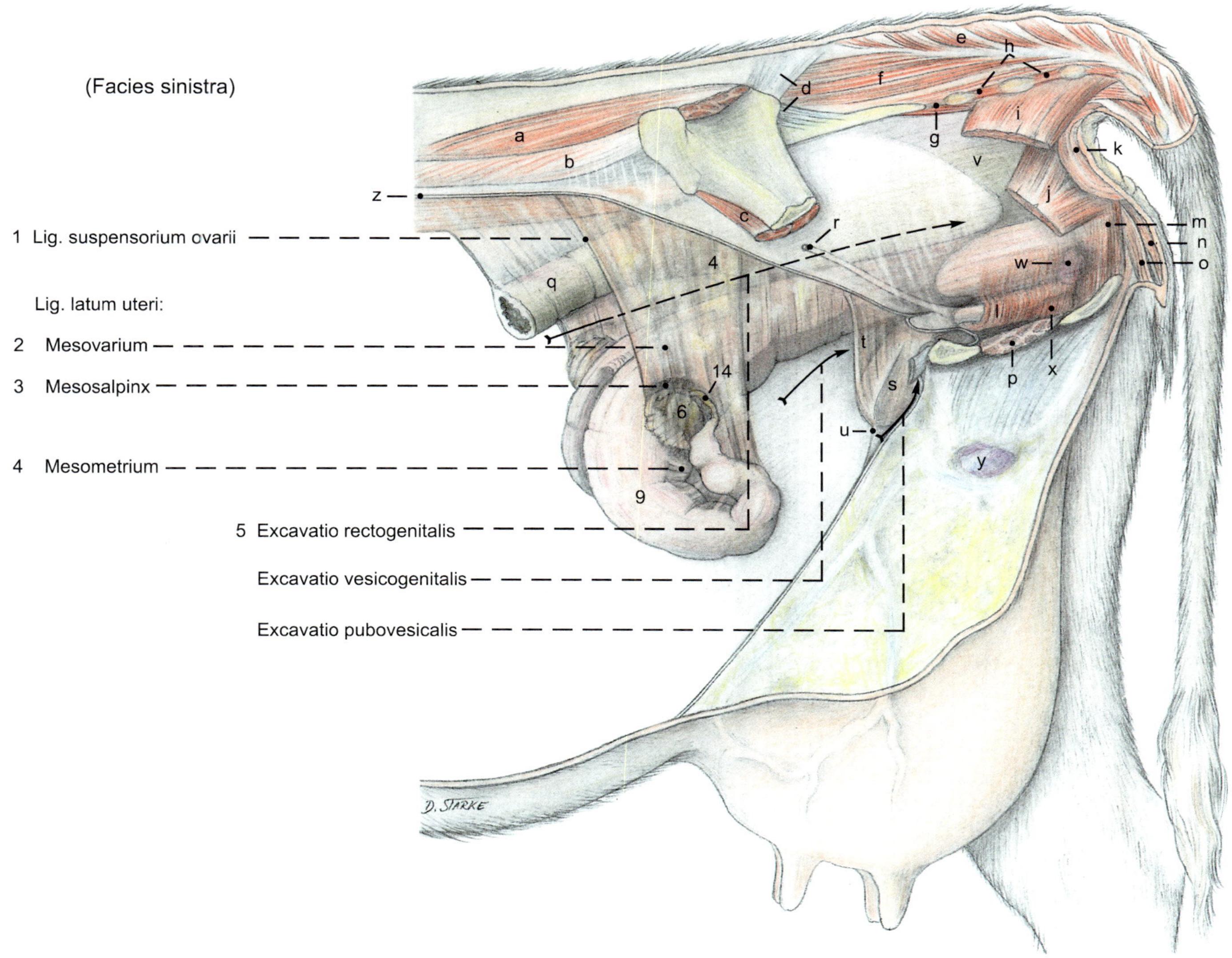

(vide p. 17, 19, 93)

Legenda:

a M. glutaeus medius
b M. longissimus lumborum
c M. iliacus
d Ligg. sacroiliaca
e M. sacrococcygeus [-caudalis] dorsalis medialis
f M. sacrococcygeus [-caudalis] dorsalis lateralis
g M. sacrococcygeus [-caudalis] ventralis lateralis
h Mm. intertransversarii
i M. coccygeus
j M. levator ani
k M. sphincter ani externus
l M. urethralis
M. bulbospongiosus:
m M. constrictor vestibuli
n M. constrictor vulvae
o M. retractor clitoridis
p Pars intrapelvina m. obturatorii ext.
q Colon descendens
r Ureter
s Vesica urinaria
t Lig. vesicae laterale et Lig. teres vesicae
u Lig. vesicae medianum
v Rectum
w Gl. vestibularis major
x Diverticulum suburethrale
y Lnn. inguinales supff.
z Peritonaeum (Sectio)

(dorsal)

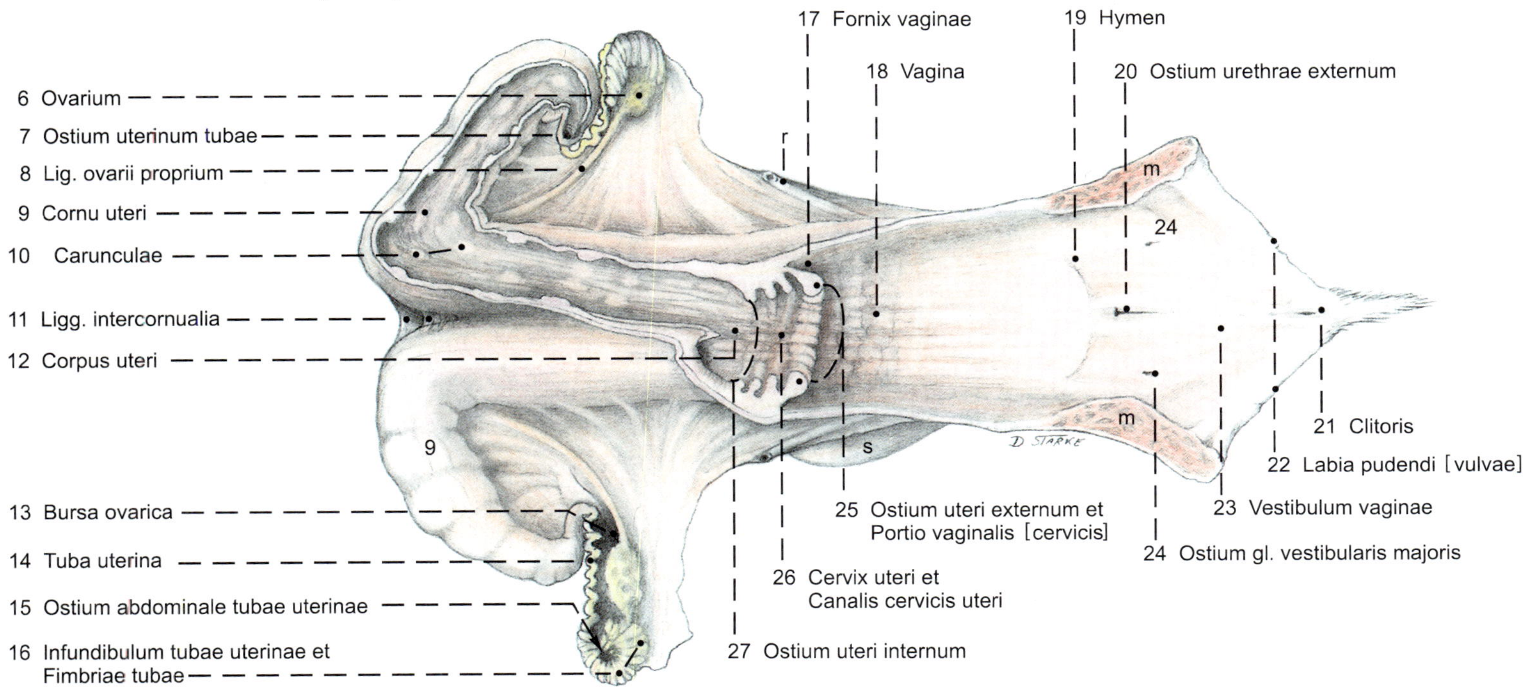

6. DAS EUTER (UBER)

Das **Euter** (**Uber s. Mastos**) ist eine modifizierte Schweißdrüse, die in dieser Form nur bei den echten Säugetieren (Mammalia resp. Eutheria) vorkommt. Das Milchdrüsensekret, die **Milch** (**Lac**), dient der Ernährung des Neugeborenen. Die postpartal zuerst sezernierte Milch (Biestmilch, Kolostrum) enthält in hoher Konzentration Antikörper. Diese verleihen dem neugeborenen Kalb eine passive Immunität. Die Milch des Rindes ist – wie auch die von Schaf und Ziege – auf Grund ihrer Zusammensetzung aus Proteinen, Fetten, Zucker, aber auch aus Mineralstoffen (z. B. Calcium und Phosphor) für den Menschen ein hochwertiges Nahrungsmittel. Deshalb ist die Milcherzeugung in der Landwirtschaft von großer wirtschaftlicher Bedeutung. Erkrankungen des Euters führen unmittelbar zu einer Minderung der Milchproduktion, die auch später in der entsprechenden Laktationsperiode nicht wieder voll ansteigt. Daher ist die frühzeitige Therapie von Eutererkrankungen in der tierärztlichen Praxis von besonderer Bedeutung. Die Diagnose von Eutererkrankungen und ihre eventuell notwendige chirurgische Behandlung, z. B. das Entfernen ganzer Euterhälften (Mastektomie) oder die Amputation einer Zitze, setzt anatomische Kenntnisse über den Aufbau des Euters, über seinen Aufhängeapparat, seine Blutgefäßversorgung, Lymphdrainage und Innervation voraus.

Das Euter des Rindes besteht aus vier **Mammarkomplexen**, die in der Regio inguinalis an der ventralen Körperwand befestigt sind. Umgangssprachlich werden sie als Euterviertel – **rechtes** resp. **linkes kraniales** (Bauch-) und **rechtes** resp. **linkes kaudales** (Schenkel-) Viertel – bezeichnet. Der von kaudal zwischen den Oberschenkeln sichtbare doppelte Haarwirbel der Euterhaut wird Milchspiegel genannt. Das Euter einer Milchkuh erreicht in der Hochlaktation je Euterviertel etwa die Größe eines durchschnittlichen Menschenkopfes (s. Textabb.).

Jeder Mammarkomplex besteht aus einer **Zitze** (**Papilla mammae —5**) und einem **Körper** (**Corpus mammae —4**). Die Größe des Körpers und die Länge der Zitze sind individuell verschieden und zudem vom Funktionszustand des Euters (laktierendes oder trockenstehendes Euter, juveniles Euter) und von der Form abhängig. Die Zitzen des Euters sind etwa daumenstark und erreichen in etwa die Länge eines Zeigefingers. Der auf der abgerundeten Zitzenkuppe mündende Strichkanal kann unvollständig geschlossen sein und erleichtert aufsteigende bakterielle Entzündungen des Euters (Mastitis). Ein enger, teilweise verlegter Strichkanal behindert den Milchabfluß. Die beiden rechten und beiden linken Euterviertel, als linke und rechte Euterhälfte bezeichnet, werden durch einen longitudinalen **Sulcus intermammarius** getrennt. Zitze und Körper der Euterviertel sind von einer modifizierten Haut bedeckt, die auf der Zitze haarlos und über dem Körper des Euters nur spärlich behaart ist. Die Haut des gesunden Euters ist normalerweise leicht auf der Unterhaut verschieblich. Im Falle einer Entzündung eines Euterviertels fehlt diese Verschieblichkeit der Haut, was neben der Schmerzhaftigkeit, Ödematisierung und erhöhten Temperatur zur Diagnose von Eutererkrankungen dient.

Jeder **Mammarkomplex** enthält beim Rind im Gegensatz zum Gesäuge der Hündin und zum Euter der Stute nur einen **Milchdrüsenkörper** (**Corpus mammae**) resp. eine **Milchdrüse** (**Glandula mammaria —4**) sowie interstitielles Bindegewebe mit Nerven, Blut- und Lymphgefäßen. Die einzelne Milchdrüse besteht wiederum aus dem Ausführungsgangsystem und dem eigentlichen Drüsengewebe, in dem die Milch synthetisiert und sezerniert wird. Das Ausführungsgangsystem endet auf der Spitze der **Zitze** (**Papilla mammae**) mit der Öffnung (**Ostium papillare —5"**) des **Strichkanals** (**Ductus papillaris —5'**). An diesen schließt sich ein **Sammelraum** (**Zisterne, Sinus lactifer**) für die Milch an, der zum einen mit seinem **Zitzenteil** (**Pars papillaris —9"**) in der Zitze liegt und zum anderen mit seinem **Drüsenteil** (**Pars glandularis —9**) im Drüsenkörper liegt. Die Grenze zwischen Zitzenteil und Drüsenteil des Sammelraumes ist durch eine **Falte** (**Plica anularis mucosae —9'**) und durch einen Venenplexus, den FÜRSTENBERGschen VENENRING markiert. Dieser ist bei einer Amputation der Zitze zu beachten, da eine Verletzung dieser Venen zu starken nur schwer stillbaren Blutungen führt. Die Grenze zwischen dem Zitzenteil des Sammelraumes und dem Strichkanal ist durch radiär angeordnete **Schleimhautlängsfalten** (**Plicae longitudinales mucosae —11**), die **FÜRSTENBERGsche ROSETTE**, gekennzeichnet.

In den Sammelraum der Milchdrüse (Sinus lactifer) münden mehrere **große Milchgänge** (**Ductus lactiferi colligentes —8**). Jeder einzelne Milchgang nimmt die Milch aus einem der zahlreichen **Milchdrüsenlappen** (**Lobi glandulae mammariae —7**) auf, die ihm über **kleinste** (**Ductus alveolares lactiferi —13**) und **kleine Drüsengänge** (**Ductus lactiferi —14**) aus den einzelnen **Milchdrüsenläppchen** (**Lobuli glandulae mammariae —10**) des Drüsenlappens zufließt. Die Drüsenläppchen haben eine ähnliche Struktur wie eine Weintraube. Ihre bilateral leicht abgeplattete Form wird durch die Bindegewebssepten des Aufhängeapparates des Euters beeinflußt. Die Drüsenläppchen bestehen aus mehreren, zum Teil hintereinander geschalteten **Drüsenalveolen** (**Alveolae glandulae —12**). Diese Konstruktion der Drüse führte zu dem Begriff „Stapeldrüse". Die einzelnen Drüsenalveolen sind von Bindegewebssepten mit darin enthaltenen Nerven und Gefäßen umgeben. Dickere Bindegewebszüge fassen mehrere Drüsenläppchen zu den Milchdrüsenlappen zusammen.

Der Befestigung des Euters an der ventralen Bauchwand, in der Leistengegend, dienen Abspaltungen des oberflächlichen und tiefen Blattes der **äußeren Rumpffaszie** (**Fascia trunci externa —6**), die als **Aufhängeapparat des Euters** (**Apparatus suspensorius mammarius**) bezeichnet werden. Der Aufhängeapparat besteht aus den **Außenblättern** (**Laminae laterales —1**) und den elastischen **Innenblättern** (**Laminae mediales, Ligamentum suspensorium uberis —2**). Von beiden Faszienblättern dringen wiederum dünne **Blättchen** (**Lamellae suspensoriae —3**) in den Drüsenkörper ein, wodurch das Drüsenparenchym in Drüsenlappen gegliedert wird.

Mit Milch gefüllt hat ein hochlaktierendes Euter ein erhebliches Gewicht, welches den Aufhängeapparat des Euters, insbesondere die elastischen medialen Aufhängebänder, stark dehnt. Die Zitzen dieses prall gefüllten Euters weisen deshalb nach vorne und außen, weil die elastischen medialen Aufhängebänder stärker gedehnt werden als die überwiegend aus straffem Bindegewebe bestehenden lateralen Bänder.

Von klinisch-praktischer Bedeutung ist die Trennung der Drüsenkomplexe zwischen den beiden Vierteln einer Körperseite, aber auch zwischen den Körperseiten, zum Beispiel für die Amputation am Euter. Entzündliche Erkrankungen der Milchdrüse (Mastitis) in Folge einer aszendierenden bakteriellen Infektion können deshalb auf ein Euterviertel beschränkt sein. Antibakterielle Medikamente müssen dann auch in jedes (erkrankte) Euterviertel separat injiziert werden. Das Euter verfügt über natürliche Abwehrmechanismen. Bakterielle Infektionen durch den Strichkanal werden durch die speziellen Proteine und Lipide in den abgeschilferten Hornzellen der Strichkanalschleimhaut behindert. In neuerer Zeit werden auch Ultraschalluntersuchungen des Euters zur Diagnose von Eutererkrankungen durchgeführt.

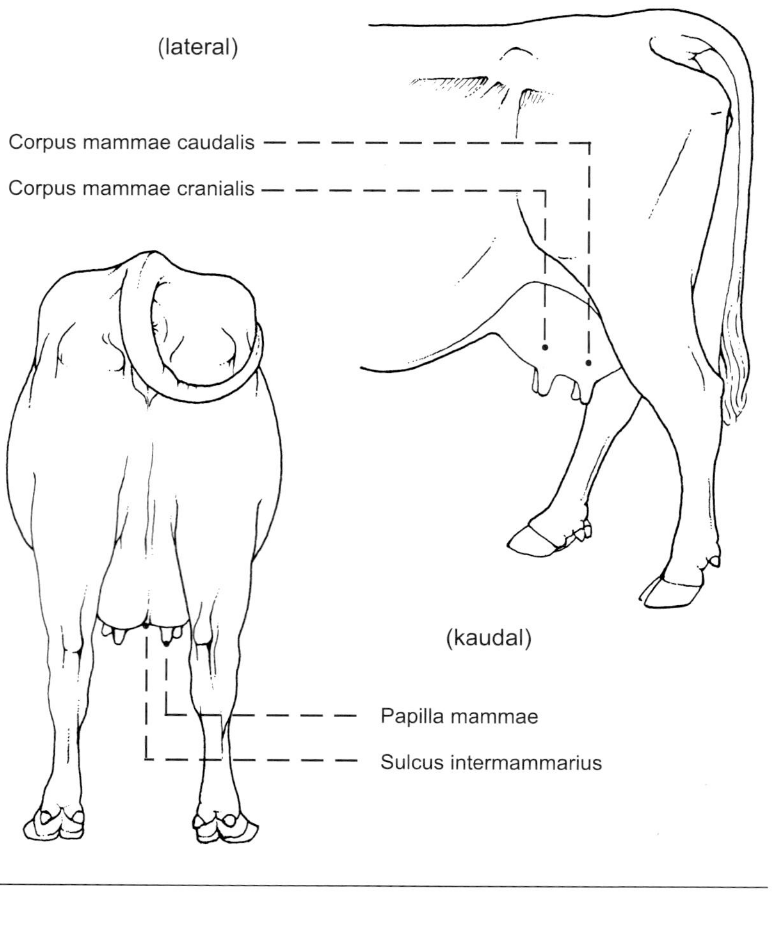

Uber

Sectio transversa

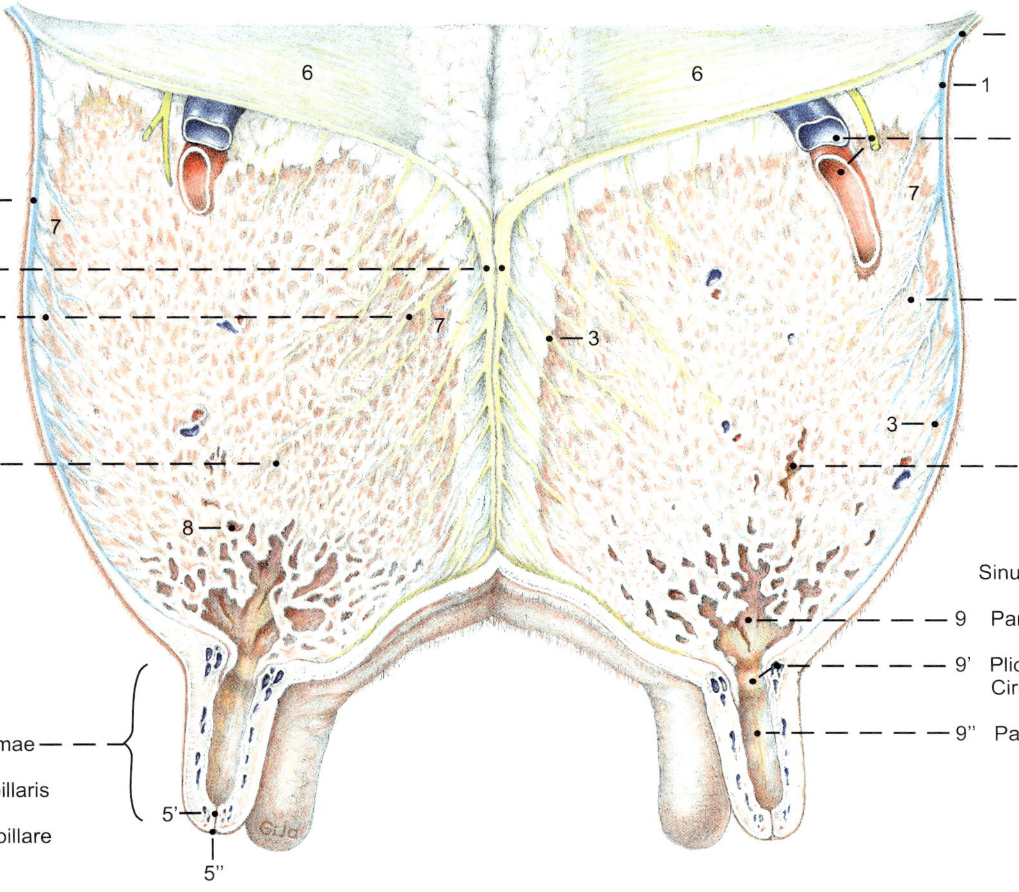

Glandula mammaria et Papilla mammae

Legenda:

10 Lobulus glandulae mammariae
11 Plicae longitudinales mucosae
12 Alveoli glandulae
13 Ductus alveolaris lactifer
14 Ductus lactifer

a Plexus venosus papillaris
b M. sphincter papillae
c Exocrinocytus lactus [Lactocytus]
d Gutta adipis
e Myoepitheliocytus stellatus
f Membrana basalis

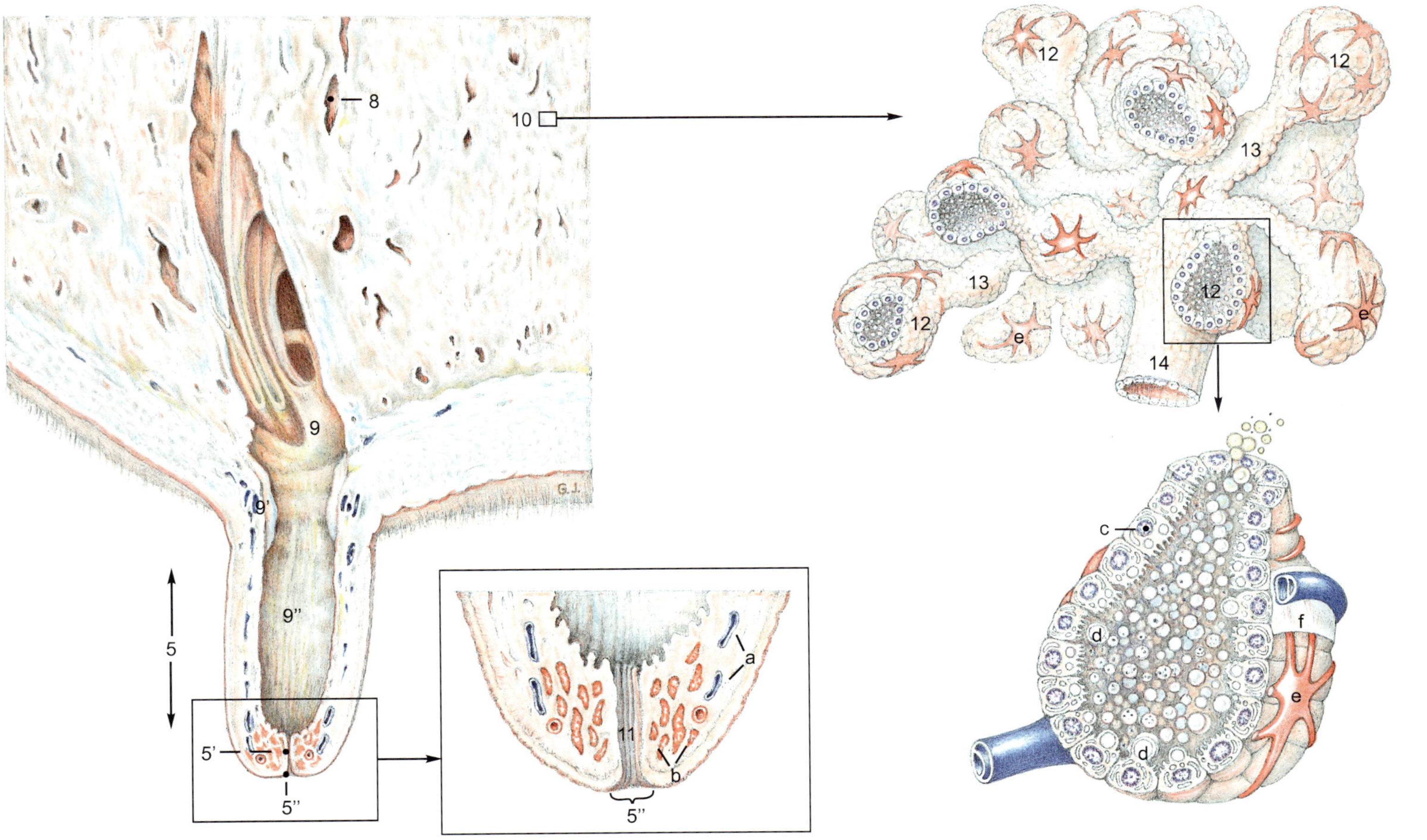

7. DAS EUTER MIT BLUTGEFÄSSEN, LYMPHSYSTEM UND NERVEN SOWIE DIE EUTERENTWICKLUNG

I. Das **Blutgefäßsystem** ist an die hohe Laktationsleistung des Euters angepaßt. Bis zu 600 Liter Blut müssen zur Produktion von einem Liter Milch das Euter durchfließen. Die Gefäße fallen deshalb auch durch ihr großes Kaliber auf, und sie haben zusätzliche Namen erhalten. Die A. epigastrica caudalis superficialis wird auch als **A. mammaria cranialis** (12) bezeichnet. Die **A. mammaria caudalis** (11) entspricht dem Ramus labialis ventralis der **A. pudenda externa** (10), der mit dem **R. labialis dorsalis et mammarius** (5) anastomosiert.

Die **V. epigastrica cranialis superficialis** zeichnet sich bei Milchkühen durch die Haut auf der ventralen Bauchwand ab. Diese Vene wird deshalb auch als **V. subcutanea abdominis** (18) bezeichnet. Die Stelle ihres Eintrittes in die Körperwand ist das „Milchnäpfchen" (Anulus venae subcutaneae abdominis). Die **V. epigastrica caudalis superficialis** wird auch als **V. mammaria cranialis** (12) bezeichnet. Die Vv. epigastricae caudalis superficialis und cranialis superficialis anastomosieren miteinander und bilden die „Milchader". Diese wird im Verlaufe der ersten Laktation ausgeweitet und ihre Venenklappen werden insuffizient, wodurch ein Blutfluß in beiden Richtungen möglich wird. Durch Verbindungen der Venen beider Körperseiten wird zwischen ihnen an der Euterbasis zusätzlich ein Venenring gebildet. In diesen Ring münden zahlreiche oberflächliche und tiefe Venen aus dem Euter ein. Die **V. mammaria caudalis** (11) entspricht der V. labialis ventralis. Über eine **V. labialis dorsalis et mammaria** (5) kann das Blut auch in die Vena pudenda interna abgeführt werden.

II. Die **Lymphe** wird aus dem Euter regionären Lymphknoten zugeleitet. Zur Hauptsache sind es die in ihrer Anzahl (1 – 3) variierenden und kaudal an der Euterbasis liegenden **Lnn. inguinales superficiales (s. mammarii —B)**. Sie sind von kaudal im Zwischenschenkelspalt tastbar. Es können auch kleine intramammare Lymphknoten vorkommen. Die Lymphe fließt zum **Ln. iliofemoralis (s. Ln. inguinalis profundus —A)** ab. *In der Fleischuntersuchung sind diese Lymphknoten regelmäßig anzuschneiden.*

III. Die **Innervation** des Euters erfolgt sensibel und andererseits autonom (sympathisch). Die Euterhaut und die Zitzen der Bauchviertel sowie die vordere Euterbasis werden von den ventralen Hautästen der **Nn. iliohypogastricus (a)**, **ilioinguinalis (b)** und **genitofemoralis (c)** versorgt. Die Haut der Schenkelviertel innerviert der **R. mammarius (f)** des N. pudendus. Der **R. cranialis (c')** und der **R. caudalis (c") des N. genitofemoralis** treten über den Leistenspalt in die Drüsenkörper selbst ein. Die sensible Innervation der Zitzen und der Gesäugehaut ist der afferente Schenkel des **neurohormonalen Reflexbogens**, der für das Einsetzen und Aufrechterhalten der Milchabgabe aus den einzelnen Mammarkomplexen bedeutsam ist. Der durch das Saugen an den Zitzen und das Massieren des Mammarkomplexes ausgelöste Reiz wird über die genannten Nerven zum Zentralnervensystem geleitet, wo in Kerngebieten des Hypothalamus das Hormon Oxytocin produziert wird. Auf diesen afferenten nervalen Reiz hin wird dieses Hormon über die Neurohypophyse in das Blutgefäßsystem ausgeschüttet und gelangt in die Milchdrüse. Hier löst das Hormon Oxytocin eine Kontraktion der myoepithelialen Korbzellen an den Drüsenendstücken der Milchdrüse aus, wodurch die Milch in die Ausführungsgänge und den Sammelraum gepreßt wird. Dieses „Einschießen" der Milch wird durch das bei Streß ausgeschüttete Hormon Adrenalin gestört, indem die Oxytocinwirkung an den myoepithelialen Korbzellen unterdrückt wird. (Einzelheiten s. Histologie- und Physiologiebücher.)

IV. Die **Entwicklung des Gesäuges (Mammogenese)** findet **pränatal** im Zuge der fetalen Entwicklung des Individuums unabhängig vom Geschlecht statt.

Bei beiden Geschlechtern entsteht an der seitlichen Körperwand zwischen der Anlage der Schulter- und der Beckengliedmaße eine **Milchlinie** als Verdickung der Oberhaut, die zur **Milchleiste** weiterentwickelt wird. Aus lokalen Epithelsprossen der Milchleiste und dem darunterliegenden Mesenchym entstehen die Anlagen der Mammar- resp. Milchdrüsenkomplexe – die **Mammarknospen** – in der tierartspezifischen Lokalisation und Anzahl. Das die Epithelsprosse umgebende Mesenchym wird als Areolargewebe bezeichnet. Jede Mammarknospe wird von einem leicht erhabenen Kutiswall begrenzt. Die Zitze entsteht bei den Wiederkäuern – wie auch beim Pferd – durch das Wachstum dieses Areolargewebes als **Proliferationszitze**, wobei der Kutiswall vollständig in die Bildung der Zitze einbezogen wird (Einzelheiten s. Lehrbücher der Embryologie).

Postnatal ist der Milchdrüsenkörper bei Bullen- resp. Kuhkälbern relativ unscheinbar, da seine Zitzen vergleichsweise kurz und die Milchdrüsen kaum ausgebildet sind. Das Ausführungsgangsystem der Milchdrüse besteht nur aus dem Strichkanal, dem Sammelraum (Zisterne) und den Anlagen der Sammelgänge, die als kurze solide Epithelsprosse angelegt sind. In diesem Entwicklungszustand verharrt das Euter bei männlichen Individuen normalerweise zeitlebens. Während der Pubertät kann aber auch bei einzelnen Bullenkälbern unter dem (vorübergehenden) Einfluß eines erhöhten Östrogenspiegels eine weitere Entwicklung der Milchdrüse erfolgen, wie sie natürlicherweise nur bei weiblichen Tieren vorkommt. Bei jungen Kühen reifen im Verlaufe der pubertären Entwicklung Follikel in den Eierstöcken, wodurch der Östrogenspiegel im Blut steigt. Im Euter erfolgt durch die erhöhte Östrogenkonzentration einerseits eine Zunahme des Binde- und Fettgewebes als sogenannter Platzhalter und andererseits proliferieren die Epithelsprosse als Anlagen der Ductus lactiferi weiter. Dabei teilen sie sich mehrmals, wodurch die kleinen Sammelgänge angelegt werden. Diese Proliferation der Milchdrüsenanlagen ruht bis zur ersten Trächtigkeit.

Während der ersten Trächtigkeit entstehen weitere Generationen von Milchgängen der Milchdrüse durch Wachstum und Teilung der Epithelsprosse. In der zweiten Hälfte der Trächtigkeit werden dann unter Verdrängung des platzhaltenden Fettgewebes die teilweise noch soliden Drüsenendstücke der Milchdrüse ausgebildet. Gegen Ende der Trächtigkeit entsteht unter dem Einfluß von Progesteron sowie Östrogen in diesen Drüsenendstücken ein Lumen und die Drüsenzellen beginnen unter Einfluß von Prolactin mit der Synthese von Milch (**Laktopoese**). Zuerst erfolgt die Sekretion des Kolostrums, der sogenannten Biestmilch. Diese ist sehr proteinreich, da sie Immunglobuline enthält, und kann durch beigemengte Erythrozyten leicht rötlich gefärbt sein. Dem Kolostrum kommt neben einer passiven Immunisierung des Neugeborenen durch die enthaltenen Immunglobuline eine weitere funktionelle Bedeutung zu, da diesem laxierende Eigenschaften zugeschrieben werden, die zum Abgang des Mekoniums (Darmpech) bei dem Neugeborenen führen sollen. Die Milchsekretion (Laktation) kann schon wenige Tage bis einige Stunden vor der Geburt einsetzen (erste Milchtropfen auf der Zitzenspitze), was als Hinweis auf die kurz bevorstehende Geburt angesehen wird. Während der Trächtigkeit werden alle angelegten Mammarkomplexe weiterentwickelt.

Nach der Geburt wird die Synthese und Sekretion von Milch nur in den Milchdrüsen- respektive Mammarkomplexen aufrechterhalten, die von dem Säugling auch genutzt werden. In den nicht genutzten Mammarkomplexen wird das Drüsengewebe sehr bald zurückgebildet. Diese Rückbildung (Involution) des Milchdrüsengewebes erfolgt dann am Ende der Laktationsperiode natürlicherweise nach dem Entwöhnen des Kalbes durch das Muttertier oder (künstlich) durch das Absetzen (Trennen) des Jungtieres vom Muttertier. Bei der Involution der Milchdrüse gehen die sezernierenden Drüsenzellen in den Drüsenendstücken und in den Ausführungsgängen zugrunde. Das Drüsengewebe wird durch Fett- und Bindegewebe ersetzt, was für die klinische Beurteilung der Konsistenz der einzelnen Euterviertel bedeutsam ist. Die Größe des Euters nimmt wieder ab, sie erreicht aber nicht wieder die geringe Ausgangsgröße eines Organes, das noch nicht laktiert hat.

Bei der Kuh können **überzählige Mammarkomplexe** (Mammae accessoriae) am Euter ausgebildet sein. Das Auftreten von überzähligen Zitzen (Afterzitzen) wird als präponierte (Nebenzitze), interkalare (Zwischenzitze) oder postponierte **Hyperthelie** (thelos – Sproß) bezeichnet. Entspringen solche überzähligen Zitzen als sogenannte Beizitzen auf der (Haupt-) Zitze eines Euterviertels, behindern sie das Melken und müssen deshalb entfernt werden. Ist an diese zusätzlichen Zitzen auch Drüsengewebe angeschlossen, spricht man von **Hypermastie**.

Arteriae, Venae et Nervi uberis

Facies sinistra

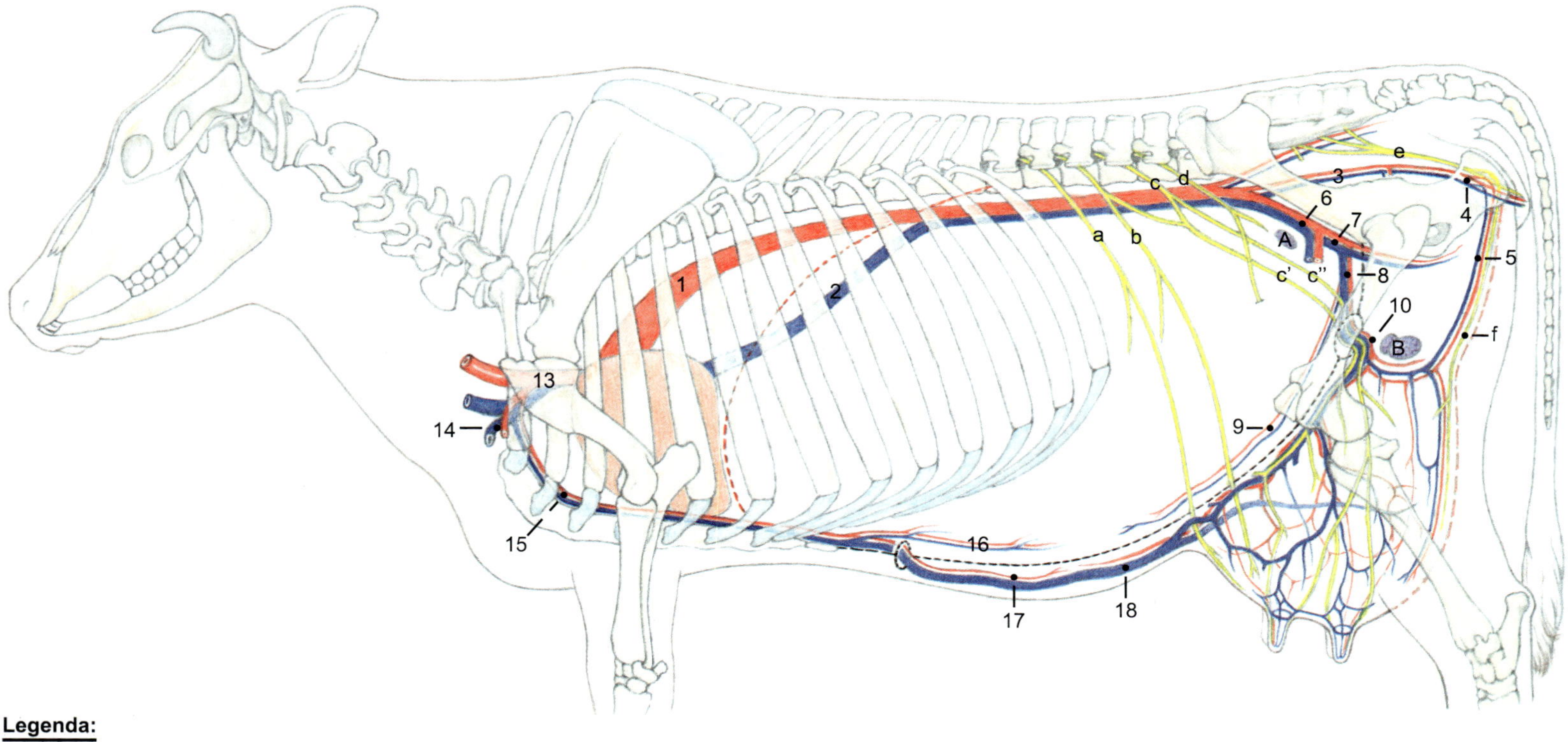

Legenda:

1 Aorta
2 V. cava caudalis
3 A. et V. iliaca interna
4 A. et V. pudenda interna
5 R. et V. labialis dors. et mammarius (- a)
6 A. et V. iliaca externa
7 A. et V. profunda femoris
8 Vasa pudendoepigastrica
9 A. et V. epigastrica caudalis
10 A. et V. pudenda externa
11 A. et V. mammaria caudalis
[Ramus et V. labialis ventralis]
12 A. et V. mammaria cranialis
[A. et V. epigastrica caud. supf]
13 Truncus brachiocephalicus et
V. cava cranialis
14 A. et V. subclavia sinistra
15 A. et V. thoracica interna
16 A. et V. epigastrica cran.
17 A. epigastrica cran. supf.
18 V. subcutanea abdominis
[V. epigastrica cran. supf.]

A Ln. iliofemoralis
[Ln. inguinalis prof.]
B Lnn. mammarii
[Lnn. inguinales supff.]
C Vasa lymphatica afferentia
C' Vasa lymphatica efferentia

Corpus mammae cranialis et -- caudalis sinistrum

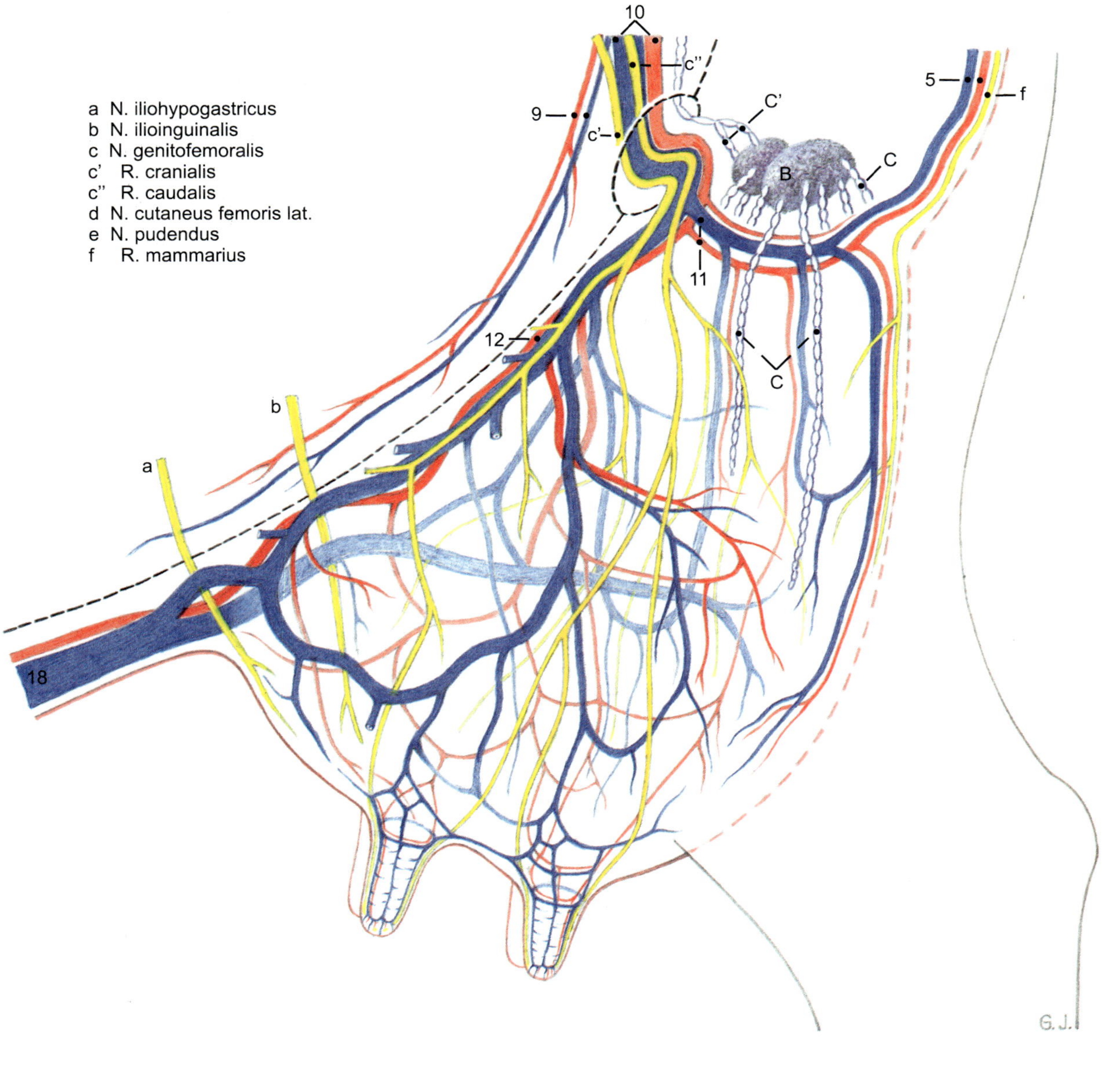

a N. iliohypogastricus
b N. ilioinguinalis
c N. genitofemoralis
c' R. cranialis
c'' R. caudalis
d N. cutaneus femoris lat.
e N. pudendus
f R. mammarius

a) Der **HODENSACK** (**SCROTUM —5**) des Bullen befindet sich kranial in der Regio pubica. Er ist *dorsoventral ausgerichtet und hat flaschenförmige Gestalt. Seine Oberfläche ist meist fleischfarben sowie feinbehaart und trägt kraniodorsal jederseits 2 kleine Zitzen.*

b) Die **HODEN** (**TESTES s. ORCHIS —4 und —16**) *hängen senkrecht im Hodensack, sind eiförmig und wiegen etwa 300g.* Die **Extremitas capitata** ist *dorsal* und die **Extremitas caudata** *ventral* gerichtet. Die Keimdrüsenbänder (Ligg. suspensorium testis, testis proprium, caudae epididymidis und scroti) und die Gekröse (Mesorchium, Mesepididymis, Mesoductus deferens und Mesofuniculus) verhalten sich wie beim Rüden und Hengst. Die *Tunica albuginea enthält besonders reichlich elastische Fasern. Das deutliche Mediastinum testis verläuft in der Hodenlängsachse und das Parenchym ist von hellgelber bis bräunlich-gelber Farbe.*

c) Der **NEBENHODEN** (**EPIDIDYMIS**) liegt mit seinem umfangreichen **Caput epididymidis** (**12**) *dorsal*, mit seinem schmalen **Corpus epididymidis** (**14**) *kaudomedial des Hodens und überragt mit seiner* **Cauda epididymidis** (**19**) *diesen ventral deutlich*. Der Zugang zur **Bursa testicularis** (**17**) befindet sich *kaudolateral zwischen Hoden und Nebenhodenkörper.*

d) Der **SAMENLEITER** (**DUCTUS DEFERENS**) strebt in seiner Gekrösefalte medial am Hoden dem **Samenstrang** (**Funiculus spermaticus —10**) zu. *Dieser ist entsprechend der Länge des Canalis vaginalis länger und schmaler als beim Pferd.* Nach seinem Eintritt in die Bauchhöhle überquert er das Lig. vesicae laterale und mündet mit dem Ausführungsgang der Samenblasendrüse in den gemeinsamen Ductus ejaculatorius, der auf dem Colliculus seminalis in der Harnröhre endet.

e) Die **AKZESSORISCHEN GESCHLECHTSDRÜSEN** (**GLANDULAE GENITALES ACCESSORIAE**) sind wie beim Hengst *vollzählig und nur beim Bullen* (und nicht beim Ochsen) *voll entfaltet*. Die **Samenblasendrüse** (**Gl. vesicularis —11**) *ist die größte akzessorische Geschlechtsdrüse des Bullen. Sie ist kompakt, höckerig* und liegt bei einer Länge von etwa 10 – 20 cm dorsal der Harnblase jederseits lateral der **Samenleiterampullen** (**Ampullae ductus deferentis —13**) und lateral der Harnleiter. Die Samenleiterampullen sind die spindelförmigen Erweiterungen der Samenleiter, in deren Wand Drüsen vorkommen. Der Ausführungsgang der Samenblasendrüsen mündet gemeinsam mit den verengten Endabschnitten des Samenleiters (Ductus ejaculatorius) auf dem Colliculus seminalis (s. o).

Die **Vorsteherdrüse** (**Prostata**) *ist verhältnismäßig klein* und befindet sich mit ihrem **Corpus prostatae** (**15**) dorsal der Harnröhre zwischen Samenblasendrüse und M. urethralis. Die 12 – 14 cm lange **Pars disseminata**, *in der Wand der Harnröhre gelegen, wird vom M. urethralis bedeckt.*

Die **Harnröhrenzwiebeldrüse** (**Gl. bulbourethralis —18**) ist walnußgroß und liegt jederseits paramedian in Höhe des Arcus ischiadicus dorsal der Harnröhre auf. *Sie ist größtenteils vom M. bulbospongiosus bedeckt und die Ausführungsgänge beider Drüsenhälften münden in die dorsale Ausbuchtung der Harnröhre.*

f) Der **PENIS** *des Bullen gehört zum fibroelastischen Typ*. Er reicht von seiner **Radix penis** (**h**) am Arcus ischiadicus bis zu seinem **Caput penis** (**k**) in der Nabelgegend. Er ist größtenteils von der äußeren Haut bedeckt, etwa 1 m lang und besitzt im Bereich des **Corpus penis** (**i**) die **Flexura sigmoidea penis** (**j**), *die kaudal des Skrotum liegt und deren dorsaler Bogen kranial und deren ventraler Bogen kaudal weist.* Die den Penis einhüllende **Fascia penis** (**E**, s. a. Textabb.) umscheidet ihn teleskopartig und spaltet das paarige **Lig. suspensorium penis** (**l**) ab. Der Penis besteht aus dem paarigen **harten Penisschwellkörper** (**Corpus rigidum s. cavernosum penis —J**), der mit den **Crura penis** (**7**) am Arcus ischiadicus beginnt und *von einer dicken, knorpelzellhaltigen **Tunica albuginea** (F) umgeben ist. Die Kavernen liegen hauptsächlich peripher. Axial ist ein knorpelharter Bindegewebsstrang ausgebildet. Das gewundene* **Caput penis** (**Pars libera penis**) *weist eine Linksdrehung auf, wie an der, bis zum engen* **Ostium urethrae externum** (**B**) *verlaufenden, **Rhaphe penis** (D) erkennbar ist.*

Eine weitergehende Linksdrehung des Penis bei der Erektion wird durch rechtsdrehend verlaufende Kollagenfasern seines Schleimhautüberzuges bewirkt. Ventromedian am Penis ist die Pars spongiosa (penina) der Harnröhre vom unpaaren **Harnröhrenschwellkörper** (**Corpus spongiosum penis —K**) umgeben. *Die Harnröhre liegt an der Penisspitze in einer oberflächlichen Rinne zwischen Rhaphe penis und kappenartiger undeutlicher* **Glans penis** (**Galea* glandis — A**). Die Eichel ist dem Harnröhrenschwellkörper zuzurechnen und enthält beim Bullen *wenig Schwellgewebe* (s. a. Textabb.).

Das **Praeputium** besteht, wie beim Rüden aber anders als beim Hengst, aus einer **Lamina externa** (**1**) sowie einer **Lamina interna** (**2**) und weist am **Ostium praeputiale** (**3**) borstenartige Haare auf.

Die **Muskeln** des Penis sind funktionell von besonderer Bedeutung. Der **M. ischiocavernosus** (**7**) zieht vom Arcus ischiadicus sowie von der Innenfläche des Sitzbeins zur Ventralfläche des M. urethralis. Der **M. bulbospongiosus** (**6**) bedeckt den Bulbus penis sowie große Teile der Gl. bulbourethralis und reicht bis zum Anfang des Corpus penis. Beide Muskeln regulieren bei der Erektion durch ihre Kontraktion den Zufluß sowie den Abfluß des Blutes. Der glatte **M. retractor penis** (**8**) entspringt wie beim Rüden und Hengst von den Schwanzwirbeln, *erhält Verstärkungszüge vom M. sphincter ani internus* und inseriert ventroparamedian distal des Kaudalbogens der Flexura sigmoidea penis. Bei der Erektion erschlafft der paarige Muskel und ermöglicht so ein Verstreichen der Flexur und damit die Verlängerung des Penis.

Die **Lymphgefäße** von Skrotum, Penis und Präputium münden in die **Lnn. inguinales superficiales** (**9**), die in Höhe des Schambeinkammes dorsolateral am Penis liegen. Die Lymphgefäße vom Hoden münden in die medialen Darmbeinlymphknoten.

Penis

(Facies sinistra)

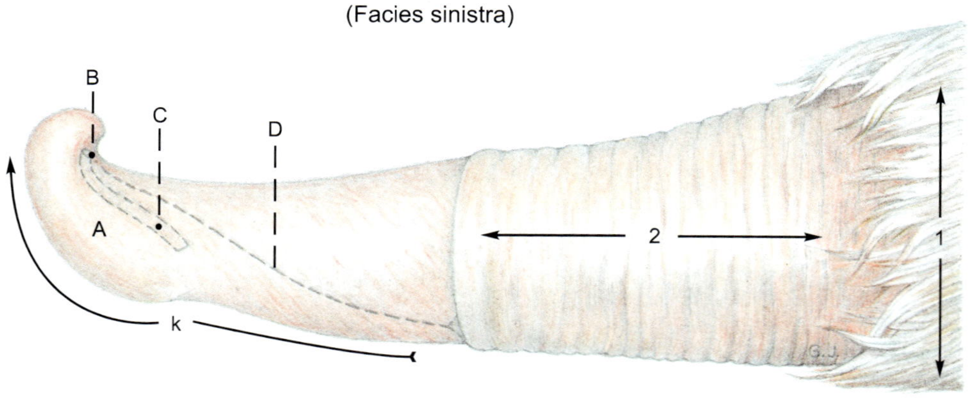

(Sectio transversa**)

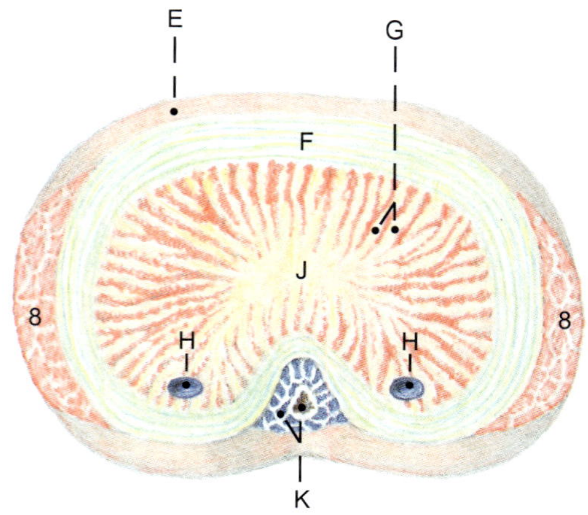

Legenda:

A Glans penis [Galea glandis]
B Ostium urethrae externum
C Processus urethrae
D Raphe penis
E Fascia penis
F Tunica albuginea
G Trabeculae
H V. profunda penis
J Corpus rigidum penis [Corpus cavernosum penis]
K Corpus spongiosum penis et Urethra

* Galea, – ae,f.,lat.=der Helm
** Querschnitt direkt kranial der Flexura sigmoidea penis

Organa genitalia masculina

(Facies sinistra)

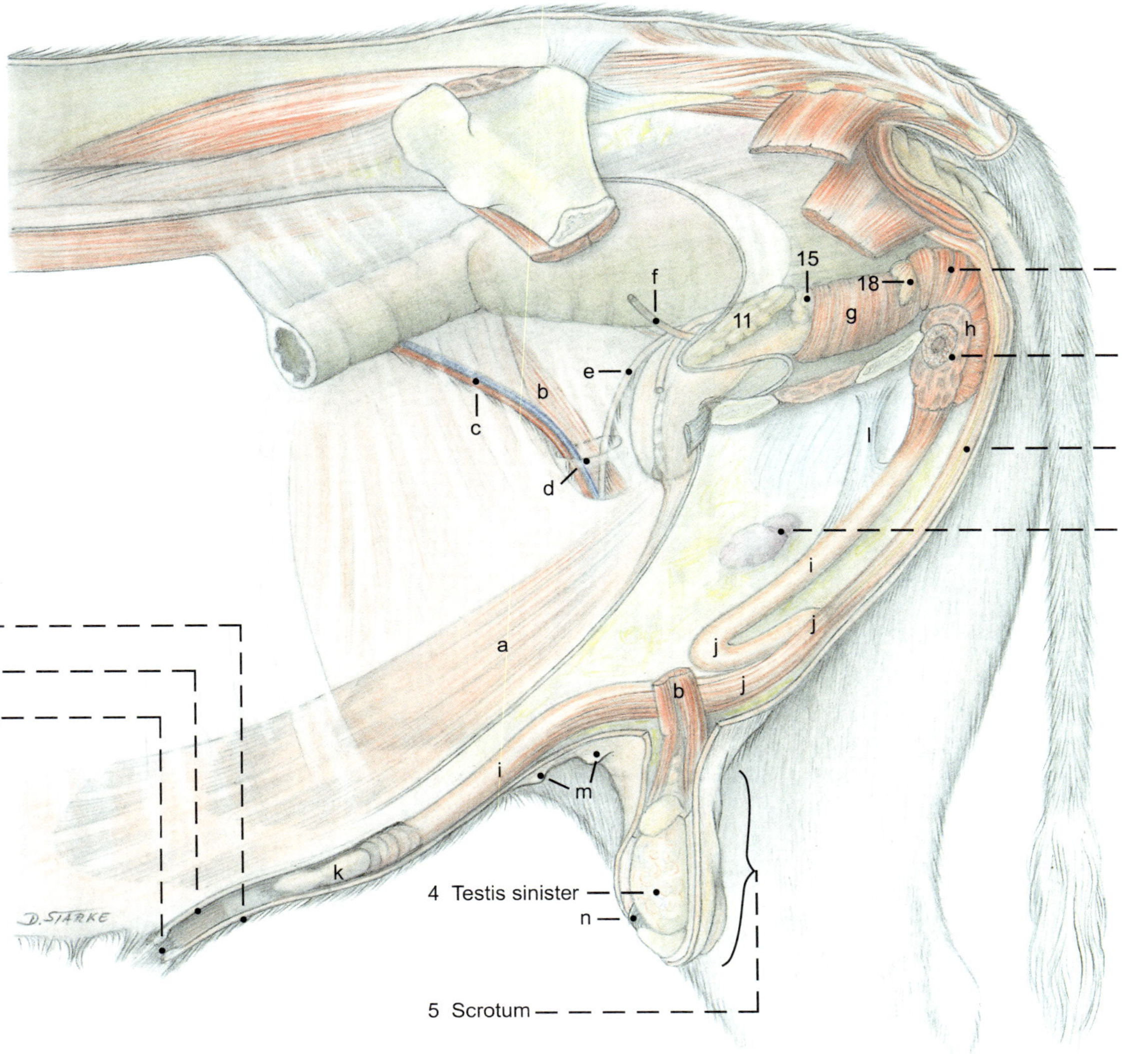

(vide p. 17, 19, 87)

Legenda:

a M. rectus abdominis
b M. cremaster
c A. et V. testicularis
d Anulus vaginalis peritonaei
e Ductus deferens

f Ureter
g M. urethralis
Penis:
h Radix penis
i Corpus penis

j Flexura sigmoidea penis
k Caput penis
(Pars libera penis)
l Lig. suspensorium penis
m Mamma masculina

n Ligamentum testis proprium
o Ligamentum caudae epididymidis
p Mesorchium proximale [Plica vasculosa]
q Mesoductus deferens
r Mesofuniculus
s Plexus pampiniformis

Testis et Epididymis

(kaudal)

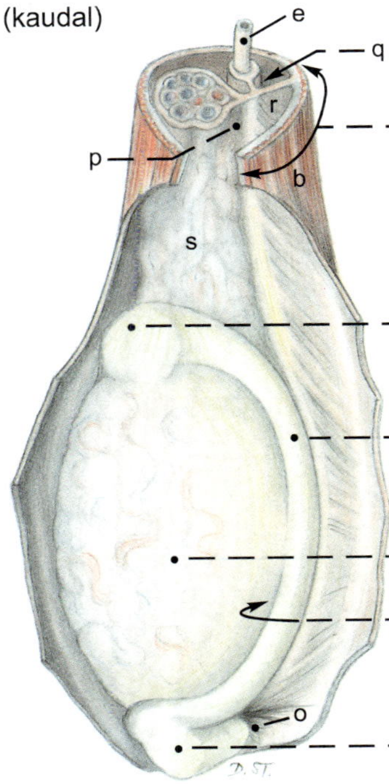

10 Funiculus spermaticus
11 Gl. vesicularis
12 Caput epididymidis
13 Ampulla ductus deferentis
14 Corpus epididymidis
15 Prostata (Corpus prostatae)
16 Testis
17 Bursa testicularis
18 Gl. bulbourethralis
19 Cauda epididymidis

Glandulae genitales accessoriae

(dorsal)

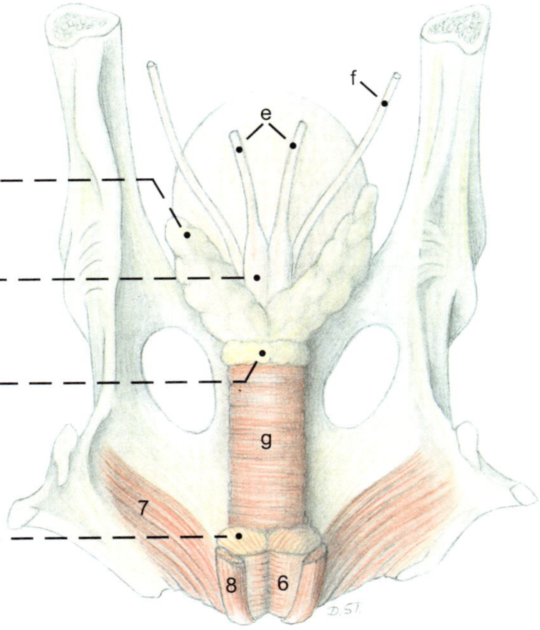

BSE-PROBLEMATIK AUS ANATOMISCHER SICHT

RISIKOMATERIALIEN IM TIERKÖRPER (ZUR VORINFORMATION S. 50 – 57)

Die folgenden Ausführungen, die auf dem Kenntnisstand vom Herbst 2001 basieren, sollen über eine sehr bedeutende Erkrankung und über Gefahren für den Menschen informieren. Die daraus gezogenen Schlußfolgerungen gehen soweit, daß das Rind, das bedeutendste landwirtschaftliche Nutztier, nicht mehr im Studiengang nach der Ganztierpräparationsmethode präpariert werden kann, sofern es älter als ein Jahr ist. Die im vorliegenden Buch über die gesamte Anatomie des Rindes niedergelegten Abhandlungen zur BSE-Problematik erscheinen aus angewandt-anatomischer Sicht sinnvoll und notwendig, weil die krankhaften Veränderungen über das primäre Zielgebiet der pathogenen Prionen weit hinaus in vielen Körperteilen, Organen und Geweben verbreitet sind, und weil unser Text mit den zugehörigen Abbildungen wertvolle Informationen über die Lage, Struktur und Funktion der BSE-Risikomaterialien bietet. Besondere Beachtung findet das autonome Nervensystem, das als weitverzweigter Infektionsweg den Magen-Darmkanal mit dem Zentralnervensystem verbindet. Auch das Lymphsystem und die lymphatischen Organe, die besonders bei Schaf und Ziege, aber auch beim Rind krankheitsrelevant sind, werden im vorliegenden Buch anschaulich abgehandelt.

WESEN DER KRANKHEIT

Die Krankheitsbezeichnung BSE = Bovine Spongiforme Enzephalopathie nimmt Bezug auf schwammartige Hirnveränderungen. Da die Verbreitung der Krankheit überwiegend durch Übertragung (Transmissibilität) erfolgt, wird auch von Transmissibler Spongiformer Enzephalopathie (TSE) gesprochen. Unter Berücksichtigung der Erreger (Prionen) wird BSE zu den Prionenkrankheiten gezählt, von denen Scrapie (Traberkrankheit des Schafes) am weitesten verbreitet, am längsten bekannt und am intensivsten erforscht ist. Prionproteine sind winzige Proteine (Durchmesser 4 – 6 nm) auf der Oberfläche von Nervenzellen und verschiedenen Zellen lymphatischer Gewebe. Sie kommen als normale und als pathogene Formen vor. In normalen Prionen sind die Aminosäureketten zum großen Teil zu α-Helices schraubig aufgewunden. Durch unbekannte Vorgänge, in manchen Fällen spontan durch Mutation im zugrunde liegenden Genom, entstehen pathogene (krankheitsauslösende) Prionen, deren Aminosäuren vermehrt „Faltblattstrukturen“ aufweisen. Die fehlgefalteten, pathogenen Prionen lösen BSE aus, indem sie normalen Prionen ihre Struktur aufzwingen, wodurch es zur Vermehrung der Krankheitserreger kommt. Diese gelangen im Zuge des Zellmembran-Recycling durch Endozytose (vesikulären Transport) in die Lysosomen der Nervenzellen, wo sie wegen ihrer Resistenz gegenüber Enzymen nicht abgebaut, sondern in „Plaques“ angehäuft werden und nach unbekanntem Mechanismus den Nervenzelltod herbeiführen (Hörnlimann et al., 2001).

Modell des Prionproteins (lila = helikale Struktur, blau = Faltblattstruktur)

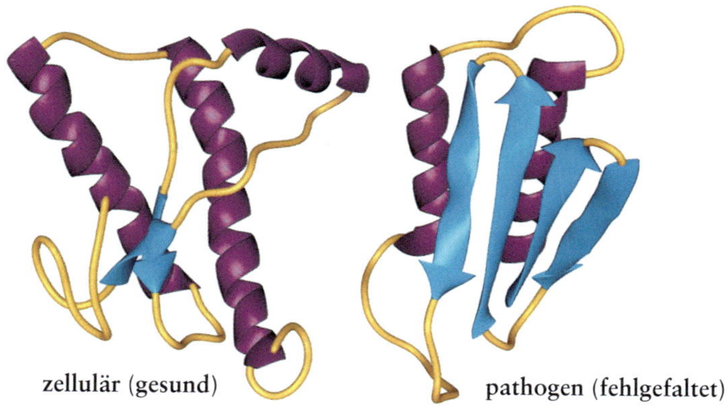

zellulär (gesund) pathogen (fehlgefaltet)

VERBREITUNG VON PRIONENERKRANKUNGEN

Prionenkrankheiten wurden bei vielen Spezies nachgewiesen, so bei Schafen, Ziegen, Rindern, Zoo- und Wildwiederkäuern, Nerzen, Großkatzen und Rhesusaffen. Beim Menschen kommen sie als Creutzfeldt-Jakob Krankheit, Gerstmann-Sträussler-Syndrom, fatale familiäre Insomnie und Kuru vor. Der Prionenkrankheit des Hausrindes kommt aus zweierlei Gründen die größte Bedeutung zu:

1. Die BSE-Erreger können offenbar die Artenschranke überwinden und so für den Menschen sehr gefährlich werden.

2. Das Rind ist für die menschliche Ernährung von großer Bedeutung, und im Falle einer unerkannten Prionenerkrankung bedeutet dies eine Gefahr für den Menschen.

DIE SYMPTOME DER BSE-ERKRANKUNG

Das durchschnittliche Alter BSE-erkrankter Rinder liegt etwa bei 3 Jahren. Erste sichtbare Krankheitszeichen können bereits im Alter von 20 Monaten auftreten. Infolge der Hirnerkrankung treten Überempfindlichkeit gegenüber äußeren Reizen (z. B. Lärm), Ängstlichkeit, Aggressivität und Bewegungsstörungen bis zum Niederstürzen auf. Im Endstadium kommt es zum Festliegen bis zum Tod. Eine Heilung ist ausgeschlossen.

DIAGNOSE DER BSE-ERKRANKUNG

Im Endstadium der Erkrankung kann anhand der klinischen Befunde eine Verdachtsdiagnose gestellt werden. Eine sichere Bestätigung ist erst nach dem Tode möglich. Ein Schnelltest mit homogenisiertem Stammhirngewebe basiert auf unterschiedlichen Eigenschaften der normalen und pathogenen, fehlgefalteten Prionen gegenüber K-Proteinasen. Für den BSE-Schnelltest werden Stammhirnanteile des zu testenden Rindes entnommen und nach der Homogenisierung mit K-Proteinasen verdaut. Der Nachweis der verbleibenden Prionen erfolgt mit einem spezifischen Antikörper. Dieser Antikörper kann intakte normale und pathogene, fehlgefaltete Prionen nicht unterscheiden. Nach einer Proteinase-K Verdauung bleibt aber nur das pathogene Prion intakt und kann deshalb dargestellt werden. Das normale Protein kann nach seiner enzymatischen Aufspaltung jedoch nicht mit dem Antikörper reagieren. Im Verdachtsfall (reaktives Ergebnis) müssen weitere Überprüfungen mit histologischen oder zytologischen (elektronenmikroskopischen) Methoden erfolgen. Diese absichernden Testverfahren sind aber nur geeignet, infizierte Tiere im Spätstadium der Erkrankung zu erfassen. Sensitivere Testverfahren, die während der sehr langen symptomfreien Inkubationszeit erfolgreich wären, befinden sich erst im Stadium der Entwicklung. Sichere Tests am lebenden Tier fehlen noch.

MÖGLICHE URSACHEN FÜR DAS AUFTRETEN NEUER PRIONENKRANKHEITEN

Die genauen Ursachen sind nicht bekannt. Es werden mehrere Möglichkeiten (Wahrscheinlichkeiten) diskutiert.

1. Der Scrapie-Erreger der Schafe könnte die Artenschranke bei Infektion des Rindes überwunden haben und zum BSE-Erreger mutiert sein. Scrapie ist in Großbritannien weit verbreitet, und erkrankte Tiere gelangten auch in Tierkörperbeseitigungsanstalten zur Tiermehlherstellung. Ursächlich könnte eine Änderung im Herstellungsverfahren sein, wobei auf den Einsatz bestimmter organischer Lösungsmittel verzichtet, und die Temperatur im Herstellungsprozeß deutlich abgesenkt wurde. Pathogene Prionen überstanden diesen Prozeß und wurden bei der Tiermehlverfütterung von den Rindern aufgenommen, an die sie sich offenbar adaptierten. Nach überwiegender Überzeugung erfolgte in Deutschland die Infektion nicht über Tiermehl, sondern wurde bereits im Alter der Saugkälber durch Milchaustauscher verursacht (Milchfett wird gegen Talg aus Gekrösefett und Bauchfett ausgetauscht und den Kälbern verfüttert). Die Hypothese über eine Infektion durch Fütterung hat deshalb einen hohen Wahrscheinlichkeitswert, weil ein Verbot von Tiermehl deutliche Erfolge zeitigte (Hörnlimann et al., 2001).

2. Prionenkrankheiten treten in sehr seltenen Fällen spontan bei Mutation des Erbgutes auf. Wenn derartig erkrankte Rinder zu Tiermehl verarbeitet werden, ist ebenfalls eine weite Verbreitung denkbar.

INFEKTIONSWEGE BEI PRIONENERKRANKUNGEN

1. Eine **perinatale Infektion** des Foetus/Neugeborenen erfolgt bei der Scrapie-Erkrankung des Schafes, wurde aber beim Rind nicht nachgewiesen. Eine intrauterine Infektion des Rindes wird nicht ausgeschlossen.

2. Eine **enterale Infektion** ist bei Rind und Schaf sehr wahrscheinlich. Genaue Kenntnisse über die Infektion des Rindes liegen nicht vor. Hypothetische Vorstellungen werden durch Rückschlüsse aus Tierversuchen an Nagetieren gewonnen, von denen die transgene Maus und der Hamster (wegen außergewöhnlich kurzer Infektionszeit) besonders geeignet erscheinen. Außerdem können mögliche Parallelen zur Scrapie-Erkrankung der Schafe gezogen werden, und erste Erkenntnisse vom Rind verwertet werden.

DIE RESORPTION IM DARM

Die Resorption fehlgefalteter, pathogener BSE-Prionen soll vornehmlich im Ileum unter Vermittlung der M-Zellen erfolgen, die als modifizierte Enterozyten das gutentwickelte lymphatische Gewebe (Lymphonoduli aggregati, PEYERsche Platten) domartig überlagern und andererseits Kontakt zum Darmlumen aufweisen (s. Lehrbücher der Histologie). Im lymphatischen Gewebe, besonders in den PEYERschen Platten, erfolgt unter intensiver Beteiligung der dendritischen Retikulumzellen eine Replikation der pathogenen Prionen und ein Transport auf unbekanntem Wege zum autonomen Nervensystem (Mabott and Bruce, 2001).

DER NEURONALE TRANSPORT DURCH DAS AUTONOME NERVENSYSTEM (s. Textabb.)

Der neuronale Infektionsweg vom Darm zum primären Zielgebiet der pathogenen Prionen in der Obexregion des verlängerten Rückenmarks (Medulla oblongata) erfolgt offenbar über das autonome Nervensystem durch einen axonalen Transport, wobei die Mikrotubuli als „Leitschiene" fungieren. Diskutiert wird auch eine „Ausbreitung" nach dem „Dominoprinzip", wobei an der Oberfläche von Neuronen die hier gelegenen Prionen nacheinander fehlgefaltet werden. Vergleichbar mit einem weitverzweigten Wasserstraßennetz mit verschiedenen Strömungen (entsprechen den verschiedengerichteten neuroaxonalen Transporten und Nervenimpulsrichtungen) und zahlreichen Unterbrechungen (entsprechen den Synapsen), leiten die Anteile des autonomen Nervensystems die pathogenen Prionen zentralwärts. Daran beteiligen sich die drei Hauptanteile des autonomen Nervensystems: 1. der enterale Nervenplexus, 2. das parasympathische Nervensystem (bes. der N. vagus) und 3. das sympathische Nervensystem (bes. die Eingeweidenerven) mit efferenten und afferenten Axonen. Die im Verlaufe der Nervenfaserbündel gelegenen Ansammlungen von Nervenzellkörpern (Ganglien) könnten pathogene Prionen speichern und wären zum Risikomaterial zu zählen. Sie stellen besonders dann ein Risiko dar, wenn sie an „Durchgangswasserstraßen" für fehlgefaltete Prionen liegen (z. B. Ganglion coeliacum), viel weniger aber dann, wenn sie sich im Nebenschluß befinden (z. B. Ganglienzellen im Plexus cardiacus, die keine direkte Verbindung zum Magendarmtrakt haben). Mindestens drei alternative Wege zum ZNS sind aufgrund von Versuchen an Nagetieren vorstellbar und teils direkt oder indirekt bewiesen (McPride et al. 2001).

1. Ein Weg soll **über parasympathische Fasern** bei Umgehung des Rückenmarks im N. vagus zum primären Zielgebiet der pathogenen Prionen in der Obexregion führen. Die Ursprungsperikarien der vagalen Efferenzen liegen im Nucleus parasympathicus (dorsalis) nervi vagi, und die Perikarien der vagalen Afferenzen liegen noch außerhalb des ZNS im Ganglion proximale und distale nervi vagi (vergleichbar dem Ganglion spinale) und senden ihre kurzen zentralen Axone zur Obexregion.

2. Eine alternative Route verläuft vom Darm, über Praevertebralganglien (Textabb., 3) in **sympathischen Eingeweidenerven (N. splanchnicus major und Nn. splanchnici minores, —lumbales, —sacrales)**, zum sympathischen Grenzstrang (Textabb., 2). Von hier führt der Weg retrograd (entgegen der Nervenimpulsrichtung) über efferente Axone durch die ventrale Nervenwurzel zum Seitenhorn des Rückenmarks, wo die efferenten Ursprungsperikarien liegen. In Übereinstimmung mit der Nervenimpulsrichtung gelangen afferente Axone über die dorsale Nervenwurzel, wo im Ganglion spinale (Textabb., 1) ihre Perikarien liegen, zum Dorsalhorn des Rückenmarks, und von hier führen Rückenmarksbahnen zur Obexregion (King, 1999).

3. Auf einer weiteren Route können pathogene Prionen **im sympathischen Grenzstrang** und danach über das Ganglion stellatum, die Ansa subclavia und den Truncus vagosympathicus zum Kopf aufsteigen oder in umgekehrter Richtung zum Kreuzbeinbereich und Schwanz absteigen.

HÄMALER INFEKTIONSWEG BEIM SCHAF UND EVENTUELL BEIM RIND

Ein zusätzlicher hämaler oder lymphatischer Infektionsweg ist bei Schaf und Ziege viel wahrscheinlicher als beim Rind, weil die genannten kleinen Wiederkäuer im Falle der Erkrankung in vielen Lymphknoten und lymphatischen Organen (Milz, Thymus, Tonsillen) eine hohe Konzentration an Scrapie-Prionen aufweisen, auch in solchen Lymphknoten (z. B. Buglymphknoten), deren Einzugsgebiete nicht den Magen-Darm-Trakt erfassen. Ob – und gegebenenfalls – wie bei einer hämalen Infektion die Blut-Hirnschranke überwunden wird, ist noch nicht geklärt. Obwohl Scrapie-Erreger nicht vom Schaf auf den Menschen übertragbar sind, darf der Verzehr von infiziertem Schaffleisch nicht als harmlos gelten, zumal auch infiziertes Tiermehl an Schafe verfüttert wurde, und diese Tierart experimentell über die Nahrung mit BSE infiziert werden konnte. Eine mögliche BSE-Infektion des Schafes könnte differential-diagnostisch kaum von Scrapie abgegrenzt werden, da die klinischen Symptome bei beiden Krankheiten weitgehend identisch sind, und bisher kein Schnelltest zur Unterscheidung von Scrapie und BSE zur Verfügung steht. Eine mögliche BSE-Infektion des Schafes wird besonders gefürchtet, weil BSE (ebenso wie bei Scrapie nachgewiesen) in Schafpopulationen persistieren könnte. Die Gefahr für den Verbraucher wäre auch deshalb besonders groß, weil die extracerebrospinalen Risikomaterialien im Schafkörper besonders weit verbreitet wären. Aus diesen Gründen sind verbesserte diagnostische Verfahren und Schnelltests zur Unterscheidung von BSE und Scrapie dringend erforderlich.

Sympathicus

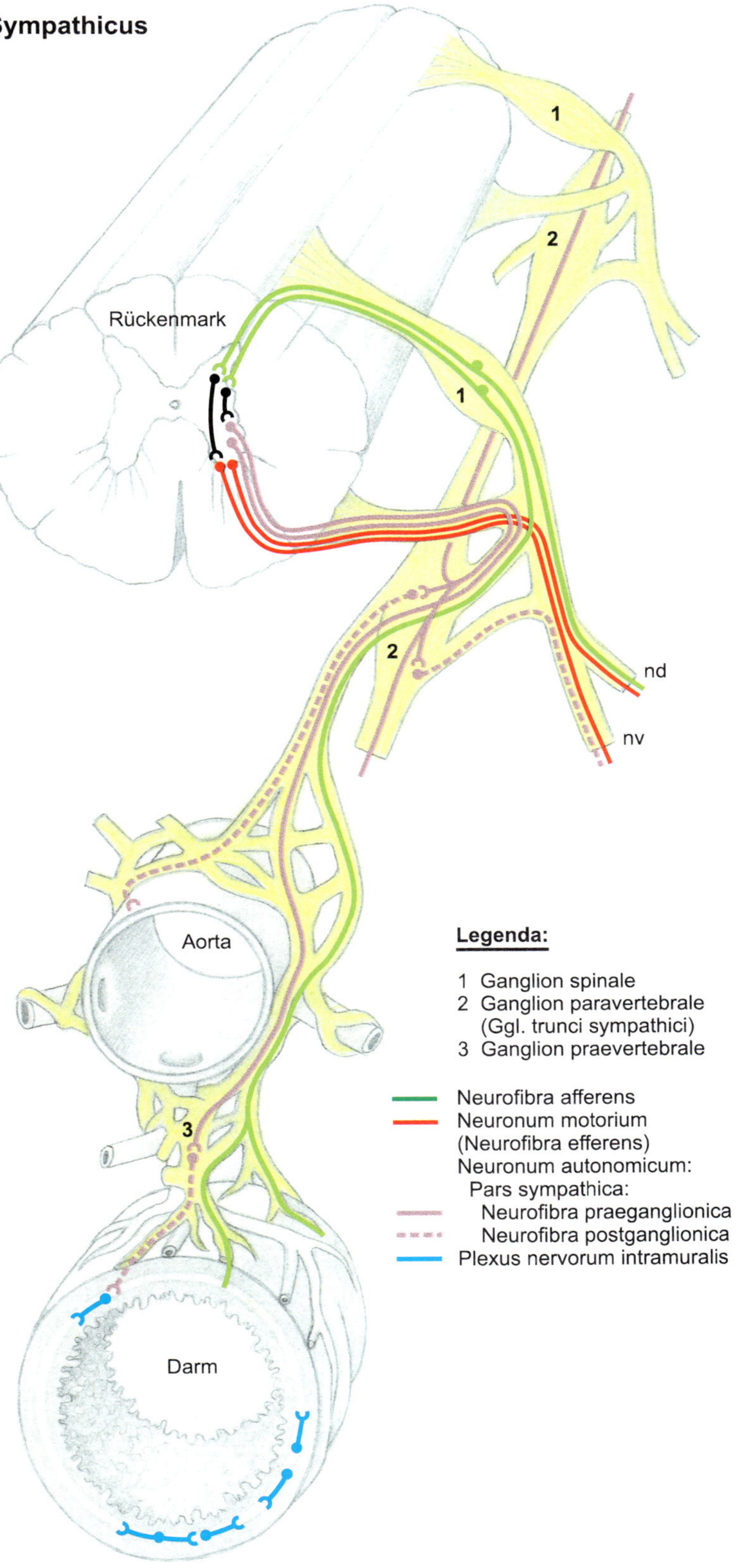

AREALE HÖCHSTER PRIONENKONZENTRATIONEN IM STAMMHIRN

Das primäre Zielgebiet pathogener, fehlgefalteter Prionen, die Obexregion des Rautenhirns, liegt im Übergangsbereich zwischen Hirn und Rückenmark (Obex = Riegelverschluß am hinteren Ende der vierten Gehirnkammer). In der Obexregion liegen wichtige Kerngebiete, die im Krankheitsfalle die typischen spongiformen Veränderungen aufweisen (Löchrigkeit, besonders der Nervenzellen). Zu den Kerngebieten gehören der Nucleus ambiguus, der Nucleus tractus solitarii, Nuclei der Formatio reticularis und der Nucleus dorsalis nervi vagi, von dem die parasympathischen Efferenzen des N. vagus ausgehen. Auch weiter entfernt liegende Kerngebiete des Stammhirns, wie der Streifenkörper mit Nucleus caudatus, lassen neuropathologische Veränderungen erkennen. Spongiforme Encephalopathie in der Kleinhirnrinde erklärt die Bewegungsstörungen mit Ataxien bei den erkrankten Rindern.

MORPHOLOGISCHE VERÄNDERUNGEN IN DER OBEXREGION BEI BSE

Im Falle der Infektion mit fehlgefalteten, pathogenen Prionen kommt es besonders in den genannten Kerngebieten zur starken Vermehrung des Erregers, ohne zunächst Symptome zu verursachen. Es bildet sich in den Nervenzellen unlösliches „Amyloid", das hohe Konzentrationen fehlgefalteter pathogener Prionen enthält. Die Nervenzellen werden dabei löchrig (spongiform). Dieser Prozeß wird von einer Veränderung benachbarter Gliazellen (Gliose) begleitet, die mit der Synthese proinflammatorischer Zytokine und neurotoxischer Faktoren einhergeht. Die genauen Vorgänge der Neurodegeneration sind nicht bekannt.

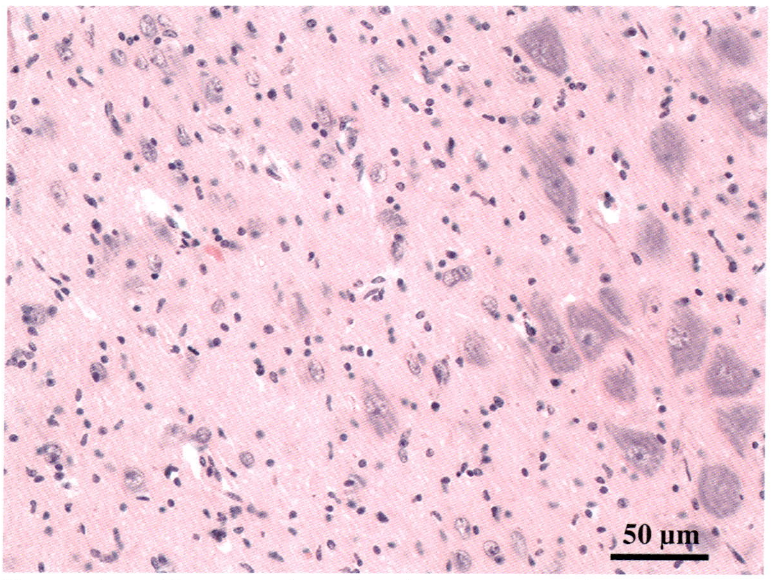

Unverändertes Nervengewebe in der Obexregion (Vaguskern)*

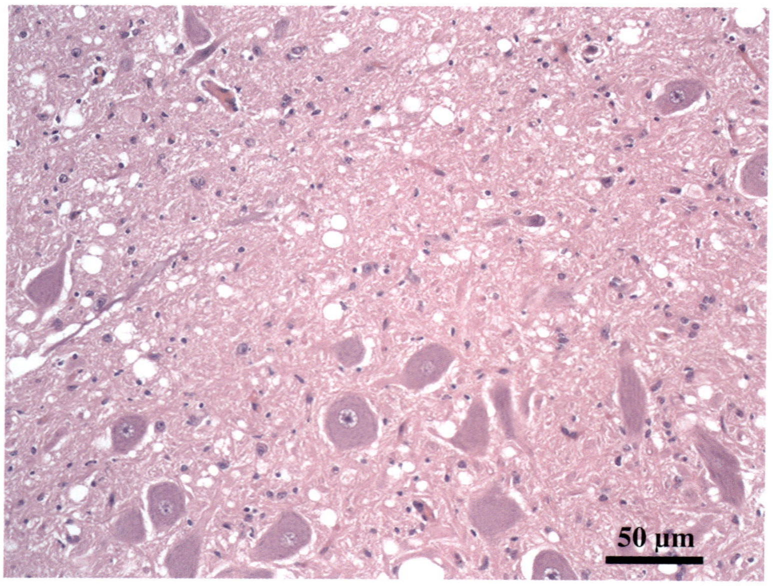

Nervengewebe in der Obexregion bei BSE-Erkrankung**

ENTNAHME DES HIRNSTAMMES FÜR DIE LABORUNTERSUCHUNG

Nach der Schlachtung und Dekapitation des Rindes wird Hirnstamm-Material durch Einführung einer Kürette in den Subarachnoidalraum entnommen, wobei das Foramen magnum am ungehälfteten Kopf als Zugang dient. Das Myelencephalon und das Metencephalon werden durch einen Querschnitt durch das Mesencephalon von weiter rostral gelegenen Stammhirnanteilen getrennt, und die Wurzeln der Gehirnnerven V – XII und die Pedunculi cerebellares werden zur Isolation der Stammhirnprobe durchschnitten. Die herausgelöste Stammhirnprobe wird auf das Vorhandensein auffälliger und wichtiger Bestandteile und damit auf seine Qualität überprüft. Dazu gehören an der Ventralseite der Probe der Pons und die Pyramiden und an der Dorsalseite die durchschnittenen Pedunculi cerebellares und Reste des Velum medullare rostrale sowie der Vermis cerebelli und Anteile des vierten Hirnventrikels inklusive Obex. Das Material der Obexregion mit dem Nucleus ambiguus, Nucleus tractus solitarii, Nucleus parasympathicus nervi vagi und Nuclei der Formatio reticularis werden für den BSE-Schnelltest verwendet. Bei positivem Testergebnis schließen sich eine histopathologische, immunhistochemische und elektronenmikroskopische Untersuchung an, und dafür werden weiter rostral gelegene Hirngewebe der entnommenen Stammhirnprobe verwendet (z. B. Corpora restiformia und kaudale Teile des Mesencephalon). Die Durchschneidung der Stammhirnprobe muß durch exakte Querschnitte, senkrecht zur Längsachse des Gehirns erfolgen, um sicherzustellen, daß die neuroanatomischen Strukturen korrekt lokalisiert, und die Kerne sicher identifiziert werden können. Der sachgemäßen korrekten Probenentnahme kommt somit größte Bedeutung zu (Venturini et al., 2000).

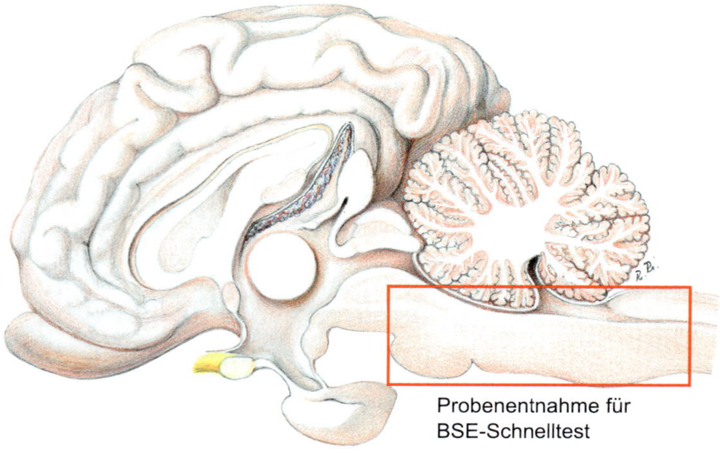

ÜBERTRAGBARKEIT VON BSE AUF DEN MENSCHEN

Die Infektion des Menschen mit BSE-Erregern und die nachfolgende Erkrankung an der neuen Variante der Creutzfeld-Jacob Krankheit (nvCJK) gelten als sehr wahrscheinlich. Bei der nvCJK erfolgt die Vermehrung der Erreger auch außerhalb des ZNS in lymphatischen Organen (z. B. Tonsillen), während bei der sporadisch auftretenden (klassischen) CJK die neuropathologischen Veränderungen auf das Gehirn und Rückenmark beschränkt bleiben.

Für die Übertragbarkeit vom BSE-erkrankten Rind auf den Menschen spricht, daß die Erreger von BSE und nvCJK biologisch und biochemisch nicht voneinander abweichen und sich andererseits von Scrapie-Erregern unterscheiden. Der zeitliche und räumliche Zusammenhang zwischen dem Auftreten von BSE und nvCJK in Großbritannien stützen diese These. Die Möglichkeit des Auftretens der nvCJK in Deutschland kann nicht ausgeschlossen werden. Sie dürfte von der Menge an BSE-Erregern in Nahrungsmitteln und deren Verzehr abhängig sein. Eine mögliche Infektion durch Kontamination der Schleimhäute (z. B. Wischen an Augenlidern) ist bei der Kuru-Krankheit wahrscheinlich und bei BSE nicht ausgeschlossen. Die Kontamination ist auch deshalb besonders gefürchtet, weil die Inkubationszeit im Vergleich zur jahrzehntelangen Inkubation bei enteraler BSE-Infektion besonders kurz ist (Erfahrung bei der Kuru-Krankheit).

Auch eine iatrogene (vom Arzt verursachte) Übertragung von BSE-Erregern wurde in der Literatur beschrieben. Die Transmission kann u. a. durch folgende Handlungen erfolgen: 1. Bei Operationen mit kontaminierten chirurgischen Instrumenten (Übertragung von Gehirn zu Gehirn). 2. Durch Transplantationen infizierter Gewebe wie Augenhornhaut und Dura mater. 3. Durch Injektion erregerhaltiger Hypophysenhormone und Impfstoffe.

* Präparat: Prof. Dr. G. Böhme, Institut für Veterinär-Anatomie, FU-Berlin
** Präparat: Prof. Dr. F. Ehrensperger, Institut für Veterinärpathologie, Zürich

Bei der Übertragung spielt offensichtlich eine genetisch determinierte Empfänglichkeit eine erhebliche Rolle, denn es erkranken bislang nur wenige Individuen an nvCJK bzw. nur einzelne Rinder einer Herde an BSE. Die Art und Weise der Übertragung prägt die Inkubationsdauer. Bei der Erreger-Aufnahme mit der Nahrung kann sie mehrere Jahrzehnte dauern und bei parenteraler (z. B. iatrogener) Infektion oder durch Kontamination der Schleimhäute ist sie wesentlich kürzer.

GEFAHREN DURCH KONSUM VON FLEISCH UND FLEISCHERZEUGNISSEN

Die Gefahren steigen mit der Menge an konsumierten Risikomaterialien und deren Konzentration an pathogenen, fehlgefalteten Prionen. Von den Anteilen des Nervengewebes dürfte von den Perikarien und damit von **Ganglien** und **Kerngebieten** eine wesentlich größere Gefahr ausgehen als von Axonen und damit von Nerven und Nervenbahnen, weil erstere einen viel größeren Volumenanteil einnehmen und eine Prionenkonzentration in Lysosomen vorliegt, die im Nervenzellkörper (und nicht in den Fortsätzen) liegen. Eine besondere Gefahr geht von solchen Ganglien oder Kerngebieten aus, die an „Durchgangswasserstraßen“ (s. S. 95) krankhafter Prionen liegen. Die Gefahr ist umso größer, je näher die Ganglien an verwertbaren Fleischpartien liegen (z. B. unmittelbare Nähe der Lendengrenzstrangganglien am Filet) und dann unbeabsichtigt in die Nahrungskette gelangen können. Andererseits geht von Kopf-Ganglien, die innerhalb des Schädels oder in Knochenkanälen liegen, keine große Gefahr aus, weil der Schädel als Risikomaterial konfisziert wird. Gemäß der Konzentration an pathogenen, fehlgefalteten Prionen wird folgende Gefahrenabschätzung vorgenommen, in die auch Erfahrungen mit Scrapie einflossen:

1. **Gewebe hoher Infektiosität:** Gehirn, Rückenmark samt umgebende Hirn- und Rückenmarkshäute, Augen, Spinalganglien

2. **Gewebe mittelgradiger Infektiosität:** Darm, Mandeln, Milz, Plazenta, Uterus, foetales Gewebe, Liquor cerebrospinalis, Hirnanhangsdrüsen und Nebenniere

3. **Gewebe niedriger Infektiosität:** Leber, Speicheldrüse, Thymus, Knochenmark, Röhrenknochen, Nasenschleimhaut, periphere Nerven.

4. **Eine Infektiosität wurde** in folgenden Geweben/Organen **nicht nachgewiesen:** Skelettmuskulatur, Herz, Niere, Milch, Fette (ausser Gekrösefett), Knorpel, Kollagen, Blut, Speicheldrüsen, Hoden und Ovar (SSC 1998 u. 2002).

T-Bone Steaks dürfen in der herkömmlichen (traditionellen) Form, nämlich im natürlichen Zusammenhang zwischen Wirbelsäulenanteilen und anliegender dorsolateraler Wirbelsäulenmuskulatur nicht mehr verbraucht werden. Spätestens beim Verkauf an den Endverbraucher müssen die knöchernen Wirbelsäulenanteile mit enthaltenen Spinalganglien vom Fleisch getrennt und als spezielles Risikomaterial entsorgt werden.

EIGENSCHAFTEN DER PATHOGENEN PRIONEN

Im Vergleich zu normalen Prionen ist die pathogene, fehlgefaltete Variante durch eine viel stärkere Resistenz gegenüber Hitze, ionisierender Strahlung, UV-Licht, Proteinasen und vielen Desinfektionsmitteln gekennzeichnet. Selbst Formaldehyd und Alkohole inaktivieren nicht die pathogenen, fehlgefalteten Prionen, und daraus resultiert eine große potentielle Gefahr. Dagegen können Natronlaugen und Detergentien, besonders im Zusammenwirken mit Hitze (mindestens 130 °C bei mindestens 20 minütiger Einwirkung), durchaus erfolgreich gegen pathogene, fehlgefaltete Prionen eingesetzt werden. Arbeitsprozesse in Tierkörperbeseitigungsanstalten, in denen mit 130 °C bei 3 bar über 20 Minuten gearbeitet wird, führen zumindest zu einer partiellen Elimination der BSE-Erreger und damit zu einer Minderung des Risikos.

MASSNAHMEN ZUR MINDERUNG DES RISIKOS

Rechtliche Maßnahmen zur Einschränkung des Risikos

Es ist Aufgabe der Tierärzte, die Einhaltung der rechtlichen Bestimmungen zu überwachen und durchzusetzen. Dazu gehören auch Weiterbildungsmaßnahmen und praktische Unterweisungen über Identifikation, Aussehen, Lagebeziehungen und Verwechslungsmöglichkeiten der verschiedenen Risikomaterialien, einschließlich der extracerebrospinalen Ganglien. Es ist sicherzustellen, daß die Risikomaterialien vollständig und ohne Kontamination benachbarter und verwertbarer Fleischpartien vorschriftsmäßig entsorgt werden. Das Verbot der Verwendung der Wirbelsäule mit Ausnahme der Schwanzwirbel, besonders zur Herstellung von Separatorenfleisch, ist einzuhalten. Die Konfiszierung des Kopfes, mit Ausnahme der Kopfmuskulatur und des Unterkiefers samt Zunge, ist unter geeigneten Sicherheitsmaßnahmen vorzunehmen. Dadurch wird erreicht, daß zahlreiche Kopfganglien, die in oder nahe der Schädelwand liegen, mit entsorgt werden.

Zusätzliche Optionen zur Erhöhung der Sicherheit sind im Zusammenwirken mit Tierärzten zu entwickeln und bei erwiesener Eignung und zur Risikominderung in die Praxis einzuführen. Dazu gehören auch die Entwicklung neuer und die Modifikation bestehender Schlachttechniken. Solche Vorkehrungen sind notwendig, weil bei der herkömmlichen Schlachttechnik eine Kontamination mit pathogenen, fehlgefalteten Prionen nicht ausgeschlossen ist, was allerdings nur dann zum Gesundheitsrisiko wird, wenn die Lebend- und Laboruntersuchung falsche negative Ergebnisse hervorbringen. Zur Eliminierung extracerebrospinaler Nervenzellansammlungen sollte die Schnittführung bei der Zerlegung des Schlachttierkörpers derartig modifiziert werden, daß bei der Anlegung der Schnittmuster zur gängigen Schlachttierkörperzerlegung die Topographie des autonomen Nervensystems, einschließlich seiner Ganglien, berücksichtigt wird, und dadurch Gefahren für den Verbraucher gemindert werden. Die Mitarbeiter des fleischgewinnenden und –verarbeitenden Gewerbes, die Verantwortlichen in der Lebensmittelüberwachung und das Lehrpersonal sowie die Studierenden der Veterinärmedizin sind im Umgang mit dem Rind zur höchsten Sorgfalt verpflichtet (Eggers et al., 2001).

Legenda:

Substantia grisea:
1 Cornu dorsale
2 Cornu ventrale
3 Canalis centralis
4 Substantia alba
5 Radix dorsalis
6 Ganglion spinale
7 Radix ventralis
8 Ramus dorsalis
9 Ramus ventralis
10 Rami communicantes albi et grisei
11 Ganglion trunci sympathici
12 Truncus sympathicus
13 Lig. denticulatum
14 Pia mater
15 Arachnoidea
16 Dura mater
a M. psoas major
b M. psoas minor

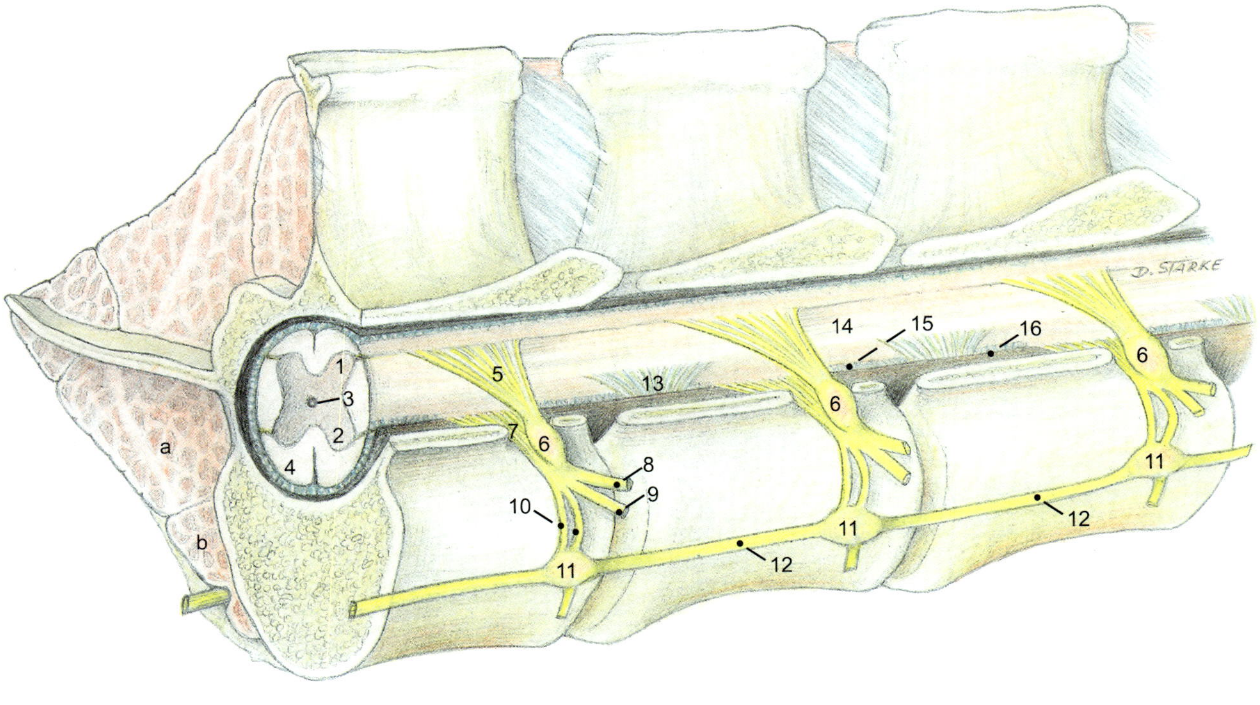

TABELLARISCHER TEIL ZUR SPEZIELLEN ANATOMIE

1. MYOLOGIE

MUSKEL	URSPRUNG	ANSATZ	INNERVATION	FUNKTION	ANMERKUNGEN
MEDIALE SCHULTER- UND OBERARMMUSKELN (zu S. 4)					
M. teres major	Margo caudalis scapulae und M. subscapularis	Tuberositas teres major humeri	N. axillaris	Beuger des Buggelenkes	Nimmt die Endsehne des M. latissimus dorsi auf
M. subscapularis	Fossa subscapularis scapulae	Tuberculum minus humeri	N. subscapularis und N. axillaris	Überwiegend Strecker des Buggelenkes	3 – 4 deutlich getrennte Portionen vorhanden; die Sehne übernimmt die Rolle des medialen kontraktilen Spannbandes des Buggelenkes
M. coraco-brachialis	Proc. coracoideus scapulae	Mit schwacher Portion proximal und mit starker Portion distal von der Tuberositas teres major humeri	N. musculocutaneus	Strecker des Buggelenkes; Einwärtsführer und Auswärtsdreher des Oberarms	Zweibäuchig; Ursprungssehne von einem Schleimbeutel unterlagert
M. capsularis (M. articularis humeri) beim Rind nicht konstant ausgebildet.					
M. biceps brachii	Tuberculum supraglenoidale scapulae	Tuberositas radii, cranial am Radius, fleischig am med. Seitenband des Ellenbogengelenkes	N. musculocutaneus	Strecker des Buggelenkes; Beuger des Ellenbogengelenkes	Ursprungssehne ist von der Bursa intertubercularis unterlagert. Schwacher Lacertus fibrosus zur Fascia antebrachii
M. brachialis	Kaudal dicht unter dem Collum humeri	*Tuberositas radii und mediales Seitenband des Ellenbogengelenkes*	N. musculocutaneus und distale Anteile vom N. radialis	Beuger des Ellenbogengelenkes	Liegt als gewundener Muskel im Sulcus m. brachialis. In 50 % der Fälle zusätzliche Innervation vom N. radialis
M. tensor fasciae antebrachii	Margo caudalis scapulae, M. latissimus dorsi	Medial am Olecranon und Fascia antebrachii	N. radialis	Spanner der Unterarmfaszie und Strecker des Ellenbogengelenkes	
LATERALE SCHULTER- UND OBERARMMUSKELN (zu S. 4)					
M. deltoideus			N. axillaris		
Pars clavicularis (M. cleidobrachialis)	Klavikularstreifen	Crista humeri		Vorführer der Gliedmaße	
Pars scapularis	Aponeurotisch an der Spina scapulae u. Margo caudalis scapulae	Tuberositas deltoidea humeri, *Faszie auf d. M. triceps brachii*		Buggelenksbeuger	Schwach ausgebildet, platter Muskel
Pars acromialis	Acromion	Tuberositas deltoidea humeri		Buggelenksbeuger	Sehnig durchsetzt
M. teres minor	Distale Hälfte des Margo caudalis scapulae	Oberhalb der Tuberositas deltoidea humeri an der *Tuberositas teres minor*	N. axillaris	Buggelenksbeuger	
M. supraspinatus	Fossa supraspinata, *Margo cranialis scapulae*	Mit zwei Schenkeln am Tuberculum majus und minus humeri	N. suprascapularis	Buggelenksstrecker und Fixator; je nach Gelenkstellung auch Beuger	Zwischen den sehnigen Endschenkeln passiert die Ursprungssehne des M. biceps brachii
M. infraspinatus	Fossa infraspinata und Spina scapulae	Mit einem tiefen Schenkel medial am Tuberculum majus, mit einem oberflächlichen an der Facies m. infraspinati	N. suprascapularis	Kontraktiles Spannband, die Sehne übernimmt die Rolle des lateralen Seitenbandes. Abductor und Auswärtsdreher des Oberarms	Endet mit einem oberflächlichen und tiefen Anteil. Muskel stark sehnig. Unterlagert von der Bursa subtendinea m. infraspinati

MUSKEL	URSPRUNG	ANSATZ	INNERVATION	FUNKTION	ANMERKUNGEN
M. triceps brachii			N. radialis	Strecker des Ellenbogengelenkes; Caput longum auch Buggelenksbeuger; Fixator des Ellenbogengelenkes	Relativ flacher Muskel
Caput longum	Margo caudalis scapulae	Alle Köpfe gemeinsam am Olecranon			
Caput laterale	Lateral am Humerus				
Caput mediale	Medial am Humerus				
Caput accessorium	Kaudal am Humerus				Unvollständig vom Caput mediale zu isolieren
M. anconaeus	Umrandung der Fossa olecrani	Lateral am Olecranon	N. radialis	Strecker des Ellenbogengelenkes	Nur schwer vom Caput laterale zu trennen

MUSKELN KRANIOLATERAL AM UNTERARM:
i. d. R. STRECKER, die am STRECKKNORREN (Epicondylus lateralis humeri) entspringen (zu S. 4)

MUSKEL	URSPRUNG	ANSATZ	INNERVATION	FUNKTION	ANMERKUNGEN
M. extensor digitalis communis			N. radialis	Zehengelenks - und Karpalgelenksstrecker.	
Caput mediale (M. extensor digiti III)	*Epicondylus lateralis humeri*	*Phalanx media und distalis der 3. Zehe*		*Strecker des Fessel- und Krongelenkes der 3. Zehe*	*Erhält in Fesselgelenkshöhe eine abaxiale resp. axiale Unterstützungssehne vom M. interosseus III*
Caput laterale (M. extensor digiti III et IV)	*Epicondylus lateralis humeri, Caput ulnae*	*Mit einer Endsehne am Proc. extensorius der Phalanx distalis der 3. resp. 4. Zehe*			*Schwacher Muskel; besitzt ein oberflächliches Caput humerale und ein tiefes Caput ulnare (M. ext. digiti II); vereinigen sich auf halber Länge zu einer gemeinsamen Sehne*
M. extensor digitalis lateralis	Proximal an Radius und Ulna	*Phalanx media und distalis der 4. Zehe*	N. radialis	*Strecker des Fessel- und Krongelenkes der 4. Zehe*	Einheitlich; verhält sich wie das Caput mediale des gemeinsamen Zehenstreckers mit Unterstützungssehnen vom M. interosseus IV
M. extensor carpi radialis	Crista supracondylaris lateralis humeri und Fossa radialis	Proximal am Mc III	N. radialis	Karpalgelenksstrecker und Fixator	Kann von einem zarten M. extensor pollicis longus begleitet sein.
M. extensor carpi ulnaris	Epicondylus lateralis humeri	Os carpi accessorium, *Mc V*	N. radialis	Karpalgelenksbeuger!	
M. abductor pollicis longus	Kraniolat. am mittleren Drittel des Radius	*Mc III*	N. radialis	Karpalgelenksstrecker	Endsehne von einem Schleimbeutel unterlagert

MUSKELN KAUDOMEDIAL AM UNTERARM:
i. d. R. BEUGER, die überwiegend am BEUGEKNORREN (Epicondylus medialis humeri) entspringen (zu S. 4)

MUSKEL	URSPRUNG	ANSATZ	INNERVATION	FUNKTION	ANMERKUNGEN
M. flexor digitalis superficialis	Epicondylus medialis humeri	Tuberositas flexoria des Kronbeins	N. ulnaris	Karpalgelenksbeuger und Zehenbeuger	Zweibäuchig; kräftiger oberflächlicher Bauch zieht über das Retinaculum flexorum, tiefer Bauch zieht unter dem Retinaculum flexorum durch den Karpalkanal.

MUSKEL	URSPRUNG	ANSATZ	INNERVATION	FUNKTION	ANMERKUNGEN
M. flexor digitalis profundus		Tuberculum flexorium der Klauenbeine, schwacher Kronbeinschenkel vorhanden		Klauenbeinbeuger, Fixierung des Fesselgelenkes	Die einheitliche tiefe Beugesehne ist in der Karpalbeuge von einem umfassenden Schleimbeutel unterlagert
Caput humerale	Epicondylus med. humeri		N. ulnaris und medianus		Caput humerale ist dreiteilig und stark sehnig durchsetzt
Caput ulnare	Olecranon ulnae		N. ulnaris		Caput ulnare ist schwach
Caput radiale	Kaudomedial am proximalen Radiusdrittel		N. medianus		
M. flexor carpi ulnaris		Os carpi accessorium	N. ulnaris	Karpalgelenksbeuger	
Caput humerale	Epicondylus medialis humeri				
Caput ulnare	Medial am Olecranon				Caput ulnare ist schwach
M. flexor carpi radialis	Epicondylus medialis humeri	*Proximopalmar am Mc III*	N. medianus	Karpalgelenksbeuger	In der Karpalbeuge von einer Sehnenscheide umhüllt
M. pronator teres	Epicondylus medialis humeri	Kraniomedial am Radius	N. medianus	Pronator des Unterarms und des Vorderfußes	Schwach muskulös
METACARPUS: (zu S. 4 und 18)					
Mm. interflexorii	Verbindende Muskelfasern zwischen den Sehnen des M. flexor digitalis superficialis und des M. flexor digitalis profundus		N. medianus	Hilfsbeuger der Zehengelenke	
Mm. interossei III et IV	Proximal an den Metacarpalia, Lig. carpi palmare profundum	Axiale und abaxiale Sesama bina der 3. resp. 4. Zehe; Strecksehnenschenkel der 3. resp. 4. Zehe	N. ulnaris	Passiver Trageapparat; Feststeller des Fesselgelenkes	Bei älteren Tieren überwiegend sehnig
MUSKELN DES HÜFTGELENKES: (zu S. 16)					
M. tensor fasciae latae	Tuber coxae	Mit der Fascia lata an der Patella, am lateralen geraden Kniescheibenband und Margo cranialis tibiae	N. glutaeus cranialis	Beuger des Hüftgelenkes; Vorführer der Gliedmaße; Strecker des Kniegelenkes; Spanner der Fascia lata	Enthält kraniale Anteile des M. glutaeus superficialis. Ist beim Rind besonders kräftig
M. glutaeus superficialis	Tuber coxae (Fascia glutaea)	Kraniale Portion des M. biceps femoris, Fascia lata	N. glutaeus cranialis und N. glutaeus caudalis	*Strecker des Hüftgelenkes; Rückführer der Gliedmaße*	Nicht mehr von der Gesamtmasse des M. glutaeobiceps abtrennbar
M. glutaeus medius	*Ala ossis ilii*	Trochanter major ossis femoris	N. glutaeus cranialis	Strecker des Hüftgelenkes; Abduktor der Gliedmaße	Besitzt eine schwache, kurze Lendenzacke, die den M. longissimus lumborum bedeckt. Hauptsächlicher Ursprung an der Ala ossis ilii
M. glutaeus accessorius	Lateral am Darmbeinflügel	*Kraniolat. am Femur dist. des Trochanter major*	N. glutaeus cranialis	Unterstützt den M. glutaeus medius	Deutlich vom M. glutaeus medius abzugrenzen
M. glutaeus profundus	Spina ischiadica, *laterale Darmbeinsäule, breites Beckenband*	*Kraniolateral am Femur dist. des M. glutaeus acc.*	N. glutaeus cranialis	Abduktor der Gliedmaße	Die Insertionssehne ist von einem kräftigen Schleimbeutel unter lagert

MUSKEL	URSPRUNG	ANSATZ	INNERVATION	FUNKTION	ANMERKUNGEN
LANGE SITZBEINMUSKELN (zu S. 16):					
M. glutaeobiceps (M.biceps femoris)	Wirbelkopf: Dorn- und Querfortsätze der letzten Sakralwirbel; breites Beckenband und *Sitzbeinhöcker* Beckenkopf: Tuber ischiadicum	Patella; *laterales gerades Kniescheibenband*; Margo cranialis tibiae; (Fascia cruris und Fascia lata); mit Tractus calcaneus lateral am Fersenbeinhöcker	N. glutaeus caudalis (Wirbelkopf) N. tibialis (Beckenkopf)	Strecker des Hüft- und Kniegelenkes; mit kaudaler Portion Beuger des Kniegelenkes; Abduktor der Gliedmaße; Sprunggelenksstrecker	Trennung in kraniale und kaudale Portion wenig ausgeprägt; fast vollständige Verschmelzung mit dem M. glutaeus superficialis
M. semitendinosus	*Tuber ischiadicum*	Margo cranialis tibiae, *Endaponeurose des M. gracilis,* mit dem Tractus calcaneus medialis am Fersenbeinhöcker.	*N. tibialis*	Im Stützbein: Strecker des Hüft-, Knie- und Sprunggelenkes; im Hangbein: Beuger des Kniegelenkes sowie Ein- und Rückwärtsführer der Gliedmaße	Wirbelkopf fehlt beim Rind; Quere Zwischensehne am Übergang zum mittleren Muskeldrittel
M. semimembranosus	*Tuber ischiadicum*	Condylus medialis ossis femoris; Condylus medialis tibiae	*N. tibialis*	Im Stützbein: Strecker des Hüft- und Kniegelenkes; im Hangbein: Rück- und Einwärtsführer sowie Einwärtsdreher der Gliedmaße	Wirbelkopf fehlt beim Rind; Der Muskelbauch spaltet sich in zwei Äste.
TIEFE HÜFTGELENKSMUSKELN („Kleine Beckengesellschaft") (zu S. 16 und 18):					
Mm. gemelli	Incisura ischiadica minor	Fossa trochanterica ossis femoris	Rr. musculares n. ischiadici (N. rotatorius)	Supinator (Auswärtsdreher) des Oberschenkels	Kräftige, einheitliche Muskelplatte
***M. obturatorius internus** fehlt beim Rind*					
M. quadratus femoris	Ventralfläche des Os ischii	Trochanter tertius ossis femoris resp. distal der Fossa trochanterica	Rr. musculares n. ischiadici (N. rotatorius)	Supinator des Oberschenkels, Hilfsstrecker des Hüftgelenkes	
M. obturatorius externus	Os ischii, außen und innen in der Umgebung des For. obturatum	Fossa trochanterica ossis femoris	N. obturatorius	Supinator (Auswärtsdreher) des Oberschenkels; Adduktor der Gliedmaße	Die Pars intrapelvina ist schwach und dem M. obturatorius internus nicht homolog.
SPRUNGGELENKSBEUGER UND ZEHENSTRECKER: kranial am Unterschenkel (zu S. 16):					
M. tibialis cranialis	*Margo cranialis tibiae, proximal an Tibia und Fibularudiment*	*T 1; proximomedial am Mt III et IV*	N. fibularis profundus	Sprunggelenksbeuger	Schwächer als beim Pferd; durchbohrt die Endsehne des M. fibularis tertius.
M. fibularis tertius	*Fossa extensoria ossis femoris*	*Proximal an Mt III et IV; T 2 et T 3*	N. fibularis profundus	Sprunggelenksbeuger	Kräftig und fleischig, am Ursprung ganz mit dem M. ext. dig. longus verschmolzen
M. fibularis longus	Condylus lateralis tibiae; Rudiment der Fibula	T 1	N. fibularis profundus	Sprunggelenksbeuger	Schwach ausgebildet
M. extensor digitalis longus	*Fossa extensoria ossis femoris*		N. fibularis profundus	Zehenstrecker und Sprunggelenksbeuger	Zum größten Teil vom M. fibularis tertius bedeckt.
M. extensor digiti III		*Phalanx media und distalis der 3. Zehe*			Erhält Unterstützungssehnen vom M. interosseus III
M. extensor digiti III et IV		*Mit einer Endsehne am Proc. extensorius der Phalanx distalis der 3. resp. 4. Zehe*			
M. extensor digitalis lateralis (M. extensor digiti IV)	Laterales Seitenband des Kniegelenkes; Condylus lateralis tibiae	*Phalanx media und distalis der 4. Zehe*	N. fibularis profundus	Zehenstrecker und Sprunggelenksbeuger	Relativ kräftig und gefiedert; erhält Unterstützungssehnen vom M. interosseus IV

MUSKEL	URSPRUNG	ANSATZ	INNERVATION	FUNKTION	ANMERKUNGEN
M. extensor digitalis brevis	*Bandmassen an der Beugeseite des Tarsus*	Strahlt in die Sehne des M. extensor digitalis longus ein	N. fibularis profundus	Zehenstrecker	Schwach ausgebildet
SPEZIELLER KNIEGELENKSBEUGER: Lage in der Kniekehle					
M. popliteus	Condylus lateralis ossis femoris	Proximomedial an der Tibia	N. tibialis	Beuger des Kniegelenkes	
MEDIALE OBERSCHENKELMUSKELN: Adduktoren (zu S. 18)					
M. gracilis	*Tendo praepubicus; über den Tendo symphysialis an der Symphysis pelvina*	*Fascia cruris*	N. obturatorius und N. saphenus	Adduktor (und Kniegelenksstrecker)	Bildet mit der Sehne der Gegenseite den Tendo symphysialis; die Endsehne verschmilzt mit der des M. sartorius
M. adductor magnus (et brevis)	Tendo symphysialis, ventral am Becken	Facies aspera ossis femoris	N. obturatorius	Adduktor und Rückführer der Gliedmaße	Einheitlicher Muskel, bindegewebig mit dem M. semimembranosus verlötet. Am gehälfteten Schlachttierkörper ist die Schnittfläche beim Bullen dreieckig, bei der Kuh bohnenförmig
M. pectineus (et adductor longus)	Kontralateral am Schambein: Eminentia iliopubica und Darmbeinkamm bis zum Psoashöcker	Kaudomedial am Os femoris	Adduktorenanteil; N. obturatorius Pectineusanteil: N. saphenus	Adduktor der Gliedmaße, Beuger des Hüftgelenkes	Kräftiger als beim Pferd. Die Ursprungssehnen vom kontralateralen Schambeinkamm bilden den Hauptteil des Tendo praepubicus
KNIEGELENKSSTRECKER (zu S. 18):					
M. sartorius	*Kranial: Fascia iliaca und Endsehne des M. psoas minor; kaudal: Eminentia iliopubica und angrenzendes Ilium*	*Fascia cruris*	N. saphenus	Beuger des Hüftgelenkes, Vorführer und Adduktor der Gliedmaße, Kniegelenksstrecker	Zwei sehnige Ursprungsköpfe vorhanden
M. quadriceps femoris:		Mit dem mittleren Kniescheibenband (Tendo quadricipitis) an der Tuberositas tibiae	N. femoralis	Beuger des Hüftgelenkes (M. rectus femoris); Kniegelenksstrecker und -feststeller	Sehr kräftig und deutlich vierköpfig
M. rectus femoris	Os ilium: Spina iliaca ventralis caudalis				
M. vastus lateralis	Os femoris: proximolateral				
M. vastus medialis	Os femoris: proximomedial				
M. vastus intermedius	Os femoris: proximodorsal				
SPRUNGGELENKSSTRECKER UND ZEHENBEUGER: kaudal am Unterschenkel (zu S. 18)					
M. gastrocnemius Caput laterale Caput mediale	*Zu beiden Seiten der Fossa supracondylaris*	Mit der Achillessehne am Tuber calcanei	N. tibialis	Strecker des Sprunggelenkes, Beuger des Kniegelenkes	Stark sehnig durchsetzt; beide Köpfe mehr oder weniger miteinander und das Caput laterale proximal zusätzlich mit dem M. flex. dig. supf. verschmolzen
M. soleus	*Proximales Rudiment der Fibula*	Strahlt lateral in die Achillessehne ein	N. tibialis	Hilfsstrecker des Sprunggelenkes	Verschmilzt mit dem Caput laterale des M. gastrocnemius
M. flexor digitalis superficialis	Tuberositas supracondylaris lateralis ossis femoris	Kronbeinlehne	N. tibialis	Strecker des Sprunggelenkes; Zehenbeuger und Hilfsbeuger des Kniegelenkes	Stark sehnig durchsetzt, proximal mit dem lateralen Gastrocnemiuskopf verschmolzen; Verbreiterung der Sehne zur Fersenbeinkappe

MUSKEL	URSPRUNG	ANSATZ	INNERVATION	FUNKTION	ANMERKUNGEN
Mm. flexores digitales profundi:		Kronbein und Klauenbein	N. tibialis	Sprunggelenksstrecker und Zehenbeuger	
M. flexor digitalis lateralis	Condylus lateralis tibiae und Kaudalfläche der Tibia				Zieht über das Sustentaculum tali
M. tibialis caudalis	Condylus lateralis tibiae				Zieht über das Sustentaculum tali; relativ stärker als beim Pferd
M. flexor digitalis medialis	Condylus lateralis tibiae				Relativ stärker als beim Pferd
METATARSUS: Mm. interossei III et IV: (siehe Muskeltab. S. 100 und zu S. 18)					
FAZIALISMUSKELN (zu S. 36 u. 37)					
M. cervicoauricularis superficialis	Nackenstrang	Dorsalfläche der Ohrmuschel	N. auricularis caudalis n. facialis	Langer Heber der Ohrmuschel	
M. cervicoauricularis profundus et medius	Nackenstrang und Nackenfaszie	Kaudolateral und Kaudalfläche der Ohrmuschel	N. auricularis caudalis n. facialis	Kurzer und langer Auswärtszieher der Ohrmuschel	
M. cervicoscutularis	*Lig. nuchae, Os parietale; kaudal der Protuberantia intercornualis*	Kaudaler Rand des Scutulum	N. auricularis caudalis n. facialis	Heber der Ohrmuschel und Schildchenspanner	
M. interscutularis	*Proc. cornualis; Linea temporalis*	Scutulum	Rr. auriculares rostrales n. auriculopalpebralis (von VII)	Schildchenspanner	*Hat keine Verbindung zum Muskel der anderen Kopfhälfte*
M. frontoscutularis			Rr. auriculares rostrales n. auriculopalpebralis (von VII)	Schildchenspanner	Beide Teile deutlich isoliert
Pars frontalis	Linea temporalis	Medial am Scutulum			
Pars temporalis	Arcus zygomaticus	Rostral am Scutulum			
Mm. scutuloauriculares superficiales	Scutulum	Rostromedial an der Ohrmuschel	Rr. auriculares rostrales n. auriculopalpebralis (von VII)	Einwärtszieher und Aufrichter der Ohrmuschel	
M. zygomaticoauricularis	Arcus zygomaticus	Ventraler Ohrmuschelwinkel	Rr. auriculares rostrales n. auriculopalpebralis (von VII)	Äußerer Einwärtszieher der Ohrmuschel	
M. parotidoauricularis	Fascia parotidea	Vertraler Ohrmuschelwinkel	N. auriculopalpebralis n. facialis	Niederzieher und Zurückleger der Ohrmuschel	
M. styloauricularis	Meatus acusticus externus	Medialer Ohrmuschelrand	N. auricularis caudalis n. facialis	„Gehörgangsmuskel"	Kann fehlen
MUSKELN DER LIPPEN UND WANGE (zu S. 36)					
M. orbicularis oris	Umschließt die Mundöffnung		Rr. buccolabiales dorsalis und ventralis n. facialis	Schließer der Mundspalte	An der Oberlippe verbinden sich die Fasern beider Seiten nicht
M. buccinator	Zwischen Proc. coronoideus mandibulae und Mundwinkel		Rr. buccolabiales dorsalis und ventralis n. facialis	Muskulöse Grundlage der Wange; als Abkömmling des M. orbicularis oris anzusehen	Gut isolierbare Pars molaris mit kaudodorsalem, und Pars buccalis mit vertikalem Faserverlauf vorhanden
M. zygomaticus	*Fascia parotidomasseterica*	Oberlippenteil des M.orbicularis oris	N. auriculopalpebralis n. facialis	Rückzieher des Mundwinkels	Kräftig ausgebildet
M. caninus	*Rostral am Tuber faciale*	*Mit 3 – 4 Sehnen am M. lateralis nasi*	Rr. buccolabiales dorsalis und ventralis n. facialis	Rückzieher der Oberlippe und Erweiterer des Flotzmauls	Relativ schwach entwickelt

MUSKEL	URSPRUNG	ANSATZ	INNERVATION	FUNKTION	ANMERKUNGEN
M. levator labii superioris	*Tuber faciale*	*In der Haut des Flotzmauls medial über dem Nasenloch*	Rr. buccolabiales dorsalis und ventralis n. facialis	Heber und Rückzieher der Oberlippe und des Flotzmauls	Der Muskel verschmilzt teilweise mit der tiefen Portion des M. levator nasolabialis
M. depressor labii superioris	*Rostral am Tuber faciale*	*M. lateralis nasi; M. orbicularis oris; Oberlippe und Flotzmaul*	Rr. buccolabiales dorsalis und ventralis n. facialis	*Niederzieher der Oberlippe und des Flotzmauls*	*Liegt direkt ventral vom M. caninus*
M. depressor labii inferioris	*Kaudoalveolärer Rand der Mandibula*	*Unterlippe*	Rr. buccolabiales dorsalis und ventralis n. facialis	Nieder- und Rückwärtszieher der Unterlippe	
MUSKELN DER AUGENLIDER UND NASE (zu S. 36)					
M. orbicularis oculi	Das Auge umgebender Muskelring	In den Augenlidern	N. auriculopalpebralis n. facialis	Verengung und Verschluß der Lidspalte	
M. levator nasolabialis	Os frontale	*Tief am Proc. nasalis des Os incisivum; oberflächlich lateral zw. Nasenflügel und Oberlippe*	N. auriculopalpebralis n. facialis	Heber der Oberlippe; Erweiterer des Nasenloches	Breiter, dünner Muskel; besitzt eine oberflächliche und tiefe Portion, durch die die Mm. levator labii sup. und caninus hindurchtreten
M. malaris	Tränenbein und Fascia parotidomasseterica	Backengegend; M. orbicularis oculi im Bereich des medialen Augenwinkels	Rr. buccolabiales dorsales und ventrales n. facialis	Heber der Backe	Läßt sich in eine vordere und eine hintere Portion einteilen
M. frontalis	*Hornbasis und Zwischenhornwulst*	*Oberes Augenlid und Stirnbereich*	*N. auriculopalpebralis n. facialis*	*Übernimmt die Funktion des fehlenden M. levator anguli oculi medialis*	*Fehlt bei den übrigen Hsgt.*

Die **Mm. retractor anguli oculi lateralis** und **levator anguli oculi medialis** fehlen beim Rind

MUSKEL	URSPRUNG	ANSATZ	INNERVATION	FUNKTION	ANMERKUNGEN
MANDIBULARISMUSKELN (zu S. 38)					
OBERFLÄCHLICHE KEHLGANGSMUSKELN					
M. digastricus	Sehnig am Proc. paracondylaris	*Innen am Mandibularand; rostral der Incisura vasorum facialium*	Kaudaler Bauch: R. digastricus n. facialis rostraler Bauch: N. mylohyoideus n. mandibularis	Öffner der Mundspalte	Andeutungsweise zweibäuchig; steht am Proc. lingualis des Zungenbeins durch Fasern mit dem der anderen Seite in Verbindung
M. mylohyoideus	*Rostraler Teil: Kinnwinkel bis zum vorderen Backenzahn. Kaudaler Teil: vom dritten bis zum letzten Backenzahn*	Processus lingualis des Zungenbeins	N. mylohyoideus n. mandibularis	Heber des Mundbodens und Andrücker der Zunge gegen den Gaumen	Beide Teile sind durch unterschiedlichen Faserverlauf kenntlich
ÄUSSERE KAUMUSKELN					
M. temporalis	Fossa temporalis	Proc. coronoideus mandibulae	Nn. temporales proff. n. masticatorii (von V3)	Kaumuskel: Heber und Andrücker der Mandibula an die Maxilla (Schließer der Mundspalte)	Verhältnismäßig schwach ausgebildet
M. masseter			N. massetericus n. masticatorii (von V3)	Kaumuskel: Schließer der Mundspalte; durch einseitige Kontraktion Seitwärtsbewegung des Unterkiefers	Stark sehnig durchsetzt
Pars superficialis	*Tuber faciale*	Unterkieferwinkel u. Kaudalrand der Mandibula			
Pars profunda	*Crista facialis;* Jochbogen	Außenfläche des Unterkieferastes			
INNERE KAUMUSKELN					
M. pterygoideus —medialis —lateralis	Flügelbein und Umgebung	Fossa pterygoidea medial am R. mandibulae; Proc. condylaris mandibulae	Nn. pterygoidei n. mandibularis	Synergist des M. masseter; bei einseitiger Kontraktion: Seitwärtsbewegung des Unterkiefers	Zwischen beiden Mm. pterygoidei treten Äste des N. mandibularis hindurch

MUSKEL	URSPRUNG	ANSATZ	INNERVATION	FUNKTION	ANMERKUNGEN
AUGENMUSKELN: s. S. 40 und Atlas der Anatomie des Hundes					
SCHLUNDKOPFMUSKELN (zu S. 46)					
M. stylopharyngeus caudalis	Kaudalkontur des Stylohyoids	Dorsolaterale Pharynxwand und Schildknorpel	N. glossopharyngeus	Einziger Schlundkopferweiterer	
MUSKELN DES WEICHEN GAUMENS (zu S. 46)					
M. tensor veli palatini	Proc. muscularis der Pars tympanica ossis temporalis, Hamulus pterygoideus	Sehnig am weichen Gaumen; lat. der Tuba auditiva	N. mandibularis	Spanner des weichen Gaumens, Erweiterer der Ohrtrompete	
M. levator veli palatini	Proc. muscularis der Pars tympanica ossis temporalis, lateral an der Tuba auditiva	Weicher Gaumen	Plexus pharyngeus (IX und X)	Heber des weichen Gaumens	
M. palatinus	Choanenrand der Gaumenbeine	Gaumensegel		Verkürzung des Gaumensegels	*Es läßt sich nahe des Arcus palatopharyngeus ein schwacher Muskelzug (M. uvulae) darstellen*
ROSTRALE SCHLUNDKOPFSCHNÜRER (zu S. 46)					
M. stylopharyngeus rostralis	*Mediodistale Hälfte des Stylohyoid*	*Raphe pharyngis*	*Plexus pharyngeus (IX und X)*	*Schlundkopfschnürer*	*regelmäßig ausgebildet*
M. pterygopharyngeus	Hamulus pterygoideus	Raphe pharyngis	Plexus pharyngeus (IX und X)	Schlundkopfschnürer und -vorzieher	
M. palatopharyngeus	*Rand des Flügel- und Gaumenbeins*	Raphe pharyngis, *Rostralrand des Schildknorpels*	Plexus pharyngeus (IX und X)	Schlundkopfschnürer und -vorzieher	
MITTLERER SCHLUNDKOPFSCHNÜRER (zu S. 46)					
M. hyopharyngeus	*Kaudales Ende des Thyreohyoideum, des Cerato- u. Stylohyoideum*	Rhaphe pharyngis	Plexus pharyngeus (IX und X)	Schlundkopfschnürer	
KAUDALE SCHLUNDKOPFSCHNÜRER (zu S. 46)					
M. thyreopharyngeus	Cartilago thyreoidea	Raphe pharyngis	Plexus pharyngeus (IX und X)	Schlundkopfschnürer	
M. cricopharyngeus	Cartilago cricoidea	Raphe pharyngis	Plexus pharyngeus (IX und X)	Schlundkopfschnürer	
KEHLKOPFMUSKELN (Eigenmuskulatur des Kehlkopfes, zu S. 46)					
M. cricothyreoideus	Ventrolateral an der Cartilago cricoidea	Kaudal an der Cartilago thyreoidea	N. laryngeus cranialis n. vagi	Stimmritzenverengerer; Spanner der Stimmbänder	
M. cricoarytaenoideus dorsalis	Dorsolateral an der Cartilago cricoidea	Proc. muscularis der Cartilago arytaenoidea	N. laryngeus caudalis n. vagi	Stimmritzenerweiterer	
M. cricoarytaenoideus lateralis	Kraniolateral an der Cartilago cricoidea	Proc. muscularis der Cartilago arytaenoidea	N. laryngeus caudalis n. vagi	Stimmritzenverengerer	
M. arytaenoideus transversus	Proc. muscularis der Cartilago arytaenoidea	Dorsomediane Raphe	N. laryngeus caudalis n. vagi	Stimmritzenverengerer	unpaarer Muskel
M. thyreoarytaenoideus	*Basis der Epiglottis, Schildknorpel, Lig.cricothyreoideum*	*Muskel- und Stimmfortsatz des Stellknorpels*	*N. laryngeus caudalis n. vagi*	*Stimmritzenverengerer*	*keine Unterteilung in M. ventricularis und M. vocalis*
ZUNGEN- UND ZUNGENBEINMUSKELN (strahlen in die Zunge resp. in den Zungenbeinkörper ein, zu S. 45)					
M. lingualis proprius	Zungenbinnenmuskel		N. hypoglossus	Eigenbewegung der Zunge	Fibrae longitudinales, transversae und perpendiculares

MUSKEL	URSPRUNG	ANSATZ	INNERVATION	FUNKTION	ANMERKUNGEN
ÄUSSERE ZUNGENMUSKELN (zu S. 45 u. 47)					
M. styloglossus	Stylohyoideum	Zungenspitze (seitlich einstrahlend)	N. hypoglossus	Zieht die Zunge nach kaudodorsal (resp. lateral bei einseitiger Kontraktion)	
M. hyoglossus	Basihyoideum, Proc. lingualis, Thyreohyoideum	Zunge (dorsomedian) bis zur Zungenspitze	N. hypoglossus	Zieht die Zunge kaudoventral	
M. genioglossus	Medial der Mandibula im Kinnwinkel	Zunge bis Zungenbein	N. hypoglossus	Zieht die Zunge nach rostral und unten	Das Septum linguae trennt die Muskeln beider Seiten voneinander
ZUNGENBEINMUSKELN (zu S. 45, 47 u. 49)					
M. geniohyoideus	Kinnwinkel	Proc. lingualis des Zungenbeins	Ansa cervicalis (XII und C1)	Zieht Zungenbein (und Zunge) rostral	Vom M. mylohyoideus außen bedeckt
M. thyreohyoideus	Cartilago thyreoidea	Thyreohyoideum	Ansa cervicalis (XII und C1)	Nähert Zungenbeinkörper und Kehlkopf	Kraniale Fortsetzung des M. sternothyreoideus
M. mylohyoideus s. oberflächliche Kehlgangsmuskeln					
M. stylohyoideus	Kaudal am Stylohyoid	Thyreohyoideum	N. facialis	Zieht Zungenbein und Kehlkopf kaudodorsal	Der Ansatz ist fleischig und er wird nicht vom M. digastricus perforiert
M. occipitohyoideus	Proc. paracondylaris	Kaudal am Stylohyoideum	N. facialis	Senkt den Zungengrund und den Kehlkopf	
M. hyoideus transversus	Ceratohyoideum	Am medianen Sehnenstreifen mit dem Muskel der anderen Seite verbunden	N. glossopharyngeus	Heber der Zungenwurzel	
M. ceratohyoideus	Rostralrand des Thyreohyoideum	Kaudalrand des Ceratohyoideum und Proximalende des Stylohyoideum	N. glossopharyngeus	Zieht durch Anheben des Thyreohyoideum den Kehlkopf nach rostrodorsal	
M. hyoepiglotticus	Basihyoideum	Basis der Rostralfläche der Cartilago epiglottica	N. hypoglossus	Zieht die Epiglottis rostroventral	
LANGE ZUNGENBEINMUSKELN (zu S. 60)					
M. sternothyreoideus	Manubrium sterni	Lateral an der Cartilago thyreoidea	nC1vm	Synergist des M. sternohyoideus und Rückzieher des Schildknorpels	Die Mm. sternothyreoideus et sternohyoideus besitzen keine transversale Zwischensehne wie beim Pferd, sind aber in der Halsmitte durch einen Sehnenstreifen verbunden
M. sternohyoideus	Manubrium sterni	Proc. lingualis des Zungenbeins	nC1vm	Rückzieher von Zunge und Zungenbein	
M. omohyoideus	*Über die tiefe Halsfaszie (Fascia colli profunda) indirekt am Proc. transversus des 3. (4.) Halswirbels*	Basihyoideum	nC1vm	Synergist des M. sternohyoideus	Beim Rind schwach ausgebildet; verschmilzt unter der Gl. mandibularis mit dem M. sternohyoideus
HAUTMUSKELN (zu S. 37, 60 u. 66)					
Platysma:					
M. cutaneus faciei	Aus der oberflächlichen Kopffaszie in der Kehlkopfgegend	Mundwinkel	N. auriculopalpebralis n. facialis	Spanner und Beweger der Gesichtshaut; Rückzieher des Mundwinkels	
M. cutaneus colli	Ventral an der oberflächlichen Halsfaszie	Zieht kopfwärts	N. auriculopalpebralis n. facialis	Spanner und Beweger der ventralen Halshaut	Beim Rind schwach und oft nicht nachweisbar

MUSKEL	URSPRUNG	ANSATZ	INNERVATION	FUNKTION	ANMERKUNGEN
M. cutaneus trunci	Aus der oberflächlichen Rumpffaszie auf einer schrägen Linie vom Widerrist zur Kniefalte	Oberflächliche Schulterfaszie in Höhe der dorsalen zwei Drittel des Margo caudalis scapulae; mit dem M. pectoralis profundus medial am Humerus	N. thoracicus lateralis	Spanner und Beweger der Rumpfhaut	Steht mit dem M. cutaneus omobrachialis in Verbindung. Seine Ausdehnung nimmt in kaudodorsaler Richtung ab
M. cutaneus omobrachialis	Oberflächliche Schulterfaszie an der Scapula	Schulterfaszie bis zur Höhe des Ellenbogengelenkes	N. thoracicus lateralis	Spanner und Beweger der Schulterhaut	Schwach; z.T. ohne Verbindung zum Bauchhautmuskel
M. praeputialis cranialis	Proc. xiphoideus; mit einer Nebenportion aus dem Ventralrand des Bauchhautmuskels	Am Präputium	Rr. ventrales der letzten Brust- und ersten Lendennerven	Vorwärtszieher des Präputium	Paarig; umfaßt mit dem Muskel der Gegenseite das Ostium praeputiale schleifenartig von kaudal
M. praeputialis caudalis	Lateral (z.T. medial) in der Umgebung des Proc. vaginalis an der Fascia trunci profunda	Am Präputium (kaudal vom kranialen Präputialmuskel)	Rr. ventrales der letzten Brust- und ersten Lendennerven	Rückwärtszieher des Präputium	Paarig; nicht vorhanden bei hornlosen Rinderrassen

WIRBELSÄULENMUSKELN:

A) DORSALE (AUTOCHTONE) STAMM-MUSKELN (zu S. 61, 63 u. 87)

MUSKEL	URSPRUNG	ANSATZ	INNERVATION	FUNKTION	ANMERKUNGEN
M. splenius	*Dornfortsätze der ersten 3 – 4 Brustwirbel; Fascia thoracolumbalis*		Rr. dorsales der entsprechenden Spinalnerven	Strecken, Heben und Seitwärtsbiegen von Kopf und Hals	
—capitis		*Dorsolateral am Os occipitale*			
—cervicis		*Ala atlantis und Proc. transversus des Axis*			
M. iliocostalis				Feststellen von Lende und Rippen; Aufrichten und Seitwärtsbiegen der Wirbelsäule; Hilfsexspirator	
—cervicis	Endet als Fortsetzung des M. iliocostalis thoracis am Proc. transversus des 7. Halswirbels		Rr. dorsales der entsprechenden Spinalnerven		
—thoracis	*Proc. transversus der ersten 4 Lendenwirbel, vornehmlich am 3. Lendenwirbel*	Rippenwinkel und Proc. transversus der Brustwirbel	Rr. dorsales der entsprechenden Spinalnerven		Die Faserbündel überspringen bis zu 7 Rippen
— lumborum	*Sehnig an der Crista iliaca*	*Margo caudalis der letzten Rippe*	*Rr. dorsales der entsprechenden Spinalnerven*		
M. longissimus			Rr. dorsales der entsprechenden Spinalnerven	Feststellen und Strecken der Wirbelsäule; Aufrichten des Oberkörpers; Heben von Hals und Kopf; Halsbieger bei einseitiger Kontraktion	
—atlantis et capitis	Gelenkfortsätze der 3. bis 6. Halswirbel, 1. und 2. Brustwirbel	Atlasflügel, Proc. mastoideus des Schläfenbeins und Crista temporalis			
—cervicis	Querfortsätze der ersten 6 – 7 Brustwirbel	Querfortsätze der 4 letzten Halswirbel			
—thoracis	Dornfortsätze der letzten Brustwirbel,	Querfortsätze des 7. (6.) Halswirbels;			
—lumborum	der Lendenwirbel und des Kreuzbeins; Darmbeinkamm und Darmbeinwinkel	Wirbelenden der Rippen; Querfortsätze der Brustwirbel und Lendenwirbel; Gelenk- und Zitzenfortsätze der Lendenwirbel			Der Lendenteil ist von einer schwachen Muskelzacke des M. glutaeus medius überdeckt
M. semispinalis capitis	Querfortsätze der ersten 8 – 9 Brustwirbel; Gelenkfortsätze der letzten 5 Halswirbel; Nackenstrang	Hinterhauptsbein; seitlich am Nackenstrang	Rr. dorsales der entsprechenden Spinalnerven	Heben und Seitwärtsbiegen von Kopf und Hals. Bekommt beim Hornstoß große aktive Bedeutung	Stärkerer dorsomedialer M. biventer cervicis und schwächerer ventrolateraler rein muskulöser M. complexus unterscheidbar

MUSKEL	URSPRUNG	ANSATZ	INNERVATION	FUNKTION	ANMERKUNGEN
M. spinalis et semispinalis thoracis et cervicis	*Dornfortsätze des 1. Lendenwirbels und 3 – 4 letzten Brustwirbel; Lig. supraspinale; Querfortsätze des 9. – 12. Brustwirbels (Semispinalisanteil) Dornfortsatz des 1. Brustwirbels*	*Dornfortsätze des 1. – 6. Brustwirbels und der 4 letzten Halswirbel*	*Rr. dorsales der entsprechenden Spinalnerven*	*Fixation von Rücken und Hals; Heben und Seitwärtsbiegen des Halses; Synergist des M. longissimus*	*Fleischiger Semispinalisanteil vorhanden; sitzt dem M. longus thoracis ab dem 5. Brustwirbel kappenartig auf*
M. multifidus			Rr. dorsales der entsprechenden Spinalnerven	Feststeller und Dreher der Wirbelsäule; Heber und Seitwärtsbieger des Halses	Die Fasern überspringen bis zu 5 Wirbel
—cervicis	Gelenkfortsätze des (3) 4. – 7. Halswirbels	Dornfortsätze der vorausgehenden Wirbel bis zum Hinterrand des Axiskammes			
—thoracis	Querfortsatz des 1. Brustwirbels; Zitzen- und Gelenkfortsätze der letzten Brustwirbel und der Lendenwirbel				
—lumborum	Os sacrum	An den letzten beiden Lendenwirbeln			Reichweite bis zum 1. Schwanzwirbel.
Mm. interspinales	*Beim Rind sind nur im Halsbereich Muskeln ausgebildet. Im Brust- und Lendenbereich kommen an ihrer Stelle Ligg. interspinalia vor*				
Mm. intertransversarii	Gelenkfortsätze des 3. – 7. Halswirbels bzw. kranialer Gelenkfortsatz des 1. Brustwirbels; Querfortsätze aller Lenden- und Schwanzwirbel	Querfortsätze des 2. – 7. Halswirbels; Querfortsätze und Rippenhöckerchen des vorausgehenden Segmentes	Rr. dorsales und ventrales der entsprechenden Spinalnerven	Feststeller und Seitwärtsbieger der Wirbelsäule	
M. sacrococcygeus (—caudalis) dorsalis medialis	Zwischen Dorn- und Zitzenfortsätzen der 2 – 3 letzten Kreuz- und ersten Schwanzwirbel		Rr. dorsales der entsprechenden Spinalnerven	Heber und Seitwärtsbieger des Schwanzes	Als kaudale Fortsetzung des Multifidussystems anzusehen
M. sacrococcygeus (—caudalis) dorsalis lateralis	Lateral am Kreuzbein, Querfortsätze der ersten Schwanzwirbel	Sehnig vom 5. bis zum letzten Schwanzwirbel	Rr. dorsales der entsprechenden Spinalnerven	Heber und Seitwärtsbieger des Schwanzes	Stellt die Fortsetzung des M. longissimus auf das Schwanzgebiet dar

B) VENTRALE WIRBELSÄULENMUSKELN (zu S. 47, 61 u. 87)

MUSKEL	URSPRUNG	ANSATZ	INNERVATION	FUNKTION	ANMERKUNGEN
Mm. scaleni			Rr. ventrales der Spinalnerven		
M. scalenus dorsalis	*2. – 3. (4.) Rippe*	*Querfortsätze des 4. – 6.Halswirbels*		Heber der ersten Rippe (Hilfsinspirator)	
M. scalenus medius	Kranial an der 1. Rippe	*Querfortsätze des 4. – 7. Halswirbels*		Niederzieher des Halses	Verkehrt dorsal vom Plexus brachialis
M. scalenus ventralis	Kranial an der 1. Rippe	*Querfortsätze des 3. – 7. Halswirbels*		Seitwärtsbieger des Halses	Verkehrt ventral vom Plexus brachialis; ist sehr kräftig
M. longus capitis	Querfortsätze des 2. – 6. Halswirbels	Tuberculum musculare an der Schädelbasis	Rr. ventrales des 1 – 6. Spinalnerven	Beuger und Seitwärtszieher von Kopf und Hals	Sehr schwacher dreieckiger Muskel
M. longus colli	Halsportion: Querfortsätze und Wirbelkörper des 3. – 7. Halswirbels Brustportion: Körper und Querfortsätze des 6. und 7. Halswirbels; erste 6 Brustwirbelkörper	Crista ventralis der vorausgehenden Wirbel und Tuberculum ventrale des Atlas	Rr. ventrales der Spinalnerven	Beuger des Halses	Relativ stark; die Muskelfasern überspringen häufig ein Segment

MUSKEL	URSPRUNG	ANSATZ	INNERVATION	FUNKTION	ANMERKUNGEN
M. sacrococcygeus (—caudalis) ventralis			Rr. ventrales der Spinalnerven	Niederzieher; bei einseitiger Wirkung Seitwärtsbieger des Schwanzes	
—medialis	Letzter Schwanzwirbel bis zur Schwanzspitze (ventral an den Schwanzwirbeln)	Übernächster Hämalfortsatz			Verbindung mit den Endsehnen des M. sacrocaudalis (—coccygeus) ventralis lateralis vorhanden
—lateralis	Ventral ab dem 2 – 3 Kreuzwirbel; Querfortsätze der ersten Schwanzwirbel	Ventrolateral an den Schwanzwirbeln			Stärker als der mediale Muskel
M. rectus capitis ventralis	Arcus ventralis atlantis	Schädelbasis kaudal vom M. longus capitis	R. ventralis des 1. Halsnerven	Beuger des Atlantookzipitalgelenkes	Kräftiger als bei den übrigen Hsgt.
M. rectus capitis lateralis	Ventralbogen und Unterseite der Ala atlantis	Proc. paracondylaris	R. ventralis des 1. Halsnerven	Beuger des Atlantookzipitalgelenkes; Schiefsteller des Kopfes	Relativ schwach und vom M. rectus capitis ventralis bedeckt
C) DORSALE KOPFBEWEGER					
M. rectus capitis dorsalis major	Proc. spinosus axis	Os occipitale, medial vom M. obliquus capitis cranialis	R. dorsalis des 1. Halsnerven	Kopfheber	
M. rectus capitis dorsalis minor	Arcus dorsalis des Atlas	Os occipitale über dem Foramen magnum	R. dorsalis des 1. Halsnerven	Kopfheber	Kräftiger als beim Fleischfresser
M. obliquus capitis cranialis	Vorderer Rand der Ala atlantis und Flügelgrube	Squama occipitalis, Basis des Proc. jugularis	R. dorsalis des 1. Halsnerven	Kopfstrecker und -dreher	
M. obliquus capitis caudalis	Proc. spinosus sowie Proc. articularis caudalis axis	Vorderer Rand der Ala atlantis	R. dorsalis des 2. Halsnerven	Dreher des Atlas um den Dens axis	Sehr stark
DORSALE STAMM-GLIEDMASSEN-MUSKELN (zu S. 60)					
M. trapezius Pars cervicalis Pars thoracica	*1. Halswirbel bis 12. Brustwirbel, dorsal am Funiculus nuchae und Lig. supraspinale*	Spina scapulae	R. dorsalis n. accessorii	Feststeller der Schulter, Vorführer und Abduktor der Gliedmaße	Kräftig entwickelt; Pars cervicalis und Pars thoracica durch einen Sehnenstreifen in Höhe der Spina scapulae separiert
M. omotransversarius	Acromion scapulae; Fascia brachii	Proc. transversus atlantis (z. T. auch Axis)	nCvm	Vorführer der Gliedmaße resp. Seitwärtsbieger des Halses	Unter dem Muskel liegt der Ln. cervicalis supf.
M. rhomboideus	Dorsomedian vom 2. Hals- bis 8. Brustwirbel; *am Funiculus nuchae bzw. Lig. supraspinale*	*Medial am Schulterblattknorpel*		Feststeller , Heber und Rückführer der Schultergliedmaße; Heber des Halses	M. rhomboideus capitis fehlt wie beim Pferd
—cervicis			nCvm		
—thoracis			nTvm		
M. latissimus dorsi	Fascia thoracolumbalis; *11. und 12. Rippe*	*Tuberositas teres major humeri; und strahlt in die Mm. pectoralis prof., coracobrachialis u. Caput longum m. tricipitis brachii ein*	N. thoracodorsalis	Rückzieher der Gliedmaße, Beuger des Buggelenkes, Vorzieher des Rumpfes bei fixierter Gliedmaße	Relativ dünner Muskel; fixiert die Scapula an der Brustwand durch seinen Verlauf über den Angulus caudalis scapulae
VENTRALE STAMM-GLIEDMASSEN-MUSKELN (zu S. 60)					
Mm. pectorales superficiales:			Nn. pectorales craniales et caudales	Rumpf-Gliedmaßen-Verbindung, Adduktor, Vor- und Rückzieher der Gliedmaße	Dünner als beim Pferd, die zwei Anteile sind nicht so deutlich unterscheidbar
M. pectoralis transversus	*1. bis 6.* Rippenknorpel ventral am Sternum	Unterarmfaszie, *Humerus*			
M. pectoralis descendens	Manubrium sterni	Crista tuberculi majoris humeri und Oberarmfaszie			

MUSKEL	URSPRUNG	ANSATZ	INNERVATION	FUNKTION	ANMERKUNGEN
M. pectoralis profundus:			Nn. pectorales craniales et caudales	Rumpfträger; Rückführer der Gliedmaße; Feststeller des Buggelenkes	Einheitlich; eine Pars accessoria,wie beim Hund ausgebildet, fehlt; gibt flache Muskelzacke an den M. supraspinatus ab
M. pectoralis ascendens	*Ab der 2. Rippe am Sternum* und den sternalen Rippenknorpeln; z.T. gelbe Bauchhaut	Tub. majus und minus humeri; *Proc. coracoideus scapulae*			
M. subclavius	*1. Rippenknorpel*	*Schlüsselbeinstreifen*	Nn. pectorales craniales	Rumpfträger	Schwach entwickelt
M. serratus ventralis:				Wichtigster Rumpfträger, Heber des Halses bei fixierter Gliedmaße, Hilfsinspirator	Beide Portionen sind deutlich voneinander getrennt
—cervicis	*Procc. transversi des 2. (3.) bis 7. Halswirbels*	*Kranial an der Facies serrata scapulae*	nCvm		
—thoracis	*Erste 7 bis 9 Rippen*	*Kaudal an der Facies serrata, Fossa subscapularis*	N. thoracicus longus		Die Muskelzacken sind von kräftigen Sehneneinlagerungen durchsetzt
M. sternocleidomastoideus:					
M. sternomandibularis	Manubrium sterni *und 1. Rippe*	Am Rostralrand des M. masseter, an der Mandibula und M. depressor labii inferioris	R. ventralis n. accessorii	Öffner der Mundspalte; Fixierung des Unterkiefers und Schlundkopfes beim Schluckakt	Zieht als kräftiger Muskelstrang ventral der Drosselrinne
M. sternomastoideus	*Manubrium sterni*	*Proc. mastoideus des Schläfenbein. Mit dem M. longus capitis am Tub. musculare des Os occipitale*	*R. ventralis n. accessorii*		*Zieht als Muskelband seitlich der Trachea und schiebt sich in der oberen Halshälfte zwischen V. jugularis ext. und A. carotis communis ein*
M. cleidomastoideus	Klavicularstreifen	Proc. mastoideus des Schläfenbeines; *M. longus capitis und mit schwacher Aponeurose am Unterkiefer*	R. ventralis n. accessorii	Vorführer der Gliedmaße, Niederzieher und Seitwärtszieher des Kopfes	Der M. cleidomastoideus und M. cleidooccipitalis treten in der Halsmitte miteinander in Berührung.
M. cleidooccipitalis	*Klavicularstreifen*	*Funiculus nuchae und Hinterhauptsbein*	*R. dorsalis n. accessorii*		*Entspricht der Pars clavicularis des M. trapezius*
ATMUNGSMUSKELN (EXSPIRATOREN; zu S. 61, 63, 67)					
Ziehen die Rippen nach innen und kaudal = Verengung des Brustkorbes					
M. serratus dorsalis caudalis	Fascia thoracolumbalis	Kaudalrand der *10. – 13. Rippe*	Nn. intercostales	Exspirator	Schiebt sich z. T. unter den M. obliquus ext. abdominis oder Mm. intercostales externi ein
Mm. intercostales interni	Füllen mit kranioventralem Faserverlauf die Zwischenrippenräume aus		Nn. intercostales	Exspirator	
M. retractor costae	*Transversalfortsätze der ersten 3 Lendenwirbel*	Kaudalrand der letzten Rippe	Nn. intercostales	Exspirator	
M. transversus thoracis	*2. – 7. Rippenknorpel*	*2. – 7. Sternalkörper, 8. Rippenknorpel*	Nn. intercostales	Exspirator	Die beiden Muskelhälften bleiben in der Mittelebene getrennt
ATMUNGSMUSKELN (INSPIRATOREN; zu S. 61, 63, 67)					
Ziehen die Rippen nach außen und kranial = Erweiterung des Brustkorbes					
M. serratus dorsalis cranialis	Lig. supraspinale	*Kranialrand der 5. – 9. Rippe*	Nn. intercostales	Inspirator	Schwach
M. rectus thoracis	1. Rippe	2. – 4. (6.) Rippenknorpel	Nn. intercostales	Inspirator	

MUSKEL	URSPRUNG	ANSATZ	INNERVATION	FUNKTION	ANMERKUNGEN
Mm. intercostales externi	Füllen mit kaudoventralem Faserverlauf die Zwischenrippenräume aus		Nn. intercostales (Rr. ventr. nn. thoracici)	Inspirator	Stark sehnig durchsetzte Faserzüge; gehen im Bereich der letzten Rippen in den M. obl. ext. abdominis über
Mm. levatores costarum	*Quer- und Zitzenfortsätze des ersten bis vorletzten Brustwirbels*	*Kranialer Rand der nächstfolgenden Rippe*	Nn. intercostales, (Rr. dorsales nn. thoracici)	Inspiratoren	10 – 12 Muskeln vorhanden; gleiche Richtung wie die Mm. intercostales externi
Diaphragma			N. phrenicus	Inspirator; Hauptatmungsmuskel	
Pars costalis	Vom Knie der 8. Rippe über die Mitte der 11. Rippe zum Ventralende der 12. Rippe	Centrum tendineum			Steiler gestellt als bei den übrigen Hsgt.
Pars sternalis	Proc. xiphoideus	Centrum tendineum			Deutlich von der Pars costalis getrennt
Pars lumbalis	Ventralfläche des 1. – 3. (4.) Lendenwirbels	Centrum tendineum			Bildet den rechten und linken Zwerchfellspfeiler

***Mm. subcostales** sind beim Rd. nicht ausgebildet*

BAUCHMUSKELN (zu S. 66)

M. obliquus externus abdominis	Pars costalis: ab 4. – 5. Rippe; am *unteren Rand des M. latissimus dorsi,* Pars lumbalis : letzte Rippe, Fascia thoracolumbalis	Bauchsehne: Linea alba und Tendo praepubicus Beckensehne: Tuber coxae; Lig. inguinale und Tendo praepubicus	Ventraläste der entsprechenden Interkostal- und Lumbalnerven	Insgesamt: kontraktionsfähiger Tragegurt mit Anpassungsfähigkeit an das Gewicht und Volumen der Bauchorgane, verstärkt durch die starke Fascia (Tunica) flava	*Leistenspalt:* Bauch- und Beckensehne bilden den Anulus inguinalis ext. *Rectusscheide:* die Aponeurose ist durchweg am Außenblatt der Rektusscheide beteiligt.
M. obliquus internus abdominis	*Fascia thoracolumbalis; Procc. transversi der Lendenwirbel,* Tuber coxae, Lig. inguinale	Linea alba und letzte Rippe	Ventraläste der entsprechenden Interkostal- und Lumbalnerven	Bauchpresse zur Miktion, Defäkation, beim Partus, bei Inspirationsstellung des Zwerchfells. Krümmung der Wirbelsäule durch Kontraktion des M. rectus abdominis Hilfsexspiratoren; *gerade Gurtung:* Mm. rectus abdominis und transversus abdominis; *schiefe Gurtung:* Mm. obliqui externus und internus	Kranialrand des Anulus ing. internus *Rektusscheide:* Aponeurose nur am Außenblatt der Rectusscheide beteiligt; der Muskel bedeckt kaudal den M. rectus abdominis; das Crus costocoxale bildet den lateralen Rand der Hungergrube
M. transversus abdominis	Pars costalis: *letzte 7 – 8 Rippenknorpel* Pars lumbalis: Procc. transversi der Lendenwirbel	Linea alba	Ventraläste der entsprechenden Interkostal- und Lumbalnerven		*Rektusscheide:* bildet das Innenblatt der Rectusscheide; die Pars lumbalis ist sehnig
M. rectus abdominis	4. bis 9. Rippenknorpel	Tendo praepubicus, *Crista symphysialis und Tendo symphysialis*	Ventraläste der entsprechenden Interkostal- und Lumbalnerven		Besitzt 5 Intersectiones tendineae; im Gebiet der 2. Intersektion liegt das sog. Milchnäpfchen, die Durchtrittsöffnung der V. subcutanea abdominis

INNERE LENDENMUSKELN (zu S. 81)

M. quadratus lumborum	Proximoventral an der letzten Rippe; *10. – 13. Brustwirbel und* Lendenwirbelquerfortsätze	Ventral an der Ala sacralis	Ventraläste der Interkostal- und Lumbalnerven, Plexus lumbalis	Versteifer und Aufwärtsbieger der Lendenwirbelsäule	Alle vier Muskeln zeigen im Prinzip die gleichen Verhältnisse wie beim Pferd; sind z.T. stark sehnig durchsetzt

MUSKEL	URSPRUNG	ANSATZ	INNERVATION	FUNKTION	ANMERKUNGEN
M. psoas major	Fleischig am kranialen Rand der letzten Rippe; Körper und Querfortsätze aller Lendenwirbel	Der M. iliacus und M. psoas major enden gemeinsam als M. iliopsoas am Trochanter minor ossis femoris	Ventraläste der Interkostal- und Lumbalnerven, Plexus lumbalis	Vorführer der Beckengliedmaße, Beuger des Hüftgelenkes, Supinator des Hüftgelenkes, Stabilisator der Wirbelsäule bei fixierter Gliedmaße	Lebensmitteltechnisch wird nur der M. iliopsoas als sogenanntes Filet bezeichnet
M. iliacus	*Ventral ab dem 6. Lendenwirbelkörper;* Facies iliaca ossis ilii, Kreuzbeinflügel und an der Sehne des M. psoas minor				
M. psoas minor	12. – 13. Brustwirbel und erste Lendenwirbel, Zwerchfellspfeiler	Tuberculum m. psoas minoris ossis ilii	Ventraläste der Interkostal- und Lumbalnerven, Plexus lumbalis	Steilsteller des Beckens (bei fixierter Wirbelsäule), Feststeller und Aufwärtsbieger der Lendenwirbelsäule (bei fixiertem Becken)	Stellt nach anatomischer Sicht zusammen mit dem M. iliopsoas das sogenannte Filet dar

MUSKELN DES DIAPHRAGMA PELVIS (zu S. 87, 93)

M. levator ani	Spina ischiadica und Innenfläche des Lig. sacrotuberale latum	Anus	nSv	Defäkation: Ausrichtung des Anus zur Kontraktion des Enddarmes, Synergist des M. coccygeus	
M. coccygeus	Innenfläche des Lig. sacrotuberale latum; Spina ischiadica	Procc. transversi der ersten 3 – 5 Schwanzwirbel; Schwanzfaszie	nSv	Einseitig: Seitwärtszieher des Schwanzes, beidseitig: Niederzieher des Schwanzes	
M. sphincter ani externus	Muskelfasern, die die Afteröffnung ringförmig umgeben, sich ventral kreuzen und sich in die Mm. constrictor vulvae resp. bulbospongiosus fortsetzen		Nn. rectales caudales	Verschluß der Afteröffnung	Willkürlicher, quergestreifter Muskel
M. sphincter ani internus	Verstärkte Ringmuskelschicht des Rektum		Nn. rectales caudales	Verschluß der Afteröffnung	Unwillkürlicher glatter Muskel
M. rectococcygeus	Fortsetzung der Längsmuskelschicht des Rectum	*Ventromedian vom 1. bis zum 3. Schwanzwirbel*	Nn. rectales caudales	Aufhängung und Stabilisierung von Analkanal und Rektum	Ventrale, glatte Muskelzüge verflechten sich beim weiblichen Rind und bekommen Anschluß an die Muskulatur der Schamlippen
M. bulbospongiosus	Direkte Fortsetzung des M. urethralis; bedeckt den Bulbus penis	Tunica albuginea seitlich des Bulbus penis	N. perinealis prof. n. pudendi	Unterstützt den Urin-, Samen- und Blutfluß	Sehr kräftiger, durch ein bindegewebiges Septum zweigeteilter Muskel, ca. 170 mm lang beim Bullen
M. constrictor vestibuli	Ventralrand des M. levator ani und Corpus perineale	Ventral an der Wand des Vestibulum vaginae	N. perinealis prof. n. pudendi; Nn. rectales caudd.	Verengung des Vestibulum vaginae	Zweiteilig, umfaßt das Vestibulum vaginae
M. constrictor vulvae	Faserbündel aus dem M. sphincter ani ext., die in der Haut der Vulva enden		Nn. rectales caudd.	Konstriktor	Muskulöse Grundlage der Schamlippen
M. retractor penis resp. — clitoridis	Ventralfläche des 1. und 2. Schwanzwirbels; Mm. sphincter ani ext. u. levator ani	*Kaudale Konvexität der S - förmigen Peniskrümmung; Penisblatt des Präputialschlauches; resp. Klitoris*	N. perinealis prof. n. pudendi; Nn. rectales caudd.	Rückzieher von Penis resp. Klitoris	Glatter paariger Muskel, nimmt am After glatte Muskulatur aus dem M. sphincter ani internus auf
M. ischiocavernosus	Innenfläche des Tuber ischiadicum und Kaudalrand des Lig. sacrotuberale latum	Tunica albuginea corporum cavernosum penis resp. Corpus cavernosum clitoridis	N. perinealis prof. n. pudendi	Rhythmisches Vorwärtspumpen des Blutes bei der Erektion	Willkürlicher, breiter, paariger Muskel; schließt die Crura penis vollständig ein; rudimentär bei der Kuh

2. LYMPHOLOGIE

LYMPHOCTR. LYMPHONOD.	LAGE	TRIBUT. GEBIET	ABFLUSS	ANMERKUNG
LYMPHOCENTRUM PAROTIDEUM (zu S. 38)				
Ln. parotideus	Ventral am Kiefergelenk; zwischen Rostralrand der Gl. parotis und M. masseter	Haut und Muskeln des gesamten Oberschädels, Kopfknochen, Gl. parotis, äußeres Ohr, Augenlider, Tränenapparat, rostrale Hälfte der Nasenhöhle, Lippen, harter Gaumen, Kinn	Ln. retropharyngeus lateralis	6 – 9 cm lang. In der Fleischuntersuchung regelmäßig anzuschneiden; nicht bei Tieren unter 6 Wochen
LYMPHOCENTRUM MANDIBULARE (zu S. 38)				
Ln. mandibularis	Am ventralen Rand des Unterkiefers, einige Zentimeter kaudal der Incisura vasorum, bedeckt vom M. sternomandibularis	Kopfhaut, Gesichts- und Kaumuskeln, rostrale Nasenhöhlenwand, Mund- und Nasenhöhlenschleimhaut, Nasennebenhöhlen, Zungenmuskeln, Pharynx und Larynx, Speicheldrüsen	Ln. retropharyngeus lateralis	Ca. 3 – 4,5 cm lang, palpierbar. In der Fleischuntersuchung regelmäßig anzuschneiden, nicht bei Tieren unter 6 Wochen
Ln. pterygoideus	Am rostralen Rand des Unterkieferastes, medial am M. pterygoideus med.	Harter Gaumen	Ln. mandibularis	Inkonstant
LYMPHOCENTRUM RETROPHARYNGEUM (zu S. 38)				
Ln. retropharyngeus lateralis	Nahe dem Altlasflügel; vom kaudodorsalen Ende der Gl. mandibularis bedeckt	Haut der Kopf- Halsgrenze, Lippen, Speicheldrüsen, Backenschleimhaut, Unterkieferschleimhaut im Diastema, Kaumuskeln, Zunge und Teile der Zungenbeinmuskeln, Unterkiefer, z.T. Thymus, nahe Halsmuskulatur, Ohrmuschel	Aus seinen Vasa efferentia bildet sich der Truncus jugularis	4 – 5 cm langer, glatter, plattovaler lateraler Schlundkopflymphknoten (palpierbar); z.T. durch 1 – 3 kleinere, wenige cm lange Knoten ergänzt. In der Fleischuntersuchung regelmäßig anzuschneiden
Ln. retropharyngeus medialis	Medial vom Stylohyoid auf halber Höhe zwischen Choanenrand und Zungengrund, auf der Schlundkopfmuskulatur gelegen	Zunge, Zungenbeinmuskeln, Mundhöhlenschleimhaut, Gaumen und Tonsillen, Kiefer- und Gaumenbeinhöhle, Unterkiefer, kaudale Hälfte der Nasenhöhle, Larynx und Pharynx, Gl. mandibularis und Gl. sublingualis, M. longus capitis	Ln. retropharyngeus lateralis	3 – 6 cm langer, längsovaler medialer Schlundkopflymphknoten von Fett umgeben; selten zwei Knoten vor handen. In der Fleischuntersuchung regelmäßig anzuschneiden
Ln. hyoideus rostralis	Lateral am Thyreohyoid	Zungenspitze	Ln. retropharyngeus lateralis und — medialis	Inkonstanter 1 – 1,5 cm großer Lymphknoten
Ln. hyoideus caudalis	Lateral vom Winkel des Stylohyoid	Unterkiefer	Ln. retropharyngeus lateralis	Inkonstanter 1 – 1,5 cm großer Lymphknoten
LYMPHOCENTRUM CERVICALE SUPERFICIALE (zu S. 60)				
Ln. cervicalis superficialis	Im Fettgewebe dicht vor und über dem Buggelenk gelegen; am Kranialrand des M. supraspinatus, bedeckt vom M. omotransversarius	Haut des Halses, der Schultergliedmaße und der Brustwand bis zur Höhe der 10. – 12. Rippe. Schultergürtelmuskulatur, Muskeln über dem Schulterblatt, Unterarmfaszie, Vorderfuß	Linksseitig: Ductus thoracicus oder Truncus jugularis sinister Rechtsseitig: Truncus jugularis dexter	7 – 9 cm langer 1 – 2 cm dicker Buglymphknoten; tastbar. Im Verdachtsfall in der Fleischuntersuchung zu beachten (Adspektion)
LYMPHOCENTRUM CERVICALE PROFUNDUM (zu S. 60)				
Lnn. cervicales profundi:				Im Verdachtsfall in der Fleischuntersuchung zu berücksichtigen, 4 – 6 je 1 – 2,5 cm große Knoten; selten fehlend
Lnn. cervicales proff. craniales	Von der Schilddrüse bis zum 7. Trachealring	Ventrale Halsmuskulatur, Halsbeuger, Schilddrüse, Larynx und Pharynx, Halsteil der Trachea und des Oesophagus, Halsteil des Thymus	Linksseitig: Ductus thoracicus oder Ende des Truncus jugularis sinister, gelegentlich direkt in den Venenwinkel. Rechtsseitig: kaudaler Truncus jugularis dexter	
Lnn. cervicales proff. medii	Im mittleren Halsdrittel rechts der Luftröhre und links der Speiseröhre anliegend			1 – 7 je 0,5 – 3 cm lange Knoten

LYMPHOCTR. LYMPHONOD.	LAGE	TRIBUT. GEBIET	ABFLUSS	ANMERKUNG
Lnn. cervicales proff. caudales	Der Luftröhre anliegend, dicht vor der ersten Rippe			2 – 4 Einzelknoten vorhanden
Ln. costocervicalis	Am vorderen Rand des Truncus costocervicalis, kraniomedial der ersten Rippe	M. supraspinatus, M. infraspinatus, dorsale Schultergürtelmuskulatur, Rücken- und Halsstrecker, Halsbeuger, M. omohyoideus, Pleura, Trachea	Linksseitig: Ductus thoracicus sowie Lnn. cervicales proff. caudales oder Lnn. mediastinales craniales bzw. Venenwinkel Rechtsseitig: Truncus jugularis dexter oder Vas efferens des Ln. cervicalis superficialis	Ein 1,5 – 3 cm langer Knoten, von den Lnn. cervicales caudales oft nicht scharf abgegrenzt. Stößt ventral an die A. carotis communis, medial an den Oesophagus und die Trachea. Im Verdachtsfall in der Fleischuntersuchung zu berücksichtigen
LYMPHOCENTRUM AXILLARE (zu S. 6)				
Ln. axillaris proprius	6 – 10 cm kaudal des Schultergelenkes in Höhe des 2. Interkostalraumes, medial des M. teres major	Muskeln der Schulter und des Oberarms, Teile der Schultergürtelmuskulatur, Schulterhautmuskel, Knochen der Schultergliedmaße bis zum Karpalgelenk	Lnn. axillares primae costae, Lnn. cervicales profundi caudales	2,5 – 3,5 cm langer Einzelknoten Im Verdachtsfall in der Fleischuntersuchung zu berücksichtigen
Lnn. axillares primae costae	Lateral an der ersten Rippe und im 1. Interkostalraum durch den lateral gelegenen M. pectoralis profundus verdeckt	Mm. pectorales, M. transversus thoracis, M. serratus ventralis, M. scalenus, Schulter- und Oberarmmuskulatur, Knochen der Schultergliedmaße bis zum Karpalgelenk	Lnn. cervicales profundi caudales oder linksseitig in den Ductus thoracicus, rechtsseitig in den Truncus jugularis dexter	2 – 3 Einzelknoten. Im Verdachtsfall in der Fleischuntersuchung zu berücksichtigen
Ln. axillaris accessorius	In Höhe der 4. Rippe		Ln. axillaris proprius	Inkonstanter kleiner Einzelknoten
Ln. infraspinatus	Auf dem Kaudalrand des M. infraspinatus, bedeckt vom Kranialrand des M. latissimus dorsi	M. latissimus dorsi	Ln. axillaris proprius	Ein 0,5 – 1 cm langer Knoten; tritt sehr selten auf
LYMPHOCENTRUM THORACICUM DORSALE (zu S. 62)				
Lnn. thoracici aortici	Zwischen der Aorta und den Körpern des 5. – 13. Brustwirbels. Linksseitig: ventral der V. azygos sinistra gelegen. Rechtsseitig am Ductus thoracicus gelegen	M. subscapularis, Schultergürtelmuskulatur, Muskulatur der Brustwand, Rückenstrecker, Zwerchfell, Herz, evtl. Milz, Pleura und Peritonaeum, Mediastinum, Rippen	Rechtsseitig: Ductus thoracicus Linksseitig: Abfluß aus kaudalen Lymphknoten über die Lnn. mediastinales caudales; Abfluß aus kran. Lymphknoten über die Lnn. mediastinales craniales oder direkt in den Venenwinkel	Wechselnde Anzahl von 1 – 3,5 cm großen Knoten. Im Verdachtsfall in der Fleischuntersuchung zu berücksichtigen
Lnn. intercostales	In den Interkostalräumen subpleural in Höhe der Rippenköpfchen gelegen	Muskeln der seitlichen und dorsalen Brustwand, Rückenstrecker, M. longus colli, M. subscapularis, M. obliquus externus abdominis, Pleura, Teile des Peritonaeum, Rippen, Brustwirbel	1. –3. rechter Interkostalraum: Lnn. mediastinales cran. und — medii; 1. – 2. (3.) linker Interkostalraum: Ln. costocervicalis; 3. – 4. linker Interkostalraum: Lnn. mediastinales craniales; alle übrigen Interkostallymphknoten: Lnn. thoracici aortici	Je Interkostalraum sind ein, ausnahmsweise zwei 0,4 – 2 cm große Knoten vorhanden. Einzelne Interkostalräume können frei bleiben
LYMPHOCENTRUM THORACICUM VENTRALE (zu S. 62)				
Ln. sternalis cranialis	Dorsal am Manubrium sterni am Ventralrand der A. und V. thoracica interna, in Höhe des 1. Rippenwinkels	Sternum, Rippenknorpel, M. transversus thoracis, Brustwandmuskulatur, Pleura, Perikardium	Lnn. mediastinales caudales oder Truncus jugularis oder Ende des Ductus thoracicus	Meist paariger 1,5 – 2,5 cm großer Knoten. Im Verdachtsfall in der Fleischuntersuchung zu berücksichtigen
Lnn. sternales caudales	Unter dem M. transversus thoracis entlang der A. und V. thoracica interna gelegen. Weitere Knoten liegen über dem M. transversus thoracis dicht vor dem Zwerchfellansatz	Diaphragma, Perikardium, Pleura, Peritonaeum, Rippen, Sternum, Brustwandmuskulatur, ventrale Schultergürtelmuskulatur, Bauchmuskeln, Leber	Ln. sternalis cranialis	1 – 5 Knoten beiderseits der Medianen, sowie 2 – 5 Knoten dicht vor dem Ansatz des Zwerchfells am Sternum. Im Verdachtsfall in der Fleischuntersuchung zu berücksichtigen

LYMPHOCTR. LYMPHONOD.	LAGE	TRIBUT. GEBIET	ABFLUSS	ANMERKUNG
LYMPHOCENTRUM MEDIASTINALE (zu S. 62)				
Lnn. mediastinales craniales	Rechts und links variabel im präkardialen Mediastinum bis zum Brusteingang, am Arcus aortae und Tr. brachiocephalicus, an Trachea und Oesophagus	Brustteil des Oesophagus und der Trachea, Thymus, Lunge, Perikardium, Herz, Pleura	Linksseitig zum Ductus thoracicus und rechtsseitig zum Ende des Truncus jugularis dexter	In der Fleischuntersuchung regelmäßig anzuschneiden
Lnn. mediastinales medii	Am dorsalen Rand und der rechten Fläche des Oesophagus dorsal der Herzbasis	Brustteil des Oesophagus und der Trachea, Lunge	Ductus thoracicus oder Lnn. mediastinales craniales dextri bzw. Vas efferens der Lnn. mediastinales caudales	2 – 5 je 0,5 – 5 cm lange, von rechts sichtbare Knoten. In der Fleischuntersuchung regelmäßig anzuschneiden
Lnn. mediastinales caudales	Im postkardialen Mediastinum gelegen; dorsal des Oesophagus, bis zum Diaphragma reichend	Lunge, Brustteil des Oesophagus, Perikardium, Diaphragma, Mediastinum, Peritonaeum, Milz und Leber	Ductus thoracicus, gelegentlich zum Ln. tracheobronchalis sinister	Ein sehr langer (15 – 20 cm) Lymphknoten (Ln. longissimus), gelegentlich geteilt, im kaudalen Mediastinum; Irritation der Vagusäste ist möglich. In der Fleischuntersuchung regelmäßig anzuschneiden
Lnn. phrenici	Brusthöhlenseitig am For. venae cavae	Diaphragma, Mediastinum	Lnn. mediastinales caudales	1 – 4 kleine Knoten, inkonstant
LYMPHOCENTRUM BRONCHALE (zu S. 62)				
Ln. tracheobronchalis [bifurcationis] sinister	Kaudal vom Ligamentum arteriosum zwischen der Bifurcatio tracheae und dem Truncus pulmonalis	Brustteil des Oesophagus, Bifurcatio tracheae, Herz	Lnn. mediastinales caudales und —craniales, Ductus thoracicus	2,5 – 3,5 cm langer Knoten. In der Fleischuntersuchung regelmäßig anzuschneiden
Ln. tracheobronchalis [bifurcationis] dexter	Zwischen Spitzen- und Mittellappen am Bronchus principalis dexter gelegen	Lunge; Durchflußlymphe der Lnn. pulmonales	Lnn. mediastinales medii	1 – 3 cm langer Knoten in 75% aller Fälle vorhanden. In der Fleischuntersuchung regelmäßig anzuschneiden (Polizeilymphknoten)
Ln. tracheobronchalis [bifurcationis] medius	Dorsal an der Bifurcatio tracheae	Lunge	Ln. tracheobronchalis dexter	0,75 – 1 cm langer Knoten; fehlt in der Hälfte der Fälle. In der Fleischuntersuchung regelmäßig anzuschneiden
Ln. tracheobronchalis cranialis (s. eparterialis)	Kranioventral am Ursprung des Bronchus trachealis (s. eparterialis)	Lunge, Durchflußlymphe der Lnn. pulmonales	Lnn. mediastinales craniales	2 – 5 cm lang; In der Fleischuntersuchung regelmäßig anzuschneiden
Lnn. pulmonales	Um beide Stammbronchen gelegen, verdeckt vom Lungengewebe	Lunge, mit Ausnahme des rechten Spitzenlappens	Ln. tracheobronchalis dexter und —sinister, Ln. tracheobronchalis cranialis; seltener Lnn. mediastinales caudales	Ein oder zwei 0,5 – 1,5 cm große Knoten; in der Hälfte der Fälle vorhanden

LYMPHOCTR. LYMPHONOD.	LAGE	TRIBUT. GEBIET	ABFLUSS	ANMERKUNG
LYMPHOCENTRUM LUMBALE (zu S. 82)				
Lnn. lumbales aortici	Links dorsal und ventral der Aorta abdominalis, rechts an der V. cava caudalis zwischen den letzten Brustwirbeln bis letzten Lendenwirbeln	Innere Lendenmuskulatur, Rückenstrecker, Fascia thoracolumbalis, Lendenwirbel, Peritonaeum, Nieren, Nebennieren	Truncus lumbalis	12 – 25 Knoten je 0,5 cm groß. Im Verdachtsfall in der Fleischuntersuchung zu berücksichtigen
Lnn. lumbales proprii	Nahe den Foramina intervertebralia der Lendenwirbelsäule	Rückenstrecker (M. latissimus dorsi), Bauchmuskulatur	Lnn. lumbales aortici	Einzelne, ca. 0,5 cm große Knoten, ein- oder beidseitig vorkommend oder fehlend
Lnn. renales	In unmittelbarer Nähe der A. und V. renalis	Nieren, Nebennieren	Lendenzisterne	Von den Lnn. lumbales aortici nicht scharf abzugrenzen. In der Fleischuntersuchung regelmäßig zu untersuchen
LYMPHOCENTRUM COELIACUM (zu S. 72 u. 74)				
Lnn. coeliaci	An der A. coeliaca	Milz	Truncus visceralis bzw. direkt in die Cisterna chyli	Nicht deutlich von den benachbarten Lymphknoten abzugrenzen
Lnn. lienales (s. atriales)	Zwischen Pansenvorhof und linkem Zwerchfellspfeiler; dorsokranial an der Milz	Milz, Pansen, Haube; Durchflußlymphe aller weiteren Magenlymphknoten	variabel, i. d. R. Truncus gastricus	1 – 7 Lnn. In der Fleischuntersuchung regelmäßig zu beachten
Lnn. ruminales dextri	In der rechten Pansenlängsfurche subserös gelegen	Pansen	Lnn. lienales oder Truncus gastricus	Weitere 1 – 4 Lnn. am Übergang in die kraniale Querfurche des Pansens
Lnn. ruminales sinistri	In der linken Pansenlängsfurche subserös gelegen	Pansen	Lnn. ruminales craniales, z.T. auch Lnn. ruminales dextri	1 – 2 inkonstante, 1 – 2 cm große Lymphknoten
Lnn. ruminales craniales	In der kranialen Pansenfurche	Pansen	Lnn. ruminales dextri, Lnn. lienales	2 – 8 Knoten von 0,5 – 2,5 cm Größe
Lnn. reticulares	Auf der dorsalen z.T. auch pansenseitigen Fläche der Haube	Haube	Lnn. lienales, ausnahmsweise direkt in den Truncus gastricus	1 – 7 Knoten von 0,5 – 1,5 cm Größe
Lnn. omasiales	Auf der pansenseitigen Fläche des Blättermagens	Blättermagen	Lnn. lienales	6 – 12 je 0,5 – 4 cm große Knoten
Lnn. rumino-abomasiales	Links kranial der großen Kurvatur des Labmagens und Pansen	Pansen, Blättermagen, Labmagen	Lnn. reticuloabomasiales oder Lnn. reticulares	2 – 7 Knoten von 0,5 – 4 cm Größe
Lnn. reticulo-abomasiales	Links zwischen Haube, Lab- und Schleudermagen	Pansen, Haube, Labmagen	Lnn. reticulares	2 – 8 Knoten von 0,5 – 4 cm Größe
Lnn. abomasiales dorsales	Nahe der kleinen Kurvatur des Labmagens	Duodenum, Blättermagen, Labmagen	Lnn. hepatici	3 – 6 je 0,5 – 4 cm große Knoten
Lnn. abomasiales ventrales	Nahe der großen Kurvatur des Labmagens im großen Netz gelegen	Duodenum, Labmagen	Lnn. hepatici	1 – 4 Lnn., inkonstant
Lnn. hepatici [portales]	Porta hepatis	Leber, Pankreas, Duodenum	Truncus hepaticus	6 – 15 Lymphknoten von je 1 – 7 cm Größe. In der Fleischuntersuchung regelmäßig anzuschneiden
Lnn. hepatici accessorii	Am stumpfen Rand der Leber nahe der V. cava caudalis	Leber	Truncus hepaticus	Einige kleinere Lymphknoten

LYMPHOCTR. LYMPHONOD.	LAGE	TRIBUT. GEBIET	ABFLUSS	ANMERKUNG
Lnn. pancreatico-duodenales	An der Viszeralfläche des Pankreas nahe der V. portae, zwischen Pankreas und Duodenum sowie Colon transversum	Pankreas, Duodenum, benachbarte Teile des Kolon	Truncus intestinalis	Unterschiedliche Anzahl kleinerer Knoten. In der Fleischuntersuchung regelmäßig anzuschneiden
LYMPHOCENTRUM MESENTERICUM CRANIALE (zu S. 76)				
Lnn. mesenterici craniales	An der A. mesenterica cranialis	Milz	Truncus visceralis bzw. direkt in die Cisterna chyli	Nicht deutlich von den Lnn. coeliaci und benachbarten Lymphknoten abzugrenzen
Lnn. jejunales	Im Mesojejunum, zentral vom Jejunum, peripher der Kolonscheibe	Jejunum, Ileum	Truncus intestinalis und Lnn. colici	10 – 50 je 0,5 – 12 cm große Einzellymphknoten. In der Fleischuntersuchung regelmäßig zu beachten
Lnn. caecales	In der Plica ileocaecalis	Ileum, Caecum	Lnn. colici oder direkt zum Truncus intestinalis	1 – 3 je 0,5 – 2 cm große Lymphknoten. In der Fleischuntersuchung regelmäßig zu beachten
Lnn. colici	1. An der Ansa proximalis coli 2. Im Winkel zwischen der Ansa proximalis und distalis coli über der Kolonscheibe 3. An der Ansa spiralis	Colon ascendens, Ileum, Caecum	Truncus intestinalis	1. 1 – 6 Lymphknoten 2. 1 – 4 Lymphknoten 3. 7 – 30 Lymphknoten, 0,5 – 4 cm groß In der Fleischuntersuchung regelmäßig zu beachten
LYMPHOCENTRUM MESENTERICUM CAUDALE (zu S. 76)				
Lnn. mesenterici caudales	An der Seitenfläche des Colon descendens	Colon descendens	Truncus lumbalis	In der Fleischuntersuchung regelmäßig zu beachten
LYMPHOCENTRUM ILIOSACRALE (zu S. 82)				
Lnn. iliaci mediales	Am Ursprung der A. und V. circumflexa ilium profunda	Hüftgelenk, innere Lendenmuskulatur, Becken- und Oberschenkelmuskulatur, Hoden und Samenstrang bzw. Ovarien, Salpinx, Uterus, Harnblase, Niere, weibliche Harnröhre	Truncus lumbalis	1 – 4 Lnn. zwischen 0,5 – 5 cm Länge. Im Verdachtsfall in der Fleischuntersuchung zu berücksichtigen
Ln. iliacus lateralis	Am Teilungswinkel der A. und V. circumflexa ilium profunda gelegen; kraniolateral der medialen Darmbeinlymphknoten	Beckenknochen, Fascia lata, Bauchmuskulatur, M. glutaeus profundus, Peritonaeum; Durchflußlymphe des Ln. subiliacus und coxalis	Truncus lumbalis, Lnn. iliaci mediales, z.T. Ln. iliofemoralis	1 – 2 Lymphknoten mit 1,25 – 2,5 cm Länge (können fehlen) Im Verdachtsfall in der Fleischuntersuchung zu berücksichtigen
Lnn. sacrales	Im Winkel zwischen rechter und linker A.iliaca int.	M. iliopsoas, Mm. glutaei, Schwanzmuskulatur, intrapelvine Harn- und Geschlechtsorgane incl. Muskulatur	Lnn. iliaci mediales; Ln. iliofemoralis oder direkt in den Truncus lumbalis	Eine inkonstante Gruppe, liegt zwischen Kreuzbein und der Innenfläche des breiten Beckenbandes
Lnn. anorectales	After und Rektum angelagert	Colon descendens, Rektum, Anus	Lnn. iliaci mediales	12 – 17 Knoten von 0,5 – 3 cm Größe vorhanden
LYMPHOCENTRUM ILIOFEMORALE [S. INGUINALE PROFUNDUM] (zu S. 20 u. 82)				
Ln. iliofemoralis [Ln. inguinalis profundus]	Im Winkel zwischen A. iliaca externa und A. circumflexa ilium profunda	Ober- und Unterschenkelmuskulatur, Bauchmuskulatur, Knochen und Gelenke des Beckens und der Gliedmaße bis zum Sprunggelenk, intraabdominale Harn- und Geschlechtsorgane	Lnn. iliaci mediales, Truncus lumbalis	Lymphknoten mit 3,5 – 9,5 cm Länge. Von den Lnn. iliaci medd. oft nicht scharf abgegrenzt. Im Verdachtsfall in der Fleischuntersuchung zu berücksichtigen

LYMPHOCTR. LYMPHONOD.	LAGE	TRIBUT. GEBIET	ABFLUSS	ANMERKUNG
LYMPHOCENTRUM INGUINALE SUPERFICIALE (zu S. 20, 90 u. 92)				
Lnn. inguinales superficiales			Ln. iliofemoralis	
Lnn. scrotales	Dorsolateral des Penis in Höhe des Schambeinkammes, kaudal vom Skrotum	Skrotum, Praeputium, Penis, Haut am Ober- und Unterschenkel sowie Knie		In der Fleischuntersuchung im Verdachtsfall zu berücksichtigen
Lnn. mammarii	kaudal im Zwischenschenkelspalt, zwischen den hinteren Eutervierteln und dem Sitzbein gelegen	Euter, Scham, Scheidenvorhof, Klitoris, Haut am Ober- und Unterschenkel sowie Knie		1 – 3 Lymphknoten, 6 – 10 cm lang In der Fleischuntersuchung regelmäßig zu beachten
Ln. subiliacus	Am Kranialrand des M. tensor fasciae latae, in der Mitte zwischen Hüfthöcker und Kniescheibe	Haut der Bauchwand, des Beckens und der Hintergliedmaße, Praeputium	Ln. iliofemoralis, Lnn. iliaci mediales, z.T. Ln. coxalis	6 – 11 cm langer Kniefaltenlymphknoten. Im Verdachtsfall in der Fleischuntersuchung zu berücksichtigen
Ln. coxalis	Medial vom M. tensor fasciae latae am Tuber coxae	Fascia lata, M. quadriceps femoris	Ln. iliacus lateralis oder Lnn. iliaci mediales	inkonstanter 1,5 – 2 cm langer Lymphknoten
LYMPHOCENTRUM ISCHIADICUM (zu S. 20)				
Ln. ischiadicus	2 – 3 cm dorsal der Incisura ischiadica minor, an der Lateralfläche des breiten Beckenbandes	Haut der Beckengegend und des Schwanzes, Mm. glutaei, Hüftgelenk, Rektum, After, Harn- und Geschlechtsorgane am Beckenausgang	Lnn. sacrales	Ein 2,5 – 3,5 cm großer Sitzbeinlymphknoten. Im Verdachtsfall in der Fleischuntersuchung zu berücksichtigen
Ln. glutaeus	An der Incisura ischiadica major dem breiten Beckenband aufliegend	Beckenknochen, Hüftgelenk, M. glutaeus profundus, Fascia thoracolumbalis	Lnn. sacrales	Ein oder zwei bis zu 1 cm große Lymphknoten, inkonstant
Ln. tuberalis	Medial am Tuber ischiadicum und am Ansatz des breiten Beckenbandes	Haut der Beckengegend und des Schwanzes, M. glutaeobiceps	Ln. ischiadicus, selten Lnn. sacrales	2 – 3 cm langer, inkonstanter Lymphknoten
LYMPHOCENTRUM POPLITEUM (zu S. 20)				
Ln. popliteus profundus	In der Tiefe der Kniekehle, auf den Köpfen des M. gastrocnemius gelegen	Fuß, Unterschenkel und lange Sitzbeinmuskeln	Ln. iliofemoralis, Lnn. sacrales	3 – 4,5 cm langer Lymphknoten. Ein Ln. popliteus superficialis fehlt beim Rind. Im Verdachtsfall in der Fleischuntersuchung zu berücksichtigen

3. PERIPHERES NERVENSYSTEM

NERV	INNERVATION	ANMERKUNGEN
NERVUS SPINALIS (n) = Rückenmarksnerv		Verlassen den Wirbelkanal durch ein Foramen intervertebrale (Ausnahmen s. nC1; nC2; nS)
• Ramus dorsalis (nd)		
•• Ramus lateralis (ndl)	Haut im dorsalen Drittel der Körperwand	Sensibel; Ausnahme Halsnerven: motorisch
•• Ramus medialis (ndm)	Epaxiale Stamm-Muskulatur	Motorisch; Ausnahme Halsnerven: sensibel
• Ramus ventralis (nv)		
•• Ramus lateralis (nvl)	Haut der ventralen Körperwand und der Gliedmaßen	Ausnahme Plexusnerven
•• Ramus medialis (nvm)	Hypaxiale Stamm-Muskulatur und Muskeln der Gliedmaßen	Ausnahme Plexusnerven
I. NERVI CERVICALES (nC) = Halsnerven (nC1-nC8)		nC1 verläßt den Wirbelkanal durch das Foramen vertebrale laterale atlantis, nC2 durch das Foramen vertebrale laterale axis
• Rami dorsales		nC3d – nC6d bilden den Plexus cervicalis dorsalis
•• Rami laterales	Halsportionen der dorsalen autochthonen Stamm-Muskulatur;	
•• Rami mediales	Haut der Nackengegend	nC2dm, als **N. occipitalis major** bezeichnet, enthält laterale und mediale Äste mit denen er die Haut der Nackengegend innerviert
• Rami ventrales		
•• Rami laterales	Haut der lateralen u. ventralen Halsregion; Mm. cutanei colli, faciei und labiorum; Mm. omotransversarius, rhomboideus und serratus ventralis cervicis	nC2vl innerviert als **N. transversus colli** die Hautmuskeln an Kopf und Hals und als **N. auricularis magnus** sensibel laterale Anteile der Ohrmuschel; Äste von nC5vl innervieren als **Nn. supraclaviculares** die Haut über der Vorderbrust und dem Buggelenk
•• Rami mediales	Lange Zungenbeinmuskeln und ventrale Wirbelsäulenmuskulatur	nC4 und nC5 bilden den Plexus cervicalis ventralis; Äste von nC5v bis nC7v ziehen als **N. phrenicus** durch die Apertura thoracis cranialis zum Zwerchfell; nC6v, nC7v und nC8v sind gemeinsam mit nT1v und nT2v an der Bildung des Plexus brachialis beteiligt (s. dort)
II. NERVI THORACICI (nT) = Brustnerven (nT1- nT13)		
• Rami dorsales		
•• Rami laterales	Haut über der dorsalen Brustwand bis hin zu Teilen der seitl. Brust- und Bauchwand	Auch als 1. Hautast bezeichnet
•• Rami mediales	Brustportion der autochthonen Stamm-Muskulatur	Siehe Muskeltabellen (dors. autochthone Stamm-Muskulatur)
• Rami ventrales	Mm. intercostales interni und —externi	Ziehen subpleural (mit Ausnahme des letzten) als Nn. intercostales im Sulcus costae ventral
•• Rami laterales	Muskulatur	
••• Rami cutanei laterales	Haut der seitlichen Brust- und Bauchwand	2. Hautast; die Rami cutt. latt. von nT1v bis nT3v bilden mit einem Zweig des N. thoracicus lat. den **N. intercostobrachialis**. Er innerviert den M. cutaneus omobrachialis und die Haut über der Trizepsmuskulatur
•• Rami mediales	Muskulatur und Haut der ventralen Brust- und Bauchwand	Im Bereich der Costae verae innervieren sie die Mm. intercostales intt. und transversus thoracis; im Bereich der Costae spuriae die Mm. obliqui ext. und int., rectus und transversus abdominis; nT13v innerviert als **N. costoabdominalis** Teile der Psoasmuskulatur und den M. quadratus lumborum
••• Rami cutanei ventrales	Haut seitlich und ventral des Brustbeines und des Bauches bis zum Euter bzw. zum Präputium	Auch als 3. Hautast bezeichnet

NERV	INNERVATION	ANMERKUNGEN
III. NERVI LUMBALES (nL) = Lendennerven (nL1- nL6)		
• Rami dorsales		
•• Rami laterales		Als **Nn. clunium craniales** bezeichnet
••• Rami cutanei latt. et medd.	Haut über der Lenden- und vorderen Glutäalgegend bis zur Höhe der Patella	Von Bedeutung für die Anaesthesie der Fossa paralumbalis
•• Rami mediales	Lendenportion der dorsalen autochthonen Wirbelsäulenmuskulatur	
• Rami ventrales		Bilden die Radices des Plexus lumbalis (s.dort)
•• Rami laterales •• Rami mediales	Haut und Muskulatur der seitlichen und ventralen Bauchwand sowie der Beckengliedmaße	
IV. NERVI SACRALES (nS) = Kreuznerven (nS1-nS5)		
• Rami dorsales		Verlassen den Wirbelkanal durch die Foramina sacralia dorsalia
•• Rami laterales	Haut der hinteren Glutäalgegend und des Oberschenkels	Als **Nn. clunium medii** bezeichnet
•• Rami mediales	Kaudale Anteile des M. multifidus und dorsale Schwanzmuskulatur	
• Rami ventrales	Muskulatur der Beckengliedmaße	Verlassen den Wirbelkanal durch die Foramina sacralia ventralia
•• Rami laterales		
•• Rami mediales		Bilden gemeinsam mit nL6v die Radices des Plexus sacralis (s. dort)
V. NERVI COCCYGEI (nCy) [CAUDALES] = Schwanznerven (nCy 1- nCy5)		Formen die Cauda equina
• Rami dorsales	Mm. sacrococcygei [-caudales] dorsales, intertransversarii; Haut der Dorsalseite des Schwanzes	Formen den Plexus coccygeus [-caudalis] dorsalis
• Rami ventrales	Mm. sacrococcygei [-caudales] ventrales medd. und latt. und intertransversarii; Haut der Ventralseite des Schwanzes	Formen den Plexus coccygeus [-caudalis] ventralis

PLEXUS BRACHIALIS

Nervengeflecht der Ventraläste der 6. bis 8. Halsnerven sowie der 1. und 2. Brustnerven; formen die Radices plexus, die zwischen den Mm. scaleni hindurch an die kraniomediale Seite des Schultergelenks treten. Versorgt die Schultergliedmaße, Teile der Schultergürtelmuskulatur und der Rumpfwand.

N. suprascapularis	Mm. supraspinatus und infraspinatus	Fasern von nC6v und nC7v; zieht direkt über den scharfen Kranialrand der Scapula von medial nach lateral
Nn. subscapulares	M. subscapularis	Fasern vorwiegend von nC7v, zusätzlich nC8v
N. axillaris		Fasern vorwiegend von nC7v und nC8v; Hauptanteile ziehen zwischen den Mm. subscapularis und teres major auf die laterale Seite der Schultergliedmaße
• Rami musculares	Kaudale Abschnitte des M. subscapularis; Mm. teres major, articularis humeri, teres minor, deltoideus	
• N. cutaneus antebrachii cranialis	Haut über der Schulter bis kraniolateral der Unterarmmitte	

NERV	INNERVATION	ANMERKUNGEN
N. musculocutaneus		Fasern vorwiegend von nC6v und nC7v, bildet mit dem N. medianus die Ansa axillaris
• Ramus muscularis prox.	Mm. coracobrachialis und biceps brachii	Unterkreuzt den M. coracobrachialis auf dem Weg zum Hilus des M. biceps brachii
• Ramus muscularis dist.	M. brachialis	
• N. cutaneus antebrachii med.	Haut an der medialen Seite des Unterarmes; Vorderfläche der Ellbogengelenkskapsel	Proximal des Karpus Verbindung mit dem R. supf. n. radialis
N. radialis		Fasern von nC7v, nC8v u. nT1v; tritt zwischen Caput mediale und Caput longum musculi tricipitis brachii auf die laterale Seite und zieht über die Crista supracondylaris lateralis humeri distal hinweg, wo es durch Quetschung des Nerven zur Radialislähmung kommen kann
• Rami musculares	Mm. triceps brachii, tensor fasciae antebrachii, anconaeus; distale Anteile des M. brachialis	
• N. cutaneus brachii lat. caudalis	Laterale Abschnitte der Haut über der Schulter	
• Ramus profundus		
•• Rami musculares	Mm. extensor carpi radialis, —carpi ulnaris, — digitalis communis, — digitalis lateralis, abductor pollicis longus	
• Ramus superficialis		Proximal des Karpus Verbindung mit N. cutaneus antebrachii medialis des N. musculocutaneus
•• N. cutaneus antebrachii lateralis	Haut auf der lateralen Seite des Unterarmes bis fast zur Handwurzel	
•• N. digitalis dorsalis communis II		
••• N. digitalis dors. proprius II axialis	Dorsomedialer Bereich der medialen Afterklaue	
••• N. digitalis dors. proprius III abaxialis	Haut der 3. Zehe bis zum dorsomedialen Kron - und Ballenbereich; Zehengelenke	Der Nerv kann in Höhe des Fesselgelenkes mit dem entsprechenden palmaren Nerven verbunden sein
•• N. digitalis dorsalis communis III		
••• Nn. digitales dorss. proprr. III und IV axialis	Haut der 3. und 4. Zehe bis zum dorsalen Kronbereich; Zehengelenke	Die Nerven nehmen interdigital je einen R. communicans von den entsprechenden palmaren Nerven auf
N. medianus		Fasern von nC8v und nT1v, bildet gemeinsam mit dem N. musculocutaneus die Ansa axillaris; versorgt mit sensiblen Ästen die mediale Aussackung des Ellbogengelenkes; zieht in Begleitung der A. mediana unter dem M. pronator teres distal zum Karpus; tritt (ohne Aufteilung in einen R. palmaris medialis und — lateralis) am Medialrand des tiefen Bauches des oberflächlichen Zehenbeugers durch den Karpalkanal
• Rami musculares	Mm. pronator teres, flexor carpi radialis, Capites humerale und radiale des M. flexor digitalis profundus, Mm. interflexorii	
• N. digitalis palmaris communis II		
•• N. digitalis palm. proprius II axialis	Mediopalmarer Bereich der medialen Afterklaue	
•• N. digitalis palm. proprius III abaxialis	Haut der 3. Zehe des mediopalmaren Kron- und Ballenbereichs bis zur Zehenspitze; Zehengelenke	Der Nerv kann in Höhe des Fesselgelenkes mit dem entsprechenden dorsalen Nerven verbunden sein
• Ramus communicans	Verbindungsast zum N. digitalis palmaris communis IV des N. ulnaris	
• N. digitalis palmaris communis III	Ist meist doppelt ausgebildet. Beide Äste können sich am Beginn des Interdigitalspaltes zu einem gemeinsamen Stamm vereinigen (s. S. 10)	
•• Nn. digitales palmm. proprr. III und IV axialis	Haut des interdigitalen palmaren Zehenbereiches der 3. und 4. Zehe bis zur Zehenspitze; Zehengelenke	Die Nerven **geben** interdigital je einen R. communicans an die entsprechenden dorsalen Nerven **ab**

NERV	INNERVATION	ANMERKUNGEN
N. ulnaris		Fasern von nC8v und nT1v (evtl. nT2v); verläuft kaudal der A. und V. brachialis, medial am Oberarm über das Caput mediale m. tricipitis brachii (vom M. tensor fasciae antebrachii bedeckt) zur Streckseite des Ellbogengelenkes distal; tritt in die Ulnarisrinne ein; Abgabe sensibler Fasern an Ellbogen- und Karpalgelenk
• N. cutaneus antebrachii caudalis	Haut an der kaudomedialen und kaudolateralen Seite des Unterarmes und des Karpus	
• Rami musculares	Mm. flexor carpi ulnaris, —digitalis supf., Capites humerale und ulnare des M. flexor digitalis prof.	
• R. dorsalis		Zieht lateral über den Karpus und wird am Metakarpus zum N. digitalis dorsalis communis IV
•• N. digitalis dorsalis communis IV		
••• N. digitalis dors. proprius V axialis	Laterodorsaler Bereich der lateralen Afterklaue	
•••N. digitalis dors. proprius IV abaxialis	Haut der 4. Zehe bis zum laterodorsalen Kron- und Ballenbereich; Zehengelenke	Der Nerv kann in Höhe des Fesselgelenkes mit dem entsprechenden palmaren Nerven verbunden sein
• Ramus palmaris		Verläuft lateral der Sehnen des oberflächlichen Zehenbeugers über den Karpus
•• Ramus profundus	Mm. interossei III et IV	Der Ramus profundus wird distal des Karpus vom Ramus palmaris entlassen
•• Ramus superficialis		Wird am Metakarpus zum N. digitalis palmaris communis IV; zieht lateral der Beugesehnen zehenwärts und verbindet sich proximal des Fesselgelenks mit dem Ramus communicans n. medianus
••• N. digitalis palmaris communis IV		
•••• N. digitalis palm. proprius V axialis	Lateropalmarer Bereich der lateralen Afterklaue	
•••• N. digitalis palm. proprius IV abaxialis	Haut der 4. Zehe des lateropalmaren Kron- und Ballenbereichs bis zur Zehenspitze, Zehengelenke	Der Nerv kann in Höhe des Fesselgelenkes mit dem entsprechenden dorsalen Nerven verbunden sein
Nn. pectorales craniales et caudales	Mm. pectorales supff. u. pectoralis prof. mit subclavius	Fasern aus den vorderen Plexuswurzeln
N. thoracicus longus	M. serratus ventralis thoracis	Fasern vorwiegend von nC7v und nC8v
N. thoracicus lateralis	M. cutaneus trunci und ventrale Teile der Brust- und Bauchhaut gemeinsam mit den Interkostalnerven	Fasern von nC8v und nT1v; siehe auch N. intercostobrachialis bei den Nn. thoracici
N. thoracodorsalis	M. latissimus dorsi	Fasern von nC7 und vorwiegend von nC8v
PLEXUS LUMBOSACRALIS	Nervengeflecht der Ventraläste von nL2 bis nL6 formen die Radices plexus	
N. iliohypogastricus		Fasern von nL1v; *keine Kommunikation mit anderen Spinalnerven, deshalb kein Plexusnerv*
• Ramus ventralis lateralis	Mm. obliqui externus und internus abdom., transversus abdominis	Durchbohrt die Bauchmuskeln und teilt sich anschließend in die Rami cutanei lateralis und ventralis
•• Ramus cutaneus lateralis	Haut der Flanke bis zur kraniolateralen Fläche des Kniegelenkes	
•• Ramus cutaneus ventralis	Haut an der ventralen Bauchwand, Präputium resp. Euter, Haut medial am Oberschenkel	
• Ramus ventralis medialis	Kaudale Teile aller Bauchmuskeln; Peritonaeum vor der Leistengegend	Verläuft subperitonäal bis zum inneren Leistenring

NERV	INNERVATION	ANMERKUNGEN
N. ilioinguinalis		Fasern von nL2v und nL3v
• Ramus ventralis lateralis	S.a. N. iliohypogastricus	Durchbohrt die Bauchwand
•• Ramus cutaneus lateralis	Haut der Hungergrube über die Kranialfläche des Oberschenkels bis zur Lateralseite des Kniegelenks	Das Innervationsfeld schließt sich kaudal an das des N. iliohypogastricus an
•• Ramus cutaneus ventralis	S.a. N. iliohypogastricus	
• Ramus ventralis medialis	Peritonaeum in der Leistengegend, Haut des Präputiums resp. das Euter	Kreuzt die Teilungsstelle der A. und V. circumflexa ilium profunda ventral
N. genitofemoralis		Fasern von nL2v bis nL4v, kreuzt die A. und V. circumflexa ilium profunda; *verhält sich sehr variabel, kann doppelt sein*
• Ramus genitalis	M. cremaster, Tunica vaginalis, Haut des Präputiums resp. das Euter	Durchzieht mit einem kranialen und einem kaudalen Ast den Leistenring
• Ramus femoralis	Haut medial am Oberschenkel, Präputium resp. Euter	Durchzieht die Lacuna vasorum
N. cutaneus femoris lateralis	M. psoas major, Haut der Kniefalte sowie kranial und z.T. medial am Oberschenkel; Kniegelenk	Fasern von nL3v und nL4v; begleitet den Kaudalast der A. und V. circumflexa ilium profunda; nach Durchbohrung der Bauchwand verläuft er zunächst medial, dann kraniolateral am Oberschenkel zum Kniegelenk
N. femoralis		Fasern von nL4v bis nL6v zieht zwischen den Mm. psoas minor und dem kranialen Kopf des M. sartorius resp. iliopsoas durch die Lacuna musculorum und gibt hier den N. saphenus ab
• Rami musculares	Mm. sartorius, quadriceps femoris	
• N. saphenus		Begleitet die A. und V. femoralis im Schenkelspalt; innerviert auch das Kniegelenk sensibel; versorgt den Pectineus- Anteil des M. pectineus (et adductor longus)
•• Rami musculares	Zweige an Mm. sartorius, pectineus (et adductor longus), gracilis; sensible Zweige an das Kniegelenk	
•• Rami cutanei	Mediale Hautfläche bis zum Sprunggelenk	
N. obturatorius	Mm. pectineus (et adductor longus), gracilis, adductor magnus (et brevis); M. obturatorius externus (mit Pars intrapelvina)	Fasern von nL4v bis nL6v, aber auch von nS1; zieht im Sulcus obturatorius zum Foramen obturatum; versorgt den Adductor longus- Anteil des M. pectineus (et adductor longus)
PLEXUS SACRALIS		**Radices plexus von nL6v bis nS5**
N. glutaeus cranialis	Mm. glutaei medius, profundus, accessorius, tensor fasciae latae	Fasern von nL6v bis nS2v; zweigt kranial vom Truncus lumbosacralis ab
N. glutaeus caudalis	M. glutaeobiceps	Fasern von nL6v bis nS2v; zweigt kaudal vom Truncus lumbosacralis ab
N. cutaneus femoris caudalis	Haut der Glutäalgegend und kaudal am Oberschenkel	Fasern von nS1v und nS2v; nimmt einen Verbindungsast vom N. pudendus auf und verläuft außen auf dem breiten Beckenband; sein eigentlicher Hautast kann fehlen
Nn. clunium caudales	Haut der Glutäalgegend	können durch die Rr. cutanei prox. et dist. des N. pudendus ersetzt werden
N. ischiadicus		Fasern von nL5v bis nS2v; stellt die direkte Fortsetzung des Tr. lumbosacralis dar; zieht über die Incisura ischiadica major auf die laterale Seite des breiten Beckenbandes, über den M. glutaeus prof. und dann zwischen Spina ischiadica und Trochantor major über das Hüftgelenk
• Rami musculares [N. rotatorius]	M. glutaeus profundus, Mm. gemelli, M. quadratus femoris	

NERV	INNERVATION	ANMERKUNGEN
• N. fibularis [peronaeus] communis		Zieht über den lateralen Kopf des M. gastrocnemius, tritt unter den M. fibularis long., verläuft zwischen diesem und dem M. ext. digitalis lat. und teilt sich in Tibiamitte in die Nn. fibularis supf. und — prof.
•• N. cutaneus surae lat.	Haut lateral am Kniegelenk und Unterschenkel	Durchbohrt die Endsehne des M. biceps femoris
•• N. fibularis superficialis		Geht in Tibiamitte vom N. fibularis com. ab
••• Rami cutanei	Haut dorsolateral am Metatarsus	
••• N. digitalis dorsalis communis IV		Wird meistens bereits am Unterschenkel vom N. fibularis supf. entlassen, unterkreuzt den R. cranialis der V. saphena lat. zum Mittelfuß
•••• N. digitalis dors. proprius V axialis und —IV abaxialis	Verhalten sich wie die entsprechenden Nerven am Vorderfuß, die dort dem N. ulnaris entstammen	
••• N. digitalis dorsalis communis II		Schwächerer Teilungsast des N. fibularis supf., der sich am Ende des proximalen Mittelfußdrittels endteilt
•••• N. digitalis dors. proprius II axialis und — III abaxialis	Verhalten sich wie die entsprechenden Nerven am Vorderfuß, die dort dem N. radialis entstammen	
••• N. digitalis dorsalis communis III		Stärkerer Teilungsast des N. fibularis supf. am prox. Mittelfußdrittel; läuft zum Interdigitalspalt und tauscht Verbindungsäste mit dem N. metatarseus dors. III aus. (s. S. 11)
•••• Nn. digitales dorss. proprr. III und IV axialis	Haut der 3. und 4. Zehe bis zum dorsalen Kronbereich; Zehengelenke	
•• N. fibularis profundus		Geht in Tibiamitte vom N. fibularis com. ab; zieht am lateralen Rand des langen Zehenstreckers unter den Retinacula extensoria zur Beugeseite des Tarsus
••• Rami musculares	Mm. tibialis cran., extensores digg. longus, lateralis und brevis, fibularis tertius, M. fibularis longus	
••• N. metatarseus dorsalis III		Verläuft am Mittelfuß mit den gleichnamigen Gefäßen entlang dem Sulcus longitudinalis dorsalis zum Interdigitalspalt; nach Austausch von Verbindungsästen mit dem N. digitalis dors. com. III endet er in je einem R. communicans zu den plantaren axialen Zeheneigennerven
• N. tibialis		Tritt zwischen die beiden Köpfe des M. gastrocnemius hindurch und teilt sich am Distalende des Unterschenkels in die Nn. plantares lat. und med.
•• Rami musculares prox.	Beckenkopf des M. biceps femoris und die Mm. semitendinosus und semimembranosus	
•• N. cutaneus surae caud.	Haut kaudolateral des Unterschenkels bis zum Sprunggelenk	Versorgt lateral die Kapsel des Femorotibialgelenkes; begleitet die V. saphena lateralis und zieht lateral am Tendo calcaneus communis distal
•• Rami musculares dist.	M. popliteus, Strecker des Sprunggelenkes und Beuger der Zehen	
•• N. plantaris medialis		Verläuft mit den Rr. superficiales der A. und V. plantaris med. am Medialrand der tiefen Beugesehne zum dist. Mittelfußdrittel, wo er sich teilt
••• N. digitalis plantaris communis II		
•••• N. digitalis plant. propr. II axialis und — III abaxialis	Verhalten sich wie die entsprechenden palmaren Nerven am Vorderfuß, die dort dem N. medianus entstammen	
••• N. digitalis plantaris communis III		Verläuft plantar über die oberflächliche Beugesehne distolateral zum Interdigitalspalt. Der Nerv kann zuweilen doppelt sein oder sich unter Schlingenbildung verdoppeln
•••• Nn. digitales plantt. proprr. III und IV axialis	Verhalten sich wie die entsprechenden palmaren Nerven am Vorderfuß. Im Gegensatz zu ihnen **nehmen** sie interdigital je einen R. communicans aus der Verbindung des oberflächlichen und tiefen Dorsalnerven **auf** (s. S. 11)	
•• N. plantaris lateralis		Unterkreuzt das Lig. plantare longum distolateral

NERV	INNERVATION	ANMERKUNGEN
••• R. profundus	Mm. interossei III et IV	
••• N. digitalis plantaris communis IV		
•••• N. digitalis plant. proprius V axialis und — IV abaxialis	Verhalten sich wie die entsprechenden palmaren Nerven am Vorderfuß, die dort dem N. ulnaris entstammen	
Ramus musculi coccygei **Ramus musculi levatoris ani**	Entsprechende Muskeln	Fasern von nS3 und nS4, evtl. auch aus dem N. pudendus oder den Nn. rectales caudales
N. pudendus	Rektum, innere u. äußere Geschlechtsorgane	nS2v bis nS4v
• Ramus cutaneus proximalis	Haut der Glutäalgegend und kaudal am Oberschenkel	Schließt sich an das Innervationsfeld des N. cutaneus femoris caudalis an mit dem er kommuniziert
• Ramus cutaneus distalis	Haut der Glutäalgegend und kaudal am Oberschenkel	
•• N. perinealis superficialis	Haut und Schleimhaut des Afters, Haut des Perineum	Mit seinen Nn. scrotales dorss. resp. labiales innerviert er die gleichnamigen Strukturen sowie die kaudale Oberfläche des Euters
• N. dorsalis penis resp. —clitoridis	Penis, Glans penis, Präputium, Skrotum, resp. Klitoris, Vestibulum vaginae	
• Ramus praeputialis et scrotalis resp. R. mammarius	Präputial —und Skrotalhaut resp. das Schenkelviertel des Euters	Der R. mammarius wird von der geschlängelten V. labialis ventr. begleitet
• N. perinealis profundus	Vagina, Gl. vestibularis major, überwiegender Teil der Muskeln des Diaphragma pelvis, Vulva, Haut des Dammes	Verbindung mit den Nn. rectales caudales
Nn. rectales caudales		Fasern von nS4v bis nS5v; kommuniziert mit dem N. perinealis profundus
• Rami musculares	Hinterer Teil des Rektums; Mm. sphincter ani externus, coccygeus, levator ani, constrictor vestibuli, retractor penis s. —clitoridis	
• Rami cutanei	Haut der Aftergegend	

LITERATURVERZEICHNIS

Monographien (Lehrbücher, Handbücher)

Ashdown, R.R. and S. Done, 1984: Topographische Anatomie der Wiederkäuer. Enke, Stuttgart

Barone, R., 1976-1996: Anatomie comparée des mammifères domestiques. T. 1–5, Laboratoire d'Anatomie, Ecole Nationale Vétérinaire, Lyon; Vigot Frères, Paris

Baum, H., 1912: Das Lymphgefäßsystem des Rindes. A. Hirschwald, Berlin

Benzie, D. and A.J. Phillipson, 1957: The alimentary tract of the ruminant. Oliver and Boyd, Edinburgh

Berg, R., 1995: Angewandte und topographische Anatomie der Haustiere. Gustav Fischer, Jena, Stuttgart

Budras, K.-D., W. Fricke und R. Richter, 2000: Atlas der Anatomie des Hundes. 6. Aufl., Schlütersche, Hannover

Budras, K.-D. und S. Röck, 2001: Atlas der Anatomie des Pferdes. 4. Aufl., Schlütersche, Hannover

De Lahunta, A. and R.E. Habel, 1986: Applied Veterinary Anatomy. W.B. Saunders Co., Philadelphia

Dyce, K.M. and C.J.G. Wensing, 1983: Anatomie van het Rund. Bohn, Scholtema and Holkema, Utrecht

Dyce, K.M., W.O. Sack and C.J.G. Wensing, 1987: Textbook of veterinary anatomy. W.B. Saunders, Philadelphia

Dyce, K.M., W.O. Sack und C.J.G. Wensing, 1991: Anatomie der Haustiere. Lehrbuch für Studium und Praxis. Ferdinand Enke Verlag, Stuttgart

Ellenberger, W. und H. Baum, 1943: Handbuch der vergleichenden Anatomie der Haustiere. 18. Aufl., J. Springer, Berlin

Ensminger, M.E., 1977: Animal Science, 7. ed., Danville, Illinois. Interstate Printers and Publishers

Frewein, J., R.E. Habel and W.O. Sack, editors, 1994: Nomina Anatomica Veterinaria. 4. ed., Internat. Com. Vet. Gross Anat. Nomenclatur, Zürich and Ithaca, New York

Fürstenberg, M.H.F., 1868: Die Milchdrüsen der Kuh, ihre Anatomie, Physiologie und Pathologie. Leipzig

Getty, R., 1975: Sisson and Grossman's The Anatomy of the Domestic Animals. 5. ed., W.B. Saunders Co., Philadelphia

Habel, R.E., 1992: Guide to the Dissection of Domestic Ruminants. 4. ed., Published by author, Ithaca, New York

Hofmann, R.R., 1969: Zur Topographie und Morphologie des Wiederkäuermagens im Hinblick auf seine Funktion. Nach vergleichenden Untersuchungen an Material ostafrikanischer Wildarten. Parey, Berlin, Hamburg

Hofmann, R.R. und B. Schnorr, 1982: Die funktionelle Morphologie des Wiederkäuer-Magens. Schleimhaut und Versorgungsbahnen. Enke, Stuttgart

King, A.S., 1999: The Cardiorespiratory System. Blackwell Science Ltd., Oxford

Koch, T. und R. Berg, 1992: Lehrbuch der Veterinär-Anatomie. Bd. 1-3. 5. Aufl., Fischer, Jena, Stuttgart

König, H.E. und H.-G. Liebich, 1999: Anatomie der Haussäugetiere. Lehrbuch und Farbatlas für Studium und Praxis. Bd. 1 u. 2, Schattauer, Stuttgart, New York

Martin, P. und W. Schauder, 1938: Lehrbuch der Anatomie der Haustiere. Bd. 3: Anatomie der Hauswiederkäuer. 3. Aufl., Schickhardt u. Ebner, Stuttgart

Montané, L. et E. Bourdelle, 1917: Anatomie régionale des animaux domestiques. 2e vol.: Ruminants. J.-B. Bailière et Fils, Paris.

Nickel, R., A. Schummer und E. Seiferle, 1992-2001: Lehrbuch der Anatomie der Haustiere. Bd. 1-4, Parey, Berlin

Pavaux, Cl., 1982: Farbatlas der Anatomie des Rindes. Splanchnologie. Schober, Hengersberg

Popesko, P., 1998: Atlas der topographischen Anatomie der Haustiere. Enke, Stuttgart

Preuss, F. und E. Henschel, 1974: Praktikum der angewandten Veterinäranatomie. Teil II Wiederkäuer. Selbstverlag

Prince, H., C.D. Diesem, J. Eglitis and al. 1960: Anatomy and Histology of the Eye and Orbit in Domestic Animals. Charles C. Thomas, Springfield, Ill.

Schaller, O., 1992: Illustrated Veterinary Anatomical Nomenclature. Enke, Stuttgart

Schmaltz, R., 1895: Topographische Anatomie der Körperhöhlen des Rindes. Schoetz, Berlin

Ziegler, H. und W. Mosimann, 1960: Anatomie und Physiologie der Rindermilchdrüse. Paul Parey, Berlin und Hamburg

1. Kapitel (Schultergliedmaße)

Badawi, H. und H. Wilkens, 1961: Zur Topographie der Arterien an der Schultergliedmaße des Rindes, unter besonderer Berücksichtigung der Versorgung des Vorderfußes. Zbl. Vet. Med. A 8: 533-550

Baum, H., 1911: Die Lymphgefäße der Gelenke der Schultergliedmaße des Rindes. Anat. Hefte 44: 439-456

Baum, H., 1911: Die Lymphgefäße der Muskeln und Sehnen der Schultergliedmaße des Rindes. Anat. Hefte 44: 623-656

Bruchmann, W., 1965: Untersuchungen über die Punktionsmöglichkeiten am Schulter-, Ellenbogen- und Hüftgelenk des Rindes. Diss. med. vet. Hannover

Cuq, P., 1962: Les articulations du carpe ou genou chez le boeuf. Rec. Méd. Vét. 138: 849-868

Desrochers, A., G. St.-Jean, W.C. Cash, et al. 1997: Anatomic communications among the antebrachial, middle carpal, and carpometacarpal joints in cattle. Am. J. Vet. Res. 58: 7-10

De Vos, N., 1964: Description topographique des artères du pied chez le boeuf. Econ. Méd. anim. 5: 367-401

De Vos, N., 1964: Vergelijkende studie van de arteries van het voorste lidmaat bij de huisdieren. Mededel. Veeartsenijschool Rijksuniv. Gent 8: 1-176

Fölger, A.F., 1906: Über die unteren Sehnenscheiden des Rindes. Mh. prakt. Tierheilkd. 17: 445-452

Frewein, J., 1963: Die Vv. communicantes an den Schultergliedmaßen einiger Säugetiere (Rind, Pferd, Schwein, Hund und Katze). Verh. Anat. Ges., Jena 59: 304-309

Frewein, J., 1967: Die Faszien an den Schultergliedmaßen von Schwein, Rind und Pferd. Anordnung, Struktur und Bedeutung für den Einbau der Leitungsbahnen. Acta anat., Suppl. 53: 1-100

Frewein, J. und M.-B. Morcos, 1962: De arteries van de voervoet bij het rund. Vlaams diergeneesk. Tijdschr. 31: 161-170

Funk, Kl., 1966: Röntgenanatomische Untersuchungen am Karpalskelett des Rindes. Diss. med. vet. Hannover

Ghoshal, N.G. and R. Getty, 1967: Innervation of the forearm and foot in the ox, sheep and goat. Iowa State Univ. Vet. 29: 19-29

Ghoshal, N.G. and R. Getty, 1970: Comparative morphological study of the major arterial supply to the thoracic limb of the domestic animals (Bos taurus, Ovis aries, Capra hircus, sus scrofa domestica, Equus caballus). Anat. Anz. 127: 422-443

Habel, R.E., 1950: The nerves and arteries of the bovine foot. Proc. Bk. Amer. Vet. med. Assoc., 78. meet., Miami Beach, 323-327

Habermehl, K.H., 1961: Dorsale Corpora sesamoidea an den Zehen einiger Wiederkäuer. Festschr. für Schreiber, Wien. Tierärztl. Monatschr.: 213-224

Hartung, O., 1923: Das Verbindungsgewebe zwischen Radius und Ulna bei den Haustieren mit besonderer Berücksichtigung von Schwein und Rind. Diss. med. vet. Berlin

Horowitz, A., 1964: The veins of the thoracic limb of the ox. Speculum, Ohio 17: 21-30

Langer, P., R. Nickel, 1953: Nervenversorgung des Vorderfußes beim Rind. Dtsch. Tierärztl. Wschr. 60: 307-309

Lauwers, H., en N.R. De Vos, 1967: Systematische en topografische beschrijving van de venen van de voor – en achtervoet bij het rund. Vlaams diergeneesk. Tijdschr. 36: 81-90

Münster, W. und R. Schwarz, 1968: Venen der Schultergliedmaße des Rindes. Zbl. Vet. Med. A 15: 677-717

Nickel, R. und P. Langer, 1953: Zehengelenke des Rindes. Berl. Münch. Tierärztl. Wschr. 66: 237-246

Nickel, R. und H. Wissdorf, 1964: Vergleichende Betrachtung der Arterien an der Schultergliedmaße der Haussäugetiere (Katze, Hund, Schwein, Rind, Schaf, Ziege, Pferd). Zbl. Vet. Med. A 11: 265-292

Peters, E., 1965: Zur Anatomie der gemeinsamen digitalen Sehnenscheide am Vorder- und Hinterfuß des Rindes. Diss. med. vet. Hannover

Richter, H., 1927: Querschnittformen vom Metacarpus und Metatarsus bei einigen unguligraden und digitigraden Haustieren und Wild. (equus, bos, canis, tarandus rangifer (Rentier) und alces alces (Elch) mit Erklärung in physiologischer und biologischer Hinsicht. Anat. Anz. (Erg. H) 63: 220-228

Richter, B. und Riessner, 1973: Morphologische Untersuchungen an den Venen der Vorder- und Hintergliedmaße des Rindes im Hinblick auf den Blutrückfluß. Diss. med. vet. Berlin

Schmidtchen, P., 1906: Die Sehnenscheiden und Schleimbeutel des Rindes. Mschr. prakt. Tierheilk. 18: 1-60

Schraml, O., 1931: Untersuchung am Carpalgelenk des Rindes. Diss. med. vet. München

Schreiber, J., 1956: Die anatomischen Grundlagen der Leitungsanaesthesie des Rindes. III. Teil: Die Leitungsanaesthesie der Nerven der Vorderextremität. Wien. Tierärztl. Mschr. 43: 273-287

Shively, M.J. and J.E. Smallwood, 1979: Normal radiographic and xerographic anatomy of the bovine manus. Bovine Pract. 14: 74-83

Simoens, P., N.R. De Vos, H. Lauwers et al., 1980: Illustrated anatomical nomenclature of the arteries of the thoracic limb in the domestic mammals. Mededel. Fac. Diergeneesk., Rijksuniv. Gent 22: 1-50

Sussdorf, M. von, 1889: Die Verteilung der Arterien und Nerven an Hand und Fuß der Haussäugetiere. Festschr. 25j. Regierungsjubiläum S.M. König Karl von Württemberg. Verlag W. Kohlhammer, Stuttgart

Taylor, J.A., 1960: The applied anatomy of the bovine foot. Vet. Rec. 72: 1212-1215

Vollmerhaus, B., 1965: Topographisch-anatomische Darstellungen mit Hinweisen zu Injektionstechnik an Gelenken, Sehnenscheiden und Schleimbeuteln bei Pferd, Rind und Hund. Farbwerke Hoechst AG, Marburg

Wilkens, H., 1955: Arterien des Unterarms in vergleichender Betrachtung beim Menschen und bei unseren Haussäugetieren. Zbl. Vet. Med. A2: 193-198

Zniniewicz, V., 1908: Beiträge zur Anatomie und Mechanik des Schultergelenks beim Pferd und Rind. Diss. med. vet. Bern

2. Kapitel (Beckengliedmaße)

Barone, R. et M. Lombard, 1968: Le jarret du boeuf et son fonctionnement. Rev. Méd. Vét. 31: 1141-1166

Baum, H., 1896: Besteht beim Rinde eine Verbindung zwischen der Kniescheibenkapsel und der Kapsel des Femoro-Tibialgelenkes, bzw. zwischen den beiden Säcken der letzteren? Arch. wiss. prakt. Thierheilk. 22: 333-337

Bragulla, H. und Ch. Mülling, 1997: Veränderungen der Architektur der Hornzellen und des Hornzellverbandes bei Klauenerkrankungen. Anat. Histol. Embryol. 26: 51-52

Bragulla, H., Reese, S., Mülling, Ch. et al., 1997: Die hinfällige Klauenkapsel des Rindes. Anat. Histol. Embryol. 26: 62

Bruchmann, W., 1965: Untersuchungen über die Punktionsmöglichkeiten am Schulter-, Ellenbogen- und Hüftgelenk des Rindes. Diss. med. vet. Hannover

Budras, K.-D. und Ch. Mülling, 1997: Die Hornbildungsrate im Wandsegment der Rinderklaue. Anat. Histol. Embryol. 26: 52

Cerveny, C., 1965: Die Gelenkbänder am Sprunggelenk des Rindes. (Dtsch. Zus.fassg.) Vet. Med. 10 (38): 111-118

Dirks, Cl., 1985: Makroskopische, Licht- und elektronenmikroskopische Untersuchungen über den Rückenteil der Rinderklaue. Diss. med. vet. Freie Universität Berlin

Dottrens, E., 1946: Les phalanges osseuses de Bos taurus domesticus. Rev. Suisse Zool. 53: 739

Engel, E., 1919: Vergleichend-anatomische Untersuchungen über die Zehenknochen von Pferd, Rind, Ziege und Schaf. Diss. med. vet. Leipzig

Fürst, A., 1992: Makroskopische und mikroskopische Anatomie der Rinderklaue. Diss. med. vet. Zürich

Fürst, C.M., 1914: Über die Entwicklung und Reduktion der Fibula beim Rinde. Z. Morph. Anthrop. 18: 93-110

Hagenbuch, K., 1938: Das Sprunggelenk des Rindes. Bau und Bewegungsart. Diss. med. vet. München

Heinze, W. und H. Kantor, 1972: Morphologisch-funktionelle Untersuchungen über das Blutgefäßsystem der Rinderklaue. Morph. Jb. 117: 472-482, 118: 139-159

Hirschberg, R., 1999: Die Feinstruktur der Blutgefäße an der gesunden und erkrankten Rinderklaue. Diss. med. vet. Freie Universität Berlin

Hirschberg, R.M., Ch. Mülling and H. Bragulla, 1999: Microvasculature of the bovine claw demonstrated by improved micro-corrosionscasting technique. Microsc. Res. Techn. 45: 184-197

Hochstetter, T., 1998: Die Hornqualität der Rinderklaue unter Einfluß einer Biotinsupplementierung. Diss. med. vet. Freie Universität Berlin

Howlett, C.R., 1971: Anatomy of the arterial supply to the hip joint of the ox. J. Anat. 110: 343-348

Ippensen, E., 1969: Venen der Beckengliedmaße des Rindes. Diss. med. vet. Hannover

Kolesnikow, W.W., 1932: Zur vergleichenden Anatomie des M. glutaeobiceps der Säugetiere. Z. Anat. Entw.gesch. 99: 538-570

Lauwers, H., en N.R. De Vos, 1967: Systematische en topografische beschrijving van de venen van de voor – en achtervoet bij het rund. Vlaams diergeneesk. Tijdschr.36: 81-90

Müller-Calgan, H., 1954: Interosseus-Apparat bei Wiederkäuern. Diss. med. vet. Gießen

Mülling, Ch., 1993: Struktur, Verhornung und Hornqualität in Ballen, Sohle und Weißer Linie der Rinderklaue und ihre Bedeutung für Klauenerkrankungen. Diss. med. vet. Freie Universität Berlin

Mülling, Ch., Bragulla, H., Budras, K.-D. et al., 1997: Der Aufbau der Weißen Linie der Rinderklaue in Abhängigkeit von der Papillarkörperform. Anat. Histol. Embryol. 26: 71

Mülling, Ch. und K.-D. Budras, 1998: Der Interzellularkitt (Membrane Coating Material MCM) in der Epidermis der Rinderklaue. Wien. Tierärztl. Mschr. 85: 216-223

Nickel, R. und P. Langer, 1953: Zehengelenke des Rindes. Berl. Münch. Tierärztl. Wschr. 66: 237-246

Pavaux, C., H. Chahrasbi et J.Y. Sautet et al., 1981: Les rameaux musculaires distaux du nerf fibial chez le boeuf (Bos taurus). Anat. Histol. Embryol. 10: 15-25

Pavaux, C., Y. Lignereux, and J.Y. Sautet, 1983: Anatomie comparative et chirugical du Tendon calcaneén commun des mammifères domestiques. Anat. Histol. Embryol. 12: 60-69

Peters, E., 1965: Zur Anatomie der gemeinsamen digitalen Sehnenscheide am Vorder- und Hinterfuß des Rindes. Diss. med. vet. Hannover

Petersen, G., 1921: Untersuchungen über das Fußskelett des Rindes. Morph. Jb. 51: 291-337

Pötschke, H.-P., 1969: Der Plexus lumbosacralis des Rindes und die Blockstellen für die Paravertebralanästhesie sowie für die Anästhesie der Nerven der Dammgegend. Diss. med. vet. Freie Universität Berlin

Prentice, D.E., 1973: Growth and wear rates of hoof horn in Ayrshire cattle. Res. Vet. Sci. 14: 285-290

Reimers, H., 1913: Plexus lumbalis und sacralis von Rind und Schwein. Diss. med. vet. Leipzig

Reinsfeld, R., 1932: Die Mechanik des Kniegelenkes vom Rinde. Diss. med. vet. München u. Z. Anat. Entw.gesch. 97: 487-508

Richter, H., 1927: Querschnittformen vom Metacarpus und Metatarsus bei einigen unguligraden und digitigraden Haustieren und Wild (equus, bos, canis, tarandus rangifer (Rentier) und alces alces (Elch) mit Erklärung in physiologischer und biologischer Hinsicht. Anat. Anz. (Erg. H) 63: 220-228

Richter, B. und Riessner, 1973: Morphologische Untersuchungen an den Venen der Vorder- und Hintergliedmaße des Rindes im Hinblick auf den Blutrückfluß. Diss. med. vet. Berlin

Schmidtchen, P., 1906: Die Sehnenscheiden und Schleimbeutel des Rindes. Mschr. prakt. Tierheilk. 18: 1-60

Schreiber, J., 1956: Die anatomischen Grundlagen der Leitungsanaesthesie des Rindes. IV. Teil: Die Leitungsanaesthesie der Nerven der Hinterextremität. Wien. Tierärztl. Mschr. 43: 673-705

Smallwood, J.E. and M.J. Shively, 1981: Radiographic and xeroradiographic anatomy of the bovine tarsus. Bovine Pract. 2: 28-46

Smith, R.N., 1956: The proximal metatarsal sesamoid of the domestic ruminants. Is it the vestige of a second metatarsal? Anat. Anz. 103: 241-245

Stuhlenmiller, M., 1922: Untersuchungen am Hüftgelenk des Rindes. Diss. med. vet. München

Sussdorf, M. von, 1889: Die Verteilung der Arterien und Nerven an Hand und Fuß der Haussäugetiere. Festschr. 25j. Regierungsjubiläum S.M. König Karl von Württemberg, Verlag W. Kohlhammer, Stuttgart

Szenes, J., 1923: Zur Anatomie des Sprunggelenks des Rindes mit Beziehung auf die Wirkung seiner Bänder und Muskeln. (Dtsch. Zus.fassg.) Diss. med. vet. Budapest

Taylor, J.A., 1960: The applied anatomy of the bovine foot. Vet. Rec. 72: 1212-1215

Vollmerhaus, B., 1965: Topographisch-anatomische Darstellungen mit Hinweisen zur Injektionstechnik an Gelenken, Sehnenscheiden und Schleimbeuteln bei Pferd, Rind und Hund. Farbwerke Hoechst AG, Marburg

Wackwitz, B., 1967: Beiträge zur topographischen Anatomie der Extremitas pelvina des Rindes. Diss. med. vet. Berlin (Humboldt-Univ.)

Wilkens, H., 1964: Zur makroskopischen und mikroskopischen Morphologie der Rinderklaue mit einem Vergleich der Architektur von Klauen- und Hufröhrchen. Zbl. Vet. Med. A 11: 163-234

Wilkens, H. und H. Badawi, 1962: Beitrag zur arteriellen Blutgefäßversorgung vom Fuß der Beckengliedmaße des Rindes. Berl. Münch. Tierärztl. Wschr. 75: 471-476

Wünsche, A., 1966: Die Nerven des Hinterfußes vom Rind und ihre topographische Darstellung. Zbl. Vet. Med. A 13: 429-443

3. Kapitel (Kopf)

Baldwin, B.A., 1964: The anatomy of the arterial supply to the cranial regions of the sheep and ox. Amer. J. Anat. 115: 101-118

Barzt, W., 1910: Über die Epithelkörperchen, die Thyreoidea und die Nebenschilddrüsen beim Rind, Schaf, Schwein und Hund. Diss. med. vet. Bern

Baum, H., 1898: Die Nasenhöhle und deren Nebenhöhlen beim Rinde. Arch wiss. prakt. Thierheilk. 24: 337-374

Baum, H., 1928: Die Lymphgefäße des Kehlkopfes der Haustiere (Pferd, Rind, Schwein und Hund). Festschr. E. Fröhner, Stuttgart, Enke Verlag

Brandt, K., 1928-29: Die Entwicklung des Hornes beim Rinde bis zum Beginn der Pneumatisation des Hornzapfens. Gegenb. Morph. Jb. 60: 428-468

Butler, W.F., 1967: Innervation of the horn region in domestic ruminants. Vet. Rec. 80: 490-492

Cummings, J.F. and R.E. Habel, 1965: The blood supply of the bovine hypophysis. Amer. J. Anat. 116: 91-114

Dahmen, E., 1970: Die embryonale Entwicklung des Waldeyer'schen Rachenringes beim Rind. Diss. med. vet. München

Davies, R., M. Kare, R. Cagan, 1979: Distribution of taste buds in fungiform and circum – vallatae papillae of bovine tongue. Anat. Rec. 195: 443-446

Egehöj, J., 1934: Das Lymphsystem des Kopfes beim Rinde. Dtsch. Tierärztl. Wschr. 42: 333-336

Forster, A., 1934: L'articulation temporomaxillaire chez les ruminants (mouton, chèvre, bovins) et les solipèdes (cheval). Étude d'anatomie comparée. Arch. d'Anat. 18: 327-371
Godinho, H.P. and R. Getty, 1971: The branches of the ophthalmic and maxillary nerves to the orbit of goat, sheep and ox. Arquivos da Escola de Veterinaria (Brazil) 23: 229-241
Hauser, H., 1937: Über Bau und Funktion der Wiederkäuerparotis. Zschr. mikrosk.-anat. Forsch. 41: 177-228
Heinze, W., 1963: Die Morphologie der Kaumuskulatur des Rindes, der Ziege und des Schafes sowie Erörterungen einiger myologischer Fragen. Anat. Anz. 112: 101-128
Helm, F.Chr., 1957: Die Gefäßverzweigung in der Schilddrüse des Rindes. Zbl. Vet. med. A4: 71-79
Himmelreich, H.A., 1964: Der M. tensor veli palatini der Säugetiere unter Berücksichtigung seines Aufbaus, seiner Funktion und seiner Entstehungsgeschichte. Anat. Anz. 115: 1-26
Iwanoff, St., 1940/41: Das Relief des harten Gaumens beim Rind unter Berücksichtigung der Variabilität der Gaumenstaffeln. (Dtsch. Zus.fassg.) Jb. Univ. Sofia, Vet. med. Fak. 17: 555-572
Lassoie, L., 1952: Les sinus osseux de la tete, chez la béte bovine. Ann. Méd. Vét. 96: 300-322
Lauwers, H. and N.R. De Vos, 1966: Innervatie van de hoorn bij het rund in verband met het verloop van de N. ophthalmicus. Vlaams Diergenesk Tijd. 35: 451-464
Lechner, W., 1941: Die A. alveolaris mandibulae beim Wiederkäuer. Anat. Anz. 91: 273-320
Le Roux, J.M.W., 1959: Die Venen am Kopf des Rindes. Diss. med. vet. Hannover
Le Roux, J.M.W. und H. Wilkens, 1972: Zur Angiographie der Kopfarterien des Rindes. Dtsch. tierärztl. Wschr. 79: 342-346
Mc Cormack, J.E., 1974: Variations of the ocular fundus of the bovine species. Scope 18: 21-28
Modes, E., 1936: Das Blutgefäßbild des Augenhintergrundes bei den Haussäugetieren. Arch. wiss. prakt. Tierheilk. 70: 449-472
Mosimann, W., 1954: Die sensiblen Nerven von Horn und Ohrmuschel beim Rind und die Möglichkeit ihrer Anaesthesie. Schweiz. Arch. Tierheilk. 96: 463-469
Müller, A., 1969: Das Bild des normalen Augenhintergrundes beim Rind. Berl. Münch. Tierärztl. Wschr. 82: 181-182
Nickel, R. und R. Schwarz, 1963: Vergleichende Betrachtung der Kopfarterien der Haussäugetiere (Katze, Hund, Schwein, Rind, Schaf, Ziege, Pferd). Zbl. Vet. Med. A10: 89-120
Paulli, S., 1923: Ein Os rostri bei Bos taurus. Anat. Anz. 56: 249-252
Peters, J., 1904: Untersuchungen über die Kopfspeicheldrüsen bei Pferd, Rind und Schwein. Diss. med. vet. Gießen
Pichler, Fr., 1941: Über die Gaumenkeilbeinhöhle des Rindes. Wien. Tierärztl. Mschr. 28: 413-414
Prodinger, F., 1940: Die Artmerkmale des Kehlkopfes der Haussäugetiere (Pferd, Rind, kleine Wiederkäuer, Schwein, Hund, Katze, Kaninchen). Z. Anat. Entwickl.gesch. 110: 726-739
Salomon, S., 1930: Untersuchungen über das Nasolabiogramm des Rindes. Diss. med. vet. Hannover
Schachtschabel, A., 1908: N. facialis und trigeminus des Rindes. Diss. med. vet. Leipzig
Schmidt, K., 1910: Die arteriellen Blutgefäße des Rindes. Diss. med. vet. Zürich
Schmidt, W.J. und H. Sprankel, 1954: Bildet sich im Stratum corneum des Rinderhornes Röhrchenstruktur aus? Z. Morph. u. Ökol. der Tiere 42: 449-470
Schmuck, U., 1986: Die Zunge der Wiederkäuer. Vergleichend-anatomische und histologische Untersuchungen an 42 Haus- und Wildwiederkäuerarten (Ruminantia scopdi 1777). Diss. med. vet. Gießen
Schreiber, J., 1955: Die Leitungsanästhesie der Kopfnerven beim Rind. Wien. Tierärztl. Mschr. 42: 129-153
Schreiber, J., 1959: Das Ganglion cervicale superius von Bos taurus. Morph. Jb. 99: 821-837
Steven, D.H., 1964: The distribution of external and internal ophthalmic arteries in the ox. J. Anat. 98: 429-435
Vollmerhaus, B., 1957: Über tonsilläre Bildungen in der Kehlkopfschleimhaut des Rindes. Berl. Münch. Tierärztl. Wschr. 70: 288-290
Wilhelm, J., 1924: Zur Entwicklungsgeschichte der Hinterhauptsschuppe des Rindes. Anat. Anz. 59: 1-11
Wilkens, H., 1958: Zur Topographie der Nasenhöhle und der Nasennebenhöhlen beim Rind. Dtsch. Tierärztl. Wschr. 65: 580-585, 632-637
Zhedenov, V.N., 1937: On the question of the obliteration of the internal carotid artery in cattle. (russ.) Arkh. Anat. Histol. Embryol. 16: 490-508
Ziegler, H., 1927: Beiträge zum Bau der Unterkieferdrüse der Haussäugetiere: Rind, Ziege und Schaf. Zschr. Anat. 82: 73-121
Zietschmann, O., 1906: Traubenkörner der Haussäugetiere. Arch. mikrosk. Anat. 65: 611-622
Zietzschmann, O., 1942: Horn und Geweih. Dtsch. Tierärztl. Wschr. 50: 55-57

4. Kapitel (Zentralnervensystem)

Dellmann, H.D., 1960: Zur makroskopischen Anatomie der subkortikalen Kerne des Telencephalon und des Pallidum beim Rind. Zbl. Vet. med. 7: 761-768
Frewein, J., 1962: Die Partes abdominalis, pelvina und coccygea systematis autonomici und deren periphere Geflechte bei Bos taurus L. Morph. Jb. 103: 361-408
Goller, H., 1958: Vergleichende Rückenmarkstopographie unserer Haustiere. Tierärztl. Umschau 4: 107-110
Goller, H., 1962: Segmentquerschnitte des Rinderrückenmarkes. Zbl. Vet. Med. 9: 943-960
Goller, H., 1965: Zytoarchitektonik der Medulla oblongata des Rindes. Paul Parey, Berlin
Hopkins, G.S., 1935: The correlation of anatomy and epidural anesthesia in domestic animals. Ann. Report NYS Vet. College 1934-35: 46-51
Kaufmann, J., 1959: Untersuchungen über die Frühentwicklung des Kleinhirns des Rindes. Diss. med. vet. Bern
Lang, K., 1959: Anatomische und histologische Untersuchungen der Epiphysis cerebri von Rind und Schaf. Diss. med. vet. München
Seiferle, E., 1939: Zur Rückenmarkstopographie von Pferd und Rind. Z. Anat. u. Entwicklgesch. 110: 371-384
Weber, W., 1942: Anatomische-klinische Untersuchungen über die Punktions- und Anästhesiestellen des Rückenmarkes und die Lage des Gehirns beim Rind. Schweizer Arch. Tierheilk. 84: 161-173

5. Kapitel (Stammskelett und Hals)

Bölck, G., 1961: Ein Beitrag zur Topographie des Rinderhalses. Diss. med. vet. Berlin
Donat, K., 1972: Der M. cucullaris und seine Abkömmlinge (M. trapezius und M. sternocleidomastoideus) bei den Haussäugetieren. Anat. Anz. 131: 286-297
Frewein, J., 1970: Die Haemapophysen an den Schwanzwirbeln von Katze, Hund und Rind. Zbl. Vet. Med. A17: 565-572
Hagström, M., 1921: Die Entwicklung des Thymus beim Rind. Anat. Anz. 53: 545-566
Luckhaus, G., 1966: Die Pars cranialis thymi beim fetalen Rind. Morphologie, Topographie, äußere Blutgefäßversorgung und entwicklungsgeschichtliche Betrachtungen. Zbl. Vet. Med. A13: 414-427
Mietzner, C., 1920: Die Dornfortsätze des Rindes. Diss. med. vet. Leipzig
Smuts, M.M.S., 1974: The foramina of the cervical vertebrae of the ox. Part I: Atlas und Axis. Zbl. Vet. Med. C3: 289-295
Smuts, M.M.S., 1975: The foramina of the cervical vertebrae of the ox. Part II: Cervical vertebrae 3-7. Zbl. Vet. Med. C4: 24-37
Smuts, M.M.S., 1976: Mm. intertransversarii cervicis of the ox (Bos taurus L.). Zbl. Vet. Med. C5, 135-146
Smuts, M.M.S. and J.M.W. le Roux, 1975: Mm. scaleni of the ox (Bos taurus L.). Zbl. Vet. Med. C4: 256-267
Smuts, M.M.S. and J.M.W. le Roux, 1976: Areas of muscular attachment and their correlation with foraminous area of the cervical vertebrae of the ox (Bos taurus L.). Zbl. Vet. Med. C5: 253-266
Stuckrad, U. v., 1954: Zur Statik der Wirbelsäule des Rindes. (Speziell über den Richtungswechsel des Dornfortsatzes des 7. Halswirbels). Diss. med. vet. Freie Universität Berlin

6. Kapitel (Brusthöhle)

Agduhr, E., 1927/28: Morphologische Beweise für das Vorhandensein intra-vitaler Kommunikationen zwischen den Kavitäten der Pleurasäcke bei einer Reihe von Säugetieren. Anat. Anz. 64: 276-298
Barone, R., 1956: Bronches et vaisseaux pulmonaires chez le boeuf (Bos taurus). C.R. Assoc. Anat. Lisbonne
Barone, R. et A. Collin, 1951: Les artères du coeur chez les ruminants domestiques. Rev. Méd. Vét. 102: 172-181
Baum, H., 1911: Die Lymphgefäße der Pleura costalis des Rindes. Z. f. Infektionskrankh. d. Haust. 9: 375-381
Bühling, H., 1943: Die Venae pulmonales des Rindes. Diss. med. vet. Hannover
Bürgi, J., 1953: Das grobe Bindegewebsgerüst in der Lunge einiger Haussäuger (Rind, Schwein, Pferd, Ziege, Schaf, Hund und Katze) mit besonderer Berücksichtigung der Begrenzung des Lungenläppchens. Diss. med. vet. Zürich
Calka, W., 1967: Bronchial arteries with extrapulmonary course in domestic cattle. Folia Morph. Warszawa 26: 359-367
Calka, W., 1969: Präkapilläre Anatomosen zwischen der A. bronchalis und der A. pulmonalis in den Lungen von Hausrindern. Folia morphol. Warszawa 28: 65-74
Calka, W., 1969: The blood supply of the lungs through direct branches of the aorta in domestic cattle. Folia Morphol. Warszawa 28: 442-450
Fize, M., 1965: Anatomie der Lungen und des Bronchialgefäßbaumes bei Wiederkäuern. Thèse doct. vét. Lyon.

Grau, H., 1933: Beiträge zur vergleichenden Anatomie der Azygosvenen bei unseren Haustieren (Pferd, Hund, Rind, Schwein) und zur Entwicklung der Azygosvenen des Rindes. Z. Anat. Entwicklgesch. 100: 119-148, 256-276, 295-329
Hausotter, E., 1924: Das Herzskelett der Haussäuger Pferd, Rind, Schaf, Schwein, Hund u. Katze. Wien. Tierärztl. Mschr. 11: 311
Hegazi, A. el H., 1958: Die Blutgefäßversorgung des Herzens von Rind, Schaf und Ziege. Zbl. Vet. Med. 5: 776-819
Koch, T. und R. Berg, 1961: Die mediastinalen Pleuraumschlagslinien am Sternum und das Lig. sterno- bzw. phrenicopericardiacum bei einigen Haustieren. Anat. Anz. 110: 116-126
Palmgren, A., 1928: Herzgewicht und Weite der Ostia atrioventricularia des Rindes. Anat. Anz. 65: 333-342
Schorno, E., 1955: Die Lappen und Segmente der Rinderlunge und deren Vaskularisation. Diss. med. vet. Zürich
Schmack, K.-H., 1975: Die Ventilebene des Herzens bei Pferd, Rind und Hund. Diss. med. vet. Gießen
Seiferle, E., 1956: Grundsätzliches zu Bau und Benennung der Haussäuger-Lunge. Okajima's Folia Anat. Jap. 28: 71-81
Simoens, P., N.R. De Vos and H. Lauwers, 1978/79: Illustrated anatomical nomenclature of the heart and the arteries of head and neck in the domestic mammals. Mededel. Fac. Diergeneesk. Rijksuniv. Gent, 21: 1-100
Stamp, J.T., 1948: The distribution of the bronchial tree in the bovine lung. J. Comp. Path. 58: 1-8
Stroh, G., 1923: Untersuchungen an Rinderherzen über das Offenbleiben des Foramen ovale. Münch. Tierärztl. Wschr. 74: 293-297
Strubelt, H., 1925: Anatomische Untersuchungen über den Verschluß und die Rückbildung des Ductus Botalli bei Kälbern und Rindern. Diss. med. vet. Berlin
Vaerst, G., 1888: Vorkommen, anatomische und histologische Entwicklung der Herzknochen bei Wiederkäuern. Dtsch. Z. Thiermed. vergl. Path. 13: 46-71
Ziegler, H. und H. Hauser, 1939: Anatomie für die Praxis. II. Zur Lage der Speiseröhre und intrathorakalen Bauchorgane beim Rind. Schweiz. Arch. Tierheilk. 81: 366-390
Zsebök, Z., A. Székely und E. Nagy, 1955: Beiträge zur Anatomie des Bronchialsystems und der Lungenangioarchitektur des Rindes. Acta vet. acad. sci. Hung. 5: 307-332

7. Kapitel (Bauchwand und Bauchhöhle)

Arnold, J.P. and R.L. Kitchel, 1957: Experimental studies of the innervation of the abdominal wall of cattle. Amer. J. Vet. Res. 18: 229-240
Baum, H., 1911: Die Lymphgefäße der Milz des Rindes. Z. f. Infektionskh. d. Haust. 10: 397-407
Christ, H., 1930: Nervus vagus und die Nervengeflechte der Vormägen der Wiederkäuer. Z. Zellforsch. 11: 342-374
Dietz, O. et al., 1970: Untersuchungen zur Vagusfunktion, zur Vagusbeeinflussung und zu Vagusausfällen am Verdauungsapparat des erwachsenen Rindes. Arch. Exp. Veterinärmed. 24: 1385-1439
Dougherty, R.W., K.J. Hill, F.L. Campeti, R.C. Mc Clure and R.E. Habel, 1962: Studies of pharyngeal and laryngeal activity during eructation in ruminants. Amer. J. Vet. Res. 23: 213-219
Eichel, J., 1925: Maße, Formen und Gewichte der Lebern von Rindern und Schafen. Diss. med. vet. Berlin
Florentin, P., 1953: Anatomie topographique des viscères abdominaux du boeuf et du veau. Rev. Méd. Vét. 104: 464-493
Geyer, H., G. Aberger und H. Wissdorf, 1971: Beitrag zur Anatomie der Leber beim neugeborenen Kalb. Topographische Untersuchungen mit Darstellung der Gallenwege und der intrahepatischen Venen. Schweiz. Arch. Tierheilk. 113: 577-586
Ghoshal, N.G. and R. Getty, 1968: The arterial blood supply to the appendages of the ox (Bos taurus). Iowa State J. Sci. 43: 41-70
Grau, H., 1955: Zur Funktion der Vormägen, besonders des Netzmagens der Wiederkäuer. Berl. Münch. Tierärztl. Wschr. 15: 271-278
Grau, H. und P. Walter, 1957: Über die feinere Innervation der Vormägen der Wiederkäuer. Acta anat. 31: 21-35
Grossman, J.D., 1949: Form, development and topography of the stomach of the ox. J. Amer. Vet. Med. Assoc. 114: 416-418
Habel, R.E., 1956: A Study of the innervation of the Ruminant Stomach. The Cornell Vet. 46 (4): 555-633
Harms, D., 1966: Über den Bau und Verschluß des Ductus arteriosus Botalli der Rinder. Z. Zellforsch. 72: 344-363
Hofmann, R.R., 1976: Zur adaptiven Differenzierung der Wiederkäuer; Untersuchungsergebnisse auf der Basis der vergleichenden funktionellen Anatomie des Verdauungstraktes. Prakt. Tierarzt 57: 351-358
Hummel, R. und B. Schnorr, 1982: Das Blutgefäßsystem des Dünndarms vom Wiederkäuer. Anat. Anz. 151: 260-280
Jones, R.S., 1962: The position of bovine abomasum. An abattoir survey. Vet. Rec. 74: 159-163
Koch, T., 1954: Die Innervation der Bauchdecke des Rindes. Mhefte Vet.-Med. 9: 541-544
Lagerlöf, N., 1929: Investigations of the topography of the abdominal organs in cattle and some clinical observations and remarks in connection with the subject. Skand. Veterinärtidskr. 19: 253-265
Lambert, P.S., 1948: The development of stomach in the ruminant. Vet. J. 104: 302-310
Lauwers, H., N.R. De Vos et H. Teuchy, 1975: La vascularisation du feuillet du boeuf. Zbl. Vet. Med. C 4: 289-306
Maala, C.P. and W.O. Sack, 1981: The arterial supply to the ileum, cecum and proximal loop of the ascending colon in the ox. Zbl. Vet. Med. C Anat. Histol. Embryol. 10: 130-146
Maala, C.P. and W.O. Sack, 1983: The venous supply of the cecum, ileum and the proximal loop of the ascending colon in the ox. Zbl. Vet. Med. C Anat. Histol. Embryol. 12: 154-166
Martin, P., 1890: Zur Entwicklung der Bursa omentalis und der Mägen beim Rinde. Österr. Mschr. Tierheilk. 14: 49-61
Martin, P., 1890/91: Die Entwicklung des Wiederkäuermagens und –Darmes. Festsschr. f. K.W. Naegeli u. A. v. Kölliker, Albert Müllers Verlag, Zürich
Martin, P., 1895: Zur Entwicklung des Netzbeutels der Wiederkäuer. Österr. Mschr. Tierheilk. 19: 145-154
Martin, P., 1896: Die Entwicklung des Wiederkäuermagens. Österr. Mschr. Tierheilk. 21: 385-400, 433-444
Moritz, A., 1957: Verlauf und Verbreitung der Nervi vagi am Rindermagen. Diss. med. vet. Wien
Morrison, A.R. and R.E. Habel, 1964: A quantitative study of the distribution of vagal nerve endings in the myenteric plexus of the ruminant stomach. J .Comp. Neurol. 122: 297-309
Nickel, R. u. H. Wilkens, 1955: Zur Topographie des Rindermagens. Berl. Münch. Tierärztl. Wschr. 68: 264-271
Pernkopf, E., 1931: Die Entwicklung des Vorderdarmes, insbesondere des Magens der Wiederkäuer. Z. Anat. Entwickl.gesch. 94: 490-622
Pospieszny, N., 1979: Die Versorgung des Magens und einiger Lymphknoten durch den Nervus vagus beim Schaf in der praenatalen Periode. Anat. Anz. 146: 47-59
Sack, W.O., 1971: Das Blutgefäßsystem des Labmagens von Rind und Ziege. Diss. med. vet. München, Zbl. Vet. Med. C1: 27-54 (1972)
Schaller, O., 1956: Die periphere sensible Innervation der Haut am Rumpfe des Rindes. Wien. Tierärztl. Mschr. 43: 346-368, 534-561
Schnorr, B. u. B. Vollmerhaus, 1967: Das Oberflächenrelief der Pansenschleimhaut bei Rind und Ziege. I. Mitteilung zur funktionellen Morphologie der Vormägen der Hauswiederkäuer. Zbl. Vet. Med. A14: 93-104
Schnorr, B. und B. Vollmerhaus, 1968: Das Blutgefäßsystem des Pansens von Rind und Ziege. IV. Mitt. zur funktionellen Morphologie der Vormägen der Hauswiederkäuer. Zbl. Vet. Med. A 15: 799-828
Schreiber, J., 1953: Topographisch-anatomischer Beitrag zur klinischen Untersuchung der Rumpfeingeweide des Rindes. Wien. Tierärztl. Mschr. 40: 131-144
Schreiber, J., 1955: Die anatomischen Grundlagen der Leitungsanaesthesie des Rindes. II. Teil: Die Leitungsanaesthesie der Rumpfnerven. Wien. Tierärztl. Mschr. 42: 471-491
Schummer, A., 1932: Zur Formbildung und Lageveränderung des embryonalen Wiederkäuermagens. Diss. med. vet. Gießen Z. Anat. Entwickl.gesch. 99: 265-303
Schwarz, E., 1910: Zur Anatomie und Histologie des Psalters der Wiederkäuer. Diss. med. vet. Bern
Seidler, D., 1966: Arterien und Venen der Körperwand des Rindes. Diss. med. vet. Hannover
Smith, R.N. and G.W. Meadows, 1956: The arrangement of the ansa spiralis of the ox colon. J. Anat. 90: 523-526
Spörri, H., 1951: Physiologie der Wiederkäuer-Vormägen. Schweiz. Arch. Tierheilk. 93: 1-28
Walter, P., 1959: Die Innervation der Flankengegend des Rindes. Tierärztl. Umschau 14: 302-304
Warner, E.D., 1958: The organogenesis and early histogenesis of the bovine stomach. Am. J. Anat. 102: 33-63
Warner, R.G. and W.P. Flatt, 1965: Anatomical development of the ruminant stomach. In: Physiology of digestion in the ruminant. Butterworth Inc., Washington, D.C.
Wass, W.M., 1965: The duct systems of the bovine and porcine pancreas. Am. J. Vet. Res. 26: 267-272
Wensing, C.J.G., 1968: Die Innervation des Wiederkäuermagens. Tijdschr. Diergeneesk. 93: 1352-1360
Wester, J., 1930: Der Schlundrinnenreflex beim Rind. Berl. Tierärztl. Wschr. 46: 397-402
Williamson, M.E., 1967: The venous and biliary systems of the bovine liver. M.S. Thesis, Cornell Univ. Ithaca
Ziegler, H., 1934: Anatomie für die Praxis. I. Von den Vormägen des Rindes. Schweiz. Arch. Tierheilk. 76: 449-461

8. Kapitel (Beckenhöhle mit Leistengegend sowie Harn- und Geschlechtsorgane)

Amselgruber, W. und F.-H. Feder, 1986: Licht- und elektronenmikroskopische Untersuchungen der Samenblasendrüse (Glandula vesicularis) des Bullen. Anat. Histol. Embryol. 15: 361-379

Ashdown, R.R., 1958: The arteries and veins of the sheath of the bovine penis. Anat. Anz. 105: 222-230

Ashdown, R.R., 1971: Angioarchitecture of the sigmoid flexure of the bovine corpus cavernosum penis and its significance in erection. J. Anat. 106: 403-404

Ashdown, R.R. and M.A. Coombs, 1968: Experimental studies on spiral deviation of the bovine penis. Vet. Rec. 82: 126-129

Ashdown, R.R. and H. Gilanpour, 1974: Venous drainage of the corpus cavernosum penis in impotent and normal bulls. J. Anat. 117: 159-170

Ashdown, R.R. and H. Pearson, 1973: Studies on „corkscrew" penis in the bull. Vet. Rec. 93: 30-35

Ashdown, R.R.; S.W. Ricketts and R.C. Wardley, 1968: The fibrous architecture of the integumentary covering of the bovine penis. J. Anat. 103: 567-572

Ashdown, R.R. and J.A. Smith, 1969: The anatomy of the corpus cavernosum penis of the bull and its relationship to spiral deviation of the penis. J. Anat. 104: 153-160

Barone, R., 1957: La vascularisation utérine chez quelques mammifères. Assoc. Anat. C.R. 44: 124-131

Barone, R. und B. Blavignac, 1964: Les vaisseaux sauguins des reins chez le boeuff. Bull. Soc. Sci. Vét., Lyon 66: 114-130

Baum, H., 1912: Die Lymphgefäße der Harnblase des Rindes. Z. f. Fleisch- u. Milchhyg. XXII, 101-103

Baum, H., 1927: Die Lymphgefäße des Euters der Haustiere (Rind, Pferd, Schwein, Hund). Dtsch. Tierärztl. Wschr. 35: 413-415

Becker, R.B. and P.T. Dix, 1942: Circulatory system of the cow's udder. Fla. Agric. Exp. Sta. Bull. 379: 1-18

Bjoerkman, N. and G. Bloom, 1957: On the fine structure of the fetal-maternal junction in the bovine placentome. Z. Zellforsch. 45: 649-659

Blavignac, B., 1964: Recherche sur la vascularisation et l'innervation des reins chez le boeuff. Thèse doct. vét. Lyon

Böhm, A., 1969: Zur Innervation der Glans penis beim Rind. Diss. med. vet. München

Bressou, C. et J. le Gall, 1936: Contribution à l'étude de la vascularisation de l'utérus des ruminants. Recl. Méd. vét. 112: 5-9

Brown, R.E. and R.E. Carrow, 1963: Vascular anatomy of the bovine tail. J. Amer. vet. med. Ass. 156: 1026-1029

Budras, K.-D., F. Preuss, W. Traeder et al., 1972: Der Leistenspalt und die Leistenringe unserer Haussäugetiere in neuer Sicht. Berl. Münch. Tierärztl. Wschr. 22: 427-431

Comuri, N., 1972: Untersuchungen über zyklusabhängige Strukturveränderungen am distalen Gangsystem der Milchdrüse des Rindes. Diss. med. vet. Gießen

Daigo, M., Y. Sato, M. Otsuka et al., 1973: Stereoroentgenographical studies on the peripheral arteries of the udder of the cow. Bull. Nippon vet. zootech. Coll. 22: 31-39

Desjardins, C. and H.D. Hafs, 1969: Maturation of bovine female genitalia from birth trough puberty. J. Anim. Sci. 28: 502-507

Dohm, H., 1936: Anatomische Unterschiede an den Geschlechtsorganen von Kalb und Kuh. Diss. med vet., Leipzig

Drothler, G., 1977: Makroskopisch-morphologische Grundlagen des Descensus testiculorum beim Rind (Fotografischer Atlas des bovinen Hodenabstiegs). Diss. med. vet. Gießen

Edwards, M.J., 1965: Observations on the anatomy of the reproductive organs of cows. With special reference to those features sought during examination per rectum. New Zealand Vet. J. 13: 25-37

Egli, A., 1956: Zur funktionellen Anatomie der Bläschendrüse (Glandula vesiculosa) des Rindes. Acta anat. 28: 359-381

El Hagri, M.A.A.M., 1945: Study of the arterial and lymphatic system in the udder of the cow. Vet. J. 101: 27-33, 51-63, 75-88

Erickson, B.H., 1966: Development and senescence of the postnatal bovine ovary. J. Anim. Sci. 25: 800-805

Fabisch, H., 1968: Die operative Entfernung von Harnleitersteinen bei Kühen. Wien. Tierärztl. Mschr. 55: 409-411

Fehér, G. und A. Haraszti, 1964: Beiträge zur Morphologie und zu den altersbedingten Veränderungen der akzessorischen Geschlechtsdrüsen von Stieren. Acta vet., Budapest 14: 141-145

Fricke, E., 1968: Topographische Anatomie der Beckenorgane bei Haussäugetieren (Pferd, Rind, Schaf, Ziege, Schwein, Hund, Katze). Diss. med. vet. Berlin

Garcia, O.S.; M. de Almeida and J. Biondini, 1965: Anatomical study of the terminal parts of the excretory ducts of the vesicula seminalis and the ductus deferens in cattle. Arqu. Esc. Vet. 17: 76-82

Geiger, G., 1954: Die anatomischen Grundlagen des „Hymenalringes" beim Rinde. Tierärztl. Umschau 9: 398-403

Ghoshal, N.G., and R. Getty, 1967: Applied anatomy of the sacrococcygeal region of the ox as related to tail-bleeding. Vet. Med.-SAC 62: 255-264

Glättli, H., 1924: Anatomie des Venensystems des Kuheuters. Diss. med. vet. Zürich

Godina, G., 1939: Le fosse ischio-rettale dei bovini. Nouvo Ercolani 44: 353-363

Goyal, H.O., 1985: Morphology of the bovine epididymis. Amer. J. Anat. 172: 155-172

Habel, R.E., 1956: A source of error in the bovine pudendal nerve block. J. Amer. Vet. Med. Assoc. 128: 16-17

Habel, R.E., 1966: The topographic anatomy of the muscles, nerves and arteries of the bovine female perineum. Am. J. Anat. 119: 79-96

Habel, R.E. and K.-D. Budras, 1992: Anatomy of the praepubic tendon in the horse, cow, sheep, goat and dog. Am. J. Vet. Res. 53: 2183-2195

Hampl, A., 1965: Lymphonodi intramammarii der Rindermilchdrüse. I. Makroskopisch-anatomische Verhältnisse. Anat. Anz. 116: 281-298

Hampl, A., 1967: Die Lymphknoten der Rindermilchdrüse. Anat. Anz. 121: 38-54

Harris, G.W., 1958: The central nervous system, neurohypophysis and milk ejection. Proc. Roy. Soc. B 149: 336-353

Heinemann, K., 1937: Einige Muskeln des männlichen Geschlechtsapparates der Haussäugetiere (M. bulbocavernosus, M. ischiocavernosus, M. retractor penis). Diss. vet. med. Hannover

Heinze, W. und W. Lange, 1965: Beitrag zum artifiziellen Penisprolaps unter besonderer Berücksichtigung der anatomischen Verhältnisse beim Bullen. Mh. Vet. Med. 20: 402-412

Heinze, W. und W. Ptak, 1976: Vergleichende morphologische Untersuchungen am Blutgefäßsystem des Hodens von Rind, Schwein, Pferd und Hund unter funktionellen Aspekten. Arch. exp. Vet. Med. 30: 669-685

Henneberg, B., 1905: Abortivzitzen des Rindes. Anat. Hefte 1: 25

Hilliger, H.-G., 1957: Zur Uterus-Karunkel des Rindes und ihrer Vaskularisation unter Berücksichtigung der zuführenden Uterusgefäße. Diss. med. vet. Berlin u. Zbl. Vet. Med. A5: 51-82 (1958)

Höfliger, H., 1943: Die Ovarialgefäße des Rindes und ihre Beziehungen zum Ovarialzyklus. Berl. Münch. Tierärztl. Wschr. 1943: 179

Höfliger, H., 1948: Das Ovar des Rindes in den verschiedenen Lebensperioden unter besonderer Berücksichtigung seiner funktionellen Feinstruktur. Acta anat., Suppl. 5: 1-196

Höfliger, H., 1952: Drüsenaplasie und –hypoplasie in Euterviertein des Rindes – eine erblich bedingte Entwicklungsanomalie. Schweiz. Arch. Tierheilkd. 94: 824-833

Hofmann, R.R., 1960: Die Gefäßarchitektur des Bullenhodens, zugleich ein Versuch ihrer funktionellen Deutung. Zbl. Vet. Med. A7: 59-93

Kainer, R.A.; L.C. Faulkner and R.M. Abdel-Raouf, 1969: Glands associated with the urethra of the bull. Am. J. Vet. Res. 30: 963-974

Koch, T., 1956: Die Milchdrüse (Glandula lactifera, Mamma) des Rindes. Mhefte Vet.-Med. 11: 527-532

Küng, W.B., 1956: Weiterer Beitrag zur Kenntnis einer erblich bedingten Drüsenaplasie – und –hypoplasie in Eutervierteln des Rindes. Diss. med. vet. Zürich

Lamond, D.R. and M. Drost, 1974: Blood supply to the bovine ovary. J. Anim. Sci. 38: 106-112

Larson, L.L., 1953: The internal pudendal nerve block for anesthesia of the penis and relaxation of the retractor penis muscle. J. Amer. Vet. Med. Ass. 123, 18-27

Larson, L.L. and R.L. Kitchel, 1958: Neural mechanism in sexual behavior. II. Gross neuroanatomical and correlative neurophysiological studies of the external genitalia of the bull and ram. Am. J. Vet. Res. 19: 853-865

Lewis, J.E.; D.F. Walker; S.D. Beckett and R.I. Vachon, 1968: Blood pressure within the corpus cavernosum penis of the bull. J. Reprod. Fertil. 17: 155-156

Le Roux, J.M.W. and Wilkens, 1959: Beitrag zur Blutgefäßversorgung des Euters der Kuh. Dtsch. tierärztl. Wschr. 66: 429-435

Linzell, J.L., 1960: Valvular incompetence in the venous drainage of the udder. J. Physiol. 153: 481-491

Mac Millan, K.L. and H.D. Hafs, 1969: Reproductive tract of Holstein bulls from birth through puberty. J. Anim. Sci. 28: 233-239

Meissner, R., 1964: Beiträge über den anatomischen Bau des elastisch-muskulösen Systems der Rinderzitze. Diss. med. vet. Berlin

Merkt, H., 1948: Die Bursa ovarica der Katze. Mit einer vergleichenden Betrachtung der Bursa ovarica des Hundes, Schweines, Rindes und Pferdes sowie des Menschen. Diss. med. vet. Hannover

Mosimann, W., 1949: Zur Anatomie der Rindermilchdrüse und über die Morphologie ihrer sezernierenden Teile. Diss. med. vet. Bern, Acta anat. 8: 347-378

Mosimann, W., 1969: Zur Involution der bovinen Milchdrüse. Schweiz. Arch. Tierheilkd. 111: 431-439

Neuhaus, U., 1956: Die Bedeutung des Oxytocins für die Milchsekretion. Dtsch. Tierärztl. Wschr. 63: 467-496

Nickel, R., 1954: Zur Topographie der akzessorischen Geschlechtsdrüsen bei Schwein, Rind und Pferd. Tierärztl. Umschau 9: 386-388
Nitschke, Th. und F. Preuss, 1971: Die Hauptäste der A. iliaca interna bei Mensch und Haussäugetieren in vergleichend-anatomisch häufiger Reihenfolge. Anat. Anz. 128: 439-453
Oelrich, T.M., 1980: The urethral sphincter muscle in the male. Am. J. Anat. 158: 229-246
Oelrich, T.M., 1983: The striated urogenital sphincter muscle in the female. Anat. Rec. 205: 223-232
Otto, A., 1930: Beiträge zur Anatomie der Cervix uteri des trächtigen Rindes. Diss. med. vet. Hannover
Pastea, E., 1973: Contribution à l'étude macroscopique de l'innervation et de la vascularisation des glandes surrénales chez le boeuf. Anat. Anz. 134: 120-126
Perk, K., 1957: Über den Bau und das Sekret der Glandula bulbourethralis (Cowperi) von Rind und Katze. Diss. med. vet. Bern
Popesko, P., 1965: Vaskularisation des Hodens des Bullen: A. spermatica interna. (slowak.) Folia vet. 9: 137-146
Porthan, L., 1928: Morphologische Untersuchungen über die Cervix uteri des Rindes mit besonderer Berücksichtigung der Querfaltenbildung und des Kanalverlaufs. Diss. med. vet. Leipzig
Preuss, F., 1953: Beschreibung und Einteilung des Rinderuterus nach funktionellen Gesichtspunkten. Anat. Anz. 100: 46-64
Preuss, F., 1954: Die Tunica albuginea penis und ihre Trabekel bei Pferd und Rind. Anat. Anz. 101: 64-83
Preuss, F., 1959: Die A. vaginalis der Haussäugetiere. Berl. Münch. Tierärztl. Wschr. 72: 403-406
Reuber, H.W. and M.A. Emerson, 1959: Arteriography of the internal genitalia of the cow. J. Am. Vet. Med. Assoc. 134: 101-109
Röder, O., 1898: Über die Gartnerschen Gänge beim Rind. Arch. wiss. prakt. Tierhkeilk. 24: 135-141
Rubeli, O., 1913: Besonderheiten im Ausführungsgangsystem der Milchdrüsen des Rindes. Mitt. nat. forsch. Ges. Bern
Rubeli, O., 1914: Bau des Kuheuters. Verl. Art. Inst. Orell Füssli, Zürich
Ruoss, G., 1965: Beitrag zur Kenntnis der Euterarterien des Rindes mit besonderer Berücksichtigung der Beziehung zwischen Feinbau und Funktion. Diss. med. vet. Zürich
Schenker, J., 1950: Zur funktionellen Anatomie der Prostata des Rindes. Acta anat. 9: 69-102
Schlumperger, O.-R.V., 1954: Der Nebenhoden und seine Lage zum Hoden bei Rind, Schaf und Ziege. Diss. med. vet. Hannover
Schummer, A. und B. Vollmerhaus, 1960: Die Venen des trächtigen und nichtträchtigen Rinderuterus als Blutstrom regulierendes funktionelles System. Wien. Tierärztl. Mschr. 47: 114-138
Seidel, G.E., and R.H. Foote, 1967: Motion picture analysis of bovine ejaculation. J. Dairy Sci. 50: 970-971
Seiferle, E., 1933: Über Art- und Altersmerkmale der weiblichen Geschlechtsorgane unserer Haussäugetiere: Pferd, Rind, Kalb, Schaf, Ziege, Kaninchen, Meerschweinchen, Schwein, Hund und Katze. Z. ges. Anat. 101: 1-80
Seiferle, E., 1949: Neuere Erkenntnisse über Bau und Funktion der Milchdrüse der Kuh. Schriften d. Schweiz. Vereinigung f. Tierzucht, Euter u. Milchleistung. Banteli AG, Bern-Bümpliz
Skjervold, H., 1961: Überzählige Zitzen bei Rindern. Hereditas, Lund 46: 1960, Landw. Zbl.: 1156
Smollich, A., 1958: Gestalt, Topographie, Masse und Gewichtsverhältnisse der Nebennieren des Rindes. Anat. Anz. 105: 205-221
St. Clair, L.E., 1942: The nerve supply to the bovine mammary gland. Amer. J. Vet. Med. Assoc. 129: 405-409
Tgetgel, B., 1926: Untersuchungen über den Sekretionsdruck und über das Einschießen der Milch in das Euter des Rindes. Diss. med. vet. Zürich
Thon, H., 1954: Zur Struktur der Hodensackwand des Rindes. Diss. med. vet. München
Traeder, W., 1968: Zur Anatomie der Leistengegend des Rindes. Diss. med. vet. Freie Universität Berlin
Überschär, S., 1961: Zur makroskopischen und mikroskopischen Altersbestimmung am Corpus luteum des Rindes. Diss. med. vet. Hannover
Vau, E., 1960: Die Blutabflußwege des Kuheuters. Wien. Tierärztl. Mschr., Festschr. Prof. Schreiber: 312-319
Vierling, R., 1956: Das Zwischenhirn-Hypophysensystem und die Laktation. Z. Tierzüchtg., Zücht. – Biol. 66: 317-322
Vollmerhaus, B., 1963: Die Arteria und Vena ovarica des Hausrindes als Beispiel einer funktionellen Koppelung viszeraler Gefäße. Anat. Anz. 112: Erg. H. 258-264
Vollmerhaus, B., 1964: Gefäßarchitektonische Untersuchungen am Geschlechtsapparat des weiblichen Hausrindes (Bos primigenius f. taurus, L. 1758.) Teil I u. Teil II Zbl. Vet. Med. A 11: 538-596, 597-646
Wille, K.-H., 1966: Das Blugefäßsystem der Niere des Hausrindes. (Bos primigenius f. taurus, L., 1758) Diss. med. vet. Gießen
Wille, K.-H., 1968: Gefäßarchitektonische Untersuchungen an der Nierenkapsel des Rindes. (Bos primigenius f. taurus, L.). Zbl. Vet. Med. A15: 372-381
Yamauchi, S. and F. Sasaki, 1970: Studies on the vascular supply of the uterus of a cow. Jap. J. Vet. Sci. 32: 59-67
Ziegler, H., 1954: Zur Hyperthelie und Hypermastie (überzählige Zitzen und Milchdrüsen) beim Rind. Schweiz. Arch. Tierheilkd. 96: 344-350
Ziegler, H., 1959: Das Lymphgefäßsystem der Rindermilchdrüse und dessen Bedeutung für die Milchsekretion. Bull. Schweiz. Akad. med. Wiss. 15: 105-120
Zietzschmann, O., 1910: Bau und Funktion der Milchdrüse. In: Grimmer, W. (Ed.): Chemie und Physiologie der Milch. Paul Parey Berlin
Zietzschmann, O., 1917: Die Zirkulationsverhältnisse des Euters einer Kuh. Dtsch. Tierärztl. Wschr. 25: 361-365
Zingel, S., 1959: Untersuchungen über die renkulare Zusammensetzung der Rinderniere. Zool. Anz. 162: 83-99
Zwart, S.G., 1911: Beiträge zur Anatomie und Physiologie der Milchdrüse des Rindes. Diss. med. vet. Bern

BSE-Problematik aus anatomischer Sicht:

Hörnlimann, B., D. Riesner, H. Kretzschmar (Hrsg.), 2001: Prionen und Prionkrankheiten. DeGruyter
Eggers, T., S. Buda, K.-D. Budras, R. Fries, G. Hildebrandt und K. Rauscher, 2001: Ganglien als Risikomaterial in der Fleischgewinnung. Proc. 42. Arbeitstagung des Arbeitsgebietes Lebensmittelhygiene der Deutschen Veterinärmedizinischen Gesellschaft, Garmisch-Partenkirchen, 25.–28.09.2001 (im Druck)
Mabbott, N.A., and M.E. Bruce, 2001: The immunbiology of TSE diseases. Journal of General Virology, 82: 2307 – 2318
McBride, P.A., W.J. Schulz-Schaeffer, M. Donaldson, M. Bruce, H. Diringer, H.A. Kretzschmar, M. Beekes, 2001: Early spread of scrapie from the gastrointestinal tract to the central nervous system involves autonomic fibers of the splanchnic and vagus nerves. J Virol. Oct; 75 (19): 9320-7
Venturini, M., P. Simoens, C. de Jaeger, 2000: Obductie van Runderhersenen voor het BSE-Onderzoek. Vlaams diergeneesk. Tijdschr. 69: 377 – 381
SSC, 1998: Listing of specified risk materials: a scheme for assessing relative risks to man. Opinion of the Scientific Steering Committee, re-edited version adopted by the Scientific Steering Committee during its third plenary session of 22-23 January 1998
SSC, 2002: Opinion on TSE Infectivity distribution in ruminant tissues. (state of knowledge, December 2001) adopted by the Scientific Steering Committee at its meeting of 10–11 January 2002

SACHVERZEICHNIS